精编护理理论与实践

Compendium of Nursing Theories and Practices

主编　刘兰春　李　俊　赵文萍　孟珊珊
　　　杨　娜　高玉香　陈焕银　张　瑞

中国海洋大学出版社
·青岛·

图书在版编目（CIP）数据

精编护理理论与实践 / 刘兰春等主编. —青岛：
中国海洋大学出版社，2023.8
ISBN 978-7-5670-3630-7

Ⅰ．①精… Ⅱ．①刘… Ⅲ．①护理学 Ⅳ.①R47

中国国家版本馆CIP数据核字（2023）第182432号

出版发行	中国海洋大学出版社			
社　　址	青岛市香港东路23号		邮政编码	266071
出 版 人	刘文菁			
网　　址	http://pub.ouc.edu.cn			
电子信箱	369839221@qq.com			
订购电话	0532-82032573（传真）			
责任编辑	韩玉堂		电　　话	0532-85902349
印　　制	日照报业印刷有限公司			
版　　次	2023年8月第1版			
印　　次	2023年8月第1次印刷			
成品尺寸	185 mm×260 mm			
印　　张	31.5			
字　　数	800千			
印　　数	1～1000			
定　　价	238.00元			

发现印装质量问题，请致电0633-8221365，由印刷厂负责调换。

编委会

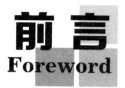

前言
Foreword

　　护理学是自然科学、社会科学、人文科学等多学科相互渗透的一门综合性应用学科。从 1860 年南丁格尔创办第一所护士学校起，护理学经历了简单的清洁卫生护理、以疾病为中心的护理、以患者为中心的整体护理、以人的健康为中心的护理四个过程，通过不断地实践、教育、研究，得到积极充实和完善，逐渐形成了自己特有的理论和实践体系，成为一门独立的学科。

　　现代护理学要求护理人员学习相关的人文社会科学知识和医学基础、预防保健的基本理论知识，接受护理学基本理论、基本知识和临床护理技能的基本训练，具有对服务对象实施整体护理及社区健康服务的基本能力。而作为临床中与患者接触最多的群体，护理人员的工作直接关系到医疗的质量，与患者的健康甚至生命有着密切的关系。为了进一步帮助护理人员学习理论知识和实践操作技能，提升工作能力，以更好地为患者服务，我们特组织编写了这本《精编护理理论与实践》。

　　本书以规范化护理为主题，对临床各科室的护理技术和规范做了详细阐述，并针对各类常见病护理的重点、难点问题进行了讲解，旨在指导、规范临床护理操作，帮助护理人员更好地同医师合作，有效地执行治疗计划，抢救患者的生命，并对患者进行专业的生活照顾、人文关怀和心理支持。本书内容丰富，语言通俗易懂，能够帮助读者搭建临床护理流程的整体思维框架，适合各级医院的护理人员参考使用。

　　由于现代护理学发展迅速且本书由多人执笔，编者的写作风格不一、编写水平和经验有限，书中不足之处在所难免，敬请广大读者批评指正。

《精编护理理论与实践》编委会

2023 年 2 月

目录
Contents

第一章

急诊科护理

第一节 概 述

急诊护理的重点是处理急性病的发病最初阶段和对危重病抢救全过程的护理工作。对急诊患者迅速、准确、有效地实施急诊护理措施，不仅能使患者的生命转危为安，为患者进行进一步全面治疗赢得时间，同时也为患者的康复打下了基础，在急诊抢救过程中护理质量的优劣对于保证抢救的顺利进行、防止和减少并发症、降低病死率、提高抢救成功率，具有极其重要的意义。

急诊护理的要点如下。①预检分诊：详细了解病情，迅速做出判断；②急诊抢救：立即采取有效救护措施，维持患者生命；③病情观察与监护：充分估计到可能发生的病情变化，密切监察病情，做好应急准备。

急诊救护的范围是：心搏骤停，休克，急性创伤，重要脏器衰竭，意外事故，各种危象，严重水电解质、酸碱失衡，各专科危重急诊。

一、预检分诊

危重急诊必须护送到指定救护地点，一面予以紧急处理，一面立即通知有关医护人员进行抢救，做到先抢救后挂号。

检诊时对病员做到以下几点。①看：精神、神态、步态、面色、表情等；②问：主要病史和接触史、症状和相关症状，听取主诉；③查：根据不同病史查体温、脉搏、呼吸、血压、瞳孔和必要的初步体格检查及化验，并在病历卡上做有关记录；④安排就诊：根据预检印象进行分科挂号，安排患者到有关科室就诊；⑤登记：一般患者先登记后诊治，紧急情况危及生命者如严重创伤、各种意外等先抢救后登记。登记内容包括患者的姓名、性别、年龄、工作单位和住址、就诊时间和初步诊断。

预检分诊要点：①应由爱伤观念强、态度和蔼、具有高度责任心和丰富临床经验的护士担任预检工作。②检诊者应熟悉急诊范围，对各种常见急诊症状有鉴别诊断能力，扼要了解病情，重点观察体征，进行必要检查，迅速做出判断，按轻重缓急分科处置。③遇有成批伤病员时，应立即通知有关科主任及医教部，组织抢救工作；对烈性传染病等按传染病报告制度及时汇报；涉及刑事、民事纠纷的伤病员应向公安，保卫部门报告。

(一)急诊范围

急诊范围主要包括：①突发高热，体温超过 38.5 ℃；②急性外伤，如脑外伤、骨折、脱臼、撕裂伤、软组织挫伤、烧伤等在 24 h 内未经治疗者;③急性腹痛,如阑尾炎、胃及十二指肠穿孔、肠梗阻、胆道感染、尿路结石发作、嵌顿性疝、宫外孕、临产等;④急性大出血,如外伤性出血、咯血、吐血、便血、妇科出血、鼻出血、可疑内出血等;⑤急性心力衰竭、心律失常、心动过速、心动过缓、心肌梗死;⑥晕厥、昏迷、休克、抽搐、梅尼埃症发作者、高血压、血压超过 24.0/14.2 kPa 以上,急性肢体运动障碍及瘫痪;⑦窒息、面色青紫、呼吸困难、中暑、溺水、触电、濒死、假死;⑧耳道、鼻道、咽部、眼内、气管、支气管及食道中有异物者;⑨急性感染:如中耳炎、乳腺炎、丹毒、蜂窝织炎等,体温超过 38 ℃;⑩急性过敏性疾病、严重哮喘、急性喉炎等;⑪各种急性中毒(含食物中毒);⑫急性尿潴留、泌尿系统严重感染、眼观或镜观血尿;⑬眼睛急性疼痛、红肿、突然视力障碍、急性青光眼、电光性眼炎、眼外伤、角膜溃疡等;⑭烈性传染病可疑者;⑮发病突然、症状剧烈、发病后迅速恶化者。

(二)常见急诊首诊分科标准

1.腹痛

急性腹痛是急腹症的主要表现,腹痛部位一般明确,常有明显压痛,反跳痛和肌紧张,腹式呼吸受限等。包括内、外、妇、儿、传染各科多种疾病。

(1)内科急腹症:①先发热后腹痛或开始腹痛即出现"热";②腹痛较缓,位置不明确,按压腹部或经呕吐、排便、排气后,疼痛有所好转;③可有压痛,但较轻微,位置不固定,无明显腹膜刺激征,扪不到包块或肿物;④腹式呼吸正常,或发病时就出现呼吸增快。

(2)外科急腹症:①腹痛是首要症状,发作时无体温升高,随后才有发热;②腹痛突然、剧烈、进展快,改变体位疼痛缓解不明显,部位明确恒定,拒按;③有明显腹膜刺激征;④腹部触及包块或肿物;⑤腹式呼吸明显抑制或消失;⑥白细胞常增加。

常见急性炎症、急性穿孔、急性梗阻、急性绞窄、腹腔内出血等急腹症及腹痛剧烈伴发热或黄疸均为外科范围。

(3)妇产科急腹症:①腹痛伴阴道出血;②腹痛,有停经史,伴有出血,低血压休克倾向者。

(4)传染科急腹症:腹痛伴腹泻。

2.头痛

头痛指颅内外各种性质的疼痛症状。主要有血管性头痛、脑血管病性头痛、颅内压力改变性头痛、头面部神经痛、癫痫性头痛及颅脑外伤、颅内感染、五官疾病、颅骨及椎骨病变、全身性及中毒性疾病、精神情绪改变等引起的头痛。

(1)内科:头痛伴发热或高血压、结核性、化脓性脑膜炎。

(2)外科:颅脑外伤、颅内占位。

(3)传染科:流脑、乙脑。

(4)神经科:头痛剧烈不发热、血压不高、病毒性、霉菌性脑炎。

(5)耳鼻喉科:耳源性脑炎、急性上颌窦炎、急性鼻窦炎、急性中耳炎等伴发的头痛。

3.眩晕

眩晕指机体对于空间关系的定向感觉障碍。表现为旋转、摇晃、移动、倾斜或头昏、头胀、头重脚轻等,常伴随有眼球震颤、听觉障碍、颅内压增高等体征。

(1)耳鼻喉科:眩晕伴有耳鸣、恶心、呕吐、视物旋转、听力下降等由耳鼻喉科诊治。

(2)神经科:除耳鼻喉科的眩晕外均属神经科诊治。

4.外伤

根据受伤部位及伤情划分就诊科室。

（1）骨科：①四肢、脊椎骨折、骨盆骨折；②四肢大面积或严重软组织损伤；③手外伤。

（2）眼科：眼、眉部外伤。

（3）口腔科：口腔、颌面部外伤。

（4）耳鼻喉科：耳、鼻部外伤。

（5）普外科：除上述情况者。

5.消化道出血

因炎症、机械、血管、肿瘤等因素及全身疾病或消化系统邻近组织病变所致消化系统出血，表现为呕血、黑便或便血等症状，出血量大时出现休克征象。

（1）内科：①胃、十二指肠溃疡出血；②食道静脉曲张破裂出血（有肝炎、肝硬化病史者）；③全身性疾病引起出血。

（2）外科：①急性外伤引起出血；②有肝硬化、门脉高压（做过手术者）；③有胃、十二指肠或肠癌手术者；④明确肝癌者；⑤肝、胆道感染出血者。

6.昏迷

昏迷指各种原因引起的意识障碍，患者呼之不应，各种反射减弱或消失，严重者生命体征常有改变。

（1）内科：CO中毒昏迷、有机磷中毒昏迷、安眠药及其他口服药物中毒昏迷、糖尿病昏迷、高渗性高血糖非酮症性昏迷、低血糖昏迷、肝硬化肝昏迷、尿毒症昏迷、中暑昏迷等。

（2）外科：有外伤史或电击伤史昏迷、颅内肿瘤昏迷者。

（3）神经科：有癫痫史或原因不明之昏迷、脑血管意外、脑梗死。

（4）妇产科：妊娠期昏迷（除外心、肝、肾病史）。

（5）传染科：流脑、乙脑等疑有传染病昏迷者、急性肝病昏迷。

7.泌尿系统疾病

（1）外科：血尿、急性尿潴留无明显内科、神经科原发病者、急性损伤、肾绞痛、急性淋病。

（2）妇科：尿潴留为产后或妊娠期者。

（3）内科：除上述情况的泌尿系统疾病。

8.过敏性疾病

（1）内科有过敏症状而无皮疹者。

（2）皮肤科有过敏症状并有皮疹者。

9.脑血管意外

（1）内科：①风心病、脑栓塞者；②陈旧性脑血管疾病病情稳定出现肺部感染者。

（2）神经科：脑出血、脑血管痉挛、脑梗死、急性脑血管病合并肺部感染者。

10.破伤风病

（1）骨科：破伤风病有骨折者。

（2）外科：破伤风病无骨折者。

（3）小儿科：新生儿破伤风。

11.便血

（1）外科：便鲜血无痢疾样症状。

（2）传染科：便血伴有痢疾样症状。

12.其他

（1）溺水、自缢由内科处置。

（2）刎颈有气管伤者由耳鼻喉科处置，有血管损伤、食管伤者由外科处置。

（3）肢体瘫痪：非脑血管意外、无外伤史者由神经科诊治。

（4）恶性肿瘤晚期：行过手术者由手术科室首诊；未行手术者，按原发病部位划分科室。

（5）化脓性扁桃体炎由耳鼻喉科首诊。

二、急诊抢救

急诊科是抢救急诊危重患者的重要阵地。其救治对象多为突发性急危患者，病种复杂，病情多变，若不及时救护，稍有延误便会影响治疗结果，甚至危及患者生命。急诊抢救以"急"为中心，对病情紧急的患者及时诊治、处理，对生命受到威胁的患者应立即组织人力、物力，按科学的抢救程序进行及时、有效的抢救。

（一）急诊抢救护理常规

1.正确分诊

正确分诊是争取时间，获得抢救成功的第1关。急诊分诊工作一般是在预检室进行。由有一定临床经验的急诊科护士（师）担任预检分诊工作。预检分诊中要区别急诊与急救。一般急诊按一看、二问、三检查、四分诊原则进行检诊。护士应详细了解病史和体征，根据需要测试体温、脉搏、呼吸、血压、瞳孔、神志等，并根据需要进行血、尿、粪常规化验。综合分析病情，迅速做出判断，检诊后分科挂号，按轻重缓急依次安排就诊；发现危重患者给予急救，立即送入抢救室，边检诊边护送，简单扼要了解病史，围绕重点进行体检，根据病情立即组织人力、物力实施抢救。要求做到先抢救后挂号。遇有传染病或可疑传染病应分到隔离室或传染科就诊。急诊预检分诊正确率应在96％以上。

预检护士应主动出迎救护车，尽快对重危患者预检分诊，有条件的急诊科应设导医服务；开展以患者为中心达到高效、畅通、规范的救护。

2.严密观察病情

细致的病情观察，可以为早期确诊提供依据；又可及时发现严重并发症的征象；还可以在患者发生病情急骤变化时，为抢救患者生命赢得宝贵时间。观察护士应具备丰富的专业知识、高度的责任心和观察入微的注意力，才能及时发现和掌握情况，做出正确的判断和应答。观察的内容主要有意识状态、生命体征、局部症状、急诊用药反应、心理状况等方面，要求正确掌握观察方法、密切观察病情变化，随时做好应急准备。对应用各种监护仪进行观察抢救的患者，要严密观察监护仪的示波结果，注意机器的运转是否正常，若发生故障应首先观察和处理患者，保证患者抢救工作的连续性，然后再查明故障原因进行排除。对患者的观察应是连续的过程，应不分昼夜地进行，并要做好观察记录。班班交接。

3.积极配合抢救

正确及时实施救护措施和执行治疗计划是赢得抢救成功的保证。参加抢救的护理人员必须具有高度的责任观念，精湛的操作技术，牢固的专业理论、良好的工作作风和健康的身体素质。在抢救患者过程中，患者病情危急，用药复杂，抢救措施甚多。护士除了应熟练掌握急救技能及熟悉急救仪器，药品的使用外，还应注意以下几点。

（1）及时实施预见性救护措施：当患者病情凶险，护士在医师未到达前即应对病情有初步的判断和了解，并立即给予正确的护理处理。如气管插管、面罩给氧、建立静脉通道、采取血标本、备血、插管洗胃等；一般在抢救室应设置有常见急症的救护程序或救护流程图或抢救预案，以指导抢救工作顺利开展。

（2）协调抢救工作：抢救中应组织严密，分工明确，医护密切配合。对涉及多专科的抢救患者，护士要及时与有关科室取得联系，并作好配合工作。如有需要临床辅助科检查的项目，应尽早通知，及时取样检查，尽快获得结果。需要手术者，应立即行术前准备，并通知手术室。

（3）正确执行医嘱：认真执行医嘱，严格"三查七对"。对抢救过程中的口头医嘱，在执行前先复诵一遍，经医师认可后再操作，并及时记录。可按听、问、看、补等顺序进行（即听清医嘱、再问一遍、看清药名、及时补记）。抢救中所用药物的空袋（瓶）或安瓿留下，待抢救结束核实后方可弃之。

（4）管理好抢救现场：抢救室内保持空气新鲜，抢救物品必须做到"四定"。抢救患者时注意维持秩序，使抢救工作忙而不乱，抢救结束后，及时清理和补充。

（5）加强护理和记录：在抢救过程中不可忽视基础护理和心理护理。对清醒者必须给予鼓励和解释，争取患者的合作。要及时清除污物，保持呼吸道通畅，保护好皮肤，预防各种并发症。并要作好详细完整的抢救记录，重大抢救专人负责，记录后签全名，以视重视和负责。

（二）严重多发伤的救护

严重多发伤多由车祸、高处坠落、地震、工伤事故、爆炸伤、火器伤等所致。严重多发伤伤员创伤范围广泛，失血量较大，生理紊乱严重，伤情变化快，抢救开始几分钟的处置正确与否可能会关系到伤员的存亡，故抢救人员必须争分夺秒对伤情做出快速判断，并采取有效急救措施，在救护过程中，复苏、伤情判断和紧急处理三者同时进行，为挽救患者生命必须抓紧时间。

1.临床特点

（1）所有严重的多发伤都伴有一系列复杂的全身反应，相互影响，使创伤反应持久、显著，随时危及患者生命。

（2）受伤范围广，伤势重，伤情变化迅速，并发症多，致残率高，感染机会多。

（3）创伤出血量大，休克发生率高，可重叠存在低血容量性休克与心源性休克，早期易发生低氧血症。

（4）重要的多内脏器官损伤或出血可迅速导致患者死亡。

（5）易漏诊，伤员的表面可见组织的毁损常掩盖了内脏损伤，开放伤掩盖了闭合伤伤情或浅表伤掩盖深部创伤，延误了及时诊断。

（6）有些需多科室抢救的伤员，要避免因强调分而治之或相互推诿致使一些严重的多发伤伤员失去抢救机会。

2.抢救

高效、快速的救护是为严重多发创伤的濒死伤员赢得抢救时机的关键。

（1）重视现场和转运途中的急救。尽量缩短院前救护时间，以最快速度、最短的时间将伤员送到能进行确定性救治的医院。在急救现场及转运途中应尽早、不间断地实施有效的救护措施。

（2）充分了解受伤经过，分析受伤机理。全面考虑，分清主次，掌握抢救程序，危急者先进行抢救，做到早期确诊，及时处置。

（3）判断生命体征。迅速判断有无危及生命的紧急情况，并优先处理威胁伤员生命的伤情。

如影响循环或呼吸系统的伤情应优先处理。合并有脑、腹或胸部伤并均处于紧急情况时,应分别同时给予适当处理。有休克者尽快给予抗休克治疗。

(4)及时掌握有无多系统损伤的问题,迅速对伤员进行全面有重点的检查。可用"CRASH-PLAN"挤压伤计划的字母顺序检诊。为防止抢救过程的漏诊,急救措施实施后还应重复检诊。一旦发现多系统损伤应抓住救治时机,采用确定性救治方案,如怀疑有腹腔脏器伤时应反复进行床旁B超和腹腔诊断性穿刺,在抗休克的同时做好术前准备工作。

(5)预先制定治疗计划和抢救分工法(表1-1)。

表 1-1　急诊护士抢救配合分工制度

配合人员数	主要任务	抢救程序
1	根据基本生命支持及高级生命支持,有条不紊地按计划进行。根据伤情判断选择相应的救护措施	建立静脉通道、备血,保持呼吸道通畅,给氧、皮试、导尿,采用监测手段遵医嘱进行各种治疗和护理
2	甲:负责循环系统及记录	甲:建立静脉通道、备血、皮试;负责抢救记录工作
	乙:负责呼吸系统及联络	乙:保证呼吸道通畅、给氧;负责对外联络
3	甲:负责循环系统,进行各种治疗	甲:建立两个以上静脉通道、备血、采集化验标本;协助实施止血措施、配合进行各种检查;执行所有口头医嘱
	乙:负责呼吸系统,观察病情及抢救记录	乙:清除呼吸道梗阻、保持其通畅,吸痰、给氧、人工呼吸、气管插管或切开;观察生命体征;完整记录抢救记录单
	丙:负责对外联络,保证物资供应	丙:术前准备工作,如剃头、备血、皮试等;对外联络、提血、补充急救药品及物品

(6)规范的救护程序——VIPC顺序。

V——Ventilation:保持患者呼吸通畅和充分给氧,纠正低氧血症。必要时可采用气管插管、环甲膜穿刺、气管切开术等方法保持气道通畅,采用呼吸机辅助呼吸。

I——Infusion:立即扩充血容量,输液输血,改善微循环,及时、有效地恢复循环血量。采用迅速建立有效静脉通道,遵循早期、快速、足量补充容量的原则扩容,输入液体总量按失血量2～3倍的液体输入,并尽早应用全血。早期患者除颅脑伤外应强调扩容的速率,可借助输液泵快速补液。成人30 min内可输入平衡液2 000～3 000 mL。

P——Pulsation:对心泵功能监测。监测心电变化及血流动力学变化情况。及时发现和纠正心源性休克。

C——Contral bleeding:紧急控制出血。对外出血伤口敷料加压包扎、钳夹止血、止血带结扎等方法,对疑有内出血患者应警惕脑、胸、腹三腔损伤性大出血,可行胸、腹腔穿刺或腹腔灌洗以确诊并制定止血措施,必要时行紧急开颅、开胸、开腹探查或选用动脉内阻塞止血法。

3.救护要点

(1)具备对紧急手术的判断能力:对严重颅脑伤,一侧或两侧瞳孔散大者;胸腹腔内大出血,肝脾破裂,经抢救后血压不升或升后复降者;心脏外伤,心包填塞者;骨盆粉碎性骨折,腹膜后血肿增大;伴有多发伤不能搬动,重度休克需要紧急手术止血者等进行初步判断,做好现场手术准备工作。

（2）能熟练配合各种急诊手术：抢救性外科手术的原则是首先抢救生命，其次保全功能。一般根据损伤确定手术顺序，常为胸、腹、颅脑、泌尿、四肢外伤，若两处损伤均危及患者生命时可分组同时进行手术。

（3）掌握并熟练运用急救技术：在抢救过程中，伤情估计和抢救工作同时进行。如判断呼吸功能不全者应立即采取保持呼吸道通畅的措施，改善缺氧状态。当患者出现反常呼吸时，应立即行气管插管和人工呼吸，有张力性气胸者立即做胸腔闭式引流术。对严重出血性休克患者应迅速止血（有明显外出血可压迫出血的近心端）、扩容（快速建立 2 个以上有效通道）、吸氧、留置导尿、适时应用抗休克裤等措施。

（4）密切观察病情变化：可采用一看、二摸、三听、四问的方法，尽快了解患者的主要生命体征情况；并通过视、触、叩、听做出全身伤情的估计，根据细小变化特征，做出预见性的救护措施。如患者出现口渴、脸色苍白伴腹部受伤时应立即建立静脉通道、给氧、做好腹腔穿刺准备，必要时导尿，做好术前准备。

（5）对严重多发伤应按抢救预案有计划地进行抢救，每次治疗、检查、救护措施都应有计划地进行，尽量减少搬动患者次数。

（6）抢救或手术后监测与护理：严重多发伤经急诊抢救或手术处理后，应进入 EICU，对呼吸、循环、肝、肺、肾功能进行全面系统的连续监测，以防病情恶化及可能发生的并发症，为机体的修复进行综合治疗。

（三）大批急诊患者抢救的护理

在平时或战时都会遇到大批的抢救患者。如集体食物中毒、瓦斯爆炸、塌方、煤气中毒、交通事故、地震、灾害等突发事件，需在短时间内接受大量的救护任务。无论是在战场、创伤或意外事故现场还是在急诊科室处理成批患者，对成批伤员的紧急救护，都是非常重要的。

1.临床特点

（1）由于突发事件发生后，造成大批伤员或病员，加上救护人员、围观者等，造成抢救场所人员众多且杂乱。因此维持良好的救护秩序是保证抢救顺利进行的条件之一。

（2）意外事故所造成的伤病员病情复杂。不少伤病员病情危重、变化迅速、进展快，短时间内可危及生命。

（3）成批患者的病情常轻重不一。某些伤病表面看起来较严重（如患者有明显外出血、患者大声呻吟或叫喊等），易引起医护人员的重视，而不声不响的伤病员（有的病情危重或休克、反应淡漠），或早期尚未充分暴露症状的患者不被重视而延误抢救。

2.救护成批患者的抢救

关键是有完整的救治系统，权威性的组织指挥，具有相当救护能力的救护人员。首先要组织好抢救人员，分类分组，明确分工，统一指挥，密切配合，有条不紊地进行现场及急诊科室的救护工作。

（1）建立急救网络：做到组织、人员、技术、思想、物质五落实。随时做好在接到救护信号后迅速奔赴事故现场或救治地点开展救护工作的准备。

（2）救护人员到达现场或救治地点后，应根据伤病员的伤情及人数多少分成若干救护小组进行工作。如预检分诊组、复苏组、轻伤组、转运组等。各组应指定一名负责人。

（3）预检成批伤员时，应由有经验的救护人员根据病员的生命体征及伤病情，准确迅速将伤病员按轻重缓急分组分类进行救护和处置。根据伤病员病情的轻重，决定抢救的先后次序并通知医疗机构做全面救治的准备。对危及生命的伤病员应就地抢救,等平稳后转送。对轻病员也须仔细观察一定时间后才能离开。

3.急诊科(室)的抢救

(1)接到成批抢救信息后,边向上级领导汇报,边做好各种抢救准备工作(包括人员、物品、场地等),并由专人统一指挥抢救。

(2)迅速协调各科室人员参加抢救工作。如手术室做好手术准备,检验科、血库、药房、放射科等辅助科室做好保障工作,担架员做好运送工作,科领导负责组织、指挥维持救护秩序等工作。

(3)若大批外伤者,各类病员分类入室进行抢救和处置,其救护原则同严重多发伤的救护原则。

(4)急诊科(室)救护人员必须分工明确,协同作战,忙而不乱、快速准确地开展救护工作。并严密观察每一个伤病员的全身反应,避免误漏诊。

(四)一般创伤的救护

1.闭合性损伤的救护

应检查深部组织或脏器有无损伤。对皮下血肿,可压迫包扎,伤后数小时内不可热敷,24 h后可以热敷;早期血肿也可穿刺抽吸后加压包扎,切忌切开引流,以防继发感染。

2.开放性损伤的救护

(1)擦伤:去掉擦伤表面异物,可用软刷刷洗后再用生理盐水冲洗,最后用1%氯己定消毒液冲洗,表层涂以红汞,必要时可采用暴露方法。

(2)刺伤及穿通伤:去除异物及坏死组织,只作清创,不进行缝合。

(3)切割伤、撕裂伤及挫伤:根据污染程度、损伤种类、部位及伤后经历时间来决定清创术后伤口一期缝合的适应证(伤后 6 h 内可行一期缝合;被人或动物咬伤的伤口原则上不进行一期缝合)。

(4)伤口一期缝合处理的步骤:初步止血(一般压迫止血);剃毛和冲洗伤口(剃去伤口周围毛发,创口用无菌纱布以肥皂和生理盐水洗刷或冲洗);暴露创面,常规消毒,局部麻醉,以无菌镊子去除异物,检查伤口深度、宽度及有无肌腱、血管或神经损伤;创面经氯己定液消毒和冲洗后,用手术刀、剪刀或镊子将坏死组织、异物清除,修整创缘(面部、眼睑、口唇、手、指、阴茎等要少去组织),缝合皮肤(缝合时不留无效腔,皮缘应紧密对合,皮肤缺损大时,可游离植皮或作皮瓣移植,缝合前对明显的出血点应结扎止血);无菌纱布包扎固定伤口,四肢创伤者,应抬高患肢以减轻肿胀和疼痛。

(5)开放伤术后处理及拆线:若留置引流管(条),应在术后24～48 h间去掉。术后2～3 d检查伤口。拆线时间应根据愈合情况,全身状态及局部因素来确定。一般面部伤口拆线时间在缝合后3～5 d,头皮、躯干、手指等伤口为7～14 d,足趾伤口为10～14 d。

(6)抗生素和破伤风抗毒素的应用:常规破伤风抗毒素1 500 IU(皮试阴性后)肌内注射。伤口污染严重,被人或动物咬伤和可疑有异物残留时,可用抗生素预防感染。

(五)烧伤的救护

1.急救处理

去除致伤因素、处理严重合并伤(症)、镇静止痛、保护创面、补充液体及迅速护送。

(1)新鲜烧伤者,应立即使之离开火源并脱去衣服;若20%以下Ⅰ～Ⅱ度烧伤,可用自来水冷敷烧伤皮肤,口服含盐饮料等。

（2）头面部烧伤者,应保持呼吸道通畅,疑有吸入性烧伤或呼吸道烧伤时尽快行气管插管或环甲膜穿刺(切开)或气管切开术等。

（3）烧伤面积大于20%者,应立即建立静脉通道、备血、留置导尿管。

（4）烧伤体表以干净大单或消毒敷料覆盖创面后护送。所有烧伤患者均常规注射破伤风抗毒素。

2.休克的防治

（1）液体疗法。一般胶体和晶体溶液的比例为1:(1~2)。补液量可用下式计算:

伤后第一个24 h补液量(mL):Ⅱ、Ⅲ度烧伤面积(90)×体重(kg)×1.5 mL(胶体液和电解质液)＋2 000~3 000(基础水分)。

胶体液和电解质溶液的分配,一般为1:2的比例;如果Ⅱ度烧伤面积超过70%或Ⅲ度烧伤面积超过50%者,可按1:1的比例补给。估计补液总量的半量应在伤后6~8 h间补给,伤后第2个和第3个8 h各补给总量的1/4量。

伤后第二个24 h补液量:胶体液和电解质量按第1个24 h实际补液量的半量补充,基础水分量不变。

（2）留置导尿、测定中心静脉压、根据患者尿量、血压、脉搏、脉压、末梢循环状态及中心静脉压来调整输液量。

3.烧伤局部创面清创处理

剃除毛发、肥皂水清洗创面周围的正常皮肤,用无菌水或消毒液冲洗创面,用棉花或纱布轻拭污垢或异物,切忌洗刷或擦洗。浅Ⅱ度完整水泡皮予以保留,已脱落或深度创面上的水泡皮均予以清除。吸干创面后可选用1%磺胺嘧啶银霜等抗感染药物涂于患处,酌情予以包扎或暴露。酸碱烧伤均应用大量清水冲洗创面,持续冲洗时间不少于0.5 h,创面是否需用中和剂处置应视创面情况而定,最好采用暴露疗法。

（高玉香）

第二节　颅脑创伤

颅脑创伤是一种常见的外伤,在全身的创伤中仅次于四肢创伤,但由于常与其他部位的创伤并存,所以其伤残率及死亡率均居创伤首位。多见于交通事故、自然灾害、坠落和暴力伤害等,一旦发生,则病情较重,如不及时抢救,将给伤员带来严重的后果,其预后取决于颅脑创伤的程度及处理的效果。

一、分类

（一）按创伤部位分类

1.头皮创伤

头皮血肿、头皮挫裂伤、头皮撕脱伤。

2.颅骨骨折

根据解剖部位可分为颅顶骨折和颅底骨折。颅骨骨折严重者可损伤硬脑膜,导致脑脊液外漏或内漏,也可能合并脑损伤而加重病情。

3.脑损伤

脑损伤是由于脑膜、脑组织、脑血管及脑神经损伤而引起的脑震荡、脑挫裂伤、脑干损伤、颅内血肿等。其中颅内血肿是脑损伤最严重的并发症,按血肿的部位又可分为硬脑膜下血肿、硬脑膜外血肿、脑内血肿等,以硬脑膜下血肿相对多见。各种类型的脑损伤都可能会出现脑水肿,主要表现为颅内压增高,严重的可发生脑疝,从而危及伤员生命。

(二)按伤情分类

1.轻型

单纯性脑震荡伴或不伴颅骨骨折。①原发性昏迷 0～30 min。②仅有轻度头昏、头痛等症状。③神经系统和脑脊液检查无明显改变。④GCS 计分 13～15 分(表 1-2)。

表 1-2 GCS 计分标准

睁眼反应	计分	言语反应	计分	运动反应	计分
自动睁眼	4	回答正确	5	按吩咐动作	6
呼唤睁眼	3	回答错误	4	刺痛能定位	5
刺激睁眼	2	胡言乱语	3	刺痛肢体回缩	4
不能睁眼	1	只能发音	2	刺痛肢体屈曲	3
		不能发音	1	刺痛肢体伸直	2
				刺痛无反应	1

2.中型

轻度脑挫裂伤伴有颅骨骨折。①原发性昏迷时间在 12 h 之内。②有轻度神经系统阳性体征,如脑膜刺激征等。③生命体征有轻度改变。④GCS 计分 9～12 分。

3.重型

广泛粉碎性颅骨骨折,重度脑挫裂伤。①出现急性颅内血肿、脑干伤及脑疝,昏迷在 12 h 以上,持续性昏迷或进行性昏迷加重。②有明显神经系统阳性体征。③生命体征有明显改变。④GCS 计分 5～8 分。

4:特重型

严重脑干伤或脑干衰竭者,伤员预后极差。①伤后持续性深昏迷,有去大脑强直或伴有其他部位的脏器伤、休克等。②已有晚期脑疝,包括双侧瞳孔散大,生命体征严重紊乱或呼吸停止。③GCS 计分 3～4 分。

二、病情评估

(一)临床表现

颅脑创伤伤员的临床表现与创伤的性质、部位、程度等有关。

1.意识障碍

伤后绝大多数立即出现不同程度的意识障碍,这是判断伤员有无脑损伤的重要依据。脑震荡可表现为一过性脑功能障碍,伤后立即表现为短暂意识障碍,一般不超过 30 min,清醒后不能回忆伤前及当时情况,神经系统检查无阳性体征。脑挫裂伤的伤员,伤后立即出现意识障碍,其程度和持续时间与损伤程度和范围有关;颅内血肿可导致颅内压增高或脑疝形成,表现为意识障碍持续加重,如硬膜外血肿的患者表现为原发性意识障碍,经过中间清醒期,再度意识障碍,并逐渐加重。

2.头痛、呕吐

头痛、呕吐是头部外伤的常见症状之一。头痛由头皮创伤、颅骨骨折、颅内出血、颅内压过高或过低,或脑血管的异常舒缩等直接引起。早期呕吐多为迷走神经或前庭神经等结构受影响所致,后期频繁呕吐有可能因颅内压进行性增高而引起,表现为特征性的喷射状呕吐。

3.瞳孔变化

伤后一段时间才出现的进行性一侧瞳孔散大,伴意识障碍加重、生命体征紊乱和对侧肢体瘫痪,是脑疝的典型改变;双侧瞳孔散大、对光反应消失、眼球固定伴深昏迷或去大脑强直,多为脑干损伤或临终表现;双侧瞳孔大小多变、对光反应消失伴眼球分离或异位,多表示中脑损伤;眼球震颤多见于小脑或脑干损伤。

4.肢体偏瘫

伤后一侧肢体少动或不动、肌力减退,对疼痛刺激反应迟钝或无反应,有锥体束征,并进行性加重,应考虑血肿引起脑疝或血肿压迫运动中枢,一般是肢体偏瘫的对侧大脑受到损伤。

5.生命体征变化

颅脑损伤时可伴有生命体征的改变,如颅内出血时血压升高、心率缓慢、呼吸深慢、体温升高,合并脑疝时则血压下降、心率较弱、呼吸快而不规则。

6.脑疝

颅内压增高可引起颅内各腔室间压力不均衡,导致某些部位的脑组织受压向邻近的解剖间隙移位,并危及伤员生命,其中小脑幕切迹疝最为常见。

(二)辅助检查

1.脑脊液检查

脑挫裂伤时,脑脊液常有红细胞。颅内压增高时,可进行测压。

2.X线检查

X线头颅摄片能较好地显示受力部位、颅骨骨折、有无异物等,有一定诊断价值。

3.CT检查

CT是颅脑外伤伤员的首选检查。可显示脑挫裂伤的部位、范围,脑水肿程度和有无脑室受压及路线结构移位等;可明确定位颅内血肿,并计算出血量,了解损伤的病理及范围;可动态地观察病变的发展与转归。对开放性脑损伤,可了解伤道及碎骨片、进行异物定位等。

4.颅脑超声检查

对颅内血肿有诊断价值。

5.脑血管造影

对颅内出血有定位诊断意义,典型征象为无血管区。

三、救治与护理

(一)救治原则

1.伤情判断

通过对受伤时间、受伤原因及过程的重点了解,立即对头部及全身情况进行认真检查,结合伤员意识、瞳孔、生命体征情况,作出及时、正确的判断。

2.头位与体位

颅内高压者采用头高位(15°~30°角),有利于静脉血回流和减轻脑水肿。意识不清并伴有呕吐或舌后坠者,应采用平卧位,头偏向一侧,或采用侧卧位,以利呕吐物和口腔分泌物的排出;休克者宜采用平卧位,有脑脊液耳、鼻漏者应避免头低位,采用半卧位常能明显减轻脑脊液漏。

3.保持呼吸道通畅

颅脑损伤患者尤其是伴有意识功能障碍者,丧失了正常的咳嗽反射及吞咽功能,呼吸道分泌物不能有效排出,血液、脑脊液、呕吐物等可引起误吸,舌根后坠可引起窒息,从而加重脑缺氧,导致颅内压增高,使病情加重,因此保持呼吸道通畅至关重要,必要时气管切开和机械给氧。

4.控制出血

对开放性及闭合性颅脑损伤采取相应措施。

(1)开放性颅脑损伤。迅速包扎头部和其他部位伤口,减少出血,应争取在伤后 6 h 内进行清创缝合,最迟不超过 72 h。按要求冲洗伤口,清除异物,切除不整齐创缘,并逐层缝合,然后妥善包扎,如有插入颅腔的异物要加以固定保护,有条件时手术取出;有脑膨出时,用敷料绕其周围,保护脑组织,以免污染和增加损伤。

(2)闭合性颅脑损伤。头皮血肿多数可自行吸收消退,如血肿较大,长期不消散或继续扩散,可穿刺抽吸,并加压包扎;颅内血肿或重度脑挫裂伤合并脑水肿引起的颅内高压和脑疝,常规采取降温、脱水等措施降低颅内压;如出血量大,常用手术开颅血肿清除术、去骨瓣减压术、钻孔引流术。

5.控制脑水肿

主要应用物理降温,如冰帽、冰袋,有助于降低脑代谢率和脑耗氧量,增加脑组织对缺氧的耐受性,改善细胞的通透性,防止脑水肿的发展。同时快速给予脱水利尿药及激素类药物,常用甘露醇、呋塞米等,配合使用激素类药物,常用地塞米松等,具有稳定膜结构的作用,减少因自由基引发的脂质过氧化反应,从而降低脑血管通透性、恢复血-脑屏障功能,增加损伤区的血流量,使脑水肿得到改善。

6.纠正休克

对有休克先兆或有休克症状的伤员,要根据医嘱及时采取补液、输血等措施,适当选用血管升压药。

(二)护理要点

1.气道护理

保持呼吸道通畅,及时清除呼吸道分泌物,维持气道正常功能;气管切开者,保持吸入气的温度和湿度,注意无菌操作,定期作呼吸道分泌物细菌培养,防止呼吸道感染。

2.加强病情观察

严密观察伤员的意识、瞳孔、肢体活动及生命体征,加强颅内压监测,注意脑疝等并发症的发生。

3.加强病情监护

注意观察引流液的颜色、流出量和速度,警惕脑室内活动性出血和感染等;加强颅内压监测,便于诊断颅内血肿、判断手术时机、术中监护、指导治疗和估计预后;加强心电图、呼吸、中心静脉压、血气分析、血氧饱和度、血糖、脑电图等指标的监测。

4.饮食护理

一般伤后 2~3 d 禁饮食,注意补钾,24 h 尿量保持在 600 mL 以上。不能进食者,可给予鼻饲饮食,满足机体的营养需要,维持水、电解质及酸碱平衡。

5.用药护理

按医嘱应用脱水利尿药、激素、神经营养等药物。休克患者快速准备配血、输血或输液,但对烦躁不安的患者应做好安全护理,禁用吗啡、哌替啶镇静,可按医嘱给予地西泮。

颅脑创伤救护流程见图 1-1。

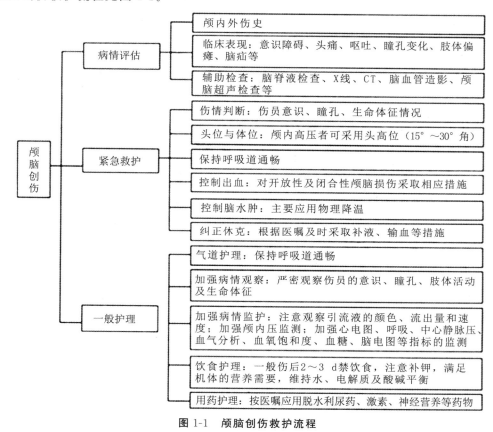

图 1-1 颅脑创伤救护流程

（高玉香）

第三节 胸部创伤

胸部创伤无论是在平时还是战时都比较常见,包括胸壁、胸腔内脏器和膈肌的直接性损伤及由此产生的继发性病变,如连枷胸、血气胸、纵隔气肿、心包填塞等。重伤和多发伤是胸部创伤的重要特点,由于心肺及大血管位于胸腔内,故胸部创伤后容易发生呼吸和循环功能障碍,对生命构成较大威胁,使胸部创伤成为仅次于脑创伤的重要死因。

一、分类

(一)按致伤原因和伤情分类

1.闭合性损伤

受暴力撞击或挤压所致的胸部组织和脏器损伤,但胸膜腔与外界大气不直接相通。常见的致伤原因有挤压伤、钝器打击伤、高空坠落伤、爆震伤等。胸部闭合性损伤的严重程度取决于受伤组织、器官的数量和伤情,以及有无胸外合并损伤。

2.开放性损伤

损伤穿破胸膜,使胸膜腔与外界相通,造成气胸、血胸或血气胸,有时还可穿破膈肌或伤及腹内脏器。主要见于战时的火器伤,在平时多为锐器刺伤。

(二)按损伤程度分类

1.非穿透伤

只伤及胸壁,而胸膜或纵隔完整无损。

2.穿透伤

损伤穿通胸膜腔或纵隔。

(三)按伤道情况分类

1.贯通伤

损伤既有入口又有出口,常伴有内脏损伤。

2.非贯通伤

伤道只有入口而无出口,往往有异物存留,易致继发感染。

3.切线伤

伤道仅切过胸壁或胸膜腔周缘。

二、病情评估

(一)临床表现

1.疼痛

受伤部位剧烈疼痛,深呼吸、咳嗽或转动体位时疼痛加剧,伤员往往呈痛苦面容,严重者可导致休克。

2.出血

胸壁有伤口时可导致外出血,与损伤的程度及是否损伤大血管有关。若损伤动脉,则出血量大;当损伤面积较大或损伤程度较重时,即使没有损伤大动脉也会出现大量出血。内出血可引起血胸,血胸患者一般出血量较多,压迫肺脏造成肺萎陷,从而引起呼吸困难、伤侧呼吸音减弱、呼吸运动减弱、胸部叩诊浊音,同时伴有面色苍白、出冷汗、血压降低、脉搏细速、呼吸加快等症状,严重者可致失血性休克。由于内出血的伤情及出血量难以估计,只能根据症状加以判断,病情相对危险。

3.咯血

较大的支气管损伤和深部肺组织损伤后带有咯血;肺表面挫伤可无咯血或伤后数天才于痰内出现陈旧性血块;肺爆震伤者,在口、鼻腔内可见血性泡沫样分泌物。

4.呼吸困难

气胸、血胸、连枷胸、反常呼吸、肺损伤、纵隔气肿、呼吸道梗阻均可引起不同程度的呼吸困难,严重者会导致呼吸频率的增快和节律的改变,呈端坐呼吸,出现烦躁不安,严重者出现呼吸衰竭。连枷胸的伤员,出现胸壁反常呼吸运动,常伴有明显的呼吸困难。

5.休克

严重胸廓创伤及心脏和大血管创伤引起的大量失血、心包填塞、心力衰竭均可导致休克。伤员表现为面色苍白或发绀、出冷汗、血压下降、脉搏细速、呼吸困难、少尿或无尿等症状,严重者可出现昏迷。

6.皮下气肿及纵隔气肿

空气来源于肺、气管、支气管或食管的裂伤,经裂伤的壁层胸膜、纵隔胸膜或肺泡细支气管周围疏松间隙沿支气管树蔓延至皮下组织,胸壁皮下气肿最先出现,纵隔气肿先出现在颈根部。严重时(如存在张力性气胸)气肿可迅速沿皮下广泛蔓延,上达颈面部,下达腹壁、阴囊及腹股沟区。张力性纵隔气肿可压迫气管及大血管而引起呼吸、循环功能障碍。

7.胸壁伤口、伤道

开放性胸部创伤的患者在胸壁可见伤口,根据伤口、伤道在胸壁的位置可判断可能被伤及的胸内脏器,以及是否同时有腹腔内脏器的损伤。

8.体征

(1)连枷胸(外伤性浮动胸壁):胸部创伤时可出现伤侧呼吸运动减弱或消失,多根多处肋骨骨折时可出现胸壁软化。

(2)反常呼吸:浮动胸壁在呼吸时与其他部位的正常胸壁运动正好相反。

(3)纵隔摆动:开放性气胸由于两侧胸膜压力不等使纵隔移位,并可随呼吸运动而左右摆动。

(二)辅助检查

1.X线

X线是胸部创伤诊断中最常用的方法,也是最可靠的诊断方法。胸部骨折可显示骨折断裂线和断端错位,肋软骨骨折不显示骨折线征象;气胸者可显示不同程度的胸膜腔积气征象,纵隔移向健侧;血胸者可显示大片密度增高阴影,可见气液平面。

2.穿刺

胸腔穿刺和心包穿刺是一种简便又可靠的诊断方法。对怀疑气胸、血胸、血心包的伤员,通过穿刺抽出积血或积气,既可迅速明确诊断,又可缓解心、肺受压迫的症状。

3.血气分析

通过血气分析可了解伤员的缺氧情况,有利于指导治疗,尤其是危重伤员。

4.心电监护

对疑有心肌损伤的伤员或危重症伤员可进行监测。

三、救治与护理

(一)救治原则

(1)体位

胸部创伤伤员一般取半卧位或伤侧在下的低斜坡卧位,可减轻疼痛,保持有效呼吸,同时也可将积血或积液限制在局部范围。

2.保持呼吸道通畅

及时清除口咽部的痰液、血块、呕吐物等异物,吸净气管、支气管中的血液和分泌物,防止窒息,给予高流量吸氧。清醒伤员可鼓励或协助其有效咳嗽排痰,痰多不易咳出者,可给予祛痰剂、雾化吸入;对无力排痰或昏迷伤员,可行鼻导管吸痰、纤维支气管镜吸痰,必要时作气管插管或气管切开术。

3.给氧

低氧是初始阶段就有的重要症状,因此对有皮肤发绀、气急、呼吸频率和节律异常的伤员,应尽早给予氧气吸入,可采用鼻导管或面罩给氧;对由严重连枷胸、重度肺挫伤等引起呼吸衰竭的伤员,应给予气管插管或气管切开行呼吸机辅助呼吸,以纠正低氧血症。

4.疼痛的处理

胸部创伤伤员常有明显的胸痛,在咳嗽咳痰时,协助用双手按压患侧胸壁,以减轻胸廓活动引起的疼痛,必要时可服用地西泮;对疼痛剧烈者可通过肋间神经阻滞或镇痛泵持续注入镇痛药,如吗啡5～10 mg,但对有呼吸困难、低血压者禁用或慎用。

5.休克的救治

对有失血性休克表现的伤员,迅速建立2条静脉通道,可在中心静脉压的监测下快速、大量输液,纠正休克;对于严重肺挫伤、创伤性湿肺的伤员,应限制输液量,每天输液量控制在1 000 mL以下,多补给胶体液,以提高胶体渗透压,防止肺水肿。同时要纠正水、电解质紊乱及酸碱平衡失调,并做好血型鉴定、交叉配血试验,为输血做准备。

6.气胸、血胸的处理

开放性气胸先将伤口闭合,再按闭合性气胸处理。张力性气胸易危及生命,先用粗针头穿刺胸腔减压,变张力性为开放性,再作胸腔闭式引流。

7.连枷胸的处理

多根肋骨多处骨折致胸壁软化者需立即用包扎、牵引或内固定法固定胸壁,纠正反常呼吸,以减轻低氧血症。

8.创伤性窒息的处理

创伤性窒息可无明显的胸部损伤,但多伴有多发性肋骨骨折和血气胸、脊柱骨折或心肌挫伤等合并伤。受伤时伤员可能发生呼吸暂停或窒息,全身发绀或神志不清,但一般均能恢复,仅有少数伤员因呼吸停止过久而发生心搏骤停。急救时症状多能自行恢复,预后良好,主要治疗其合并伤,伤员应休息、吸氧.疑有脑水肿时应限制进液量。

(二)护理要点

1.加强病情观察

密切观察生命体征变化,注意意识、瞳孔、胸部、腹部情况和肢体活动;观察患者呼吸功能,注意有无气促、发绀,呼吸频率、节律、幅度等的改变,听诊呼吸音,监测脉搏血氧饱和度,注意有无低氧血症;观察有无纵隔受压、气管移位等,注意触诊皮下气肿的范围和程度;观察尿量、末梢循环、皮肤色泽及温度的情况,了解循环系统及肾功能变化。

2.饮食护理

一般伤员可进流质、半流质饮食,伤情不明、疑有食管损伤或胸腹联合伤者应禁饮食。

3.用药护理

按医嘱合理用药,合理调整输液、输血速度。

4.胸腔闭式引流的护理

应保持管道通畅,注意观察引流液的颜色、性质及量。气胸伤员,若引流管内不断有大量气体溢出,呼吸困难无好转或加重,则提示可能有肺及支气管的严重损伤,应剖胸探查并修补裂口;血胸伤员,若引流管引流血量持续较多,提示胸内有活动性出血,应及时采取相应措施止血。要注意无菌操作并做好引流管的护理,加强感染的预防和控制。

5.并发症的预防及护理

(1)感染:要注意卧床休息,及时、有效地排痰,合理应用抗生素。

(2)肾衰竭:严重失血者,除应积极止血外,应尽早输血、补液、应用利尿剂,同时加强尿量的观察。

(3)肺水肿:避免输液过快、过量,记录出入液量,尽早脱水利尿。

6.加强心理护理

胸部创伤的伤员易产生紧张、焦虑情绪,应做好心理护理,使其消除紧张情绪,配合治疗。

胸部创伤救护流程见图1-2。

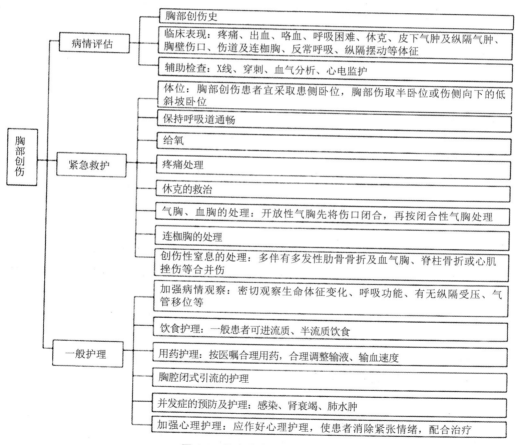

图 1-2 胸部创伤救护流程

（高玉香）

第四节 腹 部 创 伤

腹部包括腹壁和腹腔脏器,由于腹腔脏器多,腹部损伤常伴有内脏损伤,易引起大出血和严重感染,发生休克和呼吸衰竭,死亡率可高达 10% 左右。早期、正确的诊断和及时、有效的救护是减少腹部损伤患者死亡的关键。

一、发病机制

腹部创伤多见于交通事故、生活意外、斗殴、凶杀等,通常分为两类。

(一)闭合性损伤

闭合性损伤为受钝性暴力所致,若损伤仅造成单纯腹壁损伤,一般病情较轻;若合并内脏损伤,大多为严重创伤。空腔脏器破损引起弥漫性腹膜炎;实质性脏器破裂出血引起失血性休克。

(二)开放性损伤

开放性损伤分为贯穿伤和非贯穿伤,大多伴有腹内脏器损伤。

二、病情评估

(一)受伤史

了解腹部受伤史,根据受伤的部位、方式及其临床表现评估判断有无腹内脏器损伤。

(二)全身情况

(1)神志:单纯腹部伤者大多神志清楚;车祸或腹内大血管伤伴休克者,表情淡漠、紧张、烦躁不安。

(2)休克者面色苍白、四肢冰凉、口渴、尿少。

(3)呼吸:腹内脏器伤常呈胸式呼吸。

(4)脉搏与血压:有内出血和腹膜炎时脉搏增快,严重休克者血压甚至测不出。

(5)休克:实质性器官伤出血量＞1 500 mL、出血速度快者,伤后早期即有低血容量性休克;空腔脏器损伤如超过 12 h,易并发中毒性休克。

(6)腹痛:一般单纯内出血腹痛较轻,而空腔脏器穿孔致腹膜炎者,腹痛严重。

(7)恶心、呕吐:腹壁伤无此症状,腹内脏器损伤大多伴有恶心及呕吐。

(三)体征

(1)局部体征:闭合伤腹部大多无明显创伤伤痕,少数仅见下胸腹壁淤血。开放伤应检查致伤入口。

(2)腹膜刺激征:是腹内脏器损伤的重要体征,压痛最明显的部位常是受伤脏器所在。但多器官损伤或受伤较久时,全腹均有压痛、肌紧张和反跳痛。引起腹膜炎时,腹壁呈板状强直。

(3)肠鸣音减弱或消失。

(4)移动性浊音:腹内液体多行,腹部有移动性浊音,但休克患者不宜检查移动性浊音。

(四)腹腔穿刺术

若穿刺抽出不凝固血液,提示腹腔内出血;如抽出胃内容物或胆汁,提示胃肠或胆囊损伤;如抽出尿液,则为膀胱损伤;如无液体抽出,并不能完全排除无内脏损伤的可能,仍应严密观察病情。

三、急救护理

腹部损伤救治成功与否,与现场急救,伤情的准确判断、及时处理有密切的关系,处理危及生命的情况,迅速建立静脉通路,积极采取抗休克措施等。

(1)绝对卧床休息,无休克者取半卧位,使胸腔容积扩大,有利于改善呼吸和循环功能,减轻腹胀、腹痛,可使腹腔渗液局限,有利于引流和吸收。严密观察病情变化。

(2)保持呼吸道通畅,吸氧,防止窒息,及时清除呼吸道分泌物,有气道阻塞、喉部或气管外伤者应立即处理,必要时行气管内插管或气管切开。

(3)即建立2～3条静脉通道,必要时深静脉置管,输液、输血,防止休克,快速术前准备,交叉配血等,肌内注射破伤风抗毒素血清。

(4)心理护理:腹部损伤的伤员均有不同程度的恐惧心理,因此,对神志清醒伤员,安慰和鼓励患者,树立战胜疾病的信心。

(5)禁食、胃肠减压、留置导尿管,密切观察引流液的颜色、量并详细记录。

(6)如有活动性出血,应采取有效的止血措施。

(7)开放性腹部损伤且有内脏脱出,不可将脱出物收纳腹腔内,以免加重腹腔污染,要用干净的纱布、器皿覆盖包扎,初步包扎伤口后,待进一步处理。

(8)对闭合性损伤患者,未明确诊断者禁用止痛剂,以免掩盖病情。

(9)手术治疗:开放性腹部损伤需紧急手术,应存严密观察患者病情变化的同时做好术前准备,单纯非穿透伤,可行腹壁清创缝合,有内脏损伤时,应手术止血、修补、清除异物,对闭合性腹部损伤患者,早期剖腹探查是治疗腹内脏器损伤的关键措施。

(高玉香)

第五节　中　暑

一、中暑的病因、发病机制与分类

中暑广义上类似于热病,泛指高温高湿环境对人体的损伤。按严重程度递增顺序可细分为热昏厥、热痉挛、热衰竭和热射病(也就是狭义的中暑概念)。其他还有先兆中暑、轻症中暑等概念,因较含糊或与许多夏季感染性疾病的早期表现难以鉴别,仅用热昏厥、热痉挛、热衰竭和热射病等诊断已可描述各种中暑类型,故本节不做介绍。

民间喜欢将暑天发生的大部分疾病往中暑上套,事实上很多仅为病毒或细菌感染的早期表现(如感冒、胃肠炎等),需注意鉴别。同时民间还盛传中暑不能静脉补液的谬论,需注意与患者沟通解释。2010年7月,中暑已被列入了国家法定职业病目录。

(一)病因及发病机制

下丘脑通过调节渴感、肌张力、血管张力、汗腺来平衡产热与散热。

1.散热受限

散热机制有三种:出汗、传导对流、辐射。辐射为通过红外线散射,正常时占散热的65%,其与传导对流方式相比优点在于基本不耗能,但在高温环境下失效。而出汗在正常时占散热的20%,在高温环境下则成为主要散热方式,但需消耗水、电解质与能量,并在高湿环境性能下降,100%相对湿度时完全失效。

(1)环境因素:高温、高湿环境如日晒、锅炉房及厚重、不透气的衣物。一般温度>32 ℃或湿度>70%就有可能发生。

(2)自身体温调节功能下降:①自身出汗功能下降。肥胖、皮肤病如痂皮过厚、汗腺缺乏、皮肤血供不足、脱水、低血压、心脏病导致的心排血量下降如充血性心力衰竭导致皮肤水肿散热不良及老年人或体弱者等。②抑制出汗。酗酒、抗胆碱药如阿托品等、抗精神病药物、三环抗抑郁药、抗组胺药、单胺氧化酶抑制剂、缩血管药和β受体阻滞剂等。③脱水。饮水不足、利尿药、泻药等。④电解质补充不足。

2.产热过多

强体力活动时多见于青壮年或健康人,或药物如苯环利定、麦角酸二乙酰胺、苯异丙胺、可卡因、麻黄素类和碳酸锂等的使用。

3.脱水、电解质紊乱

中暑时因大量出汗、呼吸道水分蒸发和摄入水分不足造成大量失水,同时电解质丢失。但是往往丢水大于丢钠造成高渗性脱水。不同类型的脱水之间也可相互转化,如若伤员单纯补充饮用淡水会导致低渗性脱水。

(二)不同的中暑类型

1.热昏厥

脑血供不足。皮肤血管扩张及血容量不足导致突然低血压,脑及全身血供不足而意识丧失,多为体力活动后。此时皮肤湿冷,脉弱。收缩压低于13.3 kPa(100 mmHg)。

2.热痉挛

低钠血症。为大量出汗而脱水、电解质损失,血液浓缩,然后单纯饮淡水导致稀释性低钠血症,引起骨骼肌缓慢的、痛性痉挛、颤搐,一般持续1～3 min。由于体温调节、口渴机制正常,此时血容量尚未明显不足,生命体征一般尚稳定,如体温多正常或稍升高,皮肤多湿冷。

3.热衰竭

脱水、电解质缺乏。脱水、电解质缺乏造成发热、头晕、恶心、头痛、极度乏力,但体温调节系统尚能工作,治疗不及时会转变为热射病。与热射病在表现上的主要区别在于没有严重的中枢神经系统紊乱。此时口渴明显,肛温>37.8 ℃,皮肤湿,大量出汗,脉细速,可有轻度的中枢神经症状(头痛、乏力、焦虑、感觉错乱、歇斯底里),高通气(为了排出热量)而导致呼吸性碱中毒。其他症状还有恶心、呕吐、头晕、眼花、低血压等及热晕厥、热痉挛的症状。治疗关键是补液。

4.热射病

体温调节功能失调。为在热衰竭基础上再进一步发展,体温调节功能失调而引起的高热及中枢神经系统症状在内的一系列症状体征,在热衰竭的症状基础上会有典型的热射病症状:超高热、标志性特点、肛温>41 ℃。意识改变是标志性特点,神志恍惚并继发突发的癫痫、谵妄或昏迷;无汗,在早期可能有汗,但很快会进展到无汗。除以上3点外还有以下表现:血压先升后降、高通气导致呼吸性碱中毒,伴随心、肝、凝血、肾等损伤。热射病可分为两型:经典型以上症状在数天时间内慢慢递增,多见于湿热环境或老年、慢性病伤员,此型无汗;劳累型以上症状可迅速发生,多为青壮年,伴有体力活动,但可能还会继续出汗。治疗关键是降温补液并处理并发症。

二、现场评估与救护

(一)病史、查体

了解发病原因:①环境,包括环境温度与湿度、通风情况、持续时间、动作强度、身体状况及个体适应力等。②症状:如口干、乏力、恶心、呕吐、头晕、眼花、神志恍惚等。③查体:测量生命体征,如肛温、脉搏和血压等。

(二)评估体温

接诊可能为中暑的伤员后首先评估体温,如体温是否 39 ℃以上。

(1)若否,并考虑可能为热晕厥时。通过平卧位、降温、补充水分(肠内,必要时静脉)可恢复,必要时需观察监护以发现某些潜在的疾病。

体位治疗:平卧位,可将腿抬高,保证脑血供。

(2)若否,并考虑可能为热痉挛时。通过阴凉处休息、补充含电解质及糖分的饮料可恢复,在恢复工作前一般需休息 1~3 d 并持续补充含钠饮料直到症状完全缓解。同时可通过被动伸展运动、冰敷或按摩来缓解痉挛。

口服补液方法:神志清时,饮用冷的含电解质及糖分的饮料(稀释的果汁、牛奶、市场上卖的运动饮料或稀盐汤等)来补充。

(3)若是,则可能为热衰竭或热射病。

(三)评估意识状态

若意识改变,可能为热射病,否则为热衰竭。

(四)热衰竭救护

若为热衰竭,马上开始静脉补液。

补液方法:严重时需要静脉输液来补充等张盐水,0.9%生理盐水、5%葡萄糖或林格液均可。2~4 h 间可补充 1 000~2 000 mL 液体;并根据病情判断脱水的类型,判断后续补液种类。严重的低钠血症可静脉滴注最高 3%的高张盐水。有横纹肌溶解风险时可加用甘露醇或碱化尿液,监测出入量,留置导尿管,维持尿量 50 mL/h 以上,来预防肾衰竭。神志清时也可口服补液。

(五)热射病救护

若为热射病,在气道管理、维持呼吸、维持循环的基础上马上降温到 39 ℃(蒸发降温),处理并发症。

1.评估气道、保持呼吸道通畅,维持呼吸

注意气道的开放,必要时气管插管;置鼻胃管,可用于神志不清时补液及预防误吸。给氧,高流量给氧如 100%氧气吸入直到体温降到 39 ℃。

2.降温方法

脱离湿热环境,防止病情加重。置于凉快、通风的地点(室内、树荫下);松开去除衣物,尽量多的暴露皮肤。

(1)蒸发法降温:用冷水(15 ℃)喷到全身,并用大风量风扇对着伤员吹。其他方法还有腋窝、颈部、腹股沟、腘窝等浅表动脉处放置降温物品如冰袋等,以及冷水洗胃或灌肠,但效果不及蒸发法。有条件的使用降温毯。必要时可将身体下巴以下或仅四肢浸入冷水,直到体温降到

39 ℃就停止浸泡,这对降温非常有效,但很可能会导致低血压及寒战,甚至可考虑使用肌肉松弛药来辅助降温。

(2)寒战的控制:氯丙嗪25~50 mg静脉注射或静脉滴注,或地西泮5~10 mg静脉注射,减少产热,注意血压呼吸监护。目标是迅速(1 h内)控制体温。

非甾体抗炎药应禁用(如阿司匹林、吲哚美辛、对乙酰氨基酚等),因中暑时非甾体抗炎药已无法通过控制体温调节中枢来达到降温效果,反而会延误其他有效治疗措施的使用。但可考虑使用糖皮质激素。

3.补液方法

参见热衰竭。但在神志障碍时口服补液要慎用,防止误吸。

三、进一步评估与救护

(一)辅助检查

辅助检查主要用来了解电解质及评估脏器损伤。血电解质(热痉挛:低钠;热射病:高钠、低钠、低钾、低钙、低磷均可能)、肾功能(肌酐、血尿素氮升高,高尿酸)、血气分析(呼吸性碱中毒、代谢性酸中毒、乳酸酸中毒)、尿常规(比重)、血常规(白细胞增多、血小板减少)、心肌酶学、转氨酶、出血和凝血时间(凝血酶原时间延长,弥散性血管内凝血)、心电图(心肌缺血,ST-T改变),必要时血培养。评估肾衰竭、心力衰竭、呼吸窘迫、低血压、血液浓缩、电解质平衡、凝血异常的可能。

(二)评估脱水的类型

根据病情判断是等渗、高渗还是低渗性脱水。中暑时多为高渗性脱水,但若伤员单纯饮用淡水会导致低渗性脱水。

(三)鉴别是否为药物或其他疾病引起

比如恶性综合征,如抗精神病药物引起的高烧、强直及昏迷;恶性高热,如麻醉药引起;血清素综合征,如5-羟色胺选择性重摄取抑制剂与单胺氧化酶抑制剂合用引起;抗胆碱药、三环抗抑郁药、抗组胺药、吸毒、甲状腺功能亢进毒症、持续长时间的癫痫、感染性疾病引起的发热。

(四)注意病情进展

热衰竭伤员体温进一步升高并出汗,停止时会转为热射病。

(五)各种并发症的处理

呼吸衰竭如低氧、气道阻力增加时若考虑ARDS,需呼吸机PEEP模式支持人工呼吸。监测血容量及心源性休克的可能,血流动力学监测如必要时漂浮导管测肺动脉楔压、中心静脉压等,低血压、心力衰竭时补液、使用血管活性药物如多巴酚丁胺。持续的昏迷癫痫需进一步查头颅CT、腰穿、气管插管、呼吸机支持。凝血异常如紫癜、鼻衄、呕血或弥散性血管内凝血等,监测出血和凝血血小板等,考虑输注血小板及凝血因子,若考虑弥散性血管内凝血早期给予肝素。少尿、无尿、肌酐升高、肌红蛋白尿等肾衰竭表现:补液维持足够尿量,必要时透析治疗。

若在急性期得到恰当及时治疗,没有意识障碍或血清酶学升高的伤员多数能在1~2 d间恢复。

四、健康教育

最重要的是预防。教育公众,中暑是可预防的。避免长时间暴露于湿热环境,使用遮阳设备,多休息。在进入湿热环境前及期间多饮含电解质及糖分的冷饮如稀释的果汁、市场上卖的运动饮料或1‰稀盐汤、非碳酸饮料来补充水分电解质。特别是告知一些老年人不要过分限制食盐摄入。避免含咖啡因的饮料,因其会兴奋导致产热增多。教育高危人群:体力劳动者、运动员、老年、幼儿、孕妇、肥胖、糖尿病、酗酒、心脏病等,以及使用吩噻嗪类、抗胆碱能类等药时的人都是高危人群,不要穿厚重紧身衣物,认识中暑的早期症状体征。告知中暑伤员,曾经中暑过,以后也容易中暑,如对热过敏,起码4周内避免再暴露。暑天有条件地使用空调降温。在暑天不能把儿童单独留在车内。

(高玉香)

第六节 淹 溺

一、疾病概论

淹溺又称溺水,是指人淹没于水中,水和水中污泥、杂草堵塞呼吸道或反射性喉、支气管痉挛引起通气障碍而窒息。如跌入粪池、污水池和化学物品池中,可引起皮肤和黏膜损伤及全身中毒。

(一)病因及发病机制

1.病因

淹溺最常见的原因是溺水,造成淹溺的主要因素包括以下几点。

(1)游泳时或意外事件时落入水中,可发生淹溺。如游泳中换气过度,体内CO_2排出过多,引起呼吸性碱中毒,导致手足抽搐;疲劳过度、水温过低等原因可引起腓肠肌痉挛而发生淹溺。

(2)水下作业时潜水用具发生故障,发生潜水病,或潜水时间过长、过度疲劳,而使体内血氧饱和度过低,引起意识障碍而发生淹溺。

(3)人不慎跌入粪池、污水池、化学物质储存池中,造成淹溺,并引起皮肤和黏膜损伤及全身中毒。

2.发病机制

(1)人淹没于水中,多因紧张、惊恐、寒冷等因素的强烈刺激,反射性地引起喉头和支气管痉挛,声门紧闭,造成缺氧。

(2)由于缺氧,淹溺者被迫进行深呼吸。吸入的水越多,肺顺应下降越明显,最终出现呼吸衰竭,产生低氧血症、高碳酸血症及呼吸性酸中毒,并可伴有代谢性酸中毒。低氧血症及组织缺氧最终导致肺水肿甚至脑水肿。

(3)如呼吸道吸入淡水,水可迅速经肺泡被吸收入血液循环,使血容量增加,血液稀释而发生血、电解质平衡失常,红细胞破裂引起血管内溶血,血钾浓度增高,血钠、血钙、血氯浓度降低,血浆蛋白减少。如海水进入呼吸道和肺泡,引起血容量减少,造成血液浓缩,血钠、血氯、血钙、血镁浓度增加。高钙血症可引起心动过缓和传导阻滞,甚至心脏停搏;高镁血症可抑制中枢神经和周围神经,扩张血管,而血容量减少又使血压下降,动脉血氧分压降低,机体缺氧,引起脑水肿、代谢性酸中毒,最终导致心力衰竭、循环障碍。两者的病理特点比较见表1-3。

表 1-3　淡水淹溺与海水淹溺病理特点比较

项目	淡水淹溺	海水淹溺
血液总量	增加	减少
血液渗透压	降低	增加
电解质变化	钾离子增加,钠离子、钙离子、镁离子减少	钠离子、钙离子、镁离子、氯离子增加
心室颤动发生率	常见	少见
主要死因	急性肺水肿、脑水肿、心力衰竭、心室颤动	急性肺水肿、脑水肿、心力衰竭

(二)临床表现

患者从水中被救上岸后,主要表现如下。①神志不清。②皮肤发绀、四肢冰冷。③呼吸、心跳微弱或已停止,血压测不到。④口旁、鼻内充满泡沫状液体。⑤胃扩张。

(三)救治原则

(1)立即清理口、鼻中的污泥、水草等杂物,保持呼吸道畅通。若呼吸道被水阻塞,要立即取俯卧位,头偏向一侧,腹下垫高,救护者用手按压其背部;或救护者一腿跪地一腿屈膝,将淹溺者腹部置于救护者屈膝的腿上,头部向下并偏向一侧,救护者用手按压其背部,可使呼吸道和胃部的积水倒出;也可将淹溺者扛在救护者的肩上,肩顶住淹溺者的腹部,上下抖动以达到排水的目的。注意排水时间不可过长,倒出口、咽、气管内的水分即可,以免延误抢救的时机。如为海水淹溺,高渗性液体使血浆渗入肺部,此时应取低头仰卧位,以利水分引流。

(2)呼吸、心脏停搏者立即行心肺脑复苏。

(3)输氧:几乎所有的患者都存在低氧血症。可吸入高浓度氧或进行高压氧治疗,如有条件可使用人工呼吸机。

(4)复温:如患者体温过低,根据情况做好体外或体内复温措施。

(5)维持水、电解质平衡:淡水淹溺者,适当限制入水量,并积极补充氯化钠溶液;海水淹溺者,因血容量低,不宜过分限制入水量,并注意补液,纠正低血容量;根据患者病情,酌情补充碳酸氢钠。以纠正代谢性酸中毒。

(6)防治并发症:如肾上腺糖皮质激素可防治肺水肿、脑水肿、ARDS 及溶血等。如合并急性肾功能不全、心律失常、心功能不全、弥散性血管内凝血等,应及时做出相应处理。

二、护理评估

(一)病史

淹溺最常见于儿童、青少年。应详细了解淹水的时间、水温、被救起的方式、现场处理情况等。

(二)身心状况

1.症状与体征

患者常有意识障碍,牙关紧闭,呼吸、心脏搏动微弱或停止。皮肤黏膜苍白或发绀,四肢发冷,口腔、鼻腔内可充满泡沫、泥沙、水草等,上腹部膨胀、隆起伴胃扩张。复苏过程中可出现各种心律失常、心力衰竭、ARDS、脑水肿、弥散性血管内凝血及急性肾衰竭等,病程中常合并肺部感染。淹溺发生在寒冷水中,可出现低温综合征。

2.心理与社会

患者苏醒后,常可出现焦虑、恐惧、失眠,甚至出现短时记忆丧失。

(三)辅助检查

1.血常规

淡水淹溺者可出现血红蛋白下降。

2.血气分析

可出现低氧血症、高碳酸血症、呼吸性酸中毒合并代谢性酸中毒。

3.电解质

淡水淹溺者可出现血清钠、血清氯降低,血清钾增高;海水淹溺者,血清钠、血清氯、血清镁、血清钙可增高。

4.胸部 X 线检查

可见肺不张或肺水肿,肺野可见大片絮状炎性渗出物。

三、护理诊断

(一)液体量过多
液体量过多与淹溺者吸入的水可迅速经肺泡进入血液循环,使血容量增加有关。

(二)意识障碍
意识障碍与低氧血症、脑组织缺氧、肺水肿、脑水肿有关。

(三)潜在并发症:心脏停搏
心脏停搏与心肌严重缺氧、电解质紊乱、心律失常有关。

四、护理目标

(1)清除患者体内过多体液,恢复正常呼吸。

(2)患者意识清楚,反应正常,生活自理。

(3)患者未发生心脏停搏,或心脏停搏经心肺脑复苏后恢复正常。

五、护理措施

(一)一般护理
(1)迅速清除呼吸道异物。

(2)吸氧:对于心肺复苏有效者,给予高流量氧气吸入。

(3)迅速建立静脉通道,并保持输液畅通。

(4)加强基础护理:对昏迷患者要注意皮肤护理,定时翻身,以预防压疮;呼吸道分泌物较多者,应吸痰、翻身、拍背,以利排痰;定时清洁口腔。可留置胃管,用于胃肠减压和防止呕吐。

(二)急救护理
(1)立即行心肺脑复苏,直至出现自主呼吸和心律。如心脏搏动、呼吸未恢复者,继续行人工呼吸和胸外心脏按压,边转运边抢救。

(2)注意患者的神志变化,昏迷患者要观察瞳孔的大小、对光反射,注意有无散大、固定。

(3)监测每小时尿量。出入量相差过多时应通知医师,便于及时发现肾脏损害和心力衰竭。

(4)严密观察生命体征的变化。随时采取应急措施,做好观察记录。

（5）对于神志已经清醒，肺部检查正常，但还存在缺氧、酸中毒或低温者，应注意保温，并继续留在观察室，以防止病情反复和恶化。对于淹溺的危重患者，呼吸、心脏搏动没有恢复或已恢复但不稳定者，应送重症监护病房抢救。对于心电监护的心律、血压、血氧饱和度的变化，随时通知医师，及时处理。

（6）对复苏成功者，要观察 24～48 h，防止患者出现病情反复。

（三）心理护理

患者清醒后，精神可能受到极大刺激和创伤，甚至留下遗忘症、惊恐等精神症状。针对患者的具体情况，护士应针对患者的具体情况，给予患者精心的心理护理。培养患者的自理能力，使心理重新康复。

六、护理评价

（1）患者肺水肿消退，呼吸频率、节律正常，低氧血症被纠正。

（2）患者神志清楚，思维敏捷，恐怖心理消除。

（3）未发生心脏停搏，或经复苏术后心律恢复正常，生命体征平稳。

（高玉香）

第七节 休 克

休克是人体在各种病因打击下引起的，以有效循环血量急剧减少、组织器官的氧和血液灌流不足、末梢循环障碍为特点的一种病理综合征。

目前休克分为失血性休克、感染性休克、创伤性休克、心源性休克、神经源性休克和过敏性休克。在外科中常见的是失血性休克、感染性休克和创伤性休克。

一、特级护理

对休克患者 24 h 专人护理，制订护理计划，在实施过程中根据患者休克的不同阶段和病情变化，及时修改护理计划。随时做好重症护理记录。

二、严密观察病情变化

除每 15～30 min 为患者测量脉搏、呼吸、血压外，还应观察以下变化。

（一）意识和表情

休克患者的神态改变如烦躁、淡漠、恐惧，昏迷是全身组织器官血液灌注不足的一种表现，应将患者仰卧位，头及躯干部抬高 20°～30°，下肢抬高 15°～20°，防止膈肌及腹腔脏器上移，影响心肺功能，并可增加回心血量，改善脑血流灌注量。

（二）皮肤色泽及温度

休克时患者面色及口唇苍白，皮肤湿冷，四肢发凉，皮肤出现出血点或瘀斑，可能为休克已进入弥散性血管内凝血阶段。

（三）血压、脉压及中心静脉压

休克时一般血压常低于 10.6/6.6 kPa(80/50 mmHg)，脉压<4.0 kPa(<30 mmHg)。因其是反应血容量最可靠的方法，对心功能差的患者，可放置 Swan-Ganz 导管，监测右心房压、肺动脉压、肺毛细血管嵌压及心排血量，以了解患者的血容量及心功能情况。

（四）脉搏及心率

休克患者脉搏增快，随着病情发展，脉搏减速或出现心律不齐，甚至脉搏摸不到。

（五）呼吸频率和深度

注意呼吸的次数和节律，如呼吸增快、变浅，不规则为病情恶化，当呼吸每分钟增至 30 次以上或下降至 8 次以下，为病情危重。

（六）体温

休克患者体温一般偏低，感染性休克的患者，体温可突然升高至 40 ℃以上，或骤降至常温以下，均反映病情危重。

（七）瞳孔

观察双侧瞳孔的大小、对光反射情况，如双侧瞳孔散大、对光反射消失，说明脑缺氧和患者病情严重。

（八）尿量及尿比重

休克患者应留置导尿管，每小时测尿量 1 次，如尿量每小时少于 30 mL，尿比重增高，说明血容量不足；每小时尿量在 30 mL 以上，说明休克有好转。若输入一定量的液体后尿量仍不足平均 30 mL/h，则应监测尿比重和血肌酐，同时注意尿沉渣的血细胞、球型等。怀疑有急性肾小球坏死者，更应监测血钠、尿钠和尿肌酐，以便了解肾脏的损害情况。

三、补充血容量注意输液速度

休克主要是全身组织、器官血液灌注不足引起。护士应在血压及血流动力学监测下调节输液速度。当中心静脉压低于正常值时，应加快输液速度；高于正常值时，说明液体输入过多、过快，应减慢输液速度，防止肺水肿及心、肺功能衰竭。

四、保持呼吸道通畅

休克(尤其是创伤性休克)有呼吸反常现象，应随时注意清除患者口腔及鼻腔的分泌物，以保持呼吸道通畅，同时给予氧吸入。昏迷患者口腔内应放置通气管，并注意听诊肺部，监测动脉血气分析，以便及时发现缺氧或通气不足。吸氧浓度一般为 40%～50%，每分钟 6～8 L 的流量。

五、应用血管活性药物的护理

（一）从低浓度慢速开始

休克患者应用血管活性药，应从低浓度慢速开始，每 5 min 监测血压 1 次，待血压平稳后改为每 15～30 min 监测 1 次。并按等量浓度严格掌握输液滴数，使血压维持在稳定状态。

（二）严防液体外渗

静脉滴入升压药时，严防液体外渗，造成局部组织坏死。出现液体外渗时，应立即更换输液部位，外渗部位应用 0.25%普鲁卡因做血管周围组织封闭。

六、预防并发症的护理

(一)防止坠床

对神志不清、烦躁不安的患者,应固定输液肢体,并加床挡防止坠床,必要时将四肢以约束带固定于床旁。

(二)口腔感染

休克、神志不清的患者,由于唾液分泌少容易发生口腔感染,床旁应备口腔护理包。根据口腔 pH 选择口腔护理液,每天做 4 次口腔护理,保持口腔清洁,神志不清的患者做口腔护理时,要认真检查黏膜有无异常。

(三)肺部感染

休克、神志不清的患者由于平卧位,活动受限,易发生坠积性肺炎。因此,应每天 4 次雾化吸入,定时听诊双肺部以了解肺部情况,必要时给予吸痰。

(四)压疮

休克患者由于血液在组织灌注不足,加之受压部位循环不良,极易发生压疮。因此,应保持皮肤护理,保持皮肤清洁、干燥、卧位舒适,定时翻身,按摩受压部位及骨突处,检查皮肤有无损伤,并严格接班。

(高玉香)

第八节　昏　迷

昏迷是一种严重的意识障碍、随意运动丧失、对体内外(如语言、声音、光、疼痛等)一切刺激均无反应并出现病理反射活动的一种临床表现。在临床上,可由多种原因引起,并且是病情危重的表现之一。因此,如遇到昏迷的患者,应及时判断其原因,选择正确的措施,争分夺秒地抢救,以挽救患者生命。

昏迷的原因分为颅内、颅外因素。①颅内因素:中枢神经系统炎症(脑膜炎、脑脓肿、脑炎等),脑血管意外(脑出血、脑梗死、蛛网膜下腔出血),占位性病变(脑肿瘤、颅内血肿),脑外伤、癫痫。②颅外病因:严重感染(败血症、伤寒、中毒性肺炎等),心血管疾病(休克、高血压脑病、阿-斯综合征等),内分泌与代谢性疾病(糖尿病酮症酸中毒、低血糖、高渗性昏迷、肝昏迷、尿毒症等),药物及化学物品中毒(有机磷农药、一氧化碳、安眠药、麻醉剂、乙醚等),物理因素(中暑、触电)。

一、昏迷的临床表现

昏迷是病情危重的标志,病因不同其临床表现也各异。

(1)伴有抽搐者,见于癫痫、高血压脑病、脑水肿、尿毒症、脑缺氧、脑缺血等。

(2)伴有颅内压增高者,见于脑水肿、脑炎、脑肿瘤、蛛网膜下腔出血等。

(3)伴有高血压者,见于高血压脑病、脑卒中、嗜铬细胞瘤危象。

(4)伴有浅弱呼吸者,见于肺功能不全、药物中毒、中枢神经损害。

(5)患者呼出气体的气味对诊断很有帮助,如尿毒症患者呼出气体有氨气味,酮症酸中毒有烂苹果味,肝昏迷有肝臭味。

二、护理评估

(一)健康史

应向患者的家属或有关人员详细询问患者以往有无癫痫发作、高血压病、糖尿病及严重的心、肝、肾和肺部等疾病。了解患者发作现场情况,发病之前有无外伤或其他意外事故(如服用毒物、高热环境下长期工作、接触剧毒化学药物和煤气中毒等),最近患者的精神状态和与周围人的关系。

(二)身体状况

1.主要表现

应向患者家属或有关人员详细询问患者的发病过程、起病时有无诱因、发病的急缓、持续的时间、演变经过;昏迷是首发症状还是由其他疾病缓慢发展而来的,昏迷前有无其他表现(指原发病的表现:如有无剧烈头痛、喷射样呕吐;有无心前区疼痛;有无剧烈的咳嗽、咳粉红色痰液、严重的呼吸困难、发绀;有无烦躁不安、胡言乱语;有无全身抽搐;有无烦渴、多尿、烦躁、呼吸深大、呼气呈烂苹果味等),以往有无类似发作史,昏迷后有无其他的表现。

2.体格检查

(1)观察检查生命体征。①体温:高热提示有感染性或炎症性疾病。过高可能为中暑或中枢性高热(脑干或下丘脑损害)。过低提示为休克、甲状腺功能低下、低血糖、冻伤或镇静安眠药过量。②脉搏:不齐可能为心脏病。微弱无力提示休克或内出血等。过速可能为休克、心力衰竭、高热或甲状腺功能亢进危象。过缓可能为房室传导阻滞或阿-斯综合征。缓慢而有力提示颅内压增高。③呼吸:深而快的规律性呼吸常见于糖尿病酸中毒,称为 Kussmual 呼吸;浅而快速的规律性呼吸见于休克、心肺疾病或安眠药中毒引起的呼吸衰竭;脑的不同部位损害可出现特殊的呼吸类型,如潮式呼吸提示大脑半球广泛损害,中枢性过度呼吸提示病变位于中脑被盖部,长吸式呼吸为脑桥上部损害所致,丛集式呼吸系脑桥下部病变所致,失调式呼吸是延髓特别是其下部损害的特征性表现。④血压:过高提示颅内压增高、高血压脑病或脑出血。过低可能为脱水、休克、心肌梗死、镇静安眠药中毒、深昏迷状态等。昏迷时不同水平脑组织受损的表现见表1-4。

表 1-4　昏迷对不同水平脑组织受损的表现

脑受损部位	意识	呼吸	瞳孔	眼球运动	运动功能
大脑	嗜睡、昏睡、昏迷、去皮质状态	潮式呼吸	正常	游动、向病灶侧凝视	偏瘫、去皮质强直
间脑	昏睡、昏迷、无动性缄默	潮式呼吸	小	游动、向病灶侧凝视	偏瘫、去皮质强直
中脑	昏睡、昏迷、无动性缄默	过度换气	大、光反应消失	向上或向下偏斜	交叉偏、去大脑强直
脑桥	昏睡、昏迷、无动性缄默	长吸气性、喘息性	小如针尖样	浮动向病灶对侧凝视	交叉偏、去大脑强直较轻
延髓	昏睡、昏迷、无动性缄默	失调性、丛集性呼吸	小或大	眼-脑反射消失	交叉性瘫呈迟缓状态

(2)神经系统检查。①瞳孔:正常瞳孔直径为 2.5～4 mm,小于 2 mm 为瞳孔缩小,大于 5 mm 为瞳孔散大。双侧瞳孔缩小见于吗啡中毒、有机磷杀虫药中毒、巴比妥类药物中毒、中枢神

经系统病变等,如瞳孔针尖样缩小(小于 1 mm),常为脑桥病变的特征,1.5～2.0 mm 常为丘脑或其下部病变。双侧瞳孔散大见于阿托品、山莨菪碱、多巴胺等药物中毒,中枢神经病变见于中脑功能受损;双侧瞳孔散大且对光反射消失表示病情危重。两侧瞳孔大小若相差 0.5 mm 以上,常见于小脑天幕病及霍纳综合征。②肢体瘫痪:可通过自发活动的减少及病理征的出现来判断昏迷患者的瘫痪肢体。昏迷程度深的患者可重压其眶上缘,疼痛可刺激健侧上肢出现防御反应,患侧则无;可观察患者面部疼痛的表情判断有无面瘫;也可将患者双上肢同时托举后突然放开任其坠落,瘫痪侧上肢坠落较快,即坠落试验阳性;偏瘫侧下肢常呈外旋位,且足底的疼痛刺激下肢回缩反应差或消失,病理征可为阳性。③脑膜刺激征:伴有发热者常提示中枢神经系统感染;不伴发热者多为蛛网膜下腔出血。如有颈项强直应考虑有无中枢神经系统感染、颅内血肿或其他造成颅内压升高的原因。④神经反射:昏迷患者若没有局限性的脑部病变,各种生理反射均呈对称性减弱或消失,但深反射也可亢进。昏迷伴有偏瘫时,急性期患侧肢体的深、浅反射减退。单侧病理反射阳性,常提示对侧脑组织存在局灶性病变,如果同时出现双侧的病理反射阳性,表明存在弥漫性颅内损害或脑干病变。⑤姿势反射:观察昏迷患者全身的姿势也很重要,临床上常见两种类型:一种为去大脑强直,表现为肘、腕关节伸直,上臂内旋和下肢处于伸展内旋位。提示两大脑半球受损且中脑及间脑末端受损。另一种为去皮质强直,表现为肘、腕处于屈曲位,前臂外翻和下肢呈伸展内旋位。提示中脑以上大脑半球受到严重损害。这两种姿势反射,可为全身性,亦可为一侧性。

(3)检查患者有无原发病的体征:有无大小便失禁,呼气有无特殊气味,皮肤颜色有无异常,肢端是否厥冷,肺部听诊有无湿啰音,听诊心脏的心音有无低钝,有无心脏杂音,腹肌有无紧张,四肢肌肉有无松弛,四肢肌力有无减退,眼球偏向哪侧,眼底检查有无视盘水肿。

(三)心理状况

由于患者病情发展快、病情危重,以及抢救中紧张的气氛、繁多的抢救设施,常引起患者家属的焦虑,而病情的缓解需要时间,家属常因关心患者而产生对治疗效果不满意。

(四)实验室检查

(1)CT 或 MRI 检查:怀疑脑血管意外的患者可采取本项目,可显示病变的性质、部位和范围。

(2)脑脊液检查:怀疑脑膜炎、脑炎、蛛网膜下腔出血的患者可选择,可提示病变的原因。

(3)血糖、尿酮测定:怀疑糖尿病酮症酸中毒、高渗性昏迷、低血糖的患者可选择本项目,能及时诊断,并在治疗中监测病情变化。此外,根据昏迷患者的其他病因选择相应的检查项目,以尽快作出诊断,为挽救患者生命争取时间。

(五)判断昏迷程度

由于昏迷患者无法沟通,导致询问病史困难,因此,护士能够正确地进行病情观察和判断就显得非常重要,首先应先确认呼吸和循环系统是否稳定,而详细完整的护理体检应等到对患者昏迷的性质和程度判断后再进行。

1.临床分级法

主要是给予言语和各种刺激,观察患者反应情况,加以判断,如呼叫姓名、推摇肩臂、压迫眶上切迹、针刺皮肤、与之对话和嘱其执行有目的的动作等。注意区别意识障碍的不同程度:①嗜睡,是程度最浅的一种意识障碍,患者经常处于睡眠状态,唤醒后定向力基本完整,但注意力不集中,记忆稍差,如不继续对答,很快又入睡。②昏睡,处于较深睡眠状态,不易唤醒,醒时睁眼,但缺乏表情,对反复问话仅能做简单回答,回答时含混不清,常答非所问,各种反射活动存在。③昏迷,意识活动丧失,对外界各种刺激或自身内部的需要不能感知。按刺激反应及反射活动等可分三度(表 1-5)。

表 1-5　昏迷的临床分级

昏迷分级	疼痛刺激反应	无意识自发动作	腱反射	瞳孔对光反射	生命体征
浅昏迷	有反应	可有	存在	存在	无反应
中昏迷	重刺激可有	很少	减弱或消失	迟钝	轻度变化
深昏迷	无反应	无	消失	消失	明显变化

2.昏迷量表评估法

(1)格拉斯哥昏迷量表(GCS):是在 1974 年英国 Teasdale 和 Jennett 制定的。以睁眼(觉醒水平)、言语(意识内容)和运动反应(病损平面)三项指标的 15 项检查结果来判断患者昏迷和意识障碍的程度。以上三项检查共计 15 分,凡积分低于 8 分,预后不良;5～7 分预后恶劣;积分小于 4 分者罕有存活。即以 GCS 分值越低,脑损害的程度越重,预后亦越差。而意识状态正常者应为满分(15 分)。

此评分简单易行,比较实用。但临床发现:3 岁以下小孩不能合作;老年人反应迟钝,评分偏低;语言不通、聋哑人、精神障碍患者等使用受到限制;眼外伤影响判断;有偏瘫的患者应根据健侧作为判断依据。此外,有人提出,GCS 用于评估患者意识障碍的程度,不能反映出极为重要的脑干功能状态(表 1-6)。

表 1-6　GCS 计分法

记分项目	反应	计分
Ⅰ.睁眼反应	自动睁眼	4
	呼唤睁眼	3
	刺激睁眼	2
	任何刺激不睁眼	1
Ⅱ.语言反应	对人物、时间、地点定向准确	5
	不能准确回答以上问题	4
	胡言乱语、用词不当	3
	散发出无法理解的声音	2
	无语言能力	1
Ⅲ.运动反应	能按指令动作	6
	对刺痛能定位	5
	对刺痛能躲避	4
	刺痛时肢体屈曲(去皮质强直)	3
	刺痛时肢体过伸(去大脑强直)	2
	对刺痛无任何反应	1
总分		

(2)Glasgow-Pittsburgh 昏迷观察表:在 GCS 的临床应用过程中,有人提出尚需综合临床检查结果进行全面分析,同时又强调脑干反射检查的重要性。为此,Pittsburgh 又加以改进补充了另外四个昏迷观察项目,即对光反射、脑干反射、抽搐情况和呼吸状态,称之 Glasgow-Pittsburgh 昏迷观察表,见表 1-7。合计为七项 35 级,最高为 35 分,最低为 7 分。在颅脑损伤中,35～28 分为轻型,27～21 分为中型,20～15 分为重型,14～7 分为特重型颅脑损伤。该观察表即可判定昏迷程度,也反映了脑功能受损水平。

表 1-7 Glasgow-Pittsburgh 昏迷观察表

项目		评分	项目		评分
Ⅰ.睁眼反应	自动睁眼	4		大小不等	2
	呼之睁眼	3		无反应	1
	疼痛引起睁眼	2	Ⅴ.脑干反射	全部存在	5
	不睁眼	1		睫毛反射消失	4
Ⅱ.语言反应	言语正常(回答正确)	5		角膜反射消失	3
	言语不当(回答错误)	4		眼脑及眼前庭反射消失	2
	言语错乱	3		上述反射皆消失	1
	言语难辨	2	Ⅵ.抽搐情况	无抽搐	5
	不语	1		局限性抽搐	4
Ⅲ.运动反应	能按吩咐动作	6		阵发性大发作	3
	对刺激能定位	5		连续大发作	2
	对刺痛能躲避	4		松弛状态	1
	刺痛肢体屈曲反应	3	Ⅶ.呼吸状态	正常	5
	刺痛肢体过伸反应	2		周期性	4
	无反应(不能运动)	1		中枢过度换气	3
Ⅳ.对光反应	正常	5		不规则或低换气	2
	迟钝	4		呼吸停止	1
	两侧反应不同	3			

三、护理诊断

(一)意识障碍
与各种原因引起的大脑皮质和中脑的网状结构发生抑制有关。

(二)清理呼吸道无效
与患者意识丧失不能正常咳嗽有关。

(三)有感染的危险
与昏迷患者的机体抵抗力下降、呼吸道分泌物排出不畅有关。

(四)有皮肤完整性受损的危险
与患者意识丧失而不能自主调节体位、长期卧床有关。

四、护理目标

（1）患者的昏迷减轻或消失。

（2）患者的皮肤保持完整，无压疮发生。

（3）患者无感染的发生。

五、昏迷的救治原则

昏迷患者的处理原则：主要是维持基本生命体征，避免脏器功能的进一步损害，积极寻找和治疗病因。具体包括以下内容。

（1）积极寻找和治疗病因。

（2）维持呼吸道通畅，保证充足氧供，应用呼吸兴奋剂，必要时进行插管行辅助呼吸。

（3）维持循环功能，强心、升压、抗休克。

（4）维持水、电解质和酸碱平衡。对颅内压升高者，应迅速给予脱水治疗。每天补液量 1 500～2 000 mL，总热量为 6 278.8～8 371.7 kJ（1 500～2 000 kcal）。

（5）补充葡萄糖，减轻脑水肿，纠正低血糖。用法是每次 50％葡萄糖溶液 60～100 mL 静脉滴注，每 4～6 小时 1 次。但怀疑为高渗性非酮症糖尿病昏迷者，最好等血糖结果回报后再给葡萄糖。

（6）对症处理。防治感染，控制高血压、高热和抽搐，注意补充营养。注意口腔呼吸道、泌尿道和皮肤护理。

（7）给予脑代谢促进剂。

六、护理措施

（一）急救护理

（1）迅速使患者安静平卧，下颌抬高以使呼吸通畅。

（2）松解腰带、领扣，随时清除口咽中的分泌物。

（3）呼吸暂停者立即给氧或口对口人工呼吸。

（4）注意保暖，尽量少搬动患者。

（5）血压低者注意抗休克。

（6）有条件尽快输液。

（7）尽快呼叫急救站或送医院救治。

（二）密切观察病情

（1）密切观察患者的生命指征，神志、瞳孔的变化，神经生理反射有无异常，注意患者的抽搐、肺部的啰音、心音、四肢肢端温度、尿量、眼底视神经、脑膜刺激征、病理反射等，并及时、详细记录，随时对病情作出正确的判断，以便及时通知医师并及时进行相应的护理，并预测病情变化的趋势，采取措施预防病情的恶化。

（2）如患者出现呼吸不规则（潮式呼吸或间停呼吸）、脉搏减慢变弱、血压明显波动（迅速升高或下降）、体温骤然升高、瞳孔散大、对光反射消失，提示患者病情恶化，须及时通知医师，并配合医师进行抢救。

(三)呼吸道护理

协助昏迷患者取平卧位,头偏向一侧,防止呕吐物误吸造成窒息(图1-3)。帮助患者肩下垫高,使颈部舒展,防止舌后坠阻塞呼吸道,保持呼吸道通畅。立即检查口腔、喉部和气管有无梗阻,及时吸引口、鼻内分泌物,痰黏稠时给予雾化吸入。用鼻管或面罩吸氧,必要时需插入气管套管,机械通气。一般应使 PaO_2 至少高于 10.7 kPa(80 mmHg),$PaCO_2$ 在 4.0~4.7 kPa(30~35 mmHg)。

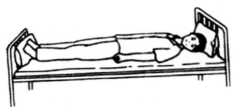

图1-3 昏迷患者的卧位

(四)基础护理

1.预防感染

每 2~3 h 翻身拍背 1 次,并刺激患者咳嗽,及时吸痰。口腔护理 3~4 次/天,为防止口鼻干燥,可用 0.9%氯化钠水溶液纱布覆盖口鼻。患者眼睑不能闭合时,涂抗生素眼膏加盖纱布。做好会阴护理,防止泌尿系统感染。

2.预防压疮

昏迷患者由于不能自主调整体位,肢体长期受压容易发生压疮,护理人员应每天观察患者的骶尾部、股骨大转子、肩背部、足跟、外踝等部位,保持床单柔软、清洁、平整,勤翻身,勤擦洗,骨突处做定时按摩,协助患者被动活动肢体,并保持功能位,有条件者可使用气垫床。

3.控制抽搐

可镇静止痉,目前首选药物是地西泮,10~20 mg 静脉滴注,抽搐停止后再静脉滴注苯妥英钠 0.5~1.0 g,可在 4~6 h 间重复给药。

4.营养支持

给昏迷患者插胃管,采取管喂补充营养,应保证患者每天摄入高热量、高蛋白、高维生素、易消化的流质饮食,如牛奶、豆浆或混合奶、菜汤、肉汤等。B 族维生素有营养神经的作用,应予以补充。鼻饲管应每周清洗、消毒 1 次。

5.清洁卫生

(1)每天帮患者清洁皮肤,及时更换衣服,保持床铺的清洁干燥;如患者出现大小便失禁,应及时清除脏衣服,用清水清洁会阴部皮肤,迅速更换干净的衣服,长期尿失禁或尿潴留的患者,可留置尿管,定期开放(每 4 小时 1 次),每天更换 1 次尿袋,每周更换 1 次尿管,每天记录尿量和观察尿液颜色,如患者意识转清醒后,应及时拔出尿管,鼓励和锻炼患者自主排尿;如患者出汗,应及时抹干净,防止患者受凉。

(2)每天对患者进行口腔清洁,观察口腔和咽部有无痰液或其他分泌物、呕吐物积聚,如发现有,应及时清理口咽部和气管,防止患者误吸造成窒息。

(五)协助医师查明和去除病因

(1)遵医嘱采取血液、尿液、脑脊液、呕吐物等标本进行相应的检查,以查明患者昏迷的病因。

（2）及时建立静脉通道,为临床静脉用药提供方便。

（3）针对不同病因,遵照医嘱采取相应的医疗措施进行抢救。如有开放性伤口应及时止血、缝合、包扎;如消化道中毒者,及时进行催吐、洗胃、注射解毒剂;如糖尿病酮症酸中毒患者,及时应用胰岛素治疗并迅速补充液体;如癫痫持续状态患者,应及时应用苯妥英钠等药物。

（4）遵照医嘱维持患者的循环和脑灌注压,对直接病因已经去除的患者,可行脑复苏治疗(应用营养脑细胞的药物)以促进神经功能的恢复。

（六）健康教育

应向患者家属介绍如何照顾昏迷的患者,应注意哪些事项,如病情恶化,应保持镇静,及时与医师和护士联系。患者意识清醒后,应向患者和家属宣传疾病的知识,指导他们如何避免诱发原发病病情恶化的因素,并指导患者学会观察病情,及时发现恶化征象,及时就诊,以防止昏迷的再次发生。

七、护理评价

（1）患者的意识是否转清醒。

（2）患者的痰液是否有效排出。

（3）呼吸道是否保持通畅。

（4）皮肤是否保持完整,有无压疮,肺部有无感染发生。

（高玉香）

第九节 急 性 中 毒

一、急性中毒的诊断

急性中毒的诊断主要根据中毒病史和临床表现及实验室检查。

（一）中毒病史

采集中毒病史是诊断的首要环节。生产性中毒者重点询问工种、操作过程、接触的毒物种类和数量、接触途径、同伴发病情况。非生产性中毒者,了解患者的精神状态、本人或家人经常服用的药物,收集患者可能盛放毒物的容器、纸袋和剩余毒物。仔细询问发病过程、症状、治疗药物与剂量及治疗反应等。

（二）临床表现

急性中毒常有其特征性临床表现,现将具有这些特征的常见毒物举例如下。

1.呼气、呕吐物和体表的气味

（1）蒜臭味:有机磷农药,磷。

（2）酒味:乙醇及其他醇类化合物。

（3）苦杏仁味:氰化物及含氰苷果仁。

（4）尿味:氨水,硝酸铵。

(5)其他有特殊气味的毒物:汽油,煤油,苯,硝基苯。

2.皮肤黏膜

(1)樱桃红:氰化物,一氧化碳。

(2)潮红:乙醇,抗胆碱药(含曼陀罗类)。

(3)发绀:亚硝酸盐,苯的氨基与硝基化合物。

(4)多汗:有机磷毒物,毒蘑菇,解热镇痛药。

(5)无汗:抗胆碱药。

(6)牙痕:毒蛇和毒虫咬蜇中毒。

3.眼

(1)瞳孔缩小:有机磷毒物,阿片类。

(2)瞳孔扩大:抗胆碱药,苯丙胺类,可卡因。

(3)视力障碍:有机磷毒物,甲醇,肉毒毒素。

4.口腔

(1)流涎:有机磷毒物,毒蘑菇。

(2)口干:抗胆碱药,苯丙胺类。

5.神经系统

(1)嗜睡、昏迷:镇静催眠药,抗组胺类,抗抑郁药,醇类,阿片类,有机磷毒物,有机溶剂等。

(2)抽搐惊厥:毒鼠强,氟乙酰胺,有机磷毒物,氯化烃类,氰化物,肼类(如异烟肼),士的宁。

(3)肌肉颤动:有机磷毒物,毒扁豆碱。

(4)谵妄:抗胆碱药。

(5)瘫痪:肉毒毒素,可溶性钡盐。

6.消化系统

(1)呕吐:有机磷毒物,毒蘑菇。

(2)腹绞痛:有机磷毒物,毒蘑菇,巴豆,砷、汞化合物,腐蚀性毒物。

(3)腹泻:毒蘑菇,砷、汞化合物,巴豆,蓖麻子。

7.循环系统

(1)心动过速:抗胆碱药,拟肾上腺素药,醇类。

(2)心动过缓:有机磷毒物,毒蘑菇,乌头,可溶性钡盐,洋地黄类,β受体阻滞剂,钙通道阻滞剂。

(3)血压升高:苯丙胺类,拟肾上腺素药。

(4)血压下降:亚硝酸盐类,各种降压药。

8.呼吸系统

(1)呼吸减慢:阿片类,镇静安眠药。

(2)哮喘:刺激性气体,有机磷毒物。

(3)肺水肿:刺激性气体,有机磷农药。

急性中毒常侵犯多种器官,不同的毒物中毒侵犯的器官亦异,各种急性中毒引起的不同系统中毒的表现和相关的中毒毒物及可能的中毒机制见表1-8。

表 1-8 急性中毒的临床表现、相关毒物和中毒机制

中毒表现	相关毒物和中毒机制
皮肤黏膜	
1.灼伤	直接腐蚀作用:强酸、强碱、甲醛、苯酚、甲酚皂溶液(来苏儿)
2.发绀	(1)肺水肿:有机磷杀虫剂、刺激性气体、安妥
	(2)高铁血红蛋白血症:亚硝酸盐、苯胺、硝基苯等
3.黄疸	(1)肝损害:四氯化碳、抗结核药、雄激素、毒蕈等
	(2)溶血性贫血:苯胺、硝基苯、有毒动植物(毒蛇、毒蕈)
眼睛	
1.瞳孔扩大	抗胆碱能作用:阿托品和莨菪碱类
2.瞳孔缩小	胆碱能作用:有机磷杀虫剂、氨基甲酸酯类杀虫剂
3.视神经损害	致代谢障碍:甲醇
呼吸系统	
1.呼吸气味	乙醇(酒味);氰化物(苦杏仁味);有机磷杀虫剂、黄磷、铊(蒜味);硫化氢(臭蛋味);氯化氢胆碱(鱼腥样臭味)
2.呼吸加快	酸中毒:水杨酸类、甲醇
3.呼吸减慢或无力	(1)窒息性毒物:一氧化碳、硫化氢、氰化物
	(2)中枢神经抑制:麻醉药、镇静安眠药、抗精神失常药
	(3)神经肌肉接头麻醉:箭毒、肉毒、蛇毒、河豚
4.呼吸困难	肺水肿:同发绀
循环系统	
1.心律失常	(1)强心苷:洋地黄、夹竹桃、蟾蜍
	(2)兴奋迷走神经:乌头、附子
	(3)兴奋交感神经拟肾上腺素药、三环类抑郁药
	(4)心肌损害:依米丁、砷剂、锑剂、磷化氢
2.心脏骤停	(1)毒物直接作用于心肌:洋地黄、奎尼丁、氨茶碱、依米丁
	(2)缺氧:窒息性毒物
	(3)低钾血症:可溶性钡盐、棉酚、排钾性利尿药
3.低血压、休克	(1)窒息性毒物
	(2)中枢神经抑制:麻醉药、镇静安眠药、抗精神失常药
	(3)降血压药
	(4)剧烈吐泻:三氧化二砷、二氧化汞、硫酸铜
	(5)有毒动物:毒蛇、毒蜘蛛、河豚
消化系统	
急性胃肠炎症状	(1)直接刺激:三氧化二砷等金属
	(2)胆碱能作用:有机磷杀虫剂、毒蕈等
泌尿系统	
急性肾衰竭	(1)肾小管中毒:升汞、四氯化碳、氨基糖苷类抗生素、噻嗪类利尿药、有毒动植物(毒蕈、鱼胆、斑蝥)
	(2)肾缺血:上述引起低血压、休克的毒物
	(3)肾小管堵塞:磺胺药的磺胺结晶、砷化氢引起的血红蛋白尿

续表

中毒表现	相关毒物和中毒机制
血液系统	
1.溶血性贫血	红细胞破坏增多:苯胺、硝基苯、有毒的动植物(毒蛇、毒蕈)
2.再生障碍性贫血或白细胞减少	骨髓造血抑制:抗肿瘤药、放射病
3.出血	(1)血小板减少:见上述骨髓造血抑制 (2)血小板功能异常:阿司匹林 (3)凝血功能异常:肝素、香豆素类、敌鼠钠盐等
神经系统	
1.昏迷	(1)中枢神经抑制:麻醉药、镇静安眠药、抗精神失常药 (2)抑制呼吸中枢:有机溶剂 (3)缺氧:窒息样毒物、亚硝酸盐、有机磷杀虫剂等
2.惊厥	(1)窒息性毒物 (2)中枢神经兴奋剂、抗抑郁药 (3)其他:异烟肼、有机氯杀虫剂

(三)实验室检查

毒物的实验室过筛对确定诊断和判定毒物类型有帮助,急性口服中毒者,检验呕吐物和胃抽吸物或尿液,其阳性率大于血液,对中毒的靶器官可进行相应的功能和器械检查。对于慢性中毒,检查环境中及病尿和血液中的毒物,可帮助确诊或排除诊断。

1.毒物分析

从可疑物质、食物和水检查毒物,也可从中毒患者呕吐物、洗胃液、血、尿检查毒物或其分解产物。

2.特异性化验检查

如有机磷中毒血液胆碱酯酶活性减低,一氧化碳中毒血中可测出碳氧血红蛋白,亚硝酸盐中毒血中可检出高铁血红蛋白。

3.非特异性化验检查

根据病情进行检查:血常规、血气分析、血清电解质、血糖、肌酐、血尿素氮、肝功能、心电图、X线检查、CT检查等,从而了解各脏器的功能及并发症。

(四)急性中毒的诊断

若突然出现昏迷、惊厥、呼吸困难、发绀、呕吐等危重症状和体征,又有明确的毒物接触史,平素健康者,诊断急性中毒不难,解毒药试验治疗有效和相应毒物的实验室鉴定可帮助确诊,尤其是对毒物接触史不明确者更有意义,还要进行相应的鉴别诊断(图 1-4)。

二、急性中毒的救治

急性中毒的救治原则是阻止毒物继续作用于人体和维持生命,包括清除未被吸收的毒物、促进已吸收进入血液毒物的排除、特异性抗毒治疗及对症支持疗法。

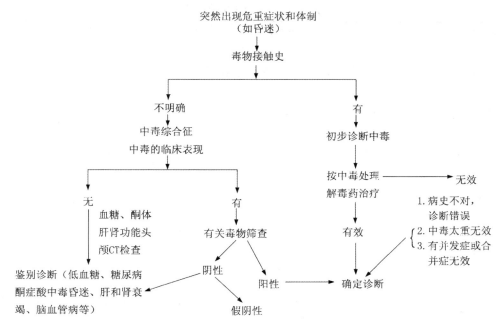

图 1-4 急性中毒的诊断思路

急救:危重患者先检查生命体征如呼吸、血压、心率和意识状态,立即采取有效急救措施,保证有效循环和呼吸功能。

(一)清除未被吸收的毒物

1.呼吸道染毒

脱离染毒环境,撤至上风或侧风方向,以 3% 硼酸、2% 碳酸氢钠拭洗鼻咽腔及含漱。

2.皮肤染毒

脱去染毒衣服,用棉花、卫生纸吸去肉眼可见的液态毒物,用镊子夹去毒物颗粒,对染毒的皮肤用 5% 碳酸氢钠液或肥皂水清洗。

3.眼睛染毒

毒物液滴或微粒溅入眼内或接触有毒气体时,用 3% 硼酸、2% 碳酸氢钠或大量清水冲洗。

4.经口中毒

(1)催吐:对神志清醒胃内尚存留有毒物者,立即催吐。常用催吐方法:用压舌板探触咽腭弓或咽后壁催吐,吐前可令其先喝适量温水或温盐水 200~300 mL,或口服 1/2 000 高锰酸钾 200~300 mL;口服吐根糖浆 15~20 mL,以少量水送服;皮下注射阿扑吗啡 3~5 mg(只用于成人)。腐蚀性毒物中毒、惊厥、昏迷、肺水肿,严重心血管疾病及肝病禁催吐,孕妇慎用。

(2)洗胃:经口中毒者,胃内毒物尚未完全排空,可用洗胃法清除毒物。一般在摄入 4~6 h 内效果最好,饱腹、中毒量大或减慢胃排空的毒物,超过 6 h 仍要洗胃。腐蚀性毒物中毒禁洗胃,昏迷者要防止误吸。常用洗胃液为 1:5 000 高锰酸钾,2%~4% 碳酸氢钠,紧急情况下用一般清水。腐蚀性毒物中毒早期用蛋清或牛奶灌入后吸出 1~2 次。若已知毒物种类,可选用含相应成分的洗胃液(表 1-9),以利于解毒,特别是活性炭作为强有力的吸附剂,能有效地吸收毒物促进排泄,近年来受到重视。

表 1-9 已知毒物对洗胃液的选择

洗胃液的种类	适用的毒物	禁用(无效)的毒物
保护剂		
5%牛奶或蛋清	一般腐蚀性毒物、硫酸铜、氯酸盐、铬酸盐	
溶解剂		
液状石蜡	脂溶性毒物:汽油、煤油等	
吸附剂		
10%活性炭悬液	大多数毒物,除外右侧无效的毒物	无效的毒物:汞、铁、锂、溴化物、碳酸氢物、无机酸和碱、乙醇
氧化解毒剂		
1:5 000 高锰酸钾	催眠药、镇静药、阿片类、烟碱、生物碱、氰化物、砷化物、无机磷、士的宁	禁用:硫代磷酸酯如对硫磷等
中和剂		
0.3%氧化镁	硫酸、阿司匹林、草酸	
10%面糊和淀粉	碘、碘化物	
沉淀剂		
2%碳酸氢钠	有机磷杀虫剂、氨基甲酸酯类、拟菊酯类、苯、铊、汞、硫、铬、硫酸亚铁、磷	禁用:敌百虫和强酸(硫酸、硝酸、盐酸、碳酸)
保护剂		
1%~3%鞣酸	吗啡类、辛可芬、洋地黄、阿托品、草酸、乌头、黎芦、发芽马铃薯、毒蕈	
5%硫酸钠	氯化钡、碳酸钡	
5%氯化钙	氟化物	

　　洗胃宜用较粗的胃管,以防食物堵塞。洗胃时应先吸出胃内容物留做毒物鉴定,然后再灌入洗胃液,每次灌入 300~500 mL,反复灌洗,洗胃液总量根据情况而定,一般洗至无毒物气味或高锰酸钾溶液不变色为止,一般成人常需 2~5 L,个别可达 10 L;在拔出胃管时,应将胃管前部夹住,以免残留在管内的液体流入气管而引起吸入性肺炎和窒息。洗胃的禁忌证与催吐的相同,但昏迷患者可气管插管后洗胃,以防误吸。

　　(3)吸附:洗胃后从胃管灌入药用活性炭 50~100 g 的悬浮液 1~2 次。

　　(4)导泻:用以清除肠道内尚未吸收的毒物。灌入吸附剂后,再注入泻药如 50%硫酸镁 50 mL、20%甘露醇 50~100 mL。肾功能不全者和昏迷患者不宜使用硫酸镁,以免抑制中枢神经系统。一般不用油类泻药,以免促进脂溶性毒物吸收。近年来提出有效的导泻剂是山梨醇1~2 g/kg。

　　(5)洗肠:经导泻处理如无下泻,可用盐水、温水高位灌肠数次。灌肠适用于毒物已摄入6 h以上,而导泻尚未发生作用者,对抑制肠蠕动的毒物(如巴比妥类、阿托品类和阿片类等)和重金属所致中毒等尤其适用,而腐蚀剂中毒时禁用。一般用 1%温肥皂水 500~1 000 mL 做高位连续灌洗,若加入活性炭,会促使毒物吸附后排出。

(二)排除已吸收进入血液的毒物

1.加强利尿

大量输液加利尿药,清除大部分分布于细胞外液、与蛋白质结合少的主要经肾由尿排除的毒物或代谢产物。利尿药与控制尿 pH 相结合可增加毒物的离子化,减少肾小管的再吸收,加速毒物排出。碱性利尿(5%碳酸氢钠静脉滴注使尿 pH 达到 7.5~9.0)对下列毒物排泄效果好:苯巴比妥、阿司匹林、磺胺。酸性利尿(维生素 C 静脉滴注使尿 pH 达到 4.5~6.0)对苯丙胺类、奎宁、奎尼丁有效。

加强利尿时应注意水、电解质、酸碱平衡,禁忌证为心、肾功能不全及低钾等。

2.血液置换

放出中毒者含有毒物的血液,输入健康供血者的血液作置换以排除已吸收的毒物。特别适用于溶血性毒物(如砷化氢)、形成高铁血红蛋白的毒物(如苯胺)及水杨酸类中毒。因大量输血易产生输血反应及其他并发症,目前此法已少用,但在无特效抗毒药及其他有效排除血中毒物方法的情况下,仍可采用。

3.血液透析

血液透析适用于相对分子质量在 350 以下、水溶性、不与蛋白质结合、在体内分布比较均匀的毒物中毒,毒物可经透析液排出体外。急性中毒血液透析的适应证:摄入大量可透析的毒物;血药浓度高已达致死量;临床症状重,一般治疗无效;有肝、肾功能损害;已发生严重并发症。

血液透析可清除的毒物有巴比妥类、副醛、水合氯醛、苯海拉明、苯妥英钠、苯丙胺类、乙醇、甲醇、异丙醇、乙二醇、柳酸盐、非那西丁、各种抗生素、卤素化合物、硫氰酸盐、氯酸钠(钾)、重铬酸钾、地高辛、甲氨蝶呤、奎宁等。

4.血液灌流

血液灌流适用于分子量大、非水溶性、与蛋白质结合的毒物,比血液透析效果好。适应证与血液透析同。

适用于血液灌流清除的药物有短效巴比妥类、甲硅酮、格鲁米特、地西泮类、甲丙氨酯、吩噻嗪类、阿米替林、去郁敏、丙咪嗪、地高辛、普鲁卡因胺、毒蕈毒素、有机氯农药、百草枯、有机磷农药等。

5.血浆置换

理论上对存在血浆中的任何毒物均可清除,但实际应用于与血浆蛋白结合牢固,不能以血液透析或血液灌流清除的毒物中毒。用血液分离机可以在短时间内连续从患者体内去除含有毒物的血浆,输入等量的置换液,方法简便安全。

(三)特效解毒治疗

急性中毒诊断明确后,应及时针对不同中毒毒物使用特效解毒剂治疗,常用特效解毒剂见表 1-10。

表 1-10　常用特效解毒剂

特效解毒剂	适应证
纳洛酮	阿片类麻醉性镇痛药中毒
氯解磷定、碘解磷定、双复磷	有机磷化合物中毒
盐酸戊乙奎醚、阿托品、东莨菪碱	有机磷化合物中毒

特效解毒剂	适应证
二巯丁二钠、二巯丙磺钠	砷、汞、锑等中毒
依地酸钙钠、喷替酸钙钠	铅、铜、镉、钴等中毒
普鲁士蓝(亚铁氰化铁)	铊中毒
去铁胺	急性铁剂过量中毒
亚甲蓝(美蓝)	亚硝酸钠、苯胺等中毒
维生素 K₁	抗凝血类杀鼠剂中毒
氟马西尼	苯二氮䓬类药物中毒
维生素 B₆	肼类(含异烟肼)中毒
亚硝酸钠、亚硝酸异戊酯	氰化物中毒
硫代硫酸钠	氰化物中毒
乙醇	甲醇中毒
毒扁豆碱、催醒宁	莨菪类药物中毒
乙酰半胱氨酸(痰易净)	对乙酰氨基酚(扑热息痛)中毒
乙酰胺(解氟灵)	有机氟农药中毒
氧、高压氧	一氧化碳中毒
特异性地高辛抗体片段	地高辛类药物中毒
各种抗毒血清	肉毒、蛇毒、蜘蛛毒等中毒

特异的解毒药应用后会获得显著疗效,宜尽早使用。常用解毒药的种类、作用机制和用法详见表 1-11。

表 1-11 常用解毒药的种类、作用机制和用法

解毒药	拮抗毒物	作用机制	用法
依地酸钙钠	铅	形成螯合物	1 g/d 静脉滴注,3 d 为 1 个疗程,休息 3~4 d 可重复
二巯丙醇	砷、汞	同上	2~3 mg/kg 肌内注射,第 1~2 d 每 4~6 h 1 次,第 3~10 d 每天 2 次
二巯丙磺钠	砷、汞、铜、锑	同上	5%溶液 5 mL/d 肌内注射,3 d 为 1 个疗程,休息 4 d 后可重复
二巯丁二钠	锑、铅、汞、砷、铜	同上	1~2 g/d 静脉注射或肌内注射,连用 3 d 为 1 个疗程,休息 4 d 可重复
去铁胺	铁	同上	肌内注射:开始 1 g,以后每 4 h 1 次,每次 0.5 g,注射 2 d 后,每 4~12 h 1 次,1 d 总量<6 g;静脉注射:剂量同肌内注射,速度保持 15 mg/(kg·h)
亚甲蓝(美蓝)	亚硝酸盐、苯胺、硝基苯	还原高铁血红蛋白	1~2 mg/kg 稀释后缓慢静脉注射,必要时 30~60 min 后重复 1 次
亚硝酸钠	氰化物	形成氰化高铁血红蛋白	3%溶液 10 mL 缓慢静脉注射(速度 2 mL/min)

续表

解毒药	拮抗毒物	作用机制	用法
硫代硫酸钠	氰化物	形成毒性低的硫氰酸盐	25%溶液50 mL缓慢静脉注射,紧接在亚硝酸钠后用
盐酸戊乙奎醚	有机磷杀虫剂	抗胆碱能作用	见有机磷中毒部分
阿托品	有机磷杀虫剂、氨基甲酸酯类	抗胆碱能作用	见有机磷中毒部分
氯解磷定	有机磷杀虫剂	复活胆碱酯酶	见有机磷中毒部分
纳洛酮	阿片类	拮抗阿片受体	肌内注射或静脉注射:每次0.4～0.8 mg,根据病情重复
氟马西尼	苯二氮䓬类	拮抗苯二氮䓬受体	开始静脉注射0.3 mg,60 s内未达到要求可重复,连续总量达20 mg

(四)对症支持疗法

急性中毒不论有无特效解毒药物,应及时给予一般内科对症支持治疗,如给氧、输液、维持电解质酸碱平衡、抗感染、抗休克等。

三、急性中毒的预防

除自杀或他杀性蓄意中毒较难预防外,一般中毒都可通过各种预防措施而收到良好的效果。

(一)加强防毒宣传

为防止中毒发生,应针对各种中毒的不同特点做好宣传教育,如冬天农村或部分城镇居民多用煤火炉取暖,应宣传如何预防一氧化碳中毒等。

(二)加强环境保护及药品和毒物管理

(1)加强环境保护措施,预防大气和水资源污染,改善生产环境条件,做到有毒车间的化学毒物不发生跑、冒、滴、漏,并进行卫生监督,以预防职业中毒和地方病的发生。

(2)加强药物的管理:医院和家庭用药一定要严格管理,特别是麻醉药品、精神病药品及其他毒物药品,以免误服(特别是小儿)或过量使用中毒。

(3)加强毒物管理:对所有毒物,不管是贮存、运输或使用等过程均应严格按规定管理,以确保安全。

(三)预防日常生活中毒

除常见的药物中毒外,主要是预防食用有毒或变质的动植物如各种毒蕈或河豚中毒等。

四、急性中毒的护理

(一)护理目标

(1)挽救患者生命。

(2)终止毒物的继续接触和吸收。

(3)减轻身体、心理痛苦。

(4)健康教育,避免再发生。

(二)护理措施

(1)接诊及护理:①护士要按事先分工有序地开始接诊和施救。首先判断意识、触摸大动脉搏动,对生命功能作出初步评估。如果判断为心脏、呼吸停止,呼叫医师并立即开始心肺复苏。除上述情况之外,测量血压、呼吸、体温,进一步评价。如发现有生命征不稳定,则首先开放和保护气道,建立静脉通道,维持血压,纠正心律失常,在生命征稳定后方能执行其他治疗措施。②接诊昏迷或意识状态改变的患者,一定要将中毒作为可能原因之一,向护送其入院的亲属、同事、医师等询问情况。常见的情况,如找不到原因的昏迷人、从火场救出的伤者、不明原因的代谢性酸中毒者,年轻人发生不明原因可能危及生命的心律失常、小儿发生无法解释的疲倦及意识不清,不明原因的急性多发性器官受损症状、群体出现类似的症状、体征等都应考虑到中毒的可能性。怀疑中毒存在时,注意询问毒物接触史、既往史、用药史、生活习惯、生活和工作环境、性格变化等。多数情况能确定中毒原因、背景、时间和初始症状。③护士应时刻保持敏锐的观察力和应变能力,如果预感到有突发特大公共卫生事件发生时,应迅速报告行政部和护理部,迅速启动紧急预案,启动以急诊科为中心的护理救治网络。对大规模患者快速分类,将患者分为重、中、轻、死亡4类并标识。在分类的同时,迅速简洁地分流患者。重症患者原则上在急诊科就地抢救;中度患者在进行一些必要的处理后转运至病房继续治疗;轻度患者在救治人员不足的情况下可暂缓处理或直接在门诊及病房观察。批量患者救治的应急状态工作要流程化,如准备床单位、准备抢救设施、输液等批量工作分别由3名(组)护士执行,可节约时间。建简易病历,固定在床尾,随做随记,便于医师、护士查阅,同时保证患者个人资料的完整性。

(2)清除毒物:①皮肤、黏膜和眼内污染毒物时或者呕吐物沾染患者皮肤时,护士要迅速去除患者衣物,用大量流水或生理盐水冲洗。②指导和帮助患者催吐。机械催吐法,先让患者1次饮入大杯清水(约500 mL),再用手指或汤匙等餐具刺激咽后壁,引起呕吐,排出毒物,反复进行直到吐出物为清水为止,此过程护士予以协助,防止患者呛咳、虚脱或病情变化。催吐禁用于昏迷、惊厥、主动脉瘤、食管静脉曲张、近期发生过心肌梗死的患者及孕妇、服汽油煤油及腐蚀性毒物者。③胃肠排空后的患者才可给服活性炭吸附毒性物质,经4~6 h后大便中没有出现活性炭,可再给予半量。但观察到患者有肠胀气、肠阻塞为禁忌。服用泻剂时注意观察患者大便次数、量、性状。

(3)密切观察病情:持续监测心电、血压、呼吸等生命体征,注意瞳孔、意识的变化,通过疼痛刺激、呼唤姓名、对话等方法判断意识状态。发现任何异常变化及时报告医师处理。

护士应该熟悉常见毒物中毒的特殊综合征。例如,有机磷中毒的特征性表现是呼吸大蒜味、流涎、多汗、肌颤、瞳孔缩小、肺水肿;急性酒精中毒表现为颜面潮红或苍白,呼气带酒味,情绪激动、兴奋多语,自控力丧失,有时粗鲁无礼。重度中毒表现为躁动不安、昏睡或昏迷、呼吸浅慢;甲醇中毒出现视力模糊,呼吸深大;洋地黄、奎宁类、毒蕈等中毒时心动过缓;巴比妥、地西泮类药物、严重一氧化碳中毒时肌力减弱;巴比妥、阿片类、氰化物中毒时呼吸骤停或屏气。各种刺激性毒物,如有机磷、强酸强碱经口服者或毒蕈、食物中毒时剧烈腹痛、腹泻伴恶心呕吐;有机磷、吗啡类、毒蕈、巴比妥类中毒瞳孔缩小;阿托品、乙醇、莨菪碱类、麻黄碱类瞳孔散大;亚硝酸盐类、氰化物、苯胺、麻醉药等皮肤黏膜发绀,而一氧化碳中毒呈樱桃红色;亚硝酸盐中毒时氧疗下仍显著发绀;蛇毒、阿司匹林、肝素等中毒时出血等。

(4)保持呼吸道通畅,有效给氧:对昏迷或意识障碍者立即使其平卧,头后仰、偏向一侧,及时清除口、鼻腔分泌物和呕吐物,防止误吸导致窒息,保持呼吸道畅通。观察患者面色、口唇、指(趾)甲有无发绀,监测血氧饱和度来判断缺氧情况和了解是否改善。在气道通畅的基础上,根据病情采取鼻导管、面罩等不同方法吸氧,重症患者行气管插管、气管切开术后机械通气给氧,做好相应的护理。

（5）在治疗和处置开始前留取血、尿、呕吐物、衣物等标本，注明标本收集时间，由医师、护士双签名封存，以备毒物鉴定时用和作为法律依据。

（6）迅速建立2～3条静脉通道，选肘正中等粗大静脉，大号留置针输液，固定良好，防止因患者烦躁脱落。根据患者血压、心率、中心静脉压、尿量等综合情况调整输液速度，根据治疗需要的急缓，合理安排用药顺序。

（7）留置导尿，观察尿量、颜色、性质，准确记录出入量。尿量是反应组织灌注和有效循环血流量的指标，是临床治疗的重要依据。

（8）意识不清、兴奋、躁动者做好安全防护，经常巡视、防止意外发生。使用床栏，必要时约束肢体，以防坠床。按时翻身，防止压疮。

（9）心理护理和健康指导：急性中毒中，自杀性中毒占首位，这类患者多有巨大的心理问题，诱因可能是负性生活事件、精神抑郁、对未来失去信心等，了解自杀原因和患者心理，是心理护理的关键。自杀性中毒者常有情绪性自我贬低，存在悔恨、羞耻情绪，心理脆弱，缺乏自我调节和控制能力，不愿交流也不愿亲友探视，有时不配合抢救，甚至再次自杀。护士要加强与患者及其家庭的沟通，鼓励患者找到倾诉对象，通过沟通减轻自杀者心理冲突所致的负性情绪，引导其正确地对待失败和各种心理压力，树立宽容、积极的人生观。要尊重自杀者的人格、感情、志向，不伤害其自尊，消除其自杀未遂的羞耻感，能理智地面对现实、接受治疗。对有强烈自杀倾向的患者，必须设专人陪护，密切观察，与其家人沟通配合，防范再发生类似事件，渡过危机期。

食入不洁食物、含过量亚硝酸盐食物、未煮熟的四季豆、误食毒蕈等食物中毒常群体发病，应就有关常识指导患者。农药中毒死亡率高，要宣传农药安全使用和保管方法，降低危害。对酗酒和滥用药物者劝诫，说明危害。

（李　俊）

第十节　急性呼吸衰竭

呼吸衰竭是指由于各种原因引起的肺通气和/或换气功能严重障碍，以致不能进行有效的气体交换，导致缺氧和/或二氧化碳潴留，从而引起一系列生理功能和代谢功能紊乱的临床综合征。一般认为在海平面、标准大气压、休息状态、呼吸空气条件下（$FiO_2 = 21\%$），动脉血氧分压（PaO_2）<8.0 kPa（60 mmHg）和/或血二氧化碳分压（$PaCO_2$）>6.7 kPa（50 mmHg）时，作为呼吸衰竭的血气诊断标准。根据血气变化，将呼吸衰竭分为两型：Ⅰ型（换气性）指 PaO_2 下降而 $PaCO_2$ 正常或降低，多为急性呼吸衰竭的表现；Ⅱ型（通气性）指 PaO_2 下降伴有 $PaCO_2$ 升高，多为慢性呼吸衰竭或兼有急性发作的表现。急性呼吸衰竭是指由于某些突发的致病因素，使肺通气和/或换气功能迅速出现严重障碍，在短时间内引起呼吸衰竭。因机体不能很快代偿，若不及时抢救，会危及患者生命。

一、病因与发病机制

(一)病因

1.呼吸道及肺疾病

严重支气管哮喘、原发性或继发性肺炎、急性肺损伤、ARDS、肺水肿、上呼吸道异物堵塞、喉头水肿、慢性支气管炎急性发作及肺气肿等。

2.中枢神经及传导系统疾病

急性脑炎、颅脑外伤、脑出血、脑梗死、脑肿瘤、安眠药中毒及吸入有害气体等。

3.周围神经传导系统及呼吸肌疾病

脊髓灰质炎、重症肌无力、颈椎外伤、有机磷农药中毒等。

4.胸部病变

胸廓狭窄、胸外伤、自发性气胸、手术损伤、急剧增加的胸腔积液等。

5.肺血管性疾病

急性肺栓塞、肺血管炎、多发性肺微血管栓塞等。

(二)发病机制

急性呼吸衰竭的发生主要有肺泡通气不足、通气/血流比例(V/Q)失调、气体弥散障碍、肺内分流四种机制。

1.肺泡通气不足

肺泡通气不足其结果引起低氧和高碳酸血症。机制主要有以下几点。

(1)呼吸驱动不足:如中枢神经系统病变或中枢神经抑制药过量抑制呼吸中枢,使呼吸驱动力减弱,导致肺容量减少和肺泡通气不足。

(2)呼吸负荷过重:胸廓或横膈机械性运动能力下降,致肺泡通气下降及气道阻力增加,胸肺顺应性下降。

(3)呼吸泵功能障碍:由于呼吸肌本身的病变导致呼吸运动受限,如呼吸肌疾病、有机磷农药中毒等。

2.通气/血流比例(V/Q)失调

正常人肺泡通气量(V)约为 4 L/min,流经肺泡的血流(Q)约为 5 L/min,V/Q 约为 0.8。有效的气体交换主要取决于 V/Q 保持在 0.8 水平。当 V/Q 低于 0.8 时,肺泡通气不足、血流过剩,肺动脉内混合静脉血未经充分氧合即进入肺静脉,引起低氧血症。当 V/Q 大于 0.8 时,肺泡过度通气,肺泡内气体不能与血液进行充分的气体交换而成为无效通气,结果也导致低氧血症。严重的通气/血流比例失调亦可导致二氧化碳潴留。

3.气体弥散障碍

氧和二氧化碳可自由通过肺泡毛细血管膜进行气体交换,氧的弥散能力约为二氧化碳的 1/20。当肺不张、肺水肿、肺气肿、肺纤维化导致气体弥散面积减少、弥散距离加大时,往往影响氧的弥散,从而引起低氧血症。

4.肺内分流

肺动脉内的静脉血未经氧合直接流入肺静脉,引起低氧血症,是通气/血流比例失调的特例。常见于肺动脉-静脉瘘。

二、病情评估

(一)临床表现

急性呼吸衰竭患者除原发病表现外,还表现为低氧血症、高碳酸血症或两者兼有,可使机体各组织器官发生不同程度的功能改变。

1.呼吸系统改变

呼吸困难是临床最早出现的症状,表现为呼吸频率加快、呼吸费力、辅助呼吸肌活动增强、胸闷、发绀等。严重时表现为呼吸节律改变,如潮式呼吸、叹息样呼吸、陈-施呼吸。呼吸系统病变所致者,肺部有喘鸣音、湿啰音或呼吸音降低等原发病体征。

2.循环系统改变

早期心率加快,血压正常或轻度升高,严重时心率减慢、心律失常、血压下降。晚期由于严重缺氧和二氧化碳潴留可引起心肌损害,发生心力衰竭、休克、心搏骤停。

3.神经系统改变

大脑皮质对缺氧最敏感。轻度缺氧时出现头晕、注意力下降。明显缺氧时出现焦虑不安、躁动、定向力障碍和精神错乱。明显高碳酸血症时出现中枢神经系统抑制症状,如嗜睡、昏睡,严重缺氧和高碳酸血症均可导致昏迷。

4.其他系统改变

急性缺氧可造成凝血功能障碍、造血功能衰竭、弥散性血管内凝血。急性缺氧和二氧化碳潴留可致胃肠黏膜充血、水肿、糜烂而引起胃肠道出血。也可引起肾血管收缩、肾血流量减少、肾小球滤过率下降而致肾功能不全。

(二)辅助检查

1.实验室检查

尽早抽动脉血进行血气分析,PaO_2、$PaCO_2$ 和 pH 是最重要的血气参数。定时检查有助于判断呼吸衰竭的程度、类型、代偿情况及酸碱平衡紊乱程度和类型。

2.胸部 X 线检查

有助于明确病因、病变范围和程度。根据 X 线检查能了解心脏及血管的状态,分析气胸和血胸的存在及有无肺栓塞、肺炎、肺水肿等。

3.心电图检查

急性呼吸衰竭者可出现心动过速和其他各种心律失常。急性大块肺栓塞者,心电图检查可表现为心动过速,并有电轴右偏、完全性右束支传导阻滞和肺型 P 波。

三、急救护理

(一)紧急处理

1.保持气道通畅

患者缺氧与二氧化碳潴留,主要是由于通气功能障碍所致,而通气功能障碍主要原因是气道阻塞。因此及时清除气道分泌物,保持气道通畅,维持气道完整性,是纠正缺氧与二氧化碳潴留的前提。护理措施包括胸部物理治疗、气道吸引、必要时建立人工气道。

(1)胸部物理治疗:包括指导患者有效咳嗽、协助翻身、体位引流、背部叩击和振动,以促进痰液排出,有助于改善通气和血流灌注,促进某些肺段的痰液引流。

（2）气道吸引：吸引导管可经鼻或经口通过咽部到达呼吸道进行分泌物和痰液抽吸。吸痰时会造成短暂的缺氧，应注意心率、心律、血氧饱和度的变化。

（3）建立人工气道：对昏迷舌根后坠的患者，采用口咽通气管或鼻咽通气管支撑舌体，使其离开咽后壁，从而在短期内保持气道通畅。对需机械通气的患者，采用经鼻或经口气管内插管。经鼻气管插管易于固定，清醒患者易于耐受，用于需气管内插管时间较长者；经口气管插管操作简便，常用于紧急情况，但不易固定，易引起牙齿脱落与口腔黏膜破损。对需长期机械通气者，应行气管造口。气管造口包括气管切开术与经皮扩张气管导管留置术，均需严格无菌操作。

2.氧疗

缺氧是引起呼吸衰竭的直接原因，氧疗是急性呼吸衰竭的重要治疗措施。氧疗要根据缺氧原因和程度调整氧流量与氧浓度，严格掌握适应证，防止不良反应发生。Ⅰ型呼吸衰竭，原则上是按需给氧，根据血气分析结果及时调整氧浓度，一般为 $50\%\sim60\%$。Ⅱ型呼吸衰竭，应采用控制性氧疗，持续性低流量吸氧。一般氧流量为 $1\sim3$ L/min，浓度为 $25\%\sim30\%$。氧疗途径采用鼻塞法、面罩法等，对危重患者常规氧疗无效时，以及早考虑机械通气给氧。

3.机械通气

机械通气是治疗急性呼吸衰竭重要而有效的措施。但因引起急性呼吸衰竭的病因各异，所造成的病理生理改变不同，故应根据具体病情特点来选择不同的通气模式。机械通气护理：保持呼吸机正常运行；保持各连接口紧密；了解通气量是否合适；及时解除报警原因；积极防治机械通气并发症；防止感染与交叉感染。

4.病因治疗

原发病治疗至关重要。有些病例在去除病因后可逆转呼吸衰竭，如急性上呼吸道阻塞时，治疗关键是建立人工气道；严重肺部感染或全身感染所致者，应尽早给予有效抗生素治疗；心源性肺水肿所致者，可给予硝酸甘油、利尿药或正性肌力药治疗；气胸或大量胸腔积液所致者，应行胸膜腔穿刺或置导管引流。

（二）用药观察

1.呼吸兴奋剂

（1）尼可刹米：用于各种原因引起的中枢性呼吸抑制，特别是肺性脑病时常用。能兴奋脑干呼吸中枢或刺激颈动脉体的化学感受器，反射性兴奋呼吸中枢，提高呼吸中枢对二氧化碳的敏感性。静脉注射给药，每次 0.375 g，必要时每 $1\sim2$ h 重复 1 次，也可用 $1.875\sim3.75$ g 静脉微量注射泵维持。

（2）纳洛酮：主要用于解除外源性阿片（吗啡和美沙酮等）对中枢神经系统的抑制，对麻醉、镇静催眠药过量和酒精中毒也有效。能与脑干特异性阿片受体竞争性结合，阻断内源性和外源性阿片的呼吸抑制作用。推荐剂量为 $0.4\sim0.8$ mg，静脉注射，作用维持时间短。对长效呼吸抑制药如美沙酮过量者，首次静脉注射后，继续以 $0.4\sim2.0$ mg/h 速度静脉滴注，持续 $12\sim24$ h。

应用呼吸兴奋剂时注意：①保持气道通畅。②有心功能不全或 ARDS 时不宜使用。③观察不良反应，如尼可刹米可致心动过速、血压升高、肌肉震颤或僵直、咳嗽、呕吐、出汗等症状。

2.糖皮质激素

严重支气管哮喘患者对支气管扩张药无效时，给予糖皮质激素治疗。氢化可的松 2 mg/kg，静脉注射，继而 0.5 mg/（kg·h），静脉滴注；或甲泼尼龙 $40\sim125$ mg 静脉注射，每 6 小时 1 次。吸入性糖皮质激素对严重支气管哮喘无效。ARDS 患者发病后 $7\sim10$ d 应用糖皮质激素可减少肺纤维化。

应用糖皮质激素时注意:①用糖皮质激素期间应经常检测血糖,以便及时发现类固醇性糖尿病。②防止各种感染的发生,特别是防止多重感染的发生。③为减少对胃肠道的刺激,加用胃黏膜保护药物。

3.镇静药

预防呼吸衰竭患者的氧输送与氧消耗比例失常。

(1)丙泊酚:用于维持镇静,为短效静脉全身麻醉药,起效迅速,无明显蓄积,停药后苏醒快而完全。根据患者病情及所需镇静深度,可在静脉注射 0.2～0.7 mg/kg 负荷量后,以 0.3～4.0 mg/(kg·h)持续静脉微量注射泵输入,保持患者镇静,可使患者耐受机械通气。小儿禁用丙泊酚镇静。

(2)咪达唑仑:咪达唑仑为最新的苯二氮䓬类药物,起效和消除迅速。咪达唑仑 1～2 mg 静脉注射,根据病情需要也可持续静脉微量注射泵输入。

应用镇静药时注意:①应用镇静药时必须建立人工气道和机械通气。②定时评估患者精神状态,防止镇静过深。③丙泊酚可致血压下降需动态观察血压变化。

4.肌肉松弛药

应用于人机对抗时,消除自主呼吸;减少心肺功能不全者的氧消耗。常选用非去极化性肌肉松弛药。常用药物有潘库溴铵、阿曲库铵和维库溴铵。应用肌肉松弛药时注意:①必须在机械通气下使用。②必须先镇静后肌松。

5.祛痰药

呼吸系统感染常产生黏稠痰液。祛痰药能降低气道分泌物的黏滞性,有利于气道分泌物的清除。常用药物为氨溴索,可静脉注射,也可雾化吸入。应用祛痰药时注意与胸部物理治疗相结合。

(三)病情观察

1.观察生命体征

(1)呼吸:观察呼吸节律、频率、幅度。正常人呼吸频率为 16～20 次/分钟,新生儿为 30～40 次/分钟,呼吸幅度均匀,节律规则。成人自主呼吸频率超过 20 次/分钟,提示呼吸功能不全。超过 30 次/分钟,常需要机械辅助通气。呼吸节律改变提示脑干呼吸中枢病变或脑水肿。听诊两肺呼吸音是否对称,听诊顺序:肺尖—前胸—侧胸—背部,左右对比,有无痰鸣音、哮鸣音、湿啰音,是否伴咳嗽、咳痰,注意患者对治疗的反应。

(2)心率:观察心率、心律变化。缺氧早期心脏发生代偿作用,导致心率增快。严重缺氧可出现各种类型的心律失常如窦性心动过缓、期前收缩、心室颤动等。如进一步加重,可发展为周围循环衰竭甚至心搏停止。气道吸引时可引起短暂缺氧会诱发各种心律失常,需及时发现和纠正。

(3)体温:建立人工气道及应用机械通气期间,患者鼻、咽、喉自然防御屏障功能丧失、咳嗽咳痰能力减弱或丧失、气道吸引及全身抵抗力下降等增加感染机会,体温波动较大。观察体温变化,有助于判断感染控制情况。当体温升高超过 38.5 ℃时,积极做好降温处理,遵医嘱留取细菌培养标本。

(4)意识:意识反映脑血流灌注和脑组织氧供情况。氧供正常时,患者意识清楚,定向力、计算力良好,能配合治疗。轻度缺氧时,患者兴奋、焦虑和烦躁不安。严重缺氧时出现意识模糊、嗜睡甚至昏迷。当患者出现意识异常时,注意安全防护,适当约束肢体,防止坠床与意外拔管。

2.血氧饱和度

原理:通过红外光传感器来测量毛细血管内氧合血红蛋白的含量。通过氧饱和度估计氧分压,氧饱和度小于 95% ,氧分压小于 10.7 kPa(80 mmHg),显示轻度缺氧;氧饱和度小于 90% ,氧分压小于 8.0 kPa $(60$ mmHg),显示中度缺氧;氧饱和度小于 75% ,氧分压小于 5.3 kPa $(40$ mmHg),显示重度缺氧。影响脉搏血氧饱和度测定结果的有:末梢循环不良如低血压、血管收缩药、低温、动脉压迫等;指甲条件如灰指甲、涂抹指甲油等。对水肿或末梢循环较差的患者,应经常检查、更换检测部位。注意氧饱和度高低不能真正反映组织供氧情况,只能作为参考。

3.血气指标

动态测定血气指标有助于判断血液氧合及酸碱平衡状态,可作为诊断呼吸衰竭、指导机械通气参数调节、纠正酸碱失衡的重要依据。 PaO_2 反映机体氧合情况,对诊断缺氧和判断缺氧程度有重要价值。 $PaCO_2$ 是判断肺通气功能的重要参数。机械通气开始前及治疗后 30 min 常规测定血气指标,以了解治疗效果。根据血气数据调整呼吸机参数。

(李　俊)

第十一节　急性肺栓塞

一、定义

急性肺栓塞是指内源性或外源性栓子堵塞肺动脉或其分支引起肺循环障碍的病理综合征。若发生肺出血或坏死,则称为肺梗死。急性肺栓塞是世界上误诊率和死亡率较高的疾病之一,对人类的健康造成了严重的威胁。

二、临床表现

(一)症状

临床症状多种多样,但缺乏特异性。常见症状有:①不明原因的呼吸困难及气促,尤以活动后明显,为肺栓塞最多见的症状。②胸痛,包括胸膜炎性胸痛或心绞痛样胸痛。③晕厥,可为肺栓塞的唯一或首发症状。④烦躁不安、惊恐甚至濒死感。⑤咯血,常为小量咯血,大咯血少见。⑥咳嗽、心悸等。各病例可出现以上症状的不同组合。临床上有时出现所谓"三联征",即同时出现呼吸困难、胸痛及咯血,但仅见于约 20% 的患者。

(二)体征

1.呼吸系统

呼吸急促最常见,发绀,肺部有时可闻及哮鸣音和/或细湿啰音,肺野偶可闻及血管杂音,合并肺不张或胸腔积液时出现相应的体征。

2.循环系统

心动过速;血压变化,严重者可出现血压下降,甚至休克;颈静脉充盈或异常搏动;肺动脉瓣区第二心音亢进或分裂,三尖瓣区收缩期杂音。

3.其他

可伴发热,多为低热,少数患者体温达 38 ℃以上。

三、病因及发病机制

(一)病因

临床上常见的栓子包括深静脉血栓、感染性病灶、右心房或右心室附壁血栓、空气栓、羊水栓等。引起肺栓塞的基础疾病及诱因有深静脉血栓形成、创伤、肿瘤、制动、妊娠和分娩、口服避孕药、肥胖等。

(二)发病机制

急性肺栓塞所致病理生理改变及其严重程度受多种因素影响,包括栓子的大小和数量、多次栓塞的时间间隔、是否同时存在其他心肺疾病、个体反应的差异及血栓溶解的快慢等。其病理生理改变主要包括血流动力学改变、右心功能不全、心室间相互作用及呼吸生理变化等。轻者可无任何异常改变,重者肺循环阻力突然升高,肺动脉压突然升高,心排血量急骤下降,患者出现休克,甚至死亡。

四、辅助检查

(一)动脉血气分析

动脉血气分析显示低氧血症、低碳酸血症,肺泡-动脉血氧分压差增大。

(二)实验室检查

急性肺栓塞时,血浆 D-二聚体升高,但多种病因可导致其升高,故在临床中对肺栓塞有较大的排除价值,若其含量低于 $500\ \mu g/L$,则可基本排除肺栓塞。

(三)影像学检查

肺动脉造影为过去诊断急性肺栓塞的"金标准",但属于有创检查。近年来,CT、MRI 的发展使急性肺栓塞的诊断率明显提高。

(四)心电图检查

心电图缺乏特异性表现,但若发现心电图动态性变化多较单一固定性异常,对肺栓塞有更大的临床意义。

(五)深静脉血栓的检查

静脉超声检查和静脉造影可辅助诊断深静脉血栓,后者是深静脉血栓诊断的"金标准"。

五、诊断要点

肺栓塞的临床表现多样,有时隐匿,缺乏特异性,确诊需特殊检查。检出肺栓塞的关键是提高诊断意识,对有疑似表现、特别是高危人群中出现疑似表现者,应及时安排相应检查。诊断程序一般包括疑诊、确诊、求因 3 个步骤。

(一)疑诊

如患者出现上述临床症状、体征,特别是存在前述危险因素的病例出现不明原因的呼吸困难、胸痛、晕厥、休克,或伴有单侧或双侧不对称性下肢肿胀、疼痛等,应进行如下检查:动脉血气分析、心电图、X 线胸片、超声心动图和血浆 D-二聚体检查。

（二）确诊

在临床表现和初步检查提示肺栓塞的情况下，应安排肺栓塞的确诊检查：放射性核素肺通气/灌注扫描、螺旋 CT 和电子束 CT、磁共振成像和肺动脉造影。

（三）求因

对怀疑肺栓塞的病例，无论其是否有深静脉血栓性成症状，均应进行体检，并行静脉超声、放射性核素或 X 线静脉造影、CT 静脉造影、MRI 静脉造影、肢体阻抗容积图等检查，以帮助明确是否存在深静脉血栓性成及栓子的来源。

六、治疗要点

（一）一般处理

对患者进行严密监护，监测呼吸、心率、血压、静脉压、心电图及动脉血气的变化；卧床休息，保持大便通畅，避免用力，以防血栓脱落；可适当使用镇静、止痛、镇咳等相应的对症治疗。

（二）呼吸循环支持治疗

纠正低氧血症。出现心功能不全但血压正常者，可使用多巴酚丁胺和多巴胺；若出现血压下降，可增大剂量或使用其他血管加压药物，如去甲肾上腺素等。

（三）抗凝治疗

可防止血栓的发展和再发。主要抗凝剂有肝素、华法林。

（四）溶栓治疗

可迅速溶解血栓、恢复肺组织的血液灌注，降低肺动脉压、改善右心室功能。常用的溶栓药物有尿激酶、链激酶和阿替普酶。

七、护理问题

（一）气体交换受损

其与肺通气、换气功能障碍有关。

（二）疼痛

其与肺栓塞有关。

（三）低效型呼吸形态

其与肺的顺应性降低、气道阻力增加不能维持自主呼吸有关。

（四）焦虑/恐惧

其与担心疾病预后有关。

（五）睡眠形态紊乱

其与呼吸困难、咳嗽、咯血等有关。

（六）活动无耐力

其与日常活动供氧不足、疲乏有关。

（七）体液不足

其与痰液排出、出汗增加、摄入减少有关。

（八）营养失调

低于机体需要量与食欲下降、摄入不足、消耗增加有关。

（九）有皮肤完整性受损的危险

其与长期卧床有关。

八、护理措施

（一）病情观察

评估患者的呼吸频率、节律和深度,呼吸困难程度,呼吸音的变化,患者意识状态、瞳孔、皮肤温度及颜色,询问患者胸闷、憋气、胸部疼痛等症状有无改善。严密监测患者的呼吸、血压、心率、血氧饱和度、心律失常的变化情况,如有异常,及时通知医师。昏迷患者应评估瞳孔、肌张力、腱反射及病理反射。观察痰液的量、颜色及性状,及时了解尿常规、血电解质检查结果。准确记录24 h出入量。

（二）抢救配合

急性肺栓塞属临床急症,抢救不及时可危及患者生命。应加强患者病情的观察和血流动力学的监测,严密观察心率、心律、血氧饱和度、血压、呼吸的变化,备好抢救物品和药品,如发现患者出现剧烈胸痛、呼吸困难、咯血、面色苍白、血压下降等,立即通知医师并协助抢救。

（三）一般护理

1.环境

提供安静、舒适、整洁的休息环境,限制探视,减少交叉感染。保持室温在 20 ℃～22 ℃和相对湿度60％～70％;没有层流装置的病室,应注意经常通风换气,每天通风 3 次。装有层流装置的病室,应保持层流装置的有效。

2.体位

急性肺栓塞患者应绝对卧床休息、肢体制动。若肺栓塞的位置已经确定,应取健侧卧位。床上活动时应避免突然坐起、转身及改变体位,禁止搬动患者,防止栓子的脱落。下肢静脉血栓者应抬高患肢,并高于肺平面 20～30 cm,密切观察患肢的皮肤有无发绀、肿胀、发冷、麻木等感觉障碍,发现异常及时通知医师给予处理,严禁挤压、热敷、按摩患肢,防止血栓脱落。

3.饮食护理

指导患者进食富含维生素、高蛋白、粗纤维、易消化的饮食,多饮水,保持大便通畅,避免便秘、咳嗽等,以免增加腹腔压力,影响下肢静脉血液回流。做好口腔护理,以增进食欲。

4.吸氧

及早给予氧气吸入,遵医嘱合理氧疗。采用鼻导管或鼻塞给氧,必要时面罩吸氧。氧流量控制在 4～6 L/min。注意及时根据血氧饱和度指数或血气分析结果来调整氧流量。必要时行机械通气。

5.疼痛护理

教会患者自我放松的技巧,如缓慢深呼吸、全身肌肉放松、听音乐、看书报等,以分散注意力,减轻疼痛。剧烈疼痛时,遵医嘱给予药物止痛,如吗啡、哌替啶、可待因等,及时评价止痛效果并观察可能出现的不良反应。

6.心理护理

胸闷、胸痛、呼吸困难,易给患者带来紧张、恐惧的情绪,甚至造成濒死感。尽量帮助患者适应环境,向患者讲解治疗的目的、要求、方法,减少其焦虑和恐惧心理。采取心理暗示和现身说教,帮助患者树立信心,使其积极配合治疗。情绪过于激动可诱发栓子脱落,应指导患者保持情绪稳定。启动家庭支持系统,帮助患者树立治疗的信心。

(四)溶栓及抗凝的护理

(1)使用抗凝剂时,应严格掌握药物的剂量、用法及速度,认真核对,严密观察用药后的反应,发现异常及时通知医师,调整剂量。

(2)进行溶栓、抗凝治疗期间,最主要的并发症是出血,因此应严密观察患者有无出血倾向。注意观察患者皮肤、黏膜、牙龈及穿刺部位有无出血,有无咯血、呕血、便血等现象。观察患者的意识状态、神志的变化,发现患者出现头痛、呕吐症状,要及时报告医师并给予处理,谨防颅内出血的发生。溶栓治疗期间应准备好各种抢救物品。

(3)用药期间应监测凝血时间及凝血酶原时间,避免各种侵入性的操作。指导患者预防出血的方法,如选用质软的牙刷,防止碰伤、抓伤,勿挖鼻、用力咳嗽、排便等。

(李　俊)

第十二节　急性呼吸窘迫综合征

急性呼吸窘迫综合征(acute respiratory distress syndrome,ARDS)是指严重感染、创伤、休克等非心源性疾病过程中,肺毛细血管内皮细胞和肺泡上皮细胞损伤造成弥漫性肺间质及肺泡水肿,导致的急性低氧性呼吸功能不全或衰竭,属于急性肺损伤(acute lung injury,ALI)的严重阶段。以肺容积减少、肺顺应性降低、严重的通气/血流比例失调为病理生理特征。临床上表现为进行性低氧血症和呼吸窘迫,肺部影像学表现为非均一性的渗出性病变。本病起病急、进展快、死亡率高。

ALI和ARDS是同一疾病过程中的两个不同阶段,ALI代表早期和病情相对较轻的阶段,而ARDS代表后期病情较为严重的阶段。发生ARDS时患者必然经历过ALI,但并非所有的ALI都会发展为ARDS。引起ALI和ARDS的原因和危险因素很多,根据肺部直接和间接损伤对危险因素进行分类,可分为肺内因素和肺外因素。肺内因素是指致病因素对肺的直接损伤,包括:①化学性因素,如吸入毒气和烟尘、胃内容物及氧中毒等。②物理性因素,如肺挫伤、放射性损伤等。③生物性因素,如重症肺炎。肺外因素是指致病因素通过神经体液因素间接引起肺损伤,包括严重休克、感染中毒症、严重非胸部创伤、大面积烧伤、大量输血、急性胰腺炎、药物或麻醉品中毒等。ALI和ARDS的发生机制非常复杂,目前尚不完全清楚。多数学者认为,ALI和ARDS是由多种炎性细胞、细胞因子和炎性介质共同参与引起的广泛肺毛细血管急性炎症性损伤过程。

一、临床特点

ARDS的临床表现可以有很大差别,取决于潜在疾病和受累器官的数目和类型。

(一)症状、体征

(1)发病迅速:ARDS多发病迅速,通常在发病因素攻击(如严重创伤、休克、败血症、误吸)后12~48 h发病,偶尔有长达5 d者。

(2)呼吸窘迫:是ARDS最常见的症状,主要表现为气急和呼吸频率增快,呼吸频率大多在

25～50次/分钟。其严重程度与基础呼吸频率和肺损伤的严重程度有关。

(3)咳嗽、咳痰、烦躁和神志变化:ARDS可有不同程度的咳嗽、咳痰,可咳出典型的血水样痰,可出现烦躁、神志恍惚。

(4)发绀:是未经治疗ARDS的常见体征。

(5)ARDS患者也常出现呼吸类型的改变,主要为呼吸浅快或潮气量的变化。病变越严重,这一改变越明显,甚至伴有吸气时鼻翼翕动及三凹征。在早期自主呼吸能力强时,常表现为深快呼吸,当呼吸肌疲劳后,则表现为浅快呼吸。

(6)早期可无异常体征,或仅有少许湿啰音;后期多有水泡音,亦可出现管状呼吸音。

(二)影像学表现

1.X线胸片检查

早期病变以间质性为主,胸部X线片常无明显异常或仅见血管纹理增多,边缘模糊,双肺散在分布的小斑片状阴影。随着病情进展,上述的斑片状阴影进一步扩展,融合成大片状,或两肺均匀一致增加的毛玻璃样改变,伴有支气管充气征,心脏边缘不清或消失,称为"白肺"。

2.胸部CT检查

与X线胸片检查相比,胸部CT检查尤其是高分辨CT检查可更为清晰地显示出肺部病变分布、范围和形态,为早期诊断提供帮助。由于肺毛细血管膜通透性一致性增高,引起血管内液体渗出,两肺斑片状阴影呈现重力依赖性现象,还可出现变换体位后的重力依赖性变化。在CT中上表现为病变分布不均:①非重力依赖区(仰卧时主要在前胸部)正常或接近正常。②前部和中间区域呈毛玻璃样阴影。③重力依赖区呈现实变影。这些均提示肺实质的实变出现在受重力影响最明显的区域。无肺泡毛细血管膜损伤时,两肺斑片状阴影均匀分布,既不出现重力依赖现象,也无变换体位后的重力依赖性变化。这一特点有助于与感染性疾病鉴别。

(三)实验室检查

1.动脉血气分析

$PaO_2 < 8.0$ kPa(60 mmHg),有进行性下降趋势,在早期$PaCO_2$多不升高,甚至可因过度通气而低于正常;早期多为单纯呼吸性碱中毒;随病情进展可合并代谢性酸中毒,晚期可出现呼吸性酸中毒。氧合指数较动脉氧分压更能反映吸氧时呼吸功能的障碍,而且与肺内分流量有良好的相关性,计算简便。氧合指数参照范围为53.2～66.5 kPa(400～500 mmHg),在ALI时≤40.0 kPa(300 mmHg),ARDS时≤26.7 kPa(200 mmHg)。

2.血流动力学监测

通过漂浮导管,可同时测定并计算肺动脉压、肺动脉楔压等,不仅对诊断、鉴别诊断有价值,而且对机械通气治疗亦为重要的监测指标。肺动脉楔压一般<1.6 kPa(12 mmHg),若>2.4 kPa(18 mmHg),则支持左心衰竭的诊断。

3.肺功能检查

ARDS发生后呼吸力学发生明显改变,包括肺顺应性降低和气道阻力增高,肺无效腔/潮气量是不断增加的,肺无效腔/潮气量增加是早期ARDS的一种特征。

二、诊断及鉴别诊断

1999年,中华医学会呼吸病学分会制订的诊断标准如下。

(1)有ALI和/或ARDS的高危因素。

（2）急性起病、呼吸频数和/或呼吸窘迫。

（3）低氧血症：ALI 时氧合指数≤40.0 kPa（300 mmHg）；ARDS 时氧合指数≤26.7 kPa（200 mmHg）。

（4）胸部 X 线检查显示两肺浸润阴影。

（5）肺动脉楔压≤2.4 kPa（18 mmHg）或临床上能除外心源性肺水肿。

符合以上 5 项条件者，可以诊断 ALI 或 ARDS。必须指出，ARDS 的诊断标准并不具有特异性，诊断时必须排除大片肺不张、自发性气胸、重症肺炎、急性肺栓塞和心源性肺水肿（表 1-12）。

表 1-12 ARDS 与心源性肺水肿的鉴别

类别	ARDS	心源性肺水肿
特点	高渗透性	高静水压
病史	创伤、感染等	心脏疾病
双肺浸润阴影	＋	＋
重力依赖性分布现象	＋	＋
发热	＋	可能
白细胞增多	＋	可能
胸腔积液	－	＋
吸纯氧后分流	较高	可较高
肺动脉楔压	正常	高
肺泡液体蛋白	高	低

三、急诊处理

ARDS 是呼吸系统的一个急症，必须在严密监护下进行合理治疗。治疗目标是改善肺的氧合功能、纠正缺氧、维护脏器功能和防治并发症。治疗措施如下。

（一）氧疗

应采取一切有效措施尽快提高 PaO_2，纠正缺氧。可给高浓度吸氧，使 $PaO_2 \geqslant 8.0$ kPa（60 mmHg）或 $SaO_2 \geqslant 90\%$。轻症患者可使用面罩给氧，但多数患者需采用机械通气。

（二）去除病因

病因治疗在 ARDS 的防治中占有重要地位，主要是针对涉及的基础疾病。感染是 ALI 和 ARDS 常见原因，也是首位高危因素，而 ALI 和 ARDS 又易并发感染。如果 ARDS 的基础疾病是脓毒症，除了清除感染灶外，还应选择敏感抗生素，同时收集痰液或血液标本分离培养病原菌和进行药敏试验，指导下一步抗生素的选择。一旦建立人工气道并进行机械通气，即应给予广谱抗生素，以预防呼吸道感染。

（三）机械通气

机械通气是最重要的支持手段。如果没有机械通气，许多 ARDS 患者会因呼吸衰竭在数小时至数天内死亡。机械通气的指征目前尚无统一标准，多数学者认为一旦诊断为 ARDS，就应进行机械通气。在 ALI 阶段可试用无创正压通气，使用无创机械通气治疗时应严密监测患者的生命体征及治疗反应。神志不清、休克、气道自洁能力障碍的 ALI 和 ARDS 患者不宜应用无创机械通气。如无创机械通气治疗无效或病情继续加重,应尽快建立人工气道,行有创机械通气。

为了防止肺泡萎陷,保持肺泡开放,改善氧合功能,避免机械通气所致的肺损伤,目前常采用肺保护性通气策略,主要措施包括以下两方面。

1.呼气末正压

适当加用呼气末正压可使呼气末肺泡内压增大,肺泡保持开放状态,从而达到防止肺泡萎陷,减轻肺泡水肿,改善氧合功能和提高肺顺应性的目的。应用呼气末正压应首先保证有效循环血容量足够,以免因胸内正压增加而降低心排血量,而减少实际的组织氧运输;呼气末正压先从低水平 $0.29\sim0.49$ kPa($3\sim5$ cmH$_2$O)开始,逐渐增加,直到 $PaO_2>8.0$ kPa(60 mmHg)、SaO_2 $>90\%$ 时的呼气末正压水平,一般呼气末正压水平为 $0.49\sim1.76$ kPa($5\sim18$ cmH$_2$O)。

2.小潮气量通气和允许性高碳酸血症

ARDS 患者采用小潮气量($6\sim8$ mL/kg)通气,使吸气平台压控制在 $2.94\sim34.3$ kPa($30\sim35$ cmH$_2$O)以下,可有效防止因肺泡过度充气而引起的肺损伤。为保证小潮气量通气的进行,可允许一定程度的 CO$_2$ 潴留[$PaCO_2$ 一般不宜高于 13.3 kPa(100 mmHg)]和呼吸性酸中毒(pH $7.25\sim7.30$)。

(四)控制液体入量

在维持血压稳定的前提下,适当限制液体入量,配合利尿药,使出入量保持轻度负平衡(每天 500 mL 左右),使肺脏处于相对"干燥"状态,有利于肺水肿的消除。液体管理的目标是在最低($0.7\sim1.1$ kPa 或 $5\sim8$ mmHg)的肺动脉楔压下维持足够的心排血量及氧运输量。在早期可给予高渗晶体液,一般不推荐使用胶体液。存在低蛋白血症的 ARDS 患者,可通过补充清蛋白等胶体溶液和应用利尿药,有助于实现液体负平衡,并改善氧合。若限液后血压偏低,可使用多巴胺和多巴酚丁胺等血管活性药物。

(五)加强营养支持

营养支持的目的在于不但纠正现有的患者的营养不良,还应预防患者营养不良的恶化。营养支持可经胃肠道或胃肠外途径实施。如有可能应尽早经胃肠补充部分营养,不但可以减少补液量,而且可获得经胃肠营养的有益效果。

(六)加强护理、防治并发症

有条件时应在重症监护病房中动态监测患者的呼吸、心律、血压、尿量及动脉血气分析等,及时纠正酸碱失衡和电解质紊乱。注意预防呼吸机相关性肺炎的发生,尽量缩短病程和机械通气时间,加强物理治疗,包括体位、翻身、拍背、排痰和气道湿化等。积极防治应激性溃疡和多器官功能障碍综合征。

(七)其他治疗

糖皮质激素、肺泡表面活性物质替代治疗、吸入一氧化氮在 ALI 和 ARDS 的治疗中可能有一定价值,但疗效尚不肯定。不推荐常规应用糖皮质激素预防和治疗 ARDS。糖皮质激素既不能预防 ARDS 的发生,对早期 ARDS 也没有治疗作用。ARDS 发病>14 d 应用糖皮质激素会明显增加死亡率。感染性休克并发 ARDS 的患者,如合并肾上腺皮质功能不全,可考虑应用替代剂量的糖皮质激素。肺表面活性物质有助于改善氧合,但是还不能将其作为 ARDS 的常规治疗手段。

四、急救护理

在救治 ARDS 过程中,精心护理是抢救成功的重要环节。护士应做到及早发现病情,迅速协助医师采取有力的抢救措施。密切观察患者生命体征,做好各项记录,准确完成各种治疗,备齐抢救器械和药品,防止机械通气和气管切开的并发症。

(一)护理目标

(1)及早发现 ARDS 的迹象,以及早有效地协助抢救。维持生命体征稳定,挽救患者生命。

(2)做好人工气道的管理,维持患者最佳气体交换,改善低氧血症,减少机械通气并发症。

(3)采取俯卧位通气护理,缓解肺部压迫,改善心脏的灌注。

(4)积极预防感染等各种并发症,提高救治成功率。

(5)加强基础护理,增加患者舒适感。

(6)减轻患者心理不适,使其合作、平静。

(二)护理措施

(1)及早发现病情变化,ARDS 通常在疾病或严重损伤的最初 24~48 h 发生。首先出现呼吸困难,通常呼吸浅快。吸气时可存在肋间隙和胸骨上窝凹陷。皮肤可出现发绀和斑纹,吸氧不能使之改善。

护士发现上述情况要高度警惕,及时报告医师,进行动脉血气和胸部 X 线等相关检查。一旦诊断考虑 ARDS,立即积极治疗。若没有机械通气的相应措施,应尽早转至有条件的医院。患者转运过程中应有专职医师和护士陪同,并准备必要的抢救设备,氧气必不可少。若有指征行机械通气治疗,可以先行气管插管后转运。

(2)迅速连接监测仪,密切监护心率、心律、血压等生命体征,尤其是呼吸的频率、节律、深度及血氧饱和度等。观察患者意识、发绀情况、末梢温度等。注意有无呕血、黑便等消化道出血的表现。

(3)氧疗和机械通气的护理:治疗 ARDS 最紧迫问题在于纠正顽固性低氧、改善呼吸困难,为治疗基础疾病赢得时间。需要对患者实施氧疗甚至机械通气。

严密监测患者呼吸情况及缺氧症状。若单纯面罩吸氧不能维持满意的血氧饱和度,应予以辅助通气。首先可尝试采用经面罩持续气道正压吸氧等无创通气,但大多需要机械通气吸入氧气。遵医嘱给予高浓度氧气吸入或使用呼气末正压通气(positive end expiratory pressure,PEEP)并根据动脉血气分析值的变化调节氧浓度。

使用 PEEP 时应严密观察,防止患者出现气压伤。PEEP 是在呼气终末时给予气道以一恒定正压使之不能回复到大气压的水平。可以增加肺泡内压和功能残气量改善氧合,防止呼气使肺泡萎陷,增加气体分布和交换,减少肺内分流,从而提高 PaO_2。由于 PEEP 使胸腔内压升高,静脉回流受阻,致心搏减少、血压下降,严重者可引起循环衰竭,另外正压过高,肺泡过度膨胀、破裂有导致气胸的危险。所以,在监护过程中注意 PEEP 观察有无心率增快、突然胸痛、呼吸困难加重等相关症状,发现异常立即调节 PEEP 压力并报告医师处理。

帮助患者采取有利于呼吸的体位,如端坐位或高枕卧位。

人工气道的管理有以下几方面:①妥善固定气管插管,观察气道是否通畅,定时对比听诊双肺呼吸音。经口插管者要固定好牙垫,防止阻塞气道。每班检查并记录导管刻度,观察有无脱出或误入一侧主支气管。套管固定松紧适宜,以能放入一指为准。②气囊充气适量。充气过少易产生漏气,充气过多可压迫气管黏膜导致气管食管瘘,可以采用最小漏气技术,用来减少并发症发生。方法:用 10 mL 注射器将气体缓慢注入,直至在喉及气管部位听不到漏气声,每次向外抽出气体 0.25~0.5 mL,至吸气压力到达峰值时出现少量漏气为止,再注入 0.25~0.5 mL 气体,此时气囊容积为最小封闭容积,气囊压力为最小封闭压力,记录注气量。观察呼吸机上气道峰压是否下降及患者能否发音说话,长期机械通气患者要观察气囊有无破损、漏气现象。③保持气道通畅。严格无菌操作,按需适时吸痰。过多反复抽吸会刺激黏膜,使分泌物增加。先吸气道再吸口、鼻腔,吸痰前给予充分气道湿化、翻身叩背、吸纯氧 3 min,吸痰管最大外径不超过气管导管内径的1/2,迅速插吸痰管至气管插管,感到阻力后撤回吸痰管1~2 cm,打开负压边后退边旋转吸痰管,吸痰时间不应超过 15 s。吸痰后密切观察痰液的颜色、性状、量及患者心率、心律、血压和血氧饱和度的变化,一旦出现心律失常和呼吸窘迫,立即停止吸痰,给予吸氧。④用加温湿化器对吸入气体进行湿化,根据病情需要加入盐酸氨溴索、异丙托溴铵等,每天3次雾化吸入。湿化满意标准为痰液稀薄、无泡沫、不附壁能顺利吸出。

呼吸机使用过程中注意电源插头要牢固,不要与其他仪器共用一个插座;机器外部要保持清洁,上端不可放置液体;开机使用期间定时倒掉管道及集水瓶内的积水,集水瓶安装要牢固;定时检查管道是否漏气、有无打折、压缩机工作是否正常。

(4)维持有效循环,维持出入液量轻度负平衡。循环支持治疗的目的是恢复和提供充分的全身灌注,保证组织的灌流和氧供,促进受损组织的恢复。在能保持酸碱平衡和肾功能前提下达到最低水平的血管内容量。①护士应迅速帮助完成该治疗目标。选择大血管,建立 2 个以上的静脉通道,正确补液,改善循环血容量不足。②严格记录出入量、每小时尿量。出入量管理的目标是在保证血容量、血压稳定前提下,24 h 出量大于入量 500~1 000 mL,利于肺内水肿液的消退。充分补充血容量后,护士遵医嘱给予利尿药,消除肺水肿。观察患者对治疗的反应。

(5)俯卧位通气护理:由仰卧位改变为俯卧位,可使 75%ARDS 患者的氧合改善。可能与血流重新分布,改善背侧肺泡的通气,使部分萎陷肺泡再膨胀达到"开放肺"的效果有关。随着通气/血流比例的改善进而改善了氧合。但存在血流动力学不稳定、颅内压增高、脊柱外伤、急性出血、骨科手术、近期腹部手术、妊娠等禁忌实施俯卧位。①患者发病经 24~36 h 取俯卧位,翻身前给予纯氧吸入 3 min。预留足够的管路长度,注意防止气管插管过度牵拉致脱出。②为减少特殊体位给患者带来的不适,用软枕垫高头部 15°~30°,嘱患者双手放在枕上,并在髋、膝、踝部放软枕,每 1~2 h 更换 1 次软枕的位置,每 4 h 更换 1 次体位,同时考虑患者的耐受程度。③注意血压变化,因俯卧位时支撑物放置不当,可使腹压增加,下腔静脉回流受阻而引起低血压,必要时在翻身前提高吸氧浓度。④注意安全、防坠床。

(6)预防感染的护理:①注意严格无菌操作,每天更换气管插管切口敷料,保持局部清洁干燥,预防或消除继发感染。②加强口腔及皮肤护理,以防护理不当而加重呼吸道感染及发生压疮。③密切观察体温变化,注意呼吸道分泌物的情况。

(7)心理护理,减轻恐惧,增加心理舒适度:①评估患者的焦虑程度,指导患者学会自我调整心理状态,调控不良情绪。主动向患者介绍环境,解释治疗原则,解释机械通气、监测及呼吸机的报警系统,尽量消除患者的紧张感。②耐心向患者解释病情,对患者提出的问题要给予明确、有效和积极的信息,消除心理紧张和顾虑。③护理患者时保持冷静和耐心,表现出自信和镇静。④如果患者由于呼吸困难或人工通气不能讲话,可提供纸笔或以手势与患者交流。⑤加强巡视,了解患者的需要,帮助患者解决问题。⑥帮助并指导患者及其家属应用松弛疗法、按摩等。

(8)营养护理:ARDS 患者处于高代谢状态,应及时补充热量和高蛋白、高脂肪营养物质。能量的摄取既应满足代谢的需要,又应避免糖类的摄取过多,蛋白摄取量一般为每天 1.2~1.5 g/kg。

尽早采用肠内营养,协助患者取半卧位,充盈气囊,证实胃管在胃内后,用加温器和输液泵匀速泵入营养液。若有肠鸣音消失或胃潴留,暂停鼻饲,给予胃肠减压。一般留置 5～7 d 拔除,更换到对侧鼻孔,以减少鼻窦炎的发生。

(三)健康指导

在疾病的不同阶段,根据患者的文化程度做好有关知识的宣传和教育,让患者了解病情的变化过程。

(1)提供舒适安静的环境以利于患者休息,指导患者正确卧位休息,讲解由仰卧位改变为俯卧位的意义,尽可能减少特殊体位给患者带来的不适。

(2)向患者解释咳嗽、咳痰的重要性,指导患者掌握有效咳痰的方法,鼓励并协助患者咳嗽、排痰。

(3)指导患者自己观察病情变化,如有不适及时通知医护人员。

(4)嘱患者严格按医嘱用药,按时服药,不要随意增减药物剂量及种类。服药过程中,需密切观察患者用药后反应,以指导用药剂量。

(5)出院指导指导患者出院后仍以休息为主,活动量要循序渐进,注意劳逸结合。此外,患者病后生活方式的改变需要家人的积极配合和支持,应指导患者家属给患者创造一个良好的身心休养环境。出院后 1 个月内来院复查 1～2 次,出现情况随时来院复查。

(李 俊)

第十三节 急性肝衰竭

一、定义

急性肝衰竭是原来无肝病者肝脏受损后短时间内发生的严重临床综合征,死亡率高,最常见的病因是病毒性肝炎。

二、病因及发病机制

(一)病因

在中国引起肝衰竭的主要病因是肝炎病毒(主要是乙肝病毒),其次是药物及肝毒性物质(如乙醇、化学制剂等)。在欧美国家,药物是引起急性、亚急性肝衰竭的主要原因。

(二)发病机制

1.内毒素与肝损伤

内毒素使肝脏能量代谢发生障碍。还可诱导中性粒细胞向肝内聚集,并激活中性粒细胞,参与导致大块肝细胞坏死的炎症过程。内毒素作用于肝窦内皮细胞及微血管,引起肝微循环障碍,导致缺氧缺血性损伤。

2.细胞因子与肝损伤

细胞因子不仅是肝坏死过程的主要因素,还与肝衰竭时肝细胞再生抑制状态有关。

3.细胞凋亡

肝细胞凋亡在肝衰竭病理形成过程中也起着重要的作用。

4.多器官功能衰竭与肝衰竭

肝衰竭是多器官功能衰竭的主要起因,而多器官功能衰竭又可加重肝衰竭。

三、临床表现

(一)神经、精神症状

早期以性格和行为改变为主,如情绪激动、精神错乱、行为荒诞等,少数患者可被误诊为精神病。晚期出现肝性脑病、肝臭,各种反射迟钝或消失,肌张力改变,踝阵挛阳性。

(二)黄疸

典型病例先是尿色加深,2～3 d 皮肤巩膜出现黄疸,迅速加深,少数患者的黄疸可出现在神经、精神症状前,但较轻微,以后随病情恶化而加深。

(三)出血

因肝脏内凝血因子合成障碍,导致弥散性血管内凝血、血小板减少。

(四)肝脏缩小

多数急性肝衰竭肝脏呈进行性缩小,此为诊断本病的重要体征。

(五)腹水

多数患者迅速出现腹水,大多属于漏出液,少数为渗出液或血性。

(六)脑水肿、脑疝综合征

发生率为 $24\%～82\%$,单纯脑水肿表现为呕吐、头痛、烦躁、血压轻度上升。合并脑疝则出现去大脑强直、抽搐、瞳孔对光反应减弱或消失、呼吸节律不齐、呼吸骤停等。

(七)肝肾综合征

表现为少尿或无尿、氮质血症、稀释性低血钠、低尿钠,尿中可无蛋白质及管型。

四、实验室及其他检查

肝炎病毒学检查:肝功能检查转氨酶升高或发生胆-酶分离现象;血生化检查凝血酶原时间延长。

五、紧急救护

(一)去除诱因

针对引起急性肝衰竭的不同诱因,给予治疗和护理。

(二)保肝治疗

(1)应用细胞活性药物,如 ATP、辅酶 A、肌苷、1,6-二磷酸果糖等。

(2)胰岛素-胰高血糖素疗法。

(3)促肝细胞生长素促使肝细胞再生。

(4)前列腺素 E 可扩张血管,改善肝微循环、稳定肝细胞膜、防止肝细胞坏死。

(5)适量补充新鲜血、新鲜血浆及清蛋白,有利于提高胶体渗透压,促进肝细胞的再生和补充凝血因子。

(三)对症处理

1.肝性脑病

避免使用麻醉、镇痛、催眠等中枢抑制药物,及时控制感染和上消化道出血,注意纠正水、电解质和酸碱平衡紊乱,降低血氨。可通过下列方法降低血氨。

(1)禁止经口摄入蛋白质,尤其动物蛋白,以减少氨的形成。

(2)抑制肠道产氨细菌生长,可口服或鼻饲新霉素 1～2 g/d,甲硝唑 0.2 g,每天 4 次。

(3)清除肠道积食、积血或其他含氮物质,应用乳果糖或拉克替醇,口服或高位灌肠,可酸化肠道,促进氨的排出,减少肠源性毒素吸收。

(4)视患者的电解质和酸碱平衡情况酌情选择谷氨酸钠、谷氨酸钾、精氨酸等降氨药。

(5)使用支链氨基酸或支链氨基酸与精氨酸混合制剂,以纠正氨基酸失衡。

2.出血

(1)预防胃应激性溃疡出血,可用 H_2 受体拮抗剂或质子泵抑制剂。

(2)凝血功能障碍者注射维生素 K,可促进凝血因子的合成。血小板减少或功能异常者可输注血小板悬液。

(3)胃肠道出血者可用冰盐水加血管收缩药物局部灌注止血。

(4)活动性出血或需接受损伤性操作者,应补充凝血因子,以输新鲜血浆为宜。

(5)一旦出现弥散性血管内凝血、颅内出血,须积极配合抢救。

(四)急性并发症的处理

1.肝肾综合征

(1)及时去除诱因,如避免强烈利尿及大量放腹水,不使用损害肾功能的药物。

(2)在改善肝功能的前提下,适当输注右旋糖酐 40、清蛋白等胶体溶液,以提高循环血容量。

(3)补充血容量的同时给予利尿药,常用 20%甘露醇,无效时可用呋塞米,可消除组织水肿、腹水,减轻心脏负荷,清除有害代谢产物。

(4)应用血管活性药,可选用多巴胺、酚妥拉明等药物,以扩张肾血管,增加肾血流量。

(5)经上述治疗无效时,宜尽早进行血液透析,清除血内有害物质,减轻氮质血症,纠正高钾血症和酸中毒。

2.感染

一旦出现感染,可单用或联合应用抗生素,但不应使用有肝、肾毒性的药物。

3.脑水肿

颅内压增高者给予高渗性脱水药。

(五)血液净化疗法

可清除因肝功能严重障碍而产生的各种有害物质,使血液得以净化,帮助患者度过危险期。血浆置换是较为成熟的血液净化方法,可以去除与血浆蛋白结合的毒物,补充血浆蛋白、凝血因子等人体所需物质,从而减轻急性肝衰竭患者的症状。

(六)肝替代治疗

(1)人工肝支持治疗:人工肝是指通过体外的机械、物理化学或生物装置,清除各种有害物质,补充必需物质,改善内环境,暂时替代衰竭肝的部分功能的治疗方法,能为肝细胞再生及肝功能恢复创造条件或等待机会进行肝移植。

(2)肝移植。

六、观察要点

(1)判断神志是否清醒,性格和行为有无异常,以便及时发现肝性脑病的先兆。

（2）密切观察生命体征变化，注意每天测量腹围、体重。

（3）黄疸：了解黄疸的程度，有无逐渐加重。

（4）出血：注意皮肤、黏膜及消化道等部位有无出血，抽血及穿刺后要长时间压迫穿刺点，防止渗血。

（5）监测中心静脉压、血气分析变化。

（6）监测肝功能、凝血功能变化。

（7）对接受谷胰高血糖素、胰岛素疗法的患者，用药期间随时监测血糖水平，以便随时调整药物的用量。

（8）应用谷氨酸钾时须监测钾、钠、氯含量，保持电解质平衡。

七、护理

（一）充分休息与心理护理

患者应绝对卧床休息，腹水患者采取半卧位。鼓励患者保持乐观情绪，以最佳心理状态配合治疗。

（二）饮食护理

给予低脂、低盐、高热量、清淡、易消化的食物。戒烟酒，忌辛辣刺激性食物，少量多餐可进食流质或半流质，以保证营养充分吸收，促进肝细胞再生和修复。有腹水者控制钠盐摄入，肝性脑病者忌食蛋白。

（三）口腔护理

饭前饭后可用 5% 碳酸氢钠漱口。

（四）皮肤护理

保持皮肤清洁干燥，黄疸较深、瘙痒严重者可给予抗组胺药物。

（五）并发症的护理

1.肝肾综合征

严格控制液体入量，避免使用损害肝、肾功能的药物。注意观察尿量的变化及尿的颜色和性质，准确记录每天出入液量。

2.感染

加强支持疗法，调整免疫功能。

3.大量腹水

（1）安置半卧位，限制钠盐和每天入水量。

（2）遵医嘱应用利尿药，避免快速和大量利尿，用药后注意监测血电解质。

（3）每天称体重、测腹围、记录尿量，密切观察腹水增长及消退情况。①腹腔穿刺放腹水1次量不能超过 3 000 mL，防止水、电解质紊乱和酸碱失衡。

4.脑水肿

密切观察患者有无头痛、呕吐、眼底视盘水肿及意识障碍等表现。一旦发生，应协助患者取平卧位，抬高床头 15°～30°，以利颅内静脉回流，减轻脑水肿。使用脱水药、利尿药后易出现电解质紊乱，应定时监测。

（六）安全防护

对于昏迷患者加护床挡，烦躁患者慎用镇静药，必要时可用水合氯醛灌肠。

（七）肠道护理

灌肠可清除肠内积血,使肠内保持酸性环境,减少氨的产生和吸收,协助患者采取左侧卧位,用 37 ℃～38 ℃温水 100 mL 加食醋 50 mL 灌肠 1～2 次/天,或乳果糖 500 mL 加温水 500 mL 保留灌肠,使血氨降低。肝性脑病者禁用肥皂水灌肠。

（李　俊）

第十四节　急性上消化道出血

一、概论

上消化道出血是指屈氏韧带以上的消化道包括食管、胃、十二指肠、胆管及胰管的出血,胃空肠吻合术后的空肠上段出血也包括在内。大量出血是指短时间内出血量超过 1 000 mL 或达血容量 20％的出血。上消化道出血为临床常见急症,以呕血、黑便为主要症状,常伴有血容量不足的临床表现。

（一）病因

上消化道疾病和全身性疾病均可引起上消化道出血,临床上最常见的病因是消化性溃疡、食管胃底静脉曲张破裂、急性胃黏膜损害及胃癌。糜烂性食管炎、食管贲门黏膜撕裂综合征引起的出血也不少见。其他原因见表 1-13。

表 1-13　上消化道出血的常见病因

食管疾病	食管静脉曲张、食管贲门黏膜撕裂症（Mallory-Weiss 综合征）、糜烂性食管炎、食管癌
胃部疾病	胃溃疡、急性胃黏膜损害、胃底静脉曲张、门脉高压性胃黏膜损害、胃癌、胃息肉
十二指肠疾病	溃疡、十二指肠炎、憩室
邻近器官疾病	胆管出血（胆石症、肝胆肿瘤等）、胰腺疾病（假性囊肿、胰腺癌等）、主动脉瘤破裂入上消化道
全身性疾病	血液病（白血病、血小板减少性紫癜等）、尿毒症、血管性疾病（遗传性出血性毛细血管扩张症等）

（二）诊断

1.临床表现特点

（1）呕血与黑便:是上消化道出血的直接证据。幽门以上出血且出血量大者常表现为呕血。呕出鲜红色血液或血块者表明出血量大、速度快,血液在胃内停留时间短。若出血速度较慢,血液在胃内经胃酸作用后变性,则呕吐物可呈咖啡样。幽门以下出血表现为黑便,但如出血量大而迅速,幽门以下出血也可以反流到胃腔而引起恶心、呕吐,表现为呕血。黑便的颜色取决于出血的速度与肠道蠕动的快慢。粪便在肠道内停留的时间短,可排出暗红色的粪便。反之,空肠、回肠,甚至右半结肠出血,如在肠道中停留时间长,也可表现为黑便。

（2）失血性周围循环衰竭:急性周围循环衰竭是急性失血的后果,其程度的轻重与出血量及速度有关。少量出血可因机体的代偿机制而不出现临床症状。中等量以上出血常表现为头晕、心悸、口渴、冷汗、烦躁及昏厥。体检可发现面色苍白、皮肤湿冷、心率加快、血压下降。大量出血者可在黑便排出前出现晕厥与休克,应与其他原因引起的休克鉴别。老年人大量出血可引起心、脑方面的并发症,应引起重视。

(3)氮质血症:上消化道出血后常出现血中尿素氮浓度升高,24～28 h 达高峰,一般不超过 14.3 mmol/L(40 mg/dL),3～4 d 降至正常。若出血前肾功能正常,出血后尿素氮浓度持续升高或下降后又再升高,应警惕继续出血或止血后再出血的可能。

(4)发热:上消化道出血后,多数患者在 24 h 内出现低热,但一般不超过 38 ℃,持续 3～4 d 降至正常。引起发热的原因尚不清楚,可能与出血后循环血容量减少,周围循环障碍,导致体温调节中枢的功能紊乱,再加以贫血的影响等因素有关。

2.实验室及其他辅助检查特点

(1)血常规:红细胞及血红蛋白在急性出血后 3～4 h 开始下降,血细胞比容也下降。白细胞稍有反应性升高。

(2)隐血试验:呕吐物或黑便隐血反应呈强阳性。

(3)血尿素氮:出血后数小时内开始升高,24～28 h 间达高峰,3～4 d 降至正常。

3.诊断与鉴别诊断

根据呕血、黑便和血容量不足的临床表现,以及呕吐物、黑便隐血反应呈强阳性,红细胞计数和血红蛋白浓度下降的实验室证据,可做出消化道出血的诊断。下面几点在临床工作中值得注意。

(1)上消化道出血的早期识别:呕血及黑便是上消化道出血的特征性表现,但应注意部分患者在呕血及黑便前即出现急性周围循环衰竭的征象,应与其他原因引起的休克或内出血鉴别。及时进行直肠指检可较早发现尚未排出体外的血液,有助于早期诊断。

呕血和黑便应和鼻出血、拔牙或扁桃体切除术后吞下血液鉴别,通过询问发病过程与手术史不难加以排除。进食动物血液、口服铁剂、铋剂及某些中药,也可引起黑色粪便,但均无血容量不足的表现与红细胞、血红蛋白降低的证据,可以借此加以区别。呕血有时尚需与咯血鉴别,支持咯血的要点是:①患者有肺结核、支气管扩张、肺癌、二尖瓣狭窄等病史。②出血方式为咯出,咯出物呈鲜红色,有气泡与痰液,呈碱性。③咯血前有咳嗽、喉痒、胸闷、气促等呼吸道症状。④咯血后通常不伴黑便,但仍有血丝痰。⑤胸部 X 线片通常可发现肺部病灶。

(2)出血严重程度的估计:由于出血大部分积存于胃肠道,单凭呕出或排出量估计实际出血量是不准确的。根据临床实践经验,下列指标有助于估计出血量。出血量每天超过 5 mL 时,粪便隐血试验则可呈阳性;当出血量超过 60 mL,可表现为黑便;呕血则表示出血量较大或出血速度快。若出血量在 500 mL 以内,由于周围血管及内脏血管的代偿性收缩,可使重要器官获得足够的血液供应,因而症状轻微或者不引起症状。若出血量超过 500 mL,可出现全身症状,如头晕、心悸、乏力、出冷汗等。若短时间内出血量>1 000 mL,或达全身血容量的 20% 时,可出现循环衰竭表现,如四肢厥冷、少尿、晕厥等,此时收缩压可<12.0 kPa(90 mmHg)或较基础血压下降 25%,心率>120 次/分,血红蛋白<70 g/L。事实上,当患者体位改变时出现血压下降及心率加快,说明患者血容量明显不足、出血量较大。因此,仔细测量患者卧位与直立位的血压与心率,对估计出血量很有帮助。另外,应注意不同年龄与体质的患者对出血后血容量不足的代偿功能相差很大,因而相同出血量在不同患者引起的症状也有很大差别。

(3)出血是否停止的判断:上消化道出血经过恰当的治疗,可于短时间内停止出血。但由于肠道内积血需经数天(3 d)才能排尽,因此不能以黑便作为判断继续出血的指征。临床上出现以下情况应考虑继续出血的可能:①反复呕血,或黑便次数增多,粪质转为稀烂或暗红。②周围循环衰竭经积极补液输血后未见明显改善。③红细胞计数、血红蛋白测定与血细胞比容继续下降，网织红细胞持续增高。④在补液与尿量足够的情况下，血尿素氮持续或再次增高。

一般来讲，一次出血后 48 h 以上未再出血，再出血的可能性较小。而过去有多次出血史，本次出血量大或伴呕血，24 h 内反复大出血，出血原因为食管胃底静脉曲张破裂、有高血压病史或有明显动脉硬化者，再出血的可能性较大。

（4）出血的病因诊断：过去病史、症状与体征可为出血的病因诊断提供重要线索，但确诊出血原因与部位需靠器械检查。①内镜检查：是诊断上消化道出血最常用与准确的方法。出血后 24～48 h 内的紧急内镜检查价值更大，可发现十二指肠降部以上的出血灶，尤其对急性胃黏膜损害的诊断更具意义，因为该类损害可在几日内愈合而不留下痕迹。有报道，紧急内镜检查可发现 90% 的出血原因。在紧急内镜检查前需先补充血容量，纠正休克。一般认为，患者收缩压 ≥12.0 kPa（90 mmHg）、心率＜110 次/分、血红蛋白浓度≥70 g/L 时，进行内镜检查较为安全。若有活动性出血，内镜检查前应先插鼻胃管，抽吸胃内积血，并用生理盐水灌洗至抽吸物清亮，然后拔管行胃镜检查，以免积血影响观察。②X 线钡餐检查：上消化道出血患者何时行钡餐检查较合适，各家有争论。早期活动性出血期间胃内积血或血块影响观察且患者处于危急状态，需要进行输血、补液等抢救措施而难以配合检查。早期行 X 线钡餐检查还有引起再出血之虞，因此目前主张 X 线钡餐检查最好的出血停止和病情稳定数天后进行。③选择性腹腔动脉造影：若上述检查未能发现出血部位与原因，可行选择性肠系膜上动脉造影。若有活动性出血，且出血速度＞0.5 mL/min 时，可发现出血病灶。可同时行栓塞治疗而达到止血的目的。④胶囊内镜：用于常规胃、肠镜检查无法找到出血灶的原因未明消化道出血患者，是近年来主要用于小肠疾病检查的新技术。国内外已有较多胶囊内镜用于不明原因消化道出血检查的报道，病灶检出率为 50%～75%，显性出血者病变检出率高于隐性出血者。胶囊内镜检查的优点是无创、患者容易接受，可提示活动性出血的部位。缺点是胶囊内镜不能操控，对病灶的暴露有时不理想，也不能取病理活检。⑤小肠镜：推进式小肠镜可窥见 Treitz 韧带远端约 100 cm 的空肠，对不明原因消化道出血的病因诊断率可达 40%～65%。该检查需用专用外套管，患者较痛苦，有一定的并发症发生率。近年应用于临床的双气囊小肠镜可检查全小肠，大大提高了不明原因消化道出血的病因诊断率。据国内外报道，双气囊全小肠镜对不明原因消化道出血的病因诊断率在 60%～77%。双气囊全小肠镜的优势在于能够对可疑病灶进行仔细观察、取活检，且可进行内镜下止血治疗，如氩离子凝固术、注射止血术或息肉切除术等。对原因未明的消化道出血患者有条件的医院应尽早行全小肠镜检查。⑥放射性核素^{99m}Tc：标记红细胞扫描注射^{99m}Tc标记红细胞后，连续扫描 10～60 min，如发现腹腔内异常放射性浓聚区则视为阳性。可依据放射性浓聚区所在部位及其在胃肠道的移动来判断消化道出血的可能部位，适用于怀疑小肠出血的患者，也可作为选择性腹腔动脉造影的初筛方法，为选择性动脉造影提供依据。

（三）治疗

上消化道出血病情急，变化快，严重时可危及患者生命，应采取积极措施进行抢救。这里叙述各种病因引起的上消化道出血的治疗的共同原则，其不同点在随后各节中分别叙述。

1.抗休克

上消化道出血的初步诊断一经确立，则抗休克、迅速补充血容量应放在一切医疗措施的首位，不应忙于进行各种检查。可选用生理盐水、林格液、右旋糖酐或其他血浆代用品。出血量较大者，特别是出现循环衰竭者，应尽快输入足量同型浓缩红细胞或全血。出现下列情况时有紧急输血指征:①患者改变体位时出现晕厥。②收缩压<12.0 kPa(90 mmHg)。③血红蛋白浓度<70 g/L。对于肝硬化食管胃底静脉曲张破裂出血者应尽量输入新鲜血,且输血量适中,以免门静脉压力增高导致再出血。

2.迅速提高胃内酸碱度(pH)

当胃内 pH 提高至 5 时,胃内胃蛋白酶原的激活明显减少,活性降低。而 pH 升高至 7 时,则胃内的消化酶活性基本消失,对出血部位凝血块的消化作用消失,起到协助止血的作用。自身消化作用的减弱或消失,对溃疡或破损部位的修复也起促进作用,有利于出血病灶的愈合。

3.止血

根据不同的病因与具体情况,因地制宜选用最有效的止血措施。

4.监护

严密监测病情变化,患者应卧床休息,保持安静,保持呼吸道通畅,避免呕血时血阻塞呼吸道而引起窒息。严密监测患者的生命体征,如血压、脉搏、呼吸、尿量及神志变化。观察呕血及黑便情况,定期复查红细胞数、血红蛋白浓度、血细胞比容。必要时行中心静脉压测定。对老年患者根据具体情况进行心电监护。

留置鼻胃管可根据抽吸物颜色监测胃内出血情况,也可通过胃管注入局部止血药物,有助于止血。

二、消化性溃疡出血

胃及十二指肠溃疡出血占全部上消化道出血病因的 50%左右。

(一)诊断

(1)根据本病的慢性过程、周期性发作及节律性上腹痛,一般可做出初步诊断。出血前上腹部疼痛常加重,出血后可减轻或缓解。应注意 15%患者可无上腹痛病史,而以上消化道出血为首发症状。也有部分患者虽有上腹部疼痛症状,但规律性并不明显。

(2)胃镜检查常可发现溃疡灶。对无明显病史、诊断疑难或有助于治疗时,应争取行紧急胃镜检查。若有胃镜检查禁忌证或无条件行胃镜检查,可于出血停止后数天行 X 线钡餐检查。

(二)治疗

治疗原则与上述相同。一般少量出血经适当内科治疗后可于短期内止血,大量出血则应引起高度重视,宜采取综合治疗措施。

1.饮食

目前不主张过分严格的禁食。若患者无呕血或明显活动性出血的征象,可予流质饮食,并逐渐过渡到半流质饮食。但若患者有频繁呕血或解稀烂黑便,甚至暗红色血便,则主张暂时禁食,直至活动性出血停止才予进食。

2.提高胃内 pH 的措施

主要措施是静脉内使用抑制胃酸分泌的药物。静脉使用质子泵抑制剂如奥美拉唑首剂 80 mg,然后每 12 h 40 mg 维持。国外有报道首剂注射 80 mg 后以 8 mg/h 的速度持续静脉滴注,认为可稳定提高胃内 pH,提高止血效果。当活动性出血停止后,可改口服治疗。

3.内镜下止血

内镜下止血是溃疡出血止血的首选方法,疗效肯定。常用方法包括注射疗法(在出血部位附近注射1:10 000肾上腺素溶液),热凝固方法(电极、热探头、氩离子凝固术等)。目前主张首选热凝固疗法或联合治疗,即注射疗法加热凝固方法,或止血疗法加注射疗法。可根据条件及医师经验选用。

4.手术治疗

经积极内科治疗仍有活动性出血者,应及时邀请外科医师会诊。手术治疗仍是消化性溃疡出血治疗的有效手段,其指征为:①严重出血经内科积极治疗仍不止血,血压难以维持正常,或血压虽已正常,但又再次大出血的。②以往曾有多次严重出血,间隔时间较短后又再次出血的。③合并幽门梗阻、穿孔,或疑有癌患者。

三、食管胃底静脉曲张破裂出血

此为上消化道出血常见病因,出血量往往较大,病情凶险,病死率较高。

(一)诊断

(1)起病急,出血量往往较大,常有呕血。

(2)有慢性肝病史。若发现黄疸、蜘蛛痣、肝掌、腹壁静脉曲张、脾脏肿大、腹水等有助于诊断。

(3)实验室检查可发现肝功能异常,特别是白/球蛋白比例倒置、凝血酶原时间延长、血清胆红素增高。血常规检查有红细胞、白细胞及血小板减少等脾功能亢进表现。

(4)胃镜检查或食管吞钡检查发现食管静脉曲张。

值得注意的是,有不少的肝硬化消化道出血原因不是食管胃底静脉曲张破裂出血所致,而是急性胃黏膜糜烂或消化性溃疡。急诊胃镜检查对出血原因部位的诊断具有重要意义。

(二)治疗

除按前述紧急治疗、输液及输血抗休克、使用抑制胃酸分泌药物外,下列方法可根据具体情况选用。

1.药物治疗

药物治疗是各种止血治疗措施的基础,在建立静脉通路后即可使用,为后续的各种治疗措施创造条件。

(1)生长抑素及其类似品:可降低门静脉压力。国内外临床试验表明,该类药物对控制食管胃底曲张静脉出血有效,止血有效率在70%～90%,与气囊压迫相似。目前供应临床使用的有14肽生长抑素,用法是首剂250 μg静脉注射,继而3 mg加入5%葡萄糖液500 mL中,250 μg/h连续静脉滴注,连用3～4 d。因该药半减期短,若输液中断超过3 min,需追加250 μg静脉注射,以维持有效的血药浓度。奥曲肽是一种合成的8肽生长抑素类似物,具有与14肽相似的生物学活性,半减期较长。其用法是奥曲肽首剂100 μg静脉注射,继而600 μg,加入5%葡萄糖液500 mL中,以25～50 μg/h速度静脉滴注,连用3～4 d。生长抑素治疗食管静脉曲张破裂出血止血率与气囊压迫相似,其最大的优点是无明显的不良反应。在硬化治疗前使用有利于减少活动性出血,使视野清晰,便于治疗。硬化治疗后再静脉滴注一段时间可减少再出血的机会。

(2)血管升压素:作用机制是通过对内脏血管的收缩作用,减少门静脉血流量,降低门静脉及其侧支的压力,从而控制食管、胃底静脉曲张破裂出血。目前推荐的疗法是0.2 U/min,持续静脉滴注,视治疗反应,可逐渐增加剂量,至0.4 U/min。如出血得到控制,应继续用药8～12 h,然后停药。如果治疗4～6 h后仍不能控制出血,或出血一度中止而后又复发,应及时改用其他疗法。由于血管升压素具有收缩全身血管的作用,其不良反应包括血压升高、心动过缓、心律失常、心绞痛、心肌梗死、缺血性腹痛等。

目前主张在使用血管升压素同时使用硝酸甘油,以减少前者引起的全身不良反应,取得良好效果,尤以有冠心病、高血压病史者效果更好。具体用法是在应用血管升压素后,舌下含服硝酸甘油0.6 mg,每30 min 1次。也有主张使用硝酸甘油 $40\sim400\ \mu g/min$ 静脉滴注,根据患者血压调整剂量。

2.内镜治疗

(1)硬化栓塞疗法(EVS):在有条件的医疗单位,EVS为当今控制食管静脉曲张破裂出血的首选疗法。多数报道,EVS紧急止血成功率超过90%,EVS治疗组出血致死率较其他疗法明显降低。

1)适应证:一般来说,不论什么原因引起的食管静脉曲张破裂出血,均可考虑行EVS,下列情况下更是EVS的指征:重度肝功能不全、储备功能低下如 Child C 级、低血浆蛋白质、血清胆红素升高的患者;合并有心、肺、脑、肾等重要器官疾病而不宜手术者;合有预后不良或无法切除之恶性肿瘤者,尤以肝癌为常见;已行手术治疗而再度出血,不可再次手术治疗,而常规治疗无效者;经保守治疗(包括三腔二囊管压迫)无效者。

2)禁忌证:有效血容量不足,血循环状态尚不稳定者;正在不断大量呕血者,因为行EVS可造成呼吸道误吸,加上视野不清也无法进行治疗操作;已濒临呼吸衰竭者,由于插管可加重呼吸困难,甚至呼吸停止;肝性脑病或其他原因意识不清无法合作者;严重心律失常或新近发生心肌梗死者;出血倾向严重,虽然内科纠正治疗,但仍远未接近正常者;长期用三腔二囊管压迫,可能造成较广泛的溃疡及坏死者,EVS疗效常不满意。

3)硬化剂的选择:常用的硬化剂有下列几种。①乙氧硬化醇(AS):主要成分为表面麻醉剂polidocanol与乙醇,AS的特点是对组织损伤作用小,有较强的致组织纤维作用,黏度低,可用较细的注射针注入,是一种比较安全的硬化剂。AS可用于血管旁与血管内注射,血管旁每点 $2\sim3$ mL,每条静脉内 $4\sim5$ mL,每次总量不超过 30 mL。②乙醇胺油酸酯(EO):以血管内注射为主,因可引起较明显的组织损害,每条静脉内不超过5 mL,血管旁每点不超过 3 mL,每次总量不超过20 mL。③十四羟基硫酸钠(TSS):据报道硬化作用较强,止血效果好,用于血管内注射。④纯乙醇:以血管内注射为主,每条静脉不超过 1 mL,血管外每点不超过 0.6 mL。⑤鱼肝油酸钠:以血管内注射为主,每条静脉 $2\sim5$ mL,总量不超过 20 mL。

4)术前准备:补充血容量,纠正休克;配血备用;带静脉补液进入操作室;注射针充分消毒,检查内镜、注射针、吸引器性能良好;最好使用药物先控制出血,使视野清晰,便于选择注射点。

5)操作方法:按常规插入胃镜,观察曲张静脉情况,确定注射部位。在齿状线上 $2\sim3$ cm 穿刺出血征象和出血最明显的血管,注入适量(根据不同硬化剂决定注射量)硬化剂。每次可同时注射 $1\sim3$ 条血管,但应在不同平面注射(相隔 3 cm),以免引起术后吞咽困难。也有人同时在出血静脉或曲张最明显的静脉旁注射硬化剂,以达到直接压迫作用,继而化学性炎症、血管旁纤维结缔组织增生,使曲张静脉硬化。每次静脉注射完毕后退出注射针,用附在镜身弯曲部的止血气囊或直接用镜头压迫穿刺点 1 min,以达到止血的目的。若有渗血,可局部喷洒凝血酶或 25% 孟氏液,仔细观察无活动性出血后出镜。

6)术后治疗:术后应继续卧床休息,密切注意出血情况,监测血压等生命指征,禁食 24 h,补液,酌情使用抗生素,根据病情继续使用降低门静脉压力的药物(后述)。首次治疗止血成功后,应在 $1\sim2$ 周后进行重复治疗,直至曲张静脉完全消失或只留白色硬索状血管,多数患者施行

3～5次治疗后可达到此目的。

7) 并发症。①出血:在穿刺部位出现渗血或喷血,可在出血处再补注1～2针,可达到止血作用。②胸痛、胸腔积液和发热:可能与硬化剂引起曲张静脉周围炎症、管溃疡、纵隔炎、胸膜炎的发生有关。③食管溃疡和狭窄。④胃溃疡及出血性胃炎:可能与EVS后胃血流淤滞加重、应激、从穿刺点溢出的硬化剂对胃黏膜的直接损害有关。

(2) 食管静脉曲张套扎术(EVL):适应证、禁忌证与EVS大致相同。其操作要点是在内镜直视下把曲张静脉用负压吸引入附加在内镜前端特制的内套管中,然后通过牵拉引线,使内套管沿外套管回缩,把原放置在内套管上的特制橡皮圈套入已被吸入内套管内的静脉上,阻断曲张静脉的血流,起到与硬化剂栓塞相同的效果。每次可套扎5～10个部位。和EVS相比,两者止血率相近,可达90%左右。其优点是EVL不引起注射部位出血和系统并发症,值得进一步推广。

3.三腔二囊管

三腔二囊管压迫是传统的有效止血方法,其止血成功率在44%～90%,由于存在一定的并发症,目前大医院已较少使用。主要用于药物效果不佳,暂时无法进行内镜治疗者,也适用于基层单位不具备内镜治疗的技术或条件者。

(1) 插管前准备:①向患者说明插管的必要性与重要性,取得其合作。②仔细检查三腔管各通道是否通畅,气囊充气后作水下检查有无漏气,同时测量气囊充气量,一般胃囊注气200～300 mL[用血压计测定内压,以5.3～6.7 kPa(40～50 mmHg)为宜],食管囊注气150～200 mL[压力以4.0～5.3 kPa(30～40 mmHg)为宜],同时要求注气后气囊膨胀均匀,大小、张力适中,并做好各管刻度标记。③插管时若患者能忍受,最好不用咽部麻醉剂,以保存喉头反射,防止吸入性肺炎。

(2) 正确的气囊压迫:插管前先测知胃囊上端至管前端的距离,然后将气囊完全抽空,气囊与导管均外涂液状石蜡,通过鼻孔或口腔缓缓插入。当至50～60 cm刻度时,套上50 mL注射器从胃管作回抽。如抽出血性液体,表示已到达胃腔,并有活动性出血。先将胃内积血抽空,用生理盐水冲洗。然后用注射器注气,将胃气囊充气200～300 mL,再将管轻轻提拉,直到感到管子有弹性阻力时,表示胃气囊已压于胃底贲门部,此时可用宽胶布将管子固定于上唇一侧,并用滑车加重量500 g(如500 mL生理盐水瓶加水250 mL)牵引止血。定时抽吸胃管,若不再抽出血性液体,说明压迫有效,此时可继续观察,不用再向食管囊注气。否则应向食管囊充气150～200 mL,使压力维持在4.0～5.3 kPa(30～40 mmHg),压迫出血的食管曲张静脉。

(3) 气囊压迫时间:第一个24 h可持续压迫,定时监测气囊压力,及时补充气体。每1～2小时从胃管抽吸胃内容物,观察出血情况,并可同时监测胃内pH。压迫24 h后每间隔6 h放气1次,放气前宜让患者吞入石蜡油15 mL,润滑食管黏膜,以防止囊壁与黏膜黏附。先解除牵拉的重力,抽出食管囊气体,再放胃囊气体,也有人主张可不放胃囊气体,只需把三腔管向胃腔内推入少许则可解除胃底黏膜压迫。每次放气观察15～30 min后再注气压迫。间歇放气的目的在于改善局部血循环,避免发生黏膜坏死糜烂。出血停止24 h后可完全放气,但仍将三腔管保留于胃内,再观察24 h,如仍无再出血方可拔出。一般三腔二囊管放置时间以不超过72 h为宜,也有报告长达7 d而未见黏膜糜烂者。

(4) 拔管前后注意事项:拔管前先给患者服用石蜡油15～30 mL,然后抽空2个气囊中的气体,慢慢拔出三腔二囊管。拔管后仍需禁食1 d,然后给予温流质饮食,视具体情况再逐渐过渡到半流质和软食。

三腔二囊管如使用不当,可出现以下并发症:①曲张静脉糜烂破裂。②气囊脱出阻塞呼吸道引起窒息。③胃气囊进入食管导致食管破裂。④食管和/或胃底黏膜因受压发生糜烂。⑤呕吐反流引起吸入性肺炎。⑥气囊漏气使止血失败,若不注意观察可继续出血引起休克。

4.经皮经颈静脉肝穿刺肝内门体分流术(TIPS)

TIPS 是影像学 X 线监视下的介入治疗技术。通过颈静脉插管到达肝静脉,用特制穿刺针穿过肝实质,进入门静脉。放置导线后反复扩张,最后在这个人工隧道内置入 1 个可扩张的金属支架,建立人工瘘管,实施门体分流,降低门静脉压力,达到治疗食管胃底曲张静脉破裂出血的目的。TIPS 要求有相当的设备与技术,费用昂贵,推广普及尚有困难。

5.手术治疗

大出血时有效循环血量骤降,肝供血量减少,可导致肝功能进一步的恶化,患者对手术的耐受性低,急症分流术死亡率达 15%～30%,断流术死亡率达 7.7%～43.3%。因此,在大出血期间应尽量采用各种非手术治疗,若不能止血才考虑行外科手术治疗。急症手术原则上采取并发症少、止血效果确切及简易的方法,如食管胃底曲张静脉缝扎术、门-奇静脉断流术等。待出血控制后再行择期手术,如远端脾-肾静脉分流术等,以解决门静脉高压问题,预防再出血。

四、其他原因引起的上消化道出血

(一)急性胃黏膜损害

本病是以一组胃黏膜糜烂或急性溃疡为特征的急性胃黏膜表浅性损害,常引起急性出血。主要包括急性出血性糜烂性胃炎和应激性溃疡,是上消化道出血的常见病因。

1.病因

(1)服用非甾体抗炎药(阿司匹林、吲哚美辛等)。

(2)大量酗烈性酒。

(3)应激状态(大面积烧伤、严重创伤、脑血管意外、休克、败血症、心肺功能不全等)。

2.诊断

(1)具备上述病因之一者。

(2)出血后 24～48 h 内急诊胃镜检查发现胃黏膜(以胃体为主)多发性糜烂或急性浅表小溃疡;有时可见活动性出血。

3.治疗

本病以内科治疗为主。一般急救措施及补充血容量、抗休克与前述相同。本病的治疗要点如下。

(1)迅速提高胃内 pH,以减少 H^+ 反弥散,降低胃蛋白酶活力,防止胃黏膜自身消化,帮助凝血。可选用质子泵抑制剂如奥美拉唑或潘妥拉唑。

(2)内镜下直视止血:包括出血部位的注射疗法、电凝止血或局部喷洒止血药(凝血酶或去甲肾上腺素溶液等)。

(3)手术治疗:应慎重考虑,因本病病变范围广泛,加上手术本身也是一种应激。对经内科积极治疗无效、出血量大者可考虑手术治疗。

(二)胃癌出血

胃癌一般为持续小量出血,急性大量出血者占 20%～25%,对中年以上男性患者,近期内出现上腹部疼痛或原有疼痛规律消失,食欲下降,消瘦,贫血程度与出血量不符者,应警惕胃癌出血的可能。内镜、活检或 X 线钡餐检查可明确诊断。治疗方法是补充血容量后及早手术治疗。

(三)食管贲门黏膜撕裂综合征

由于剧烈干呕、呕吐或可致腹腔内压力骤增的其他原因,造成食管贲门部黏膜及黏膜下层撕裂并出血。本病为上消化道出血的常见病因之一,约占上消化道出血病因的 10%,部分患者可致严重出血。急诊内镜检查是确诊的最重要方法,镜下可见纵形撕裂,长为 3～20 mm,宽为 2～3 mm,大多为单个裂伤,以右侧壁最多,左侧壁次之,可见到病灶渗血或有血痂附着。

治疗上除按一般上消化道出血原则治疗外,可在内镜下使用钛夹、电凝、注射疗法等。使用抑制胃酸分泌药物可减少胃酸反流,促进止血与损伤组织的修复。

(四)胆管出血

本病是指胆管或流入胆管的出血,可分为肝内型和肝外型出血。肝内型出血多为肝外伤、肝脏活检、PTC、感染和中毒后肝坏死、血管瘤、恶性肿瘤、肝动脉栓塞等病因所致。肝外型出血多为胆结石、胆管蛔虫、胆管感染、胆管肿瘤、经内镜胆管逆行造影下十二指肠乳头括约肌切开术后、T 管引流等引起。

1.诊断

(1)有上述致病因素存在,临床上出现三大症状:消化道出血、胆绞痛及黄疸。

(2)经内镜检查未发现食管和胃内的出血病变,而十二指肠乳头部有血液或血块排出,即可确认胆管出血。必要时可行 ERCP、PTC、选择性动脉造影、腹部探查中的胆管造影、术中胆管镜直视检查等,均有助于确诊。

2.治疗

首先要查明原发疾病,只有原发病查明后才能制定正确的治疗方案。轻度的胆管出血,一般可用保守疗法止血,急性胆管大出血则应及时手术治疗。除按上述一般紧急治疗、输液及输血、止血药物使用外,以下措施应着重进行。

(1)病因治疗。①控制感染:由于肝内或胆管内化脓性感染所引起的出血,控制感染至关重要,可选用肝胆管系统内浓度较高的抗生素,如头孢菌素类、喹诺酮类等抗生素静脉滴注,可联合两种以上抗生素。②驱蛔治疗:由胆管蛔虫引起者,主要措施是驱蛔、防治感染、解痉镇痛。在内镜直视下钳取嵌顿在壶腹内的蛔虫是一种有效措施。

(2)手术治疗。有下列情况可考虑手术治疗:①持续胆管大出血,经各种治疗仍血压不稳,休克未能有效控制者。②反复的胆管出血,经内科积极治疗无效者。③肝内或肝外有需要外科手术治疗的病变存在者。

五、急救护理

(一)护理目标

(1)保持呼吸道通畅,防止窒息。

(2)保障快速补充血容量,维护血流动力学稳定,抢救生命。

(3)保障及时应用止血药物。

(4)保障三腔二囊管压迫止血安全、有效。

(5)维护患者舒适。

（二）护理措施

1.保持呼吸道通畅，防止窒息

发现卧床患者发生大呕血时，立即帮助其取头高侧卧位，患者取俯卧位呕吐时用手托扶其前额，防止大量血液涌入鼻腔或气道导致窒息。必要时用吸引器及时清除呼吸道、口、鼻咽部的呕吐物和血液。

2.维护血流动力学和生命体征稳定

（1）建立有效的静脉通道立即穿刺体表大静脉，开通2条静脉通道，连接三通接头。根据医嘱输注晶体液生理盐水、林格液等来进行最初的容量补充，同时送血标本检验血型、交叉配血等。待静脉充盈后在近端行留置针穿刺，多条通路补液，有休克者中心静脉置管，尽快补充血容量，纠正低血压休克。输液、输血速度开始要快，待血压回升后，根据血压、中心静脉压、尿量和患者心肺功能而定。大量输血前应加温使低温库存血接近体温时再输入，防止快速大量输入导致患者寒战等不良反应。输液、输血时保持通畅，管道连接处连接紧密，防止脱落。意识不清躁动者应安全约束，防止拔管。

（2）呕血暂停后，嘱患者绝对安静卧床休息，严禁自行下床以防晕厥。给予吸氧，禁饮食。休克患者平卧位，下肢抬高30°。

（3）监测患者血压、心率、呼吸等生命体征，老年或休克患者进行心电监护、中心静脉压测定。密切观察患者表情、意识、皮肤色泽、温度与湿度。留置导尿，记录24 h出入量和每小时出入量。遵医嘱定期抽取标本检测血红蛋白、红细胞、白细胞、血小板计数、肝肾功能、电解质及血氨分析等。

（4）正确估计和记录出血量（呕血及便血）：一般出现临床症状时失血已超过500 mL；超过1 000 mL的失血导致血压下降和脉速，如由仰卧位到直立位时，收缩压可下降1.3～2.7 kPa（10～20 mmHg），脉搏增加20次/分钟或更多；超过2 000 mL的急性出血常表现为临床休克，患者烦躁不安、面色苍白、脉搏细速，冷汗，收缩压低于12.0 kPa（90 mmHg）。

3.三腔两囊管（下称三腔管）压迫止血的护理

对出血病因明确，肝硬化门脉高压致食管-胃底静脉曲张破裂出血者，护士要做好三腔管压迫止血的物品准备，加强护理与观察，保障疗效，杜绝因护理不当而造成的危害和意外。

（1）检查气囊是否完好，有无漏气、偏心。置管后妥善固定，导管贴近鼻翼处要以脱脂棉衬垫，避免压伤局部皮肤。标记刻度，注意检查胃囊及食管囊压力，一般胃囊压力4.9～6.0 kPa（37～45 mmHg），食管囊压力3.0～4.0 kPa（22.5～30 mmHg）。每12 h放气10 min，防止黏膜压迫坏死。抢救车上备剪刀，以备在胃囊意外滑出时迅速剪断胃管放气，防止堵塞咽喉引起窒息或造成急性食管损伤等意外危险。

（2）观察止血效果。置管后定时抽胃内容物，必要时用生理盐水加止血药灌洗，观察抽出液的颜色，判断止血效果。连续抽出鲜血者，表明止血效果不好，应及时报告医师处理，可增加气囊气量。

（3）保持口腔清洁，每天口腔护理3次。及时吸尽咽喉分泌物，防止吸入性肺炎。三腔管放置时间不宜超过48 h，否则食管、胃底受压迫时间过长发生溃烂、坏死。患者翻身、大小便等活动后注意检查三腔管有无脱出或移位。

（4）如出血已停止，可先排空食管气囊，后排空胃气囊，再观察12～16 h，如再出血可随时再次压迫止血。拔管前，先给患者口服石蜡油15～20 mL，然后缓慢将管拔出，擦拭面部，帮助患者漱口。

4.止血药物的应用及护理

(1)静脉用药制酸剂应现配现用,保证疗效,使胃内 pH＞6 为最佳止血效果;垂体后叶素常用于食管-胃底静脉曲张破裂出血,应用时应逐步调整剂量,剂量过大可导致头痛、腹痛、排便次数增加,也可引起心肌缺血诱发心肌梗死等。输液时要加强巡视,并严防药液外渗导致皮肤坏死,一旦发生渗出,立即给予局部封闭治疗;常用降门静脉压的药物善宁、生长抑素,因半衰期短,中断 5 min 后即需要再次给予冲击量,因此需用输液泵匀速泵入,防止中断,以免影响疗效和增加患者费用。该类药物用药速度过快、浓度过大可引起恶心、呕吐,诱发再次出血。

(2)胃管用药冰盐水洗胃或注入孟氏液、凝血酶等止血药物,注意防止呛咳、误吸和窒息。

5.药物治疗无效时,配合医师做好急诊内镜治疗和手术准备

(1)术前向患者及其家属做好解释工作,讲明胃镜下止血的必要性及可能出现的问题。询问患者药物过敏史。舌咽部黏膜麻醉,用丁卡因喷咽喉部 2～3 次。

(2)术中配合准备冰生理盐水 50～60 mL 加去甲肾上腺素 6 mg、凝血酶 2 000 U 加冰生理盐水20 mL,用于经内镜注入胃内。介入治疗过程中,随时严密观察病情,注意生命体征变化。

(3)术后护理术后应继续观察出血情况。用生理盐水漱口,清洁口腔,去除口腔内积血及麻醉药,防止误吸入气管。禁食、禁饮 2 h,防止因口咽部感觉迟钝导致呛咳。2 h 后若病情平稳,可进温凉流质饮食。若病情严重则禁食 24～72 h。

6.预防感染并发症

严格无菌技术操作,中心静脉置管处每天用碘伏消毒、更换无菌敷料,观察局部有无红肿、渗液等。每天更换输液器和三通接头;意识不清者,每 2 小时翻身 1 次,防止皮肤损伤,翻身时注意防止胃管等脱出。

7.维护患者舒适

呕血后帮助患者漱口或做口腔护理,擦净皮肤、地面的血迹,更换被服,及时倾倒容器内的污物,病室通风,保持空气清洁、无异味。帮助患者取舒适的治疗体位。抢救过程中要保持安静,操作准确、轻巧,尽量减少患者痛苦。

8.心理护理

消化道大出血患者见到排出大量鲜血会产生紧张、恐惧心理,不利于止血和休克的治疗。护士要陪伴、安抚和支持患者。尽快清除血迹,避免不良刺激。实施检查治疗前,向患者说明目的、过程、配合要点等,尽量减轻因强烈的不确定感带来的恐惧。

（李 俊）

第十五节 心源性猝死

一、疾病概述

(一)概念和特点

心源性猝死是指由心脏原因引起的急性症状发作后以意识突然丧失为特征的自然死亡。世界卫生组织将发病后立即或24 h以内的死亡定为猝死,2007年美国心脏病学会会议上将发病1 h内死亡定为猝死。

据统计,全世界每年有数百万人因心源性猝死丧生,占死亡人数的15%～20%。美国每年有约30万人发生心源性猝死,占全部心血管病死亡人数的50%以上,而且是20～60岁男性的首位死因。在我国,心源性猝死也居死亡原因的首位,虽然没有大规模的临床流行病学资料报道,但心源性猝死比例在逐年增高,且随年龄增加发病率也逐渐增高,老年人心源性猝死的概率高达80%～90%。

心源性猝死的发病率男性较女性高,美国Framingham 20年随访冠心病猝死发病率男性为女性的3.8倍;北京市的流行病学资料显示,心源性猝死的男性年平均发病率为10.5/10万,女性为3.6/10万。

（二）相关病理生理

冠状动脉粥样硬化是最常见的病理表现。病理研究显示,心源性猝死患者急性冠状动脉内血栓形成的发生率为15%～64%。陈旧性心梗也是心源性猝死的病理表现,这类患者也可见心肌肥厚、冠状动脉痉挛、心电不稳与传导障碍等病理改变。

心律失常是导致心源性猝死的重要原因,通常包括致命性快速心律失常、严重缓慢性心律失常和心室停顿。致命性快速心律失常导致冠状动脉血管事件、心肌损伤、心肌代谢异常和/或自主神经张力改变等因素相互作用,从而引起的一系列病理生理变化,引发心源性猝死,但其最终作用机制仍无定论。严重缓慢性心律失常和心室停顿的电生理机制是当窦房结和/或房室结功能异常时,次级自律细胞不能承担起心脏的起搏功能,常见于病变弥漫累及心内膜下浦肯野纤维的严重心脏疾病。

非心律失常导致的心源性猝死较少,常由心脏破裂、心脏流入和流出道的急性阻塞、急性心脏压塞等原因导致。心肌电机械分离是指心肌细胞有电兴奋的节律活动,而无心肌细胞的机械收缩,是心源性猝死较少见的原因之一。

（三）病因与危险因素

1.基本病因

绝大多数心源性猝死发生在有器质性心脏病的患者。Braunward认为,心源性猝死的病因有10类:①冠状动脉疾病;②心肌肥厚;③心肌病和心力衰竭;④心肌炎症、浸润、肿瘤及退行性变;⑤瓣膜疾病;⑥先天性心脏病;⑦心电生理异常;⑧中枢神经及神经体液影响的心电不稳;⑨婴儿猝死及儿童猝死;⑩其他。

（1）冠状动脉疾病:主要包括冠心病及其引起的冠状动脉栓塞或痉挛等。而另一些较少见的病因,如先天性冠状动脉异常、冠状动脉栓塞、冠状动脉炎、冠状动脉机械性阻塞等都是引起心源性猝死的原因。

（2）心肌问题和心力衰竭:心肌的问题引起的心源性猝死常在剧烈运动时发生,其机制认为是心肌电生理异常的作用。慢性心力衰竭患者由于其射血分数较低常常引发猝死。

（3）瓣膜疾病:在瓣膜病中最易引发猝死的是主动脉瓣狭窄,瓣膜狭窄引起心肌突发性、大面积的缺血而导致猝死。梅毒性主动脉炎、主动脉扩张引起主动脉瓣关闭不全时引起的猝死也不少见。

（4）电生理异常及传导系统的障碍:心传导系统异常、Q-T间期延长、不明或未确定原因的心室颤动等都是引起心源性猝死的病因。

2.主要危险因素

(1)年龄:从年龄关系而言,心源性猝死有两个高峰期,即出生后至6个月内及45～75岁人群。成年人心源性猝死的发病率随着年龄增长而增长,而老年人是成年人心源性猝死的主要人群。随着年龄的增长,高血压、高血脂、心律失常、糖尿病、冠心病和肥胖的发生率增加,这些危险因素促进了心源性猝死的发生率。

(2)冠心病和高血压:在西方国家,心源性猝死约80%是由冠心病及其并发症引起。冠心病患者发生心肌梗死后,左心室射血分数降低是心源性猝死的主要因素。高血压是冠心病的主要危险因素,且在临床上两种疾病常常并存。高血压患者左心室肥厚,维持血压应激能力受损,交感神经控制能力下降易出现快速心律失常而导致猝死。

(3)急性心功能不全和心律失常:急性心功能不全患者心脏机械功能恶化时,可出现心肌电活动紊乱,引发心力衰竭患者发生猝死。临床上多种心脏病理类型几乎都是由心律失常恶化引发心源性猝死的。

(4)抑郁:其机制可能是抑郁患者交感或副交感神经调节失衡,导致心脏的电调节失调所致。

(5)时间:美国Framingham 38年随访资料显示,猝死发生以7:00～10:00和16:00～20:00为两个高峰期,这可能与此时生活、工作紧张,交感神经兴奋,诱发冠状动脉痉挛,导致心律失常有关。

(四)临床表现

心源性猝死可分为四个临床时期:前驱期、终末事件期、心脏骤停期与生物学死亡期。

1.前驱期

前驱症状表现形式多样,具有突发性和不可测性,如在猝死前数天或数月,有些患者可出现胸痛、气促、疲乏、心悸等非特异性症状,但也可无任何前驱症状,瞬间发生心脏骤停。

2.终末事件期

终末事件期是指心血管状态出现急剧变化到心搏骤停发生前的一段时间,时间从瞬间到1 h不等。心源性猝死所定义时间多指该时期持续的时间。其典型表现包括严重胸痛、急性呼吸困难、突发心悸或眩晕等。在猝死前常有心电活动改变,其中以致命性快速心律失常和室性异位搏动为主因心室颤动猝死者,常先有室性心动过速,少部分以循环衰竭为死亡原因。

3.心脏骤停期

心搏骤停后脑血流急剧减少,患者出现意识丧失,伴有局部或全身的抽搐。心搏骤停刚发生时可出现叹息样或短促痉挛性呼吸,随后呼吸停止,皮肤苍白或发绀,瞳孔散大,脉搏消失,大小便失禁。

4.生物学死亡期

从心搏骤停至生物学死亡的时间长短取决于原发病的性质和复苏开始时间。心搏骤停后4～6 min脑部出现不可逆性损害,随后经数分钟发展至生物学死亡。心搏骤停后立即实施心肺复苏和除颤是避免发生生物学死亡的关键。

(五)急救方法

1.识别心搏骤停

在最短时间内判断患者是否发生心搏骤停。

2.呼救

在不影响实施救治的同时,设法通知急救医疗系统。

3.初级心肺复苏

初级心肺复苏即基础生命活动支持,包括人工胸外按压、开放气道和人工呼吸。如果具备自动电除颤仪,应联合应用心肺复苏和电除颤。

4.高级心肺复苏

高级心肺复苏即高级生命支持,是在基础生命支持的基础上,应用辅助设备、特殊技术等建立更为有效的通气和血运循环,主要措施包括气管插管、电除颤转复心律、建立静脉通道并给药维护循环等。在这一救治阶段应给予心电、血压、血氧饱和度及呼气末二氧化碳分压监测,必要时还需进行有创血流动力学监测,如动脉血气分析、动脉压、中心动脉压、肺动脉压、肺动脉楔压等。早期电除颤对于救治心搏骤停至关重要,如有条件越早进行越好。心肺复苏的首选药物是肾上腺素,每 3～5 min 重复静脉推注 1 mg,可逐渐增加剂量到 5 mg。低血压时可使用去甲肾上腺素、多巴胺、多巴酚丁胺等,抗心律失常药物常用胺碘酮、利多卡因、β 受体阻滞剂等。

5.复苏后处理

处理原则是维护有效循环和呼吸功能,特别是维持脑灌注,预防再次发生心搏骤停,维护水、电解质和酸碱平衡,防治脑水肿、急性肾衰竭和继发感染等,其中重点是脑复苏提高营养补充。

(六)预防

1.识别高危人群、采用相应预防措施

对高危人群,针对其心脏基础疾病采用相应的预防措施能减少心源性猝死的发生率,如对冠心病患者采用减轻心肌缺血、预防心梗或缩小梗死范围等措施;对急性心梗、心梗后充血性心力衰竭的患者应用 β 受体阻滞剂;对充血性心力衰竭患者应用血管紧张素转化酶抑制剂。

2.抗心律失常

胺碘酮在心源性猝死的二级预防中优于传统的 I 类抗心律失常药物。抗心律失常的外科手术治疗对部分药物治疗效果欠佳的患者有一定的预防心源性猝死的作用。近年来研究证明,埋藏式心脏复律除颤器能改善一些高危患者的预后。

3.健康知识和心肺复苏技能的普及

高危人群尽量避免独居,对其及家属进行相关健康知识和心肺复苏技能普及。

二、护理评估

(一)一般评估

(1)识别心搏骤停:当发现无反应或突然倒地的患者时,首先观察其对刺激的反应,并判断有无呼吸和大动脉搏动。判断心搏骤停的指标:意识突然丧失或伴有短阵抽搐;呼吸断续,喘息,随后呼吸停止;皮肤苍白或明显发绀,瞳孔散大,大小便失禁;颈、股动脉搏动消失;心音消失。

(2)患者主诉:胸痛、气促、疲乏、心悸等前驱症状。

(3)相关记录:记录心搏骤停和复苏成功的时间。

(4)复苏过程中须持续监测血压、血氧饱和度,必要时进行有创血流动力学监测。

(二)身体评估

1.头颈部

轻拍肩部呼叫,观察患者反应、瞳孔变化情况,气道内是否有异物。手指于胸锁乳突肌内侧沟中检测颈总动脉搏动(耗时不超过 10 s)。

2.胸部

视诊患者胸廓起伏,感受呼吸情况,听诊呼吸音判断自主呼吸恢复情况。

3.其他

观察全身皮肤颜色及肢体活动情况,触诊全身皮肤温湿度等。

(三)心理-社会评估

复苏后应评估患者的心理反应与需求,家庭及社会支持情况,引导患者正确配合疾病的治疗与护理。

(四)辅助检查结果评估

(1)心电图:显示心室颤动或心电停止。

(2)各项生化检查情况和动脉血气分析结果。

(五)常用药物治疗效果的评估

1.血管升压药的评估要点

(1)用药剂量和速度、用药的方法(静脉滴注、注射泵/输液泵泵入)的评估与记录。

(2)血压的评估:患者意识是否恢复,血压是否上升到目标值,尿量、肤色和肢端温度的改变等。

2.抗心律失常药的评估要点

(1)持续监测心电,观察心律和心率的变化,评估药物疗效。

(2)不良反应的评估:应观察用药后不良反应是否发生,如使用胺碘酮可能引起窦性心动过缓、低血压等现象,使用利多卡因可能引起感觉异常、窦房结抑制、房室传导阻滞等。

三、主要护理诊断/问题

(一)循环障碍

与心脏收缩障碍有关。

(二)清理呼吸道无效

与微循环障碍、缺氧和呼吸形态改变有关。

(三)潜在并发症

脑水肿、感染、胸骨骨折等。

四、护理措施

(一)快速识别心搏骤停,正确及时进行心肺复苏和除颤

心源性猝死抢救成功的关键是快速识别心搏骤停和启动急救系统,尽早进行心肺复苏和复律治疗。快速识别是进行心肺复苏的基础,而及时行心肺复苏和尽早除颤是避免发生生物学死亡的关键。

(二)合理饮食

多摄入水果、蔬菜和黑鱼等易消化的清淡食物,可通过改善心律变异性预防心源性猝死。

(三)用药护理

应严格按医嘱用药,并注意观察常用药的疗效和毒副作用,发现问题及时处理等。

(四)心理护理

复苏后部分患者会对曾发生的猝死产生明显的恐惧和焦虑心情,应帮助患者正确评估所面

对情况,鼓励患者积极参与治疗和护理计划的制订,使之了解心源性猝死的高危因素和救治方法。帮助患者建立良好有效的社会支持系统,帮助患者克服恐惧和焦虑的情绪。

(五)健康教育

1.高危人群

对高危人群,如冠心病患者应教会患者及其家属了解心源性猝死早期出现的症状和体征,做到早发现、早诊断、早干预。教会家属基本救治方法和技能,患者外出时随身携带急救物品和救助电话,以方便得到及时救助。

2.用药原则

按时、正确服用相关药物,让患者了解常用药物不良反应及自我观察要点。

五、急救效果的评估

(1)患者意识清醒。

(2)患者恢复自主呼吸和心跳。

(3)患者瞳孔缩小。

(4)患者大动脉搏动恢复。

(李　俊)

第十六节　高血压急症

高血压急症是指短时间内(数小时或数天)血压明显升高,舒张压>16.0 kPa(120 mmHg)和/或收缩压>24.0 kPa(180 mmHg),伴有重要器官组织,如心脏、脑、肾、眼底、大动脉的严重功能障碍或不可逆性损害。高血压急症可以发生在高血压患者,表现为高血压危象或高血压脑病;也可发生在其他许多疾病过程中,主要是在心、脑血管病急性阶段,如脑出血、蛛网膜下腔出血、缺血性脑卒中、急性左心衰竭伴肺水肿、不稳定型心绞痛、急性主动脉夹层和急、慢性肾衰竭等情况时。

单纯的血压升高并不构成高血压急症,血压的高低也不代表患者的危重程度;是否出现靶器官损害及哪个靶器官受累不仅是高血压急症诊断的关键,也直接决定治疗方案的选择。及时正确处理高血压急症,可在短时间内使病情缓解,预防进行性或不可逆性靶器官损害,降低死亡率。根据降压治疗的紧迫程度,高血压急症可分为紧急和次急两类。前者需要采用静脉途径给药,在几分钟到1 h内迅速降低血压;后者需要在几小时到24 h内降低血压,可使用快速起效的口服降压药。

一、发病机制

长期高血压及伴随的危险因素引起小动脉中层平滑肌细胞增生和纤维化,中动脉、大动脉粥样硬化,管壁增厚和管腔狭窄,导致重要靶器官,如心、脑、肾缺血。在此基础上或在其他许多疾病过程中,因紧张、疲劳、情绪激动、突然停服降压药、嗜铬细胞瘤阵发性高血压发作等诱因,小动脉发生强烈痉挛,血压急剧上升,使重要靶器官缺血加重而产生严重功能障碍或不可逆性损害;

或由于过高的血压突破了脑血流自动调节范围,脑组织血流灌注过多引起脑水肿、脑功能障碍。

妊娠时子宫胎盘血流灌注减少,使前列腺素在子宫合成减少,从而促使肾素分泌增加,通过血管紧张素系统使血压升高。

二、临床表现

(一)高血压脑病

高血压脑病常见于急性肾小球肾炎,亦可见于其他原因高血压,但醛固酮增多症和嗜铬细胞瘤者少见。常表现为剧烈头痛、烦躁、恶心、呕吐、抽搐、昏迷、暂时局部神经体征。舒张压常≥18.7 kPa(130 mmHg),眼底几乎均能见到视网膜动脉强烈痉挛,脑脊液压力可高达3.9 kPa(400 mmH$_2$O),蛋白增加。经有效的降压治疗,症状可迅速缓解,否则将导致不可逆脑损害。

(二)急进性或恶性高血压

此类多见于中青年,血压显著升高,舒张压持续≥18.7 kPa(130 mmHg),并有头痛、视力减退、眼底出血、渗出和视盘水肿;肾损害突出,持续蛋白尿、血尿与管型尿;若不积极降压治疗,预后很差,常死于肾衰竭、脑卒中、心力衰竭。病理上以肾小球纤维样坏死为特征。

(三)急性脑血管病

急性脑血管病包括脑出血、脑血栓形成和蛛网膜下腔出血。

(四)慢性肾疾病合并严重高血压

原发性高血压可以导致肾小球硬化、肾功能损害,在各种原发性或继发性肾实质疾病中,包括各种肾小球肾炎、糖尿病肾病、红斑狼疮肾炎、梗阻性肾病等,出现肾性高血压者可达80%～90%,是继发性高血压的主要原因。随着肾功能损害加重,高血压的出现率、严重程度和难治程度也加重。

(五)急性左心衰竭

高血压是急性心力衰竭最常见的原因之一。

(六)急性冠脉综合征

血压升高引起内膜受损而诱发血栓形成致急性冠脉综合征。

(七)主动脉夹层

主动脉内的血液经内膜撕裂口流入囊样变性的中层,形成血肿,随血流压力的驱动,逐渐在主动脉中层内扩展。临床特点为急性起病,突发剧烈胸、背部疼痛,休克和血肿压迫相应的主动脉分支血管时出现的脏器缺血症状。多见于中老年患者,约3/4的患者有高血压。超高速CT和MRI能明确诊断,必要时行主动脉造影。一旦诊断明确,立即进行解除疼痛、降低血压、减慢心率的治疗。

(八)子痫

先兆子痫是指以下三项中有两项者:血压＞21.3/14.7 kPa(160/110 mmHg);尿蛋白≥3 g/24 h;伴水肿、头痛、头晕、视物不清、恶心、呕吐等自觉症状。子痫指妊娠高血压综合征的孕产妇发生抽搐。辅助检查:血液浓缩、血黏度升高、重者肌酐升高、凝血机制异常,眼底可见视网膜痉挛、水肿、出血。

(九)嗜铬细胞瘤

嗜铬细胞瘤可产生和释放大量去甲肾上腺素和肾上腺素,常见的肿瘤部位在肾上腺髓质,也可在其他具有嗜铬组织的部位,如主动脉分叉处、胸腹部交感神经节等。临床表现为血压急剧升高,伴心动过速、头痛、苍白、大汗、麻木、手足发冷。发作持续数分钟至数小时。通过发作时尿儿茶酚胺代谢产物香草基杏仁酸和血儿茶酚胺的测定可以确诊。

高血压次急症也称为高血压紧迫状态,指血压急剧升高而尚无靶器官损害。允许在数小时内将血压降低,不一定需要静脉用药。包括急进性或恶性高血压无心、肾和眼底损害,以及先兆子痫、围术期高血压等。

三、诊断与评估

(一)诊断依据

(1)原发性高血压病史。

(2)血压突然急剧升高。

(3)伴有心功能不全、高血压脑病、肾功能不全、视盘水肿、渗出、出血等靶器官严重损害。

(二)评估

发生高血压急症的患者基础条件不同,临床表现形式各异,要决定合适的治疗方案,有必要早期对患者进行评估,作出危险分层,针对患者的具体情况制订个体化的血压控制目标和用药方案。

在病情诊断及评估中,简洁但完整的病史收集有助于了解高血压的持续时间和严重性、并发症情况及药物使用情况;需要明确患者是否有心血管、肾、神经系统疾病病史,检查是否有靶器官损害的相关征象;进行必要的辅助检查,如血电解质、尿常规、心电图、检眼镜等。根据早期评估选择适当的急诊检查,如X线胸部平片、脑CT等。一旦发现患者有靶器官急性受损的迹象,就应该进行紧急治疗,绝不能一味等待检查结果。

四、治疗原则

(一)迅速降低血压

选择适宜有效的降压药物静脉滴注,在监测下将血压迅速降至安全水平,以预防进行性或不可逆性靶器官损害,避免使血压下降过快或过低,导致局部或全身灌注不足。

(二)降压目标

高血压急症降压治疗的第一个目标是在 30～60 min 将血压降到一个安全水平。由于患者基础血压水平各异,合并的靶器官损害不一,这一安全水平必须根据患者的具体情况决定。指南建议:①1 h 内使平均动脉血压迅速下降但不超过 25%。一般掌握在近期血压升高值的 2/3 左右。但注意对于临床的一些特殊情况,如主动脉夹层和急性脑血管病患者等,血压控制另有要求。②在达到第一个目标后,应放慢降压速度,加用口服降压药,逐步减慢静脉给药的速度,逐渐将血压降低到第二个目标。在以后的 2～6 h 将血压降至 21.3/(13.3～14.7 kPa)[160/(100～110)mmHg],根据患者的具体病情适当调整。③如果这样的血压水平可耐受和临床情况稳定,在以后 24～48 h 逐步降低血压达到正常水平,即高血压急症血压控制的第三步。

五、常见高血压急症的急诊处理

(一)高血压脑病

高血压脑病临床处理的关键:一方面要考虑将血压降低到目标范围内,另一方面要保证脑血流灌注,尽量减少颅内压的波动。脑动脉阻力在一定范围内直接随血压变化而变化,慢性高血压时,该设定点也相应升高,迅速、过度降低血压可能降低脑血流量,造成不利影响。因而降压治疗以静脉给药为主,1 h 内将收缩压降低 20%～25%,血压下降幅度不可超过 50%,舒张压一般不低于 14.7 kPa(110 mmHg)。在治疗时要同时兼顾减轻脑水肿、降颅压,避免使用降低脑血流量的药物。迅速降压过去首选硝普钠,起始量为 20 μg/min,视血压和病情可逐渐增至 200～300 μg/min。但硝普钠可能引起颅内压增高,并影响脑血流灌注,以及可能产生蓄积中毒,在用药时需对患者进行密切监护。现多用尼卡地平、拉贝洛尔等。其中尼卡地平不仅能够安全平稳地控制血压,同时还能较好的保证脑部、心脏、肾等重要脏器的血供。尼卡地平急诊应用于高血压急症时,以静脉泵入为主,剂量为每分钟 0.5～6 μg/kg,起始量为每分钟 0.5 μg/kg,达到目标血压后,根据血压调节滴注速度。拉贝洛尔 50 mg 缓慢静脉注射,以后每隔 15 min 重复注射,总剂量不超过 300 mg,或给初始量后以 0.5～2 mg/min 的速度静脉滴注。合并有冠心病、心功能不全者,可选用硝酸甘油。颅压明显升高者应加用甘露醇、利尿药。一般禁用单纯受体阻滞剂、可乐定和甲基多巴等。二氮嗪可反射性地使心率增快,并可增加每搏输出量和升高血糖,故有冠心病、心绞痛、糖尿病者慎用。

(二)急性脑血管病

高血压患者在出现急性脑血管病时,脑部血流的调节机制进一步紊乱,特别是急性缺血性脑卒中患者,几乎完全依靠平均动脉血压的增高来维持脑组织的血液灌注。因而在严重高血压合并急性脑血管病的治疗中,需首先把握的一个原则就是"无害原则",避免血流灌注不足。急性卒中期间迅速降低血压的风险和好处并不清楚,因此,一般不主张对急性脑卒中患者采用积极的降压治疗,在病情尚未稳定或改善的情况下,宜将血压控制在中等水平[约 21.3/13.3 kPa(160/100 mmHg)],血压下降不要超过 20%。治疗时避免使用减少脑血流灌注的药物,可选用尼卡地平、拉贝洛尔、卡托普利等。联合使用血管紧张素转化酶抑制剂和噻嗪类利尿药有利于减少卒中发生率。

1.脑梗死

许多脑梗死患者在发病早期,其血压均有不同程度的升高,且其升高的程度与脑梗死病灶大小及是否患有高血压有关。脑梗死早期的高血压处理取决于血压升高的程度及患者的整体情况和基础血压。如收缩压在 24.0～29.3 kPa(180～220 mmHg)或舒张压在 14.7～16.0 kPa(110～120 mmHg),一般不急于降压治疗,但应严密观察血压变化;如血压 > 29.3/16.0 kPa(220/120 mmHg),或伴有心肌缺血、心力衰竭、肾功能不全及主动脉夹层等,或考虑溶栓治疗的患者,则应给予降压治疗。根据患者的具体情况选择合适的药物及合适剂量。如尼卡地平 5 mg/h 作为起始量静脉滴注,每 5 min 增加 2.5 mg/h 至满意效果,最大 15 mg/h。拉贝洛尔 50 mg 缓慢静脉注射,以后每隔 15 min 重复注射,总剂量不超过 300 mg,或给初始量后以 0.5～2 mg/min 的速度静脉滴注。效果不满意者可谨慎使用硝普钠。β 受体阻滞剂可使脑血流量降低,急性期不宜用。

2.脑出血

脑出血时血压升高是颅内压增高情况下保持正常脑血流的脑血管自动调节机制,脑出血患者合并严重高血压的治疗方案目前仍有争论,降压可能影响脑血流量,导致低灌注或脑梗死,但持续高血压可使脑水肿恶化。一般认为,在保持呼吸道通畅、纠正缺氧、降低颅内压后,如血压≥26.7/14.7 kPa(200/110 mmHg)时,才考虑在严密血压监测下使用经静脉降压药物进行治疗,使血压维持在略高于发病前水平或 24.0/14.0 kPa(180/105 mmHg)左右;收缩压在 22.7～

26.7 kPa(170～200 mmHg)或舒张压在 13.3～14.7 kPa(100～110 mmHg),暂不必使用降压药,先脱水降颅压,并严密观察血压情况,必要时再用降压药。可选择血管紧张素转化酶抑制剂、利尿药、拉贝洛尔等。钙通道阻滞剂能扩张脑血管、增加脑血流,但可能增高颅内压,应慎重使用。α 受体阻滞剂往往出现明显的降压作用及明显的直立性低血压,应避免使用。在调整血压的同时,防止继续出血,保护脑组织,防治并发症,需要时采取手术治疗。

(三)急性冠脉综合征

急性冠脉综合征包括不稳定型心绞痛和心肌梗死,其治疗目标在于降低血压、减少心肌耗氧量,但不可影响到冠脉灌注压,从而减少冠脉血流量。血压控制的目标是使其收缩压下降10%～15%。治疗时首选硝酸酯类药物,如硝酸甘油,开始时以 5～10 μg/min 速率静脉滴注,逐渐增加剂量,每 5～10 min 增加5～10 μg/min。早期联合使用其他降血压药物治疗,如 β 受体阻滞剂、血管紧张素转化酶抑制剂、α₁ 受体阻滞剂,必要时还可配合使用利尿药和钙通道阻滞剂。另外,配合使用镇痛、镇静药等。特别是尼卡地平能增加冠状动脉血流、保护缺血心肌,静脉滴注能发挥降压和保护心脏的双重效果。拉贝洛尔能同时阻断 α₁ 和 β 受体,在降压的同时能减少心肌耗氧量,也可选用。心肌梗死后的患者可选用血管紧张素转化酶抑制剂、β 受体阻滞剂和醛固酮拮抗剂。此外,原发病的治疗如溶栓、抗凝、血管再通等也非常重要,对 ST 段抬高的患者溶栓前应将血压控制在 20.0/12.0 kPa(150/90 mmHg)以下。

(四)急性左心衰竭

急性左心衰竭主要是由收缩期高血压和缺血性心脏病导致的。严重高血压伴急性左心衰竭治疗的主要手段是通过静脉用药,迅速降低心脏的前、后负荷。在应用血管扩张药迅速降低血压的同时,配合使用强效利尿药,尽快缓解患者的缺氧和高度呼吸困难。就心脏功能而言,应力求将血压降到正常水平。血压被控制的同时,心力衰竭亦常得到控制。血管扩张药可选用硝普钠、硝酸甘油、酚妥拉明等,广泛心肌缺血引起的急性左心衰竭,首选硝酸甘油。在降压的同时以吗啡 3～5 mg 静脉缓注,必要时每隔 15 min 重复 1 次,共 2～3 次,老年患者酌减剂量或改为肌内注射;呋塞米 20～40 mg 静脉注射,2 min 内推完,4 h 后可重复 1 次;并给予吸氧、氨茶碱等。洋地黄仅在心脏扩大或心房颤动伴快速心室率时应用。

(五)急性主动脉夹层

3/4 的主动脉夹层患者有高血压,血压增高是病情进展的重要诱因。治疗目标为通过扩张血管、减缓心动过速、抑制心脏收缩、降低血压及左心室射血速度、降低血流对动脉的剪切力,从而阻止夹层血肿的扩展。主动脉夹层在升主动脉及有并发症者尽快手术治疗;主动脉夹层病变局限在降主动脉者应积极内科治疗。患者应绝对卧床休息,严密监测生命体征和血管受累征象,给予有效止痛、迅速降压、镇静和吸氧,忌用抗凝或溶栓治疗。疼痛剧烈患者立即静脉使用较大剂量的吗啡或哌替啶。不论患者有无收缩期高血压,都应首先静脉应用 β 受体阻滞剂来减弱心肌收缩力、减慢心率、降低左心室射血速度。如普萘洛尔0.5 mg 静脉注射,随后每 3～5 分钟注射 1～2 mg,直至心率降至 60～70 次/分钟。心率控制后,如血压仍然很高,应加用血管扩张药。降压的原则是在保证脏器足够灌注的前提下,迅速将血压降低并维持在尽可能低的水平。一般要求在 30 min 内将收缩压降至 13.3 kPa(100 mmHg)左右。如果患者不能耐受或有心、脑、肾缺血情况,也应尽量将血压维持在 16.0/10.7 kPa(120/80 mmHg)以下。治疗首选硝普钠或尼卡地平静脉滴注。其他常用药物有乌拉地尔、艾司洛尔、拉贝洛尔等。必要时加用血管紧张素 Ⅱ 受体阻滞剂、血管紧张素转化酶抑制剂或小剂量利尿药,但要注意血管紧张素转化酶抑制剂可引起刺激性咳嗽,可能加重病情。肼苯达嗪和二氮嗪因有反射性增快心率、增加心排血量作用,不宜应用。主动脉大分支阻塞患者,因降压后使缺血加重,不宜采用降压治疗。

(六)子痫和先兆子痫

妊娠急诊患者的处理需非常小心,因为要同时顾及母亲和胎儿的安全。在加强母儿监测的同时,治疗时需把握三项原则:镇静防抽搐、止抽搐;积极降压;终止妊娠。①镇静防抽搐、止抽搐:常用药物为硫酸镁,肌内注射或静脉给药,用药时监测患者血压、尿量、腱反射、呼吸,避免发生中毒反应。镇静药可选用冬眠1号或地西泮。②积极降压:当血压升高>22.7/14.7 kPa (170/110 mmHg)时,宜静脉给予降压药物,控制血压,以防脑卒中及子痫发生。究竟血压应降至多少合适,目前尚无一致意见。注意避免血压下降过快、幅度过大,影响胎儿血供。保证分娩前舒张压在12.0 kPa(90 mmHg)以上,否则会增加胎儿死亡风险。紧急降压时可静脉滴注尼卡地平、拉贝洛尔或肼苯达嗪。尼卡地平是欧洲妊娠血压综合征治疗的首选药,它的胎盘转移率低,长时间使用对胎儿也无不良影响,能在有效降压的同时,延长妊娠,有利于改善胎儿结局,尤其适用于先兆子痫患者使用。另外,尼卡地平有针剂和口服制剂两种剂型,适合孕产妇灵活应用。但应注意其可能抑制子宫收缩而影响分娩,在与硫酸镁合用时应小心产生协同作用。肼苯达嗪常用剂量为40 mg加于5%葡萄糖溶液500 mL静脉滴注,0.5~10 mg/h。血压稳定后改为口服药物维持。血管紧张素转化酶抑制剂、血管紧张素Ⅱ受体阻滞剂可能对胎儿产生不利影响,禁用;利尿药可进一步减少血容量,加重胎儿缺氧,除非存在少尿情况,否则不宜使用利尿药;硝普钠可致胎儿氰化物中毒,亦为禁忌。③结合患者病情和产科情况,适时终止妊娠。

(七)特殊人群高血压急症的处理

1.老年性高血压急症

老年人患高血压比例较高,容易出现靶器官损害,甚至是多个靶器官损害,高血压急症的发展速度较快,危险度更高。降压治疗可减少老年患者的心脑血管病的发生率及死亡率。但是老年高血压患者血压波动大,控制效果差。另外,老年患者多有危险因素和复杂的基础疾病,因而在遵循一般处理原则的同时,需格外注意以下几点:①降压不要太快,尤其是对于体质较弱者。②脏器的低灌注对老年患者的危害更大,建议血压控制目标为收缩压降至20.0 kPa (150 mmHg),如能耐受可进一步降低。舒张压若<9.3 kPa(70 mmHg)可能产生不利影响。③大多数患者的药物初始剂量宜降低,注意药物不良反应。④常需要两种或更多药物控制血压。由于尼卡地平具有脏器保护功能的优势,对于老年人高血压急症,建议优先使用。⑤注意原有的和药物治疗后出现的直立性低血压。

2.肾功能不全患者

治疗原则为在强效控制血压的同时,避免对肾功能的进一步损害,通常需要联合用药,根据患者的具体情况选择合适的降压药物。血压一般以降至20.0~21.3/12.0~13.3 kPa(150~160/90~100 mmHg)为宜,第1 h使平均动脉压下降10%,第2 h下降10%~15%,在12 h内使平均动脉压下降约25%。选用增加或不减少肾血流量的降压药,首选血管紧张素转化酶抑制剂和血管紧张素Ⅱ受体阻滞剂,常与钙通道阻滞剂、小剂量利尿药、β受体阻滞剂联合应用;避免使用有肾毒性的药物;经肾排泄或代谢的降压药,剂量应控制在常规用量的1/3~1/2。病情稳定后建议长期联合使用降压药,将血压控制在<17.3/10.7 kPa(130/80 mmHg)。

六、常用于高血压急症的药物评价

高血压急症的降压治疗除了选择起效迅速、作用持续时间短、停药后作用消失较快、不良反应小的静脉用药外,为增强降压作用、减少不良反应、保护重要脏器血流,以及出于特殊人群的需要,常需联合使用口服降压药,并且在血压控制后逐步减少静脉用药,转而用口服降压药物长期维持治疗。选择药物时应充分权衡血压与组织灌注、心脏负荷、血管损害、出血、凝血等的关系,合理控制降压的幅度与速度,考虑各种降压药物的作用和不良反应。

临床上用于降低血压的药物主要分为钙通道阻滞剂、血管紧张素转化酶抑制剂、血管紧张素Ⅱ受体阻滞剂、α受体阻滞剂、β受体阻滞剂、利尿药及其他降压药7类。其中,常用于高血压急症的静脉注射药物为硝普钠、尼卡地平、乌拉地尔、二氮嗪、肼苯达嗪、拉贝洛尔、艾司洛尔、酚妥拉明等。其他药物则根据患者的具体情况酌情配合使用,如紧急处理时可选用硝酸甘油、卡托普利等舌下含服;血管紧张素转化酶抑制剂、血管紧张素Ⅱ受体阻滞剂对肾功能不全的患者有很好的肾保护作用;α受体阻滞剂可用于前列腺增生的患者;在预防卒中和改善左心室肥厚方面,血管紧张素Ⅱ受体阻滞剂优于β受体阻滞剂;心力衰竭时需采用利尿药联合使用血管紧张素转化酶抑制剂、β受体阻滞剂、血管紧张素Ⅱ受体阻滞剂等药物。

部分常用药物比较如下。

(一)硝普钠

硝普钠能直接扩张动脉和静脉,降压作用迅速,停药后效果持续时间短,可用于各种高血压急症。但是由于快速降低血压的同时也带来一系列不良反应,从而使硝普钠在临床的应用具有一定的局限性。如其控制血压呈剂量依赖性,同时还可以降低脑血流量,增加颅内压;对心肌供血的影响可引起冠脉缺血,增加急性心肌梗死早期的死亡率。静脉滴注时需密切观察血压,以免过度降压,造成器官组织血流灌注不足。长期或大剂量应用时可导致血中氰化物蓄积中毒,引起急性精神病和甲状腺功能低下等。小儿、冠状动脉或脑血管供血不足、肝和肾或甲状腺功能不全者禁用;代偿性高血压、动静脉并联、主动脉狭窄者和孕妇禁用。高血压急症伴急性冠状动脉综合征、高血压脑病、急性脑血管病或严重肾功能不全者使用时应谨慎。

(二)尼卡地平

尼卡地平为二氢吡啶类钙通道阻滞剂,是世界上第一个取得抗高血压适应证的钙通道阻滞剂。尼卡地平主要扩张动脉,降低心脏后负荷,对椎动脉、冠状动脉、肾动脉和末梢小动脉的选择性远高于心肌,在降低血压的同时,能改善脑、心脏、肾的血流量,并对缺血心肌有保护作用。另外,它还具有利尿作用,也不影响肺部的气体交换。基于以上机制,尼卡地平在治疗高血压急症时具有以下特点:降压作用起效迅速、效果显著、血压控制过程平稳、血压波动性小;能有效保护靶器官;不易引起血压的过度降低,用量调节简单、方便;不良反应少且症状轻微,停药后不易出现反跳,长期用药也不会产生耐药性,安全性很好。与硝普钠相比降压效果上近似,而其安全性及对靶器官的保护作用明显优于硝普钠,因而尼卡地平不仅是治疗高血压的一线药物,也是急诊科在处理大多数高血压急症的理想选择。

(三)乌拉地尔

乌拉地尔为选择性 α_1 受体阻滞剂,具有外周和中枢双重降压作用,起效快,效果显著,不影响心率,无反跳现象,对嗜铬细胞瘤引起的高血压危象有特效。暂不提倡与血管紧张素转化酶抑制剂合用;主动脉峡部狭窄者、哺乳期妇女禁用;妊娠妇女仅在绝对必要的情况下方可使用;老年患者需慎用,初始剂量宜小,在脏器供血维持方面欠佳。

(四)拉贝洛尔

拉贝洛尔对 α_1 和 β 受体均有阻断作用,能减慢心率,减少心排血量,减小外周血管阻力。其降压作用温和,效果持续时间较长。特别适用于妊娠高血压患者。充血性心力衰竭、房室传导阻滞、心率过缓或心源性休克、肺气肿、支气管哮喘、脑出血患者禁用;肝、肾功能不全及甲状腺功能低下等患者慎用。

(五)艾司洛尔

艾司洛尔为选择性 β_1 受体阻滞剂,起效快,作用时间短。能减慢心率、减少心排血量、降低血压,特别是收缩压。支气管哮喘、严重慢性阻塞性肺病、窦性心动过缓、二度至三度房室传导阻滞、难治性心功能不全、心源性休克及对本品过敏者禁用。

七、急救护理

(一)保持安静

绝对卧床休息,半卧位。减少患者搬动,教会患者缓慢改变体位。避免一切不良刺激和不必要的活动。消除紧张恐惧心理、稳定情绪,必要时按医嘱使用镇静药。

(二)保持呼吸道通畅

吸氧 $4\sim5$ L/min,如呼吸道分泌物较多,患者呼吸功能较差,应用吸引器吸出。呕吐时头偏向一侧,防止误吸导致窒息。

(三)建立有效静脉通路

立即建立静脉通路,迅速按医嘱使用降压药及时降低血压。降低血管阻力,解除血管的痉挛状态。一般首选硝普钠,应避光静脉注射,以微量泵控制注入速度,缓慢降压。$4\sim6$ h 更换1次,持续静脉注射一般不超过72 h,以免发生硫氰酸盐中毒,严重肝、肾疾病患者应慎用。

(四)密切监测病情变化

严密观察血压变化,尤其在更换药物或改变给药速度时;降压不宜过快或过低,应在短时间内把血压降至安全范围,并不要将血压降至完全正常水平,以免造成脑供血不足和肾血流量下降,如出现出汗、不安、头痛、心悸、胸骨后疼痛等血管过度扩张现象,应立即停止用药。也可选用硝酸甘油、硝苯地平舌下含服;制止抽搐用地西泮肌内注射或静脉注射;降低颅内压、减轻脑水肿用呋塞米或甘露醇快速静脉滴注。

严密观察脉搏、呼吸、心率、血压、神志、瞳孔、尿量变化,如发现异常,随时与医师联系。准确记录24 h出入量。

(五)提供保护性护理

患者意识不清时应加床栏以防止坠床;发生抽搐时用牙垫置于上、下磨牙间防止唇舌咬伤;避免屏气用力呼气或用力排便;保持周围安静,减少噪声的刺激。

(六)饮食护理

合理饮食,给予低盐、低脂、低胆固醇、清淡饮食,少量多餐,避免过饱及食用刺激性食物。适当控制总热量,多吃含维生素和蛋白质食物,增加蔬菜、水果、高膳食纤维食物的摄入,限烟酒,达到减轻心脏负荷、防止水钠潴留、预防便秘、降低血压的效果。

(七)心理护理

长期的抑郁或情绪激动、急剧而强烈的精神创伤可使交感-肾上腺素活性增强、血压升高,因此,保持良好的心理状态非常重要。可通过了解患者性格特征及有关心理社会因素进行心理疏导,说明本病需长期甚至终身治疗,取得患者的充分理解和配合,教会患者训练自我控制能力,消除紧张恐惧心理、安定情绪,保持最佳的心理状态。

(八)康复护理

指导并鼓励患者坚持非药物治疗,如给予低盐、低脂、低胆固醇和富含维生素食物,少量多餐,适当控制总热量;减肥、控制体重;合理安排休息和活动,保证充足的睡眠,参加适当的体育锻炼和劳动,避免重体力劳动、精神过度紧张和情绪激动等诱发因素。帮助患者建立长期治疗的思想准备,按时遵医嘱服药。定期门诊随访,教会患者及其家属测量血压,病情变化时随时就医。

(李　俊)

第十七节　急性化脓性腹膜炎

一、概念

急性化脓性腹膜炎是指由化脓性细菌,包括需氧菌和厌氧菌或两者混合所引起的腹膜腔急性感染。急性化脓性腹膜炎累及整个腹腔称为急性弥散性腹膜炎,腹膜腔炎症仅局限于病灶局部称为局限性腹膜炎,并可形成脓肿。根据腹腔内有无病变又分为原发性腹膜炎和继发性腹膜炎。腹腔内无原发病灶,而是血源性引起的,称为原发性腹膜炎,占2%。继发于腹腔内空腔脏器穿孔、损伤破裂、炎症扩散和手术污染等所引起的腹膜炎,称之为继发性腹膜炎,是急性化脓性腹膜炎中最常见的一种,占98%。

二、临床表现

(一)腹痛

腹痛是最主要的症状,一般都很剧烈,不能忍受,且呈持续性,当患者深呼吸、咳嗽、转动体位时加重,故患者多不愿意改变体位。疼痛先以原发病灶处最明显,随炎症扩散可波及全腹。

(二)恶心、呕吐

恶心、呕吐为早期出现胃肠道症状。腹膜受到刺激,引起反射性恶心,呕吐,呕吐物为胃内容物。当出现麻痹性肠梗阻时,可吐出黄绿色胆汁,甚至粪质样内容物。

(三)全身症状

随着炎症发展,患者出现高热、大汗、口干、脉速、呼吸浅快等全身中毒症状,后期出现眼窝凹陷、四肢发冷、呼吸急促、脉搏细弱、血压下降、严重缺水、代谢性酸中毒及感染性休克的表现。但年老体衰或病情晚期者体温不一定升高,如脉搏加快,体温反而下降,提示病情恶化。

(四)腹部体征

腹胀明显,腹式呼吸减弱或消失。腹部有压痛、反跳痛、肌紧张,是腹膜炎的重要体征,称为腹膜刺激征。腹肌呈"木板样"多为胃十二指肠穿孔的临床表现,而老年、幼儿或极度虚弱的患者腹肌紧张可不明显,易被忽视。胃十二指肠穿孔时,腹腔可有游离气体,叩诊肝浊音界缩小或消失。腹腔内有较多积液时,移动性浊音呈阳性。

三、辅助检查

(一)血液检查

白细胞总数及中性粒细胞升高,可出现中毒性颗粒。病情危重或机体反应低下时,白细胞计数可不增高。

(二)腹部 X 线检查

立位平片,可见膈下游离气体;卧位片,在腹膜炎有肠麻痹时可见肠襻普遍胀气,肠间隙增宽及腹膜外脂肪线模糊以至消失。

(三)直肠指检

有无直肠前壁触痛、饱满,可判断有无盆腔感染或盆腔脓肿形成。

(四)B 超检查

B 超检查可帮助判断腹腔病变部位。

(五)腹腔穿刺

可根据抽出液性状、气味、混浊度做细菌培养、涂片,以及淀粉酶测定来帮助诊断及确定病变部位和性质。

四、护理措施

急性腹膜炎的治疗分为非手术和手术两种方法。非手术疗法主要适用于原发性腹膜炎;急性腹膜炎原因不明,病情不重,全身情况较好;炎症已有局限化趋势,症状有所好转。手术疗法主要适用于腹腔内病变严重;腹膜炎重或腹膜炎原因不明,无局限趋势;患者一般情况差,腹水多,肠麻痹重或中毒症状明显,甚至出现休克者;经短期(一般不超过 8～12 h)非手术治疗症状及体征不缓解反而加重者。其治疗原则是处理原发病灶,消除引起腹膜炎的病因,清理或引流腹腔,促使腹腔脓性渗出液尽早局限、吸收。

(一)术前护理

(1)病情观察:定时监测体温、脉搏、呼吸、血压,准确记录 24 h 出入量。观察腹部体征变化,对休克患者应监测中心静脉压及血气分析数值。

(2)禁食:尤其是胃肠道穿孔者,可减少胃肠道内容物继续溢入腹腔。

(3)胃肠减压:可减轻胃肠道内积气、积液,减少胃肠内容物继续溢入腹腔,有利或减轻腹膜的疼痛刺激,减少毒素吸收,降低肠壁张力,改善肠壁血液供给,利于炎症局限,并促进胃肠道蠕动恢复。

(4)保持水、电解质平衡:腹膜炎时,腹腔内有大量液体渗出,加之呕吐,患者不仅丧失水、电解质,也丧失了大量的血浆,应根据患者的临床表现和血生化测定、中心静脉压等监测,输入适量的晶体液和胶体液,纠正水、电解质和酸碱失衡,保持尿量 30 mL/h 以上。

(5)抗感染:继发性腹膜炎常为混合感染,因此需针对性地、大剂量联合应用抗生素。

(6)对诊断不明确者,应严禁使用止痛剂,以免掩盖病情,贻误诊断和治疗。

(7)积极做好手术准备,做好患者及其家属的工作,解除思想顾虑,积极配合治疗。

(二)术后护理

(1)定时监测体温、脉搏、呼吸、血压及尿量的变化。

(2)患者血压平稳后,应取半卧位,以利于腹腔引流,减轻腹胀,改善呼吸。

（3）补液与营养：由于术前大量体液丧失，患者术后又需禁食，故要注意水、电解质平衡，酸碱平衡和营养的补充。

（4）继续胃肠减压：腹膜炎患者虽经手术治疗，但腹膜的炎症尚未清除，肠蠕动尚未恢复，故应禁食，同时采用有效的胃肠减压，直至肠蠕动恢复，肛门排气后，方可拔除胃管，开始进食。

（5）引流的护理：妥善固定引流管，避免受压、扭曲，保持通畅，观察并记录引流量、颜色、气味等。如需用负压吸引者应注意负压大小，如用双套管引流者，常需用抗生素盐水冲洗，冲洗时应注意无菌操作，记录冲洗量和引流量及性状。冲洗时注意保持床铺的干燥。

（6）应用抗生素以减轻和防治腹腔残余感染。

（7）为了减少患者的不适，酌情使用止痛剂。

（8）鼓励患者早期活动，防止肠粘连。

（9）观察有无腹腔残余脓肿，如患者体温持续不退或下降后又有升高，白细胞计数升高，全身有中毒症状，以及腹部局部体征的变化，大便次数增多等提示有残余脓肿，应及时报告医师处理。

（三）健康教育

（1）术后肠功能恢复后的饮食要根据不同疾病具体计划，先吃流质饮食，再过渡到半流饮食。应指导和鼓励患者吃易消化、高蛋白、高热量、高维生素饮食。

（2）向患者解释术后半卧位的意义。在病情允许的情况下，应鼓励患者尽早下床活动。

（3）出院后如突然出现腹痛加重，应及时到医院就诊。

（李　俊）

第二章

门 诊 护 理

第一节　骨科门诊的护理

一、门诊护理工作常规

(一)工作人员

门诊工作人员衣帽整齐,按时上岗,坚守工作岗位。

(二)诊室

诊室保持安静、整洁、舒适,每天上、下班前后整理好室内物品,搞好卫生,每天紫外线消毒一次并登记。

(三)对待患者

对患者态度和蔼、热情、细致、耐心,严格执行首问负责制,有问必答,进行有效的健康宣教。为患者治疗操作手法轻柔,并讲解治疗后的注意事项。

(四)换药室

换药室区域划分明确,不乱放、混放。物品、药品无过期。各种敷料、器械每周定期消毒更换。用后器械按规定消毒处理,定位放置。

(五)预防感染

每处置一位患者后洗手,严格防止院内感染。医疗垃圾分类正确。

(六)安全环保

节约水电,注意防火和安全。

二、门诊各岗位护理任务

骨科门诊是骨科医疗工作的第一线。绝大部分骨科患者的诊察工作要在门诊部进行,还有少部分患者的整复治疗工作也在门诊部进行。因此,骨科门诊的护理工作较之其他门诊更为复杂。除了在分诊、观察病情、卫生宣教和提供咨询服务之外,还有整复治疗配合、X线检查配合、外伤处置、感染伤口换药、手术配合、术后观察、理疗护理及拆除外固定材料等工作。

(一)内部结构

骨科门诊应设有候诊室、诊察室、整复室、换药室、一般处置室、手术室、观察室和理疗室等单位。

(二)骨科门诊各岗位护理任务

1.候诊室

候诊室应宽敞,备有数量与门诊接诊量相适应的候诊椅,1 个分诊台。候诊室护理工作如下。

(1)分诊。①开诊准备:值班护士提前 15 min 到岗,维持秩序,保持候诊室安静。卫生宣教,主动介绍就诊须知。②预检分诊:按照患者选择的科别,及时传呼患者就诊。根据病情,对复诊患者尽量安排经治大夫诊察。加强巡视,观察病情,发现高热、出血、呼吸困难、休克等患者立即安排就诊,必要时送急诊科处理。发现传染患者,立即隔离诊治。并对候诊室进行消毒处理。

(1)提供咨询服务:在患者就诊过程中,指导患者交费、取药、检查等,以缩短就诊时间,使患者尽早得到治疗。并耐心回答患者有关就诊的各种问题。

2.诊察室

(1)设施:骨科门诊各诊室应备有诊察床、就诊椅、诊断桌椅、洗手池、观片灯、血压计、听诊器、叩诊锤和各种表格等诊察设施及物品。

(2)护理任务:①开诊前,检查各诊室物品和设施,如有短缺和损坏应及时补充与送修。②每天停诊后,将用过的器械、物品清洁、消毒后放回原处,如有损坏及时送修;检查表格等用品,如有短缺,及时补充。

3.一般处置室

一般处置室的任务是,为门诊患者进行药物过敏试验、肌内或静脉注射及清洁灌肠等。室内备有治疗台、小药柜、治疗床和屏风等。一般处置室的工作内容同病区治疗室。

4.换药室

骨科门诊换药室是为初诊患者处理伤口和为复诊患者换药的场所。室内备有换药床、治疗台、各种外用药、无菌物品柜、浸泡消毒容器和污物桶等。换药工作一般由护士完成。其工作内容如下。

(1)换药室管理:①保持室内清洁,物品摆放合理,每天紫外线照射消毒 1 h,消毒液擦拭工作台面和地板 1 次。②严格划分清洁区和污染区,并做出明显标记。③无菌物品专柜存放,每件无菌物品均要标明灭菌日期和失效日期。发现过期物品,及时更换消毒,保证备用状态。④无菌物品打开包装 24 h 后,必须重新灭菌。⑤按要求更换各种浸泡消毒液。⑥各种药品分类放置、标签清楚。经常检查、及时清理过期变质药品。

(2)为门诊患者换药。①新鲜小伤口包扎:严格消毒,无菌操作。观察小伤口出血情况。一般渗血可采用压迫止血法,加压包扎,若发现喷射小动脉出血应立即结扎止血包扎。包扎四肢部位的伤口时,应注意观察肢体末梢的感觉运动情况,判断有无神经和肌腱损伤。若伤口较深,应先用 3%过氧化氢溶液冲洗 2 遍,再用无菌生理盐水冲洗数遍,以预防厌氧菌感染。若需要缝合,则送门诊手术室进行清创缝合。包扎后嘱患者适当抬高患肢,以减少伤口渗血和减轻疼痛。②无菌手术伤口换药:严格消毒,无菌操作。无菌手术伤口一般无须换药,仅在术后第 3 天观察伤口 1 次,若伤口无感染,可更换无菌敷料包扎,直至拆线。③感染伤口换药:根据伤口情况正确选用药物或遵医嘱用药。轻度感染伤口用碘伏消毒、无菌生理盐水清洁创面即可,2~3 个月换药 1 次;严重感染伤口可敷用除腐抗菌药物,并除去脓液及坏死组织等,每天换药 1 次(敷用腐蚀性药物应注意防止伤及健康组织,头、指、趾等肉薄近骨处禁用强烈腐蚀药)。

（3）换药操作技术：①动作轻柔、准确，尽量减轻患者痛苦。②对粘在创面上的敷料，不可粗暴撕拉，应敷以无菌生理盐水软化后慢慢拿掉。③伤口放有引流物者，应避免误将其拉出。④用无菌生理盐水棉球清洁创面，每个棉球限用1次。先将周围脓液擦去，更换1把镊子，再由中心向外周擦拭，最后处理引流处。操作时注意保护肉芽组织。⑤酌情处理创面及敷药。如肉芽新鲜洁净，可用凡士林纱布覆盖；肉芽水肿，可用高渗盐水湿敷；肉芽苍老不生长，可刮除，敷以生肌散等。⑥酌情包扎。可根据伤口大小及部位采用纱布覆盖、胶布固定或加用绷带或加用多头带等固定方法。

（4）清除皮肤上残留膏药：有些骨科患者来诊前已用过膏药，就诊做X线检查前应把膏药清理干净，以免影响检查结果。

暴露患处，揭去膏药。用棉签蘸取松节油轻轻擦拭残留在皮肤上的膏药。擦净之后，用干的棉签擦去皮肤上的松节油，再用生理盐水棉球擦拭患处，以消除残留松节油对皮肤的刺激。

（5）换药注意事项：操作者必须戴好口罩帽子，洗净双手；无菌伤口与感染伤口严格分开处理；使患者取舒适体位，冬季应注意保暖，并做好心理护理，解除患者紧张情绪；伤口内放置引流物后要做记录，避免遗漏在伤口内。

（6）换药器械处理：换药器械每个患者1套，用过后立即浸入消毒液中。达到消毒时间后，取出来洗净、擦干、上油、包装，送到供应室灭菌；刀剪类器械用过后，经消毒、清洗、晾干后浸入消毒盘中，达到灭菌时间后方可再次使用；一次性器械用后浸泡消毒，送到供应室回收处理。

（7）污物处理：一次性纸巾类和敷料类送焚烧炉焚烧。

5.理疗室

骨科门诊理疗室是对门诊患者进行针灸、推拿、按摩、磁疗、电疗、光疗、热疗等物理治疗的场所。骨科理疗适应证包括关节炎、关节周围炎、关节强直、腱鞘炎、软组织损伤、坐骨神经痛、骨髓炎等。理疗室应设理疗床和牵引床数张（按照门诊量多少而定）。理疗设备根据医院条件酌情配备。一般规模的骨科理疗室应备有烤灯、各种电疗仪、旋转磁疗机、磁片、超声波治疗仪、火罐、针刺器具、艾条等。骨科门诊理疗室的护理任务如下。

（1）理疗室管理：①保持室内整洁、安静，每天紫外线照射消毒1h。②及时更换理疗床上用具，保持清洁。③定时维修保养各种治疗仪器，发现损坏及时送修。④及时请领补充办公用品和药品。⑤做好安全防护，避免机器漏电及热疗过程中失火。下班之前切断电源。

（2）遵医嘱对患者治疗：①准确执行医嘱，认真查对患者姓名、治疗种类、治疗部位、治疗剂量和治疗次数。②对初诊患者要详细介绍治疗中注意事项，使之正确配合治疗。③使用机器治疗前，应检查患者体位是否正确，机器各部分功能是否健全。确认完善，方可开机。④使用机器治疗时，要严守操作规程，并密切注意患者反应和机器运转情况，发现异常立即检查处理，甚或停止治疗，并报告医师。⑤针灸治疗时，要按医嘱中穴位处方准确定位；针刺时要严格执行无菌操作规程。⑥热疗时，要掌握烤灯高度和照射时间，避免灼伤患者皮肤。⑦治疗完毕后，详细检查患者局部反应，并询问有无全身反应，做好治疗记录。

6.整复室

骨科门诊整复室是对一些单纯的新鲜闭合骨折或关节脱位的患者施行手法整复固定术的场所，是骨科门诊特有的处置室。整复室应备有整复床、石膏准备台、各种夹板、观片灯、石膏锯、石膏剪和抢救车等设备。整复室的护理工作如下。

（1）整复室管理：①保持室内整洁，物品合理放置。每天紫外线照射消毒1h。②备好急救药品和抢救器材,以备整复意外时使用。③及时请领补充有关卫生材料,制备各种整复固定辅助用品。

(2)整复配合:①备好整复床或整复椅。②做好患者的心理护理,使患者消除紧张情绪和恐惧心理,积极配合整复。③整复过程中,观察患者的神志、面色、呼吸、脉搏情况。发现异常,立即报告医师采取措施。④及时提供固定器材,如夹板、绷带、小带子、浸泡的石膏绷带等。⑤整复固定后,护送患者到观察室。

(3)拆除外固定器材:①遵医嘱解下患者的夹板或拆除石膏,拆石膏时应操作准确、动作稳妥、避免损伤患者肢体。②清洗患肢:拆除外固定器材后,用温水洗去患肢的皮屑和污垢。如皮肤有压伤,要给予消毒包扎处理。③指导患者正确进行患肢功能恢复训练。④需再行石膏固定术的患者,应安置适当体位,并嘱其不要随意活动,等待固定。

7.手术室

骨科有些小手术可在门诊手术室进行。如皮肤裂伤清创缝合术、屈指肌腱腱鞘狭窄松解术、螺钉取除术、钢针拔出术等。

骨科门诊手术室应配备手术台、器械台、无影灯、吸引装置、供氧装置、抢救车、紫外线消毒灯等设施。其护理工作如下。

(1)手术室管理①保持室内整洁、安静,物品摆放合理。严格划分无菌区、清洁区和污染区,并做出明显标记。②每天紫外线照射消毒1 h,并用消毒液擦拭工作台面1次。每月进行1次空气细菌培养,空气中杂菌含量每立方米不得超过200个。③各种消毒液定期更换,保持有效浓度。④无菌物品专柜存放,并标明灭菌日期。每天检查无菌物品,如超过有效期,应重新灭菌处理。⑤各种药品分类放置,标签清楚,经常检查、及时清除过期变质药品。⑥每天检查室内设备、器械,发现损坏,及时维修或更换,保证其完好状态。及时请领补充各种卫生材料。⑦根据预约情况,备好第二天手术包。平时备有急诊包。

(2)手术配合:①术前认真核对患者的姓名、性别、年龄、手术名称、手术部位、皮试结果等。②协助患者摆好体位,检查手术区皮肤准备情况。同时开导患者消除紧张情绪。③密切观察患者一般情况,发现异常,立即报告医师采取措施。④做好巡回工作,及时供应术中用物,并做好记录,台上台下认真核对。

(3)手术后处置:①护送患者到观察室休息。②清理手术用物。布巾类送洗,一次性纸巾类和敷料类送焚烧炉焚烧。金属器械消毒、洗净、擦干、上油备用。③消毒手术室地面和工作台面,紫外线消毒空气。

8.观察室

骨科门诊观察室是门诊手术后患者和整复固定后患者暂时停留观察的场所。观察室设有病床数张(按照门诊接诊量多少而定),并备有相应的床上用物。观察室护理工作如下。

(1)接待暂留观察患者,了解病情,安置患者于适当卧位。

(2)手术患者需观察伤口渗血情况及患肢末梢血循、运动和感觉情况。酌情测量血压、脉搏、呼吸。经30~60 min无异常即可离院。

(3)闭合骨折整复后小夹板固定患者需观察患肢末梢血循、感觉和运动情况。一般观察30 min,无异常即可离院。

(4)石膏固定患者需安放适当体位,石膏凝固前不可随意搬动。注意观察肢体温度、末梢血液循环、感觉和运动情况,并要观察患者有否石膏过敏现象。一般观察30~60 min无异常即可离院。

（5）全麻下整复的患者，除观察患肢情况外，还要严密观察血压、脉搏和呼吸情况，保持呼吸道通畅，直至患者清醒。查无异常方可离院。

（6）患者离院前，给予必要的指导，使患者离院后能正确观察伤口和肢体情况，避免意外发生。对整复固定患者，可发1份《骨折整复患者须知》，其内容如下：①整复后，患肢应适当抬高，以利肿胀消退。②小夹板固定后，要严密观察肢端颜色、温度、感觉和运动情况。若夹板逐渐变紧，患肢剧烈疼痛或者麻木，应立即到医院诊察。正常情况下，整复后第3天，到医院复查，以后每周复查1次。③石膏固定后，要注意防止石膏变形。卧床时，石膏凹部要垫起，避免石膏发生断裂。石膏固定3～5 d间，要严密观察肢端颜色、温度、感觉和运动情况，若肢体肿胀严重、患肢剧烈疼痛或者麻木，应立即到医院诊察。若石膏内局部压痛明显时，亦应到医院诊察。正常情况下，每周复查1次。④按照医护人员的指导，积极进行患肢功能锻炼。⑤加强营养，适当休息，以利康复。

（7）整理观察床，清洁、消毒污染被褥，保持室内整洁。

（杨　娜）

第二节　妇产科门诊的护理

一、门诊护理工作常规

（一）妇科门诊工作要求

（1）详细询问病史，了解发病经过及症状。进行妇科检查前，均应排空膀胱（需化验小便者可先安排小便化验后检查）。未婚妇女一般行肛门检查，禁行阴道检查，必要时应征得患者本人及其家属的同意。

（2）男性医师为女患者进行阴道检查时，必须有一位女性工作人员在场。

（3）月经期不做阴道检查，有原因不明的阴道流血需行阴道检查时，检查前应消毒外阴。每次检查后需更换臀部垫单，防止交叉感染。

（4）白带量多或异常者，应取白带作滴虫及真菌检查。

（5）初诊妇女（未婚者除外）都应作宫颈涂片或刮片防癌普查，如有可疑症状作宫颈活体组织检查。

（6）在门诊进行有关妇科手术时，应严格按无菌操作进行，术前应检查有无发热或感染等手术禁忌证。

（7）危重患者或年老体弱者来门诊时需提前就诊，诊断不明时应立即请上级医师复查，必要时紧急会诊，需住院时，由专人护送入院。

（8）凡需住院治疗的患者，由医师填写住院证，在住院前应完成有关必要的化验及检查。

（9）开展计划生育的宣传及指导。

（二）产科门诊工作要求

1.产前检查

（1）产前检查时间：确定早孕后，一般应在孕12周内进行妇科检查，如测量血压、血糖、血常规、肝功能、尿常规并检查心肺等。正常情况下,孕 28 周以前,每月检查一次,28 周后每 2 周检查一次,36 周后每周检查一次。如有异常应应增加检查次数。

(2)孕妇保健卡:实行统一的孕妇围生期保健卡。

(3)病史:除询问一般内、外科疾病及手术史、家族史及有无遗传性疾病外,应着重询问产科情况,如月经史、末次月经、预产期、分娩史,有无难产史,并注意本次妊娠情况,如有特殊情况应详细记录。

(4)体格检查:包括全身体检与产科检查。初孕产妇或经产妇有难产史者,应测量骨盆外径。每次产前检查应测量血压、体重、子宫底高度、腹围、胎位、胎心次数、先露部与骨盆的关系等,以及测定尿蛋白、尿糖等。

(5)初诊完毕:产科怀孕 28～37 周及 38 周至住院前分别评分一次。如发现危险因素,应及时评分,并按高危孕妇要求处理或转各专科门诊处理。

(6)孕期指导:定期向孕妇宣传妊娠生理、孕期卫生及临产的征兆等知识,如饮食、休息、衣着,妊娠晚期不能坐浴、忌性交等。结合具体情况作计划生育宣传和指导。

(7)检查预约名单:每次门诊结束时,应检查预约来诊名单,发现未按时来院检查者,根据情况电话通知或进行家访。

(8)产前卡整理:按预产期月份做好产前卡的整理工作。

(9)专人护送临产孕妇。

2.产后检查

产后 42 d 左右,嘱产妇携带婴儿来院检查。

(1)产妇检查:询问产程经过;检查一般情况,如体重、血压、尿蛋白(限于妊娠期高血压疾病)、乳房、乳头、手术瘢痕检查;妇科检查,包括外阴伤口愈合情况、阴道分泌物性状、宫颈有无糜烂、子宫大小及位置,如有异常者及时给予治疗或矫正;做好计划生育宣教工作,落实避孕措施;宣传婴儿喂养、卫生及预防接种等知识。

(2)婴儿方面:了解喂养方法及大小便情况;一般情况检查包括体重、营养发育、皮肤、反射、五官(注意舌系带有无过短);检查心肺、脐带、臀部。

二、妇科检查

(一)概述

妇科疾病与全身营养和健康、内分泌疾病关系密切。因此,也需要了解内分泌腺,如甲状腺、肾上腺的功能,注意乳房发育情况及有无体态异常(如肥胖、消瘦、侏儒等)。

(二)全身体格检查

常规测量体温、脉搏、呼吸、血压、身高、体重,其他检查项目包括患者神志、精神状态、面容、体态、全身发育及毛发分布情况、皮肤、淋巴结、头部器官、颈、乳房、心、肺、肝、脾、脊柱、四肢等。

妇科检查包括腹部检查及盆腔检查。

1.腹部检查

有系统地进行视、触、叩、听诊,注意腹部形状,有无妊娠、肿块或腹水。腹部检查是妇科体格检查的重要部分,应在盆腔检查前进行。

(1)视诊:腹壁有无瘢痕、静脉曲张、妊娠纹、腹壁疝,腹部是否隆起或不对称。

(2)触诊:腹壁厚度,肝、肾有无增大和压痛,其他部位有无压痛、反跳痛或肌紧张;如触到肿块,能否确定其部位、大小、形状、硬度、活动度及表面性状,肿块是否有压痛。

(3)叩诊:鼓音和浊音的分布,有无移动性浊音等。

(4)听诊:如为妊娠,除检查胎位、胎动情况,还应听胎心音(心律和心率)。听诊还要了解肠鸣音。

2.外阴部检查

(1)目的:观察外阴发育及阴毛多少和分布情况,有无畸形、水肿、皮炎、溃疡或肿块;皮肤黏膜色泽及质地变化,有无增厚、变薄和萎缩等。

(2)方法:用一手的拇指和示指(戴一次性手套或指套)分开小阴唇,暴露并观察前庭及尿道、阴道开口及处女膜;未婚者处女膜多完整未破,中间有孔,勉强可容示指;已婚者阴道口可容两指通过;经产妇处女膜仅余残痕或会阴有侧切瘢痕。然后再让患者用力向下屏气,观察有无阴道前壁或后壁膨出、子宫脱垂或尿失禁等。

3.阴道窥器检查

(1)目的。①检查宫颈:观察宫颈的大小、颜色、外口形状,有无糜烂、撕裂、外翻、腺囊肿、息肉、肿块,宫颈管内有无出血或分泌物,宫颈和宫颈管分泌物涂片和培养的标本均应于此时采集。②检查阴道:观察阴道前、后侧壁黏膜颜色、皱襞多少,有无阴道隔、双阴道等先天畸形或出血、溃疡、肿块等;有无分泌物及分泌物的量、性状、颜色、气味等。白带异常者应作涂片或培养寻找滴虫、念珠菌、淋菌及线索细胞等。

(2)方法:根据需要选择大小合适的窥器。具体操作方法如下:①放置窥器前选用左手示指和拇指分开双侧小阴唇,暴露阴道口,右手持预先备好的阴道窥器,避开敏感的尿道周围区,直接沿阴道侧后壁缓慢插入阴道内,然后向上向后推进,边推进边将两叶转平,并逐渐张开两叶,直至完全暴露宫颈为止,旋紧窥器侧部螺丝,使窥器固定在阴道内。②如患者阴道壁松弛,宫颈多难以暴露,有可能将窥器两叶前方松弛而鼓出的阴道前、后壁误认为宫颈前后唇。此时应调整窥器中部螺丝,以使其两叶能张开达最大限度,或改换大窥器进行检查。同时还应注意防止窥器两叶顶端直接碰伤宫颈以致宫颈出血。

4.双合诊

双合诊是妇科特有的检查方法,也是盆腔检查中最重要的项目。

(1)目的:扪触阴道、宫颈、子宫、附件,在双手配合下查清子宫的位置、形状、大小、硬度、活动度、性状,有无压痛及其异常。

(2)方法:检查者戴手套蘸以肥皂水,用示、中两指伸入阴道,另一手放在腹部配合检查。

5.三合诊

腹部、阴道、直肠联合检查。

(1)目的:弥补双合诊的不足,进一步了解骨盆后部及子宫直肠陷凹,通过三合诊可扪清后倾或后屈子宫的大小,发现子宫后壁、直肠子宫陷凹、宫骶韧带或双侧盆腔后部及直肠周围的病变情况。

(2)方法:检查者一手示指放入阴道,中指放入直肠,另一手在腹部进行检查。

6.直肠-腹部诊

(1)目的:临床应用于未婚、阴道闭锁或经期不宜做阴道检查者。

(2)方法:检查者一手示指伸入直肠,另一手在腹部配合检查。

（三）护理配合

1.患者的配合

（1）指导患者检查前排便或排尿，必要时导尿或灌肠后检查。

（2）指导并协助患者上妇科检查台，患者臀部置于台缘，头略抬高，两手平放于身旁，以使腹肌松弛；危重患者不宜搬动时，可在病床上检查。

（3）指导并协助患者脱衣裤（冬天注意调节室温）。

（4）一般患者取膀胱截石位，尿瘘者取膝胸位。

（5）指导患者于检查（三合诊）时，用力向下屏气，使肛门括约肌自动放松，以减轻疼痛和不适。

2.用物准备的配合

用物准备齐全，定位放置，使用中才能得心应手。

（1）设备：诊床、妇科检查台。

（2）器材：应备高压消毒的阴道窥器、手套、宫颈钳、鼠齿钳、子宫探针、宫颈活检钳、子宫内膜吸取器、小刮匙、宫颈刮板、止血钳、剪刀、镊子、导尿管、器械盒及冲洗壶（杯、瓶）、干燥的玻片、标本瓶、血压计、听诊器等。

（3）敷料：棉拭子、棉球、棉签、纱布、甘油纱布、消毒纸垫或布垫、治疗巾、丁字带、绷带等。

（4）药品（外用药）：聚维酮碘、0.05%氯己定、2%汞溴红、75%酒精、2%硝酸银、10%甲醛、95%酒精、0.5%普鲁卡因、生理盐水、无菌液状石蜡等。

（5）其他用物：吊桶架、立灯、橡胶单、污物桶、屏风或拉帘、洗手设备等。

3.心理护理的配合

妇科患者的主要特点是所患疾病在生殖系统，害羞心理强；因生殖系统疾病直接关系到婚姻、家庭、生育等，患者思想顾虑多；对妇科疾病知识缺乏了解，表现为迷惘，不知所措。因此，护理人员应热情接待、关心体贴患者、理解患者的心情，做到语言亲切、解释耐心，主动向患者讲述有关妇科检查的目的、方法、注意事项、检查中的配合等，使患者解除思想顾虑，配合检查；同时如患者紧张、害怕，护理人员还可以抚摸患者，握住她的手并指导患者使用放松技术，如缓慢地深呼吸、全身肌肉放松等。男性医师对未婚者进行检查时，需要有女性医护人员在场，以减轻患者的紧张心理和避免发生不必要的误会。

4.一般护理配合

（1）保持检查室清洁整齐，空气流通，光线充足，寒冷季节注意保暖，室温为16℃～25℃。

（2）及时为医师递送检查用的器具、药品、敷料，标本采集后立即送检。

（3）遵医嘱进行注射及更换敷料等。

（4）使用窥器检查，遇冬天气温低时，先将窥器前端置入40℃～45℃肥皂液中预先加温；如做宫颈刮片或阴道上1/3段涂片细胞学检查，则不宜用润滑剂（可用生理盐水润滑），以免影响检查结果。

（5）检查或处理完毕，擦净外阴部，协助患者下检查台并穿好衣裤。

5.注意事项

（1）避免于经期做妇科检查，如因异常出血而必须检查时，检查前应先消毒外阴，严格操作规程，以防发生感染。

（2）对未婚患者禁做双合诊及窥器检查，应限于用示指放于直肠内行直肠-腹部诊；若确有检查必要时,应先征得其本人及家属同意后,方可以示指缓慢放入阴道扪诊。

6.消毒隔离

(1)每次检查用过的窥器采用消-洗-消程序处理(先浸泡在 1：200 的 84 消毒液中,30 min 后取出再清洗,然后高压灭菌备用)。

(2)检查传染病或癌症患者的器具,用后应另行处理(按感染器械浸泡)。

(3)每检查一人,应及时更换置于臀部下面的垫单或纸单,以防交叉感染。

三、妇科特殊检查

(一)基础体温测定

1.概述

基础体温是指每天睡眠 6～8 h,醒后尚未进行任何活动之前所测得的体温,能反映静息状态下的能量代谢水平。一般月经前半期体温稍低,因雌激素可使血中乙酰胆碱量增加,副交感神经兴奋,血管扩张、散热,故排卵前及排卵时体温更低。排卵后由于孕激素的致热作用,通过中枢神经系统可使基础体温轻度上升,月经来潮前 1～2 天或月经第一天孕激素下降,体温亦即下降。故正常月经周期,如体温呈双相曲线,表示排卵,单相曲线表示无排卵。临床常用此法了解有无排卵及黄体功能状况。

2.护理配合

(1)向患者说明其检查目的、方法、要求,以取得合作。

(2)指导患者每天临睡前将体温计水银柱甩至 36 ℃以下,放于床旁桌或枕下便于取用。

(3)嘱患者清晨睡醒后(未起床、未说话、未做任何活动时),用体温计置口腔舌下测温5 min。每天清晨固定时间测量较为准确。

(4)起床后,将所测体温记录于基础体温表上,逐天进行,最后画成曲线。

(5)指导患者将有关性生活、月经期、失眠、感冒等可能影响体温的因素及所用的治疗随时记录在基础体温单上,以便做参考。

(6)嘱患者连续测量 3 个月经周期以上,中途不要停顿,应持之以恒。否则不能准确反映卵巢功能。

(二)宫颈黏液检查

1.概述

子宫颈内膜腺体的分泌功能受卵巢激素影响。因此,宫颈黏液在量、性状(主要是黏稠度)及结晶类型方面,随着月经周期而变化,观察这些变化,可以了解卵巢功能;在雌激素影响下,宫颈黏液含水量增加,排卵期宫颈黏液清澈透明,延展性增高,黏液拉丝可长达 10 cm;在孕激素影响下,宫颈黏液黏稠混浊,延展性降低,拉丝长度仅为 1～2 cm。临床上据此鉴别闭经原因及判断有无排卵,了解卵巢功能。

2.方法

放入窥器,用灭菌、干燥的长吸管或注射器,从子宫颈内吸取黏液,置于玻片上,用另一玻片蘸取黏液,拉成丝状,观察其最大长度。然后涂抹于玻片上,干燥后镜检有无羊齿叶状结晶及结晶程度。

3.黏液结晶判断标准

(1)典型羊齿叶状结晶,主枝粗硬,分枝密而长,表示雌激素"＋＋＋＋"。

（2）弯曲而较粗的羊齿叶状结晶,似树枝着雪后,分枝少而短,表示雌激素"＋＋＋"。

（3）干枝细小结晶,分枝少,金鱼草样者,表示雌激素"＋＋"。

（4）结晶呈枝杆细小而稀疏,比较模糊,背景黑,主杆及分枝皆清晰,表示雌激素"＋"。

（5）主要为椭圆体或梭状体,长轴顺一个方向排列,比中性粒细胞大 2～3 倍,表示雌激素存在。

4.护理配合

（1）用物准备:窥器、手套、注射器、长吸管、玻片、镊子、棉球。

（2）患者准备:指导患者根据月经周期决定检查日期,并于检查日早晨做好检查前准备,如排便或导尿,外阴擦洗。

（3）护理指导:①向患者解释其检查目的,解除其紧张、害羞心理,使其主动配合。②注意屏风遮挡或拉门帘。③告诉患者检查后应注意局部卫生,尤其是患有宫颈糜烂时,可能有出血。④检查完毕,严格用物的隔离消毒。

（三）激素测定

1.概述

妇科常以雌激素试验、孕激素试验、促性腺激素刺激试验和垂体兴奋试验的联合应用,来检查下丘脑-垂体-卵巢轴的病变部位。临床上常用于闭经的诊断。

2.方法

（1）孕激素刺激试验:用孕激素如黄体酮每天一次 10 mg 肌内注射,连续注射 5 d;或用甲羟孕酮每天一次口服 10 mg,连续口服 5 d,用药后 2～7 d 内观察有无撤退出血。有阴道流血者为阳性,表示生殖道发育正常,雌激素分泌正常,子宫内膜功能正常,为第 1 度闭经（下丘脑性闭经）;无阴道流血者为阴性,不能排除子宫及生殖道异常。

（2）雌、孕激素刺激试验:对孕激素刺激试验阴性者施行。先用雌激素,如己烯雌酚,口服 1 mg,每天一次,连续服用 20 d;或用炔雌醇口服 0.05 mg,每天一次,连续服用 20 d,自服药第 16 天开始加用孕激素（用法用量与前述相同）,用药 2～7 d 观察有无撤退出血。阳性者表示患者子宫内膜功能正常,但体内雌激素不足,为第 2 度闭经;阴性者表示病变在子宫（子宫性闭经）。

（3）促性腺激素试验:对雌、孕激素刺激试验阳性者施行。用尿促性素及绒促性素数天后,检查宫颈黏液量及尿中雌激素总量。如果数值上升并有排卵则表明卵巢有排卵反应,功能正常;如结果相反,则可判断为卵巢性闭经,应进行卵巢活组织检查。

（4）垂体兴奋试验:即促性腺激素释放激素刺激试验（LH-RH 试验）对促性腺激素刺激试验中有卵巢反应者施行。快速静脉注射戈那瑞林 100～200 μg,于 15 min、30 min、45 min、60 min、120 min 分别检查血中卵泡刺激素及促黄体生成素含量。迅速上升者,表明垂体功能正常,对外源性 LH-RH 有反应,病变在下丘脑或其以上部位;不上升者,表明病变在垂体。

3.护理配合

向患者说明其检查方法的目的,使之能很好地按要求配合服药或注射并观察用药后的反应。必要时及时来医院复查。

（四）宫颈活组织检查

1.概述

在宫颈刮片或其他检查可疑为子宫颈癌时,需取宫颈活组织作病理学检查以确诊恶性肿瘤。宫颈活组织检查是确诊宫颈癌或其他宫颈病变的常用方法。

（1）钳取法：阴道窥器暴露宫颈，用棉签拭去表面的分泌物，用聚维酮碘棉球消毒宫颈后确定活检部位，以酒精消毒，再用宫颈活组织钳先抵住拟钳取部位，然后钳取，所取组织不宜太少太浅，应含足够间质。局部改变明显者，可用碘试验协助，在不着色区域采取 4～6 点组织，将钳取组织放入盛有 10％甲醛溶液的瓶内固定，送病理检查。钳取组织后，阴道内可填塞纱布卷或带线的纱布以压迫止血，卷端或线端应露出阴道口，或用胶布固定于一侧大腿内侧，嘱患者 24 h 后自行取出。

（2）锥形切除法：暴露宫颈及消毒方法与钳取法同。用宫颈钳夹持宫颈前唇，用刀在宫颈范围内并深入颈管约 2 cm 做锥形切除，残端止血；区分并标记好切除标本之前、后部位，固定后送检；用纱布卷压迫创面止血，如定于次天切除子宫，可将宫颈前、后唇缝合以封闭创面，并用抗生素预防感染。

2.护理配合

（1）用物准备：阴道窥器、宫颈钳、活检钳、小钝刮匙、10％甲醛溶液、聚维酮碘、纱布条、棉球、镊子。

（2）患者准备：通常于月经干净后一周进行，此时出血量少。

（3）护理指导：向患者或家属说明活检目的、方法和时间，以取得患者合作。解除患者的紧张、害怕心理。操作中注意与患者交谈，分散患者的注意力，减少患者的疼痛感。指导患者术后24 h 自行取出填塞的纱布卷，并注意观察术后有无出血，必要时立即来医院复查，给予止血等处理。嘱患者术后静养 24 h，避免劳动和剧烈活动。嘱患者入浴、性生活等按医师指导进行。

3.注意事项

（1）所取组织标本应立即固定，做好标志，填写送检单，避免放置过久发生组织自溶、丢失或混淆。

（2）标本须用 10％甲醛或 95％酒精溶液固定，溶液应盖过整个标本，立即送检。

（五）诊断性刮宫

1.概述

诊断性刮宫简称诊刮，是诊断宫腔疾病采用的诊断方法之一。其目的是刮取子宫内膜做病理检查，了解子宫内膜的变化是否同月经周期相一致，了解子宫内膜组织是否有其他病变。不论对老龄期、绝经期、绝经后，甚至青春期患者均为极为重要的诊断方法。常用于诊断月经失调、子宫内膜结核、不孕症、子宫内膜癌等疾病。

2.方法

一般不需麻醉，对敏感者或宫颈内口较紧者，酌情使用镇痛剂、局麻或静脉麻醉。

（1）常规消毒，铺巾，做双合诊，了解子宫大小及方向。用阴道窥器暴露宫颈，清除分泌物，再次消毒宫颈与宫颈管，用宫颈钳固定子宫颈前唇，用子宫探针顺子宫腔深度测宫腔长度。子宫口松者不需扩张，如宫口较紧，用宫颈扩张器扩张至能进入小号刮匙即可。

（2）取盐水纱布一块垫于阴道后穹隆处，用小刮匙按顺序刮取宫腔四周、宫底、两宫角内膜组织，置于纱布上，取纱布上内膜送检。

（3）凡疑有宫颈内病变或子宫腔病变累及颈管时，应做分段诊刮。先刮宫颈管后刮宫腔，分瓶置刮出物送检。

（4）取出宫颈钳，如有出血，可用纱布压迫止血，详细记录，并告诉患者及时取出纱布。

3.护理配合

(1)用物准备:窥阴器、子宫探针、颈管扩张器、小号刮匙或子宫内膜吸引器、10％甲醛溶液等。

(2)患者准备:排尿后取膀胱截石位。

(3)护理指导:向患者说明检查目的和方法,消除其紧张和顾虑;告诉患者检查后可伴有的症状,如腹痛、阴道分泌物等。术前采集血标本,定血型,交叉配血;做好静脉输液的准备工作。指导患者于检查后使用卫生垫,如出血多,应及时报告医师,给予处理。嘱患者静养,避免劳动,术后休息1～3 d。怀疑有子宫穿孔时,一定留诊观察约48 h,防止贻误病情;如稍感下腹痛,可遵医嘱使用镇痛药。

预防感染的发生:①术前控制感染。②术中严格无菌操作。③术后遵医嘱使用抗生素。

4.注意事项

(1)如疑为子宫内膜结核,应特别注意在双侧宫角刮取组织,该处阳性率高。

(2)因不孕症进行诊刮,应选择月经前或月经来潮12 h内,以便判断有无排卵。术前不可用任何性激素药物。

(3)如患急性生殖道炎症,应在控制感染后再行诊刮。

(4)疑癌变者,若内膜肉眼观察高度疑为癌组织,不必全刮,取内膜活检已足够,防止出血、子宫穿孔、癌组织扩散。

(5)若为双子宫或双角子宫,应将两处的子宫内膜全部刮除,以免漏诊与术后淋漓出血。

(6)2周内禁盆浴及性生活。

(六)阴道分泌物悬滴检查

1.概述

用于检查阴道内有无滴虫或假丝酵母。

2.方法

患者取膀胱截石位,用窥阴器扩张暴露宫颈(未婚者不用),用无菌长棉签取后穹隆少许白带,放入盛有1 mL生理盐水的试管内混匀,显微镜下检查,找活动的滴虫。如检查假丝酵母,取玻片滴上10％氢氧化钠作悬液,染色后镜检,找假丝酵母的孢子和菌丝。

3.护理配合

(1)用物准备:小玻璃试管、清洁干燥玻片、生理盐水、10％氢氧化钠及其他妇科检查用具。

(2)患者准备:排尿后取膀胱截石位。

(3)护理指导:向患者说明检查目的、方法,解除紧张及思想顾虑,预约复诊日期。教导患者注意局部清洁卫生,如行检查后出现异常情况应及时来院复查。玻片上应写好患者姓名。滴虫离体后易死亡,故需及时送检立即检查。冬天应注意保温,以提高检出率。

(七)脱落细胞检查

1.概述

检查阴道、宫腔脱落细胞可反映体内性激素水平,间接了解卵巢功能及胎盘功能,更可协助诊断生殖系统不同部位的恶性肿瘤及判断治疗效果,而且是最简便、经济实用的检查方法。

2.方法

(1)阴道涂片:主要目的是了解卵巢功能。常用的标本采取方法包括阴道侧壁采取法和后穹隆吸取法两种。①阴道侧壁采取法:用阴道窥器扩张后,在直视下用刮板或被生理盐水浸湿的棉棒在阴道侧壁上 1/3 处轻轻刮取或蘸取分泌物少许(切勿用力,以免将深层细胞混入),薄而均匀地涂于玻片上,置于 95％酒精内固定,以免细胞质变质而染色不良。②后穹隆吸取法:用阴道窥器暴露后穹隆部,捏紧长玻璃吸管的橡皮球(排出气体),送至后穹隆部吸取分泌物,薄而均匀地涂于玻片上。

(2)宫颈刮片:为早期发现宫颈癌的重要方法,简便易行,结果可靠。一般是在宫颈癌好发部位即宫颈外口鳞状和柱状上皮交界处,以宫颈外口为圆心,用木制刮片轻轻刮取一周,不要过分用力,以免损伤组织,引起出血。若白带过多,应先用无菌干棉球轻轻拭去,再刮取标本。

(3)宫颈管涂片:绝经后,妇女宫颈的鳞状和柱状上皮交界处上升到宫颈管内。用生理盐水浸泡的棉签插入颈管,轻轻旋转经 2～3 周取出作涂片,亦可用附有橡皮球的玻璃吸管插入颈管吸取分泌物作涂片。

(4)宫腔吸取标本:疑有宫腔内恶性病变者,可从宫腔内吸取标本进行检查。先做阴道检查,确定子宫大小及方位,然后严格消毒阴道及宫颈。将塑料管轻轻放入宫底部,上下左右移动吸取标本,但不要超出宫颈内口。取出吸管时,须注意停止抽吸,以免将颈管内容物吸入,造成混淆。

(5)内膜冲洗法:将前端有小孔的套管插入宫腔后,注入生理盐水,然后回收做成涂片。

通过以上各种方法采取标本制成的涂片,常用的是巴氏染色法,该法既可用于检查雌激素水平,又可查找癌细胞。

3.护理配合

(1)用物准备:木制刮板、棉棒、橡皮球玻璃吸管、金属吸管、前端有小孔的套管、玻片、窥器、固定溶液、生理盐水及其他妇科检查用具。

(2)患者准备:排尿后取膀胱截石位。

(3)护理指导:①向患者说明检查的目的、方法,解除紧张及思想顾虑,预约复诊日期。②教导患者注意局部清洁卫生,如行检查后出现异常情况应及时来院复查。③做涂片检查时,玻片上应写好患者姓名;采自不同部位标本的涂片,要写上编号以便区分。④涂片做成后,立即投入固定液中固定,及时送检。

4.注意事项

嘱患者在检查前 24 h 禁止性生活,禁止阴道灌洗及上药。

(八)输卵管通液检查

1.概述

输卵管通液检查是测定输卵管是否通畅的方法,主要用于了解女性不孕症、患者输卵管是否阻塞,或用于验证为不孕症患者做的输卵管再通术是否通畅。由于进行检查时需要加压通液,有可能使原有的轻微粘连的输卵管腔被疏通开,故输卵管通液检查不仅是一种辅助诊断输卵管是否阻塞的方法,在一定程度上又有治疗作用,故临床上较常应用。

2.方法

(1)常规消毒外阴后,铺无菌巾。

(2)双合诊复查子宫位置后,用阴道窥器扩张阴道显露子宫颈,以宫颈钳夹住子宫颈前唇后稍向外牵拉并固定,聚维酮碘消毒子宫颈及阴道穹隆后,将专用于输卵管通液检查的导管顺宫腔方向插入子宫颈管内,必须使导管上的橡皮塞压紧子宫颈外口,防止液体外溢。

(3)接上 20 mL 的注射器(无菌生理盐水内加庆大霉素 8 万单位),向宫腔内缓慢注入药液。边注边询问患者的感觉。因正常子宫腔容量仅为 5 mL 左右,若注入药液 5 mL 时患者自述下腹部有明显胀痛感,且操作者感到继续注入药液出现阻力,则应停止再灌注药液。当注射器停止加压后,可见已注入至子宫腔内的液体又逆流至注射器中,则表示双侧输卵管均阻塞;若加压注入药液时感到有一定阻力,但经加压后药液能缓慢注入宫腔,表示输卵管有轻微粘连可能已被分离开;若注入药液时所用的压力并不大且无任何阻力感觉,患者亦无明显不适感,则表示双侧输卵管均通畅。

(4)检查结果确定后,取出导管,再次用聚维酮碘棉球消毒子宫颈及阴道,取下宫颈钳及阴道窥器。

3.护理配合

(1)用物准备:阴道窥器、输卵管通液装置、20～30 mL 注射器、生理盐水、庆大霉素 8 万单位、棉球、纱布、聚维酮碘。

(2)患者准备:嘱患者排尿,取平卧截石位。

(3)护理指导:①指导患者于月经干净后 3～7 d 为最佳检查时间,如选择时间过早,可使子宫腔内残存的月经血逆流至腹腔的危险;选择时间过晚,则会因子宫内膜过厚,有可能遮挡输卵管入口,影响液体进入输卵管,造成结果判断上的错误,易发生子宫内膜出血。②检查中严格无菌操作,术后指导患者遵医嘱使用抗生素预防感染。③对精神紧张者,可于术前 20 min 注射阿托品 0.5 mg,以防术中输卵管痉挛。④通液完毕后,应观察 0.5 h。嘱患者 1 周内禁止性生活。

(九)子宫输卵管碘油造影

1.概述

为诊断某些妇科疾病并了解输卵管是否通畅,由子宫口注入碘造影剂,检查子宫腔、输卵管及骨盆腔的状态。

2.方法

(1)常规消毒外阴、阴道,铺无菌巾。

(2)双合诊明确子宫位置后,用阴道窥器暴露宫颈,用聚维酮碘消毒子宫颈及阴道穹隆部。

(3)用宫颈钳固定宫颈前唇,将子宫颈导管顺子宫腔方向伸入宫颈管,使导管前端圆锥形橡皮头与宫颈紧密相贴,缓慢注入碘化油,压力不宜过大,注入 5 mL 摄片一张,24 h 再在该部位摄片一张。使用水溶性造影剂时,30 min 后摄影。

(4)X 线摄影后,取出用物,消毒后填塞纱布条。

(5)记录宫腔充满时的注入量及左、右输卵管显影时的注入量。

3.护理配合

(1)用物准备:造影剂、气囊、导管、阴道窥器、宫颈钳、子宫探针、注射器、造影剂。

(2)患者准备。①碘过敏试验:油性制剂吸收缓慢,无不良反应。水溶性制剂可引起碘疹、无尿、血尿、休克等急性中毒症状。②检查前禁食,并测量血压、脉搏、体温等,检查前排尿。

(3)护理指导:①指导患者于月经干净后第 3～7 d 为检查日期。②操作中严格无菌操作,指导患者服用抗生素,预防上行感染及潜在性炎症的恶化。③指导患者取出填塞纱布条的时间(一般于 2～3 h 后)和方法。④嘱患者当天静养,禁止入浴,禁止性生活 1 周。⑤说明可能有混入造影剂的少量出血或因造影剂而产生的不良反应。

4.注意事项

(1)油性制剂吸收缓慢,因油滴的刺激可发生肉芽肿而形成粘连。注入的量大、压力强时,可发生肺栓塞或脑栓塞。

（2）注碘油时勿用力过大、过速，以防输卵管破裂。若术中发现患者刺激性咳嗽、胸痛等，应立即停止注射，并严密观察。

（3）附件炎、月经期、妊娠、碘过敏者禁用此法。

（十）超声检查

1.概述

超声检查是一种利用向人体内部发射超声波，并观察分析其回声信号所显示的波形（回声图）、图像（声像图）及信号音（多普勒）来检查、诊断盆腔疾病和了解妊娠情况的方法。由于超声波诊断对人体无损，尤其是对孕妇与胎儿安全，可以重复检查，诊断也较准确、迅速。

2.方法

妇产科临床上常用的方法及诊断仪有 A 型超声波诊断仪、B 型超声波诊断仪、多普勒超声波诊断仪。

（1）检查前要了解妇科检查，腹部触诊了解病灶的部位、大小及活动度。

（2）腹部表面涂以液状石蜡乳剂，使探头与皮肤很好接触。将探头置于所测部位做垂直探查或水平探查，根据需要适当移动探头观察并拍片。

3.护理配合

（1）预约：检查日期，做好登记。

（2）患者准备：使用 A 型超声波诊断仪检查前应嘱患者排尿后取平卧位；B 型超声显像仪检查时应嘱患者保持膀胱充盈；早孕、前置胎盘等需膀胱充盈作为透声窗。因此，嘱患者检查前1～2 h 不解小便，必要时再饮水 500～600 mL。

（3）护理指导：①向患者说明其检查目的。如观察盆腔脏器同膀胱位置的关系，膀胱必须充盈。②有尿意后，进入 B 超室检查。③检查后协助擦净腹壁凝胶，嘱患者排尿。

（十一）盆腔动脉造影

1.概述

检查诊断子宫、卵巢的肿瘤及前置胎盘、异位妊娠等。

2.方法

从股动脉插入导管，到主动脉分支部（检查恶性卵巢肿瘤可插到肾动脉分支部），注入造影剂后连续摄影，以观察盆腔内动脉的血流状态。

3.护理配合

（1）用物准备：纱布、敷料、血管造影用接头、有齿镊、持针器、注射器、棉球、不锈钢碗、塞氏针、导管、平皿。

（2）患者准备：检查前当天禁食、排便、排尿。

（3）护理指导：①将检查目的、方法、注意事项简明易懂地向患者说明，以取得合作。②以腹股沟为中心，将下腹部、大腿上部剃毛后入浴或擦洗。③填写血管造影检查单，做碘过敏试验。④检查前给予高压盐水灌肠，排便后护送到放射科检查（同时持病历等有关资料）。⑤根据需要协助患者取平卧位。⑥平车护送患者回病室，检查侧腹股沟用沙袋压迫固定，髋关节伸直，嘱患者 24 h 安静卧床，协助患者床上大小便。⑦连续观察生命体征 3～4 h。注意下肢有无麻木感、冷感，皮肤颜色，足背动脉搏动左、右有无不同及有无压痛；穿刺部位有无内、外出血，发现异常应立即通知医师及时处理。⑧如患者无恶心，可于 30 min 后饮水，2 h 后可进食。⑨遵医嘱使用抗生素预防感染。

四、妇产科内镜检查患者的护理

(一)阴道镜检查

1.概述

阴道镜检查是利用阴道镜将宫颈表面上皮细胞和宫颈阴道部放大 10～40 倍,观察肉眼看不到的宫颈表面层较微小的病变。因此,可用于发现子宫颈部与癌变有关的异型上皮、异型血管及早期癌变的所在,以便准确地选择可疑部位做活组织检查。对子宫颈癌及癌前病变的早期发现、早期诊断具有一定价值。阴道镜对外阴、阴道部位病变的诊断亦有重要价值。尤其是脱落细胞检查,对肉眼观察难以确定的可疑病变区域及活检部位,可大大提高阳性检出率。

2.适应证

(1)阴道脱落细胞学涂片检查结果在巴氏三级以上。

(2)细胞学检查虽是阴性,但肉眼观察到可疑癌变。

(3)长期按宫颈炎治疗,但效果不佳者。

(4)肉眼观察难以确定病变的细微外形结构,需在阴道镜下放大数倍观察病变。

(5)宫颈癌手术前,需在阴道镜下确定病变波及的部位,指导手术应切除的范围。

3.禁忌证

(1)下生殖道有急性、亚急性感染,应查明原因控制炎症后再检查。

(2)下生殖道有伤口或挫伤,待上皮组织修复后再检查。

(3)有活动性出血时,止血后再查。

4.方法

在检查前 24 h 内,不应有涉及阴道的操作(包括冲洗、检查、性交等)。

(1)用阴道窥器充分暴露子宫颈阴道部(不蘸润滑剂,避免影响观察),生理盐水棉球轻轻拭净宫颈分泌物,不可用力涂搽,以免引起出血,妨碍观察。

(2)调整好阴道镜焦距,先用 10 倍放大镜观察全貌,然后用 3‰醋酸棉棒涂子宫口及宫颈阴道部,使柱状上皮与鳞状上皮易于鉴别(如重点观察血管,最好不用醋酸涂抹)。然后用放大20～40 倍镜检查上皮及血管。在检查中发现可疑部位即取活组织送病理检查。必要时,安装照相机摄影,然后填塞纱布条,取出窥器。

5.护理配合

(1)用物准备:窥阴器、宫颈钳、活检钳、小钝刮匙、10‰甲醛溶液、聚维酮碘、纱布条、棉球、镊子。

(2)患者准备:排尿后取膀胱截石位。

(3)护理指导:①向患者或家属说明活检目的、方法和时间,以取得患者合作。②解除患者的紧张、害怕心理。操作中注意与患者交谈,分散患者的注意力,减少患者的疼痛感。③指导患者术后 24 h 自行取出填塞的纱布卷,并注意观察术后有无出血,必要时立即来医院复查,给予止血等处理。④嘱患者术后静养 24 h,避免劳动和剧烈活动。⑤嘱患者入浴、性生活等按医师指导进行。

6.并发症的护理

(1)预防出血的护理:如术野渗血,少于月经量,常规给予纱球或碘仿纱布填塞宫颈止血。术后结痂脱落出血,创面血管活动性出血,多于月经量,予收入院后行碘仿纱布填塞压迫创面后止血。

（2）预防感染的护理：操作时应严格无菌操作，器械物品除了绝缘阴道扩张器外，其他均为一次性使用。绝缘阴道扩张器应用环氧乙烷灭菌以防止交叉感染。患急性阴道炎、急性宫颈炎时禁止手术。检查前一晚有过性生活也应暂停手术。术后在手术创面喷洒呋喃西林粉以防感染。告知患者严格执行健康宣教中的内容，以防感染。

7.注意事项

（1）所取组织标本应立即固定，做好标志，填写送检单，避免放置过久发生组织自溶、丢失或混淆。

（2）标本须用10％甲醛或95％酒精溶液固定，溶液应盖过整个标本，立即送检。

（二）宫腔镜检查

1.概述

对用肉眼观察子宫腔，探查原因不明的异常子宫出血，定位和夹取宫腔内异物，检查鉴别宫颈内赘生物的性质，诊断黏膜下肌瘤、子宫内膜息肉，处理残留的胚胎组织、行输卵管粘堵绝育术和直视下输卵管通液及镜检下治疗等，可发挥很好的作用。

2.方法

（1）外阴及阴道常规消毒。

（2）阴道窥器暴露子宫颈，常规消毒后用宫颈钳牵持，探针探查宫腔屈度及深度。

（3）用Hegari扩张器扩张子宫口到7号，再以生理盐水冲洗宫腔至冲洗液清亮。继而缓慢滴注葡萄糖液，待宫腔充分扩展（一般用50～100 mL），子宫内壁清晰可见时移动镜管，按顺序检视宫腔内各部，最后检视宫颈管，再徐徐退出镜管。

3.护理配合

（1）用物准备：宫腔镜用2％戊二醛消毒液浸泡30 min，操作前用生理盐水或蒸馏水冲洗备用。

（2）患者准备：术前排空膀胱，取膀胱截石位。

（3）检查前的准备：应询问病史，重点行腹部检查与妇科检查，常规行宫颈刮片与阴道分泌物检查，决定是否适于子宫镜检查。

（4）护理指导：①向患者说明检查目的，解除紧张及思想顾虑，并指导患者于月经干净后5～10 d间操作为宜，因此期间为子宫内膜增生早期，较薄且不易出血，黏液分泌少，宫腔内病变易显露。②嘱患者于检查后卧床休息1～2 h，注意局部清洁卫生，2周内禁房事。③交代患者于检查后2～7 d间可能有少量阴道流血。如出现异常情况及时来院复查。

4.并发症的护理

（1）预防子宫穿孔：严重的宫腔粘连、瘢痕子宫、子宫过度前倾或后屈、宫颈手术后、萎缩子宫、哺乳期子宫均易发生子宫穿孔，必要时超声监护下行宫腔镜检查。一旦发生穿孔，应停止操作，退出器械，估计穿孔的情况，仔细观察腹痛及阴道流血。

（2）预防出血：宫腔镜检术后一般有少量的阴道流血，多在一周内干净。宫腔镜手术可因切割过深、宫缩不良或术中止血不彻底导致出血多，可用电凝器止血，也可用Foley导管压迫6～8 h止血。

（3）预防感染：术前和术后适当应用抗生素，严格消毒器械，可避免感染的发生。患急性阴道炎、急性宫颈炎时禁止手术。检查前一晚有过性生活也应暂停手术。

（4）预防膨宫液过度吸收：膨宫液过度吸收是膨宫时常见的并发症，多发生于宫腔镜手术，与膨宫压力过高、子宫内膜损伤面积较大有关，膨宫时维持合适的压力及缩短手术时间可避免。如手术超过 30 min，予以呋塞米静推并检测电解质。

5.注意事项

（1）加强消毒隔离措施，严格执行消毒清洗程序（先消毒水浸泡→清水冲洗→戊二醛浸泡或高压灭菌），防止用物消毒不严造成盆腔感染。

（2）操作中动作轻、稳、准，防止操作不当造成损伤，如宫颈内口出血、子宫内膜出血、宫颈裂伤或子宫穿孔。

（3）备好急救药，防止扩张宫颈时，迷走神经反应。

（三）腹腔镜检查

1.概述

腹腔镜检查(laparoscopy ventroscopy)是将腹腔镜(laparoscope peritoneoscope)自腹壁脐下插入腹腔内（妇科主要为盆腔），肉眼观察盆腔内脏器，直视病变部位以协助诊断，必要时取活检组织。

2.方法

（1）套管针穿刺：①腹部皮肤常规消毒。脐窝处应反复擦洗，因该部位皮肤薄，以防感染。②麻醉：以往多采用插管吸入麻醉，近年来则采用局麻加静脉麻醉。③在脐轮下（脐下或脐上 1 cm）做一小切口长约1.5 cm，刺入套管后，拔出套管芯，将腹腔镜自套管插入盆腔。

（2）人工气腹：为避免损伤腹腔脏器及便于自腹壁送入腹腔镜与观察，须先行人工气腹。可在局麻下进行，缓慢充气，以 CO_2 最好。注入压力不超过 2.94 kPa(30 cmH$_2$O)，充气总量可达 2 000～3 000 mL。穿刺针暂保留，以便检查中调节气量。

（3）由腔镜观察，随需要移动镜头，寻找发生于子宫、输卵管、卵巢、直肠子宫陷凹或盆腹腔内其他部位的病灶，观察其性状、部位，必要时可嘱台下助手自阴道上推宫颈或移动宫体（或术前自宫颈插入操纵管与宫颈钳固定在一起，术者可自己手持钳柄移动宫体），观察与病灶的关系，借以判断。必要时取活检送病理检查。

（4）检查无出血及脏器损伤，取出腹腔镜。排气后再拔除套管，缝合切口，盖上无菌纱布，胶布固定。

3.护理配合

（1）用物准备：纤维腹腔镜、套管针、活检钳等置于 2％戊二醛溶液中浸泡 30 min，使用前取出，生理盐水或蒸馏水冲洗后备用。

（2）患者准备：①嘱患者术前吃少量半流质饮食，当天早晨（午前检查者）或中午（午后检查者）禁饮食；术前晚及早晨行清洁灌肠，冲洗并消毒外阴及阴道，必要时导尿留置导尿管。②嘱其检查时取膀胱截石位，行剖腹探查术时取平卧位。

（3）护理指导：①向患者说明其目的，以解除紧张、恐惧心理。②术后 4 h 内应密切观察脉搏、呼吸、血压，如有异常情况及时报告医师。③告诉患者于检查后有可能出现的问题。如检查后虽排气，仍可能因腹腔残留气体而感肩痛及上腹部不适，不需作处理。如上述症状得不到缓解或症状加重即来医院复查。

4.并发症的护理

（1）气腹：腹膜外注气是由于 Verem 针没有进入腹腔内进行充气而造成的。常发生于腹壁的前方,如皮下、腹膜前、大网膜,也可能由于针进入过深发生于腹膜后。因此,充气前,洗手护士要再次检查气腹针是否有堵塞的情况,应用抽取试验、悬滴法、腹内压读数等方法,确保气腹针顺利到达腹腔。

(2)周围脏器损伤:熟悉解剖结构,动作轻柔,当粘连致密或组织层次不清楚时最好用锐性而不用钝性剥离。腹腔镜检查前应常规导尿和留置导尿管,术后注意观察患者的尿色、量,避免膀胱损伤。术前灌肠,术后观察患者排气排便情况及腹痛情况,避免胃肠道损伤。

5.注意事项

(1)腹腔镜检查前须行人工气腹,检查时又须取头低臀高体位,如有心肺功能疾病或膈疝,禁行此项检查。

(2)结核性腹膜炎、腹壁广泛粘连及其他原因所致的腹腔粘连,忌行腹腔镜检查,以免造成脏器损伤。

(杨　娜)

第三节　儿科门诊的护理

一、门诊护理工作常规

(一)新生儿访视

定期对新生儿进行健康检查,宣传科学育儿知识,指导家长做好新生儿的喂养、护理和疾病预防,并早期发现异常和疾病,及时处理和转诊。降低新生儿患病率和死亡率,促进新生儿健康成长。

1.访视次数

(1)访视次数不少于 4 次(生后 3 d、7 d、14 d、28 d)。

(2)发现异常适当增加访视次数,必要时转诊。

2.访视用物准备

秤、75%乙醇、2%碘酒、体温表、消毒敷料、1%甲紫、访视卡、血压计、软尺、小铃、红色绒球棉签。

3.访视内容

(1)初次访视(生后 3 d 内):①询问分娩时情况(有无窒息)、出生体重、生后睡眠、哭声、大小便等情况;有无接种疫苗,是否已做新生儿听力筛查。②检查新生儿面色、皮肤有无黄疸。③全面体格检查。④喂养情况:评估喂养方式、吃奶次数、奶量。⑤指导母乳喂养、保暖、皮肤护理、疾病及意外伤害的预防。

(2)第二次访视(生后 7 d):①观察新生儿一般情况:黄疸情况、脐带有无脱落,脐窝是否正常,新生儿行为检查(觅食、拥抱、握持、肌张力)。②出现生理特点(假月经、乳腺肿大、生理性体重下降)的健康指导。

(3)第三次访视(生后 14 d):①评估生理性黄疸是否消退、生理性体重下降是否恢复,发现异常帮助寻找原因或指导就医。②测量头围、前后囟、简易测量视力、听力。

（4）第四次访视（生后 28 d）：①全面体格检查。②评估体重、身长增长情况。③促进母婴交流的健康指导。

4.注意事项

（1）安排好访视秩序，先访视早产儿和正常新生儿，后访视有感染性疾病的新生儿。

（2）访视人员必须注意清洁卫生，患有感冒、肝炎等急慢性传染病、皮肤感染者等不参与访视。

（3）访视检查时注意保暖、清洁洗手、戴口罩，细心认真、动作轻柔。

（二）一般患儿随访

1.随访时间

原则上出院后第一周进行第一次随访，也可根据病情选择出院后 1 个月内进行第一次随访，之后可按照疾病需要进行定期的随访。

2.随访方式

以电话随访为主，也可使用 QQ 群等网络信息平台。

3.随访内容

（1）评估出院后的治疗效果和恢复情况，确定来院复诊时间。

（2）指导患儿家属出院用药的相关注意事项及出现病情变化时的急救处理。

（3）根据患儿情况开展与疾病相关的健康宣传教育。

（4）询问对住院期间的科室环境、医护人员服务、医疗效果等方面的意见和建议。

（5）在随访系统中对随访情况进行详细的记录。

4.随访注意事项

（1）随访前通过随访系统查询随访对象的姓名、性别、年龄、联系方式，并了解患儿的疾病诊断、检验结果和治疗情况。

（2）随访时仔细倾听患儿家属的意见，诚恳地接受批评，采纳合理化建议。

（3）对患儿家属的询问和意见，如不能当面回复应查询清楚后予以反馈。

（三）预诊

（1）在门诊设立一站式服务台，为患儿提供预检分诊服务。门诊预检分诊工作由一站式服务台人员、挂号收费窗口人员及导诊员负责。

（2）急诊科设立预检分诊处，急诊预检分诊工作由具有在急诊室工作两年以上经验的护士承担，实施 24 h 预检分诊。

（3）所有预检分诊工作人员应熟悉《本院疾病预检分诊标准》，并每年接受培训一次，确保每个就诊患儿符合医院服务内容。

（4）门诊预检分诊人员应按照病情轻重缓急，将患儿分诊到普通门诊或急诊就诊。应为急重症患儿佩戴标识，并及时与急诊科人员联系，必要时护送至急诊科。对于传染病患儿或者疑似传染病者，及时引导到传染病区就诊。

（5）患儿一到医院即应对其进行预检分诊，严格按预检分诊程序熟练、准确地进行分诊，坚持先预检、后挂号。

（6）预检分诊人员做到一问、一看、两指导，即问清楚症状、部位；查看患儿，特别是新生儿；指导就诊科室、指导挂号流程。做到仪表端庄，态度和蔼，有问必答。

（7）遇到不符合本院医疗服务范围的患儿，应给患儿家长提供相应医院的信息。

（8）遇有紧急突发公共卫生事件，有大批患儿来院就诊时，预检分诊护士应立即报告上级领导，启动应急预案。

（四）导诊

（1）工作人员必须佩戴胸牌，做到仪表端庄，衣着整洁。

（2）要热情主动接待患儿，执行首问负责制，使用规范服务用语，礼貌待人、有问必答、百问不厌。

（3）熟悉医院概况和布局，掌握预检分诊标准，指引患儿快捷就诊。

（4）导诊过程中，应注意观察区域内患儿的情况，遇到危急重症患儿，应护送至急诊室就诊。

（5）积极主动地巡视各区域，做好各区域的就医秩序的维持，主动热情为患儿提供就诊、检查等指导服务。

（6）积极主动为患儿提供便民服务，或为行动不便者应主动提供帮助。

（7）遇患儿家属需要投诉或情绪激动者，应主动接待，缓解家属不良情绪，必要时带领其到相关部门解决问题。

二、儿科常见急诊护理

（一）儿科急诊护理常规

1.急诊一般护理常规

（1）病室环境清洁、舒适、安静，保持室内空气新鲜。保持室温为 18 ℃～24 ℃，相对湿度为55％～65％。

（2）根据病种、病情安排就诊的顺序，危重患儿直接送入抢救室，一般患儿按序等候就诊。

（3）准确、及时地处理医嘱，观察治疗效果及药物的不良反应，及时报告医师。

（4）定时巡视病房，观察并记录患儿生命体征、神志、瞳孔、血氧饱和度等变化。

（5）根据病情，对患儿或家属进行相关健康指导，积极配合治疗。

（6）严格执行消毒隔离制度，预防院内交叉感染；做好病床单位的终末消毒处理。

（7）安全护理：保持各种管道通畅、固定，分别标识注明。对婴幼儿、意识不清、躁动不安的患儿，应避免坠床、擦伤或自伤的发生。

2.出诊转运

（1）值班护士在接听呼叫电话时，按照转诊情况登记表询问并填写清楚需接诊患儿情况，并通知出诊的医师、护士、司机。

（2）出诊护士按照对方所提供的病情准备好出诊用物，注意检查用物的完好性。

（3）到达本院后及时了解患儿诊治情况，对其进行全面评估，协助稳定患儿病情，并与当地医院护士认真交接患儿情况并记录。保证静脉通路的畅通，做好转运准备。

（4）转运途中患儿应顺车体而卧，根据病情采取相应的体位，注意将患儿身体妥善固定于安全位置。

（5）做好转运患儿的监护与急救：①观察意识状态、瞳孔、末梢循环，监测生命体征。②保持患儿呼吸道通畅，保证有效给氧。③保持各种管道的通畅。④心搏呼吸骤停者按心肺复苏程序进行复苏抢救。

（6）做好与家长的沟通，减轻家长的焦虑、恐惧心理。

（7）详细记录患儿转运过程中的病情变化。

（8）转运回医院后协助办理住院手续并将患儿护送入相应的病房,与病房护理人员认真交接。

（9）出诊后要及时补充急救药品、物品,以保证所有用物处于完好的备用状态。

3.急诊分诊

（1）主动热情接待急诊就诊患儿,按病情轻、重、缓、急分别处理。

（2）病情危重者,立即护送到抢救室或监护室抢救,呼叫值班医师和护士参与抢救,并给予必要的抢救措施。

（3）一般急诊患儿,测量并记录其生命体征,指导家长填写好急诊病历本封面,安排患儿到相应诊室就诊。

（4）详细询问患儿流行病学史,仔细排查是否为传染患儿,如疑为传染病,及时安排到感染科（或隔离诊室）就诊,并做好消毒隔离工作。儿科急诊常见传染病见表2-1。

表 2-1　儿科急诊常见传染病

疾病	传播途径	易感人群	临床表现	
			前驱期	症状明显期
麻疹	飞沫侵入上呼吸道、眼结膜上皮细胞	6个月～5岁	发热、流涕、畏光流泪、结膜充血是本病特点,颊黏膜上可见直径约1 mm灰白色小点,外有红色晕圈;麻疹黏膜斑（柯氏斑、Koplik spots）为早期诊断依据	发热3～4 d开始出现皮疹,皮疹初见于耳后发际,渐及面、颈、躯干、四肢及手心足底。全身中毒症状重,咳嗽加剧
水痘	飞沫或接触传播	2～6岁为高峰期	出疹前24 h可有低热、头痛、乏力、厌食、咽痛等上呼吸道感染症状	皮疹呈向心性分布。皮疹按斑疹→丘疹→疱疹→结痂的顺序演变,在同一部位可见不同症状的皮疹
猩红热	呼吸道飞沫传播	多见于3～7岁儿童	以发热、咽峡炎、咽红肿为主	发热至第2天后,于耳后、颈部,很快扩展至全身,弥漫性充血的皮肤上出现针尖大小的丘疹,疹间无正常皮肤。压之褪色,触之有砂纸感
流行性腮腺炎	直接接触、飞沫传播	好发年龄5～15岁	表现为发热、头痛、肌痛、乏力等	一侧腮腺肿大常是疾病首发症状,肿大以耳垂为中心,向周围弥漫肿大,局部不红。在上颌第二白齿相对应的颊黏膜处,可见红肿的腮腺管口
中毒性菌痢	粪-口途径	2～7岁体格健壮儿童	起病急骤	高热甚至超高热,反复惊厥,伴有严重的毒血症状,精神萎靡,嗜睡,昏迷及抽搐,迅速出现呼吸衰竭和循环衰竭。肠道症状轻微甚至无症状。临床分型:休克型、脑型、肺型、混合型
流行性乙脑炎	虫媒传播	好发年龄2～6岁	1～3 d,起病多急骤	持续7 d,主要表现为脑实质受损症状,高热、惊厥及呼吸衰竭是乙脑极期的严重症状,呼吸衰竭为致死的主要原因

(5)维持好就诊秩序,向家长做好解释和宣传,做好分诊后患儿的健康教育。

(6)做好分诊登记。

4.急诊抢救

(1)对危急重症患儿,立即护送到抢救室或监护室抢救,通知有关医师进行紧急处理。在医师到来之前,护士应酌情予以必要的急救处理,如建立静脉通道、吸痰、给氧、人工呼吸、胸外按压等。

(2)抢救过程中执行口头医嘱时,应严格遵守口头医嘱执行制度,抢救完毕,及时将抢救经过详细记录在急诊留观病历本上。

(3)严密观察患儿生命体征和病情变化,15~30 min 巡视 1 次,按时做好各项记录。

(4)患儿病情稳定后,通知病房做好接诊准备,指导家长办理住院手续,护送患儿至病房,不能立即住院者按急诊留观护理常规护理。

(5)为患儿及家长提供有针对性的健康教育和心理护理。

(6)抢救药品、器材及时补充检查,保证随时处于备用状态。

5.急诊输液

(1)病室环境清洁、舒适、安静、安全,保持室内空气新鲜。保持室温在18 ℃~24 ℃,相对湿度为55%~65%。

(2)热情接待输液患儿,根据病情和医嘱合理安排床位和注射顺序。

(3)严格执行查对制度和无菌技术操作规程,核查药物配伍禁忌,根据治疗原则合理安排输液顺序和调节输液速度。

(4)经常巡视病房,及时处理输液故障,观察患儿的病情变化,如有异常,及时报告并处理。

(5)患儿输注重点药物时,做好标识、告知、观察和交接班等各项工作。

(6)门诊病历和输液执行卡按规定做好记录。

(7)做好输液患儿及家长的健康教育和输液指导。

(8)长期输液的患儿,注意保护血管,急诊、危重患儿选用静脉留置针输液,以保证输液的通畅。

6.急诊留观

(1)按原发病护理常规护理。

(2)热情接待留观患儿,介绍留观须知和病室环境;根据患儿病情、病种合理安排床位。

(3)保持环境安静、整洁,空气新鲜,室内温度为 18 ℃~24 ℃,相对湿度为55%~65%。

(4)遵医嘱准确及时地完成各项检查、治疗、护理。

(5)密切观察患儿病情变化,按要求书写留观病历。

(6)做好心理护理,主动与患儿家长沟通,减轻紧张、焦虑情绪,以取得配合。

(7)需住院治疗的患儿,指导其办理好住院手续,根据病情护送患儿入病房。

(8)保持床单位整洁,患儿离开留观室后,及时做好终末处置。

(9)做好留观患儿的随访工作。

(10)根据患儿病情做好健康教育:①教会家长正确测量体温的方法,介绍体温的正常值及测量过程中的注意事项。②做好环境维护及安全指导。大小便入便盆,果屑入垃圾箱,室内不吸烟,钱物妥善保管,患儿须有家长床边照护,不托他人或不熟悉的人照看等。③指导家长患儿所患疾病的相关知识,如疾病治疗、家庭护理、预防等。

（二）儿科急诊常见病护理

1.发热

发热为儿科疾病中的常见症状，也是儿科急诊最常见的表现。

（1）病因。

感染性疾病。①全身性感染：败血症、传染性单核细胞增多症、播散性念珠菌病。②局限性感染：咽后壁脓肿、中耳炎、面部蜂窝织炎、眶周蜂窝织炎、骨髓炎、肝脓肿、膈下脓肿、肾周脓肿。③各系统常见感染：上感、肺炎、肺结核、亚急性心内膜炎、感染性腹泻、阑尾炎、尿路感染、化脓性脑膜炎、病毒性脑炎。④急性传染病：麻疹、风疹、水痘、猩红热、手足口病、沙门菌属感染、布氏杆菌病、钩端螺旋体病。

非感染性疾病。①结缔组织病：川崎病、系统性红斑狼疮、风湿热、类风湿病。②肿瘤与血液病：白血病、霍奇金病、组织细胞增生病、恶性肿瘤。③组织破坏或坏死：各种严重损伤如大手术后、大面积烧伤、急性溶血性贫血。④过敏性疾病：药物热、注射疫苗、血清病、输血及输液后热原反应。⑤体温中枢调节失常：暑热症、颅脑损伤、脑瘤、蛛网膜下腔出血。⑥产热散热失衡：癫痫持续状态、甲状腺功能亢进、鱼鳞病、广泛性瘢痕、先天性汗腺缺乏病。

（2）临床表现：①发热的类型：稽留热、弛张热、间歇热、不规则发热。②注意发病年龄、地区、起病急缓、传染病预防接种史、接触史等。③发热伴随症状与体征：精神萎靡、寒战、咳嗽、腹痛、腹泻、皮疹、淋巴结肿大等。④五官检查及各系统表现。

（3）急诊检查。

实验室检查：①血常规；②尿常规；③大便常规；④血沉；⑤免疫学指标。

影像/特殊检查：①胸、腹部及其他部位 X 线或 CT 检查。②超声波检查。③心电图检查。④细菌培养：血液、粪便、尿液、脑脊液、胸腔积液、腹水、骨髓、脓液、胆汁、心包液等。⑤穿刺检查：腰穿、骨穿、胸穿、腹穿。⑥活体组织检查。⑦放射性核素的扫描。⑧结核菌素试验。

（4）急诊护理措施。①物理降温：室温保持在 20 ℃～22 ℃，减少衣物，避免捂盖，促进散热；温水擦浴、冷盐水灌肠（28 ℃～32 ℃，≤6 个月 50 mL，6 个月～1 岁 100 mL，1～2 岁 200 mL，2～3 岁 300 mL，年长儿 300～500 mL），高热患儿应积极头部物理降温，以降低脑耗氧量，减轻高热对中枢神经系统的损害。②药物降温：无热惊厥史的患儿体温大于 38.5 ℃可用药物降温，首选对乙酰氨基酚，不良反应较少，其次可用布洛芬、安乃近制剂。持续超高热病情危重的患儿，可用冬眠疗法。③积极补充水分、热量及电解质，予清淡易消化、富含营养的流质或半流质饮食，不能进食者可经静脉补充。④对局灶性感染进行评估和治疗，积极清创、引流、局部用药。⑤化验检查：血、尿、大便常规化验及血培养，以及早确诊败血症；根据病情行尿培养、脑脊液、骨髓、胸腔穿刺液、关节腔穿刺液、腹水等化验，X 线、超声、CT 等检查。⑥抗生素治疗：根据病情及化验检查结果选用抗生素。⑦必要时排查免疫缺陷疾病、结缔组织病、恶性肿瘤。

2.小儿腹泻

小儿腹泻也称腹泻病，可根据病因的不同分为感染性和非感染性两类，是由多种病原、因素引起的以大便次数增多及大便性状改变为特点的消化道综合征。发病年龄多在 2 岁以下，1 岁以内者约占 50%。在我国，小儿腹泻是仅次于呼吸道感染的第二位常见病和多发病。

（1）病因：婴幼儿的消化系统发育不成熟，胃酸及消化酶的分泌较少且消化酶的活性较低，所以对食物质和量的较大变化耐受力差，而且小儿生长发育快，所需营养物质又相对较多，则造成消化道负担较重。在受到不良因素影响时，易发生消化功能紊乱。由于小儿机体防御能力较差，婴儿血清免疫球蛋白和胃肠道 SIgA 及胃内酸度均较低,故易患肠道感染。另外,人工喂养儿不能从母乳中获得免疫物质,并且食物、食具易被污染,所以肠道感染发生率明显高于母乳喂养儿。

小儿腹泻可由非感染和感染性原因引起。

非感染性原因:饮食不当引起的腹泻是主要因素,多由于喂养不定时、量过多或过少及食物成分不适宜(如过早喂食大量淀粉或脂肪类食物)、突然改变食物品种等因素而引起。个别小儿对牛奶或某些食物成分过敏或不耐受也可引起腹泻;双糖酶缺乏,使肠道对糖的消化吸收产生障碍也会发生腹泻。另外,气候突然变化,如腹部受凉使肠蠕动增加、天气过热使消化液分泌减少均易诱发腹泻。

感染性原因。①肠道内感染:可由病毒、细菌、真菌及寄生虫等引起,以前两者较多见,尤其是病毒。②肠道外感染:患中耳炎、上呼吸道感染、肺炎、尿路感染、皮肤感染等或急性传染病时,由于发热及病原体的毒素作用使消化道功能紊乱而伴有腹泻。

有时,肠道外感染的病原体也可同时感染肠道(主要是病毒)。

(2)急诊检查。

基本检查。①观察大便性状。②大便常规检查:不带黏液和血的水样腹泻多是由病毒性肠炎或细菌外毒素所致;黏液便和血便则提示肠黏膜受损或由细菌内毒素(沙门菌、致病性大肠埃希菌)所致;显微镜下可见黏液斑或每高倍视野超过 5 个白细胞提示细菌感染,如志贺菌、耶尔森菌、沙门菌、分枝杆菌、致病性大肠埃希菌感染等。

实验室检查:①脱水时需检查血清电解质,重症患儿应同时测尿素氮。②白细胞总数及中性粒细胞增多提示细菌感染,降低提示病毒感染。

特殊检查:必要时做大便细菌培养检出致病菌。

(3)急诊护理措施。

调整饮食:限制饮食过严或禁食过久常造成营养不良,并发酸中毒,造成病情迁延不愈而影响生长发育,故腹泻脱水患儿除严重呕吐者需暂禁食 4～6 h(不禁水)外,均应继续进食,以缓解病情,缩短病程,促进恢复。腹泻停止后,继续给予营养丰富的饮食且每天加餐 1 次,共 2 周。对少数严重病例口服营养物质不能耐受者,应加强支持疗法,必要时予肠外营养。

纠正水、电解质紊乱及酸碱失衡:①口服补液。腹泻时,用口服补液盐(ORS)可以预防脱水并纠正轻、中度脱水。有明显腹胀、休克、心功能不全或其他严重并发症的患者及新生儿不宜口服补液。②静脉补液。用于中、重度脱水或吐泻严重、腹胀的患儿。根据不同的脱水程度和性质,结合年龄、营养、自身调节功能状况,决定溶液的成分、容量和滴注持续时间。

控制感染:约有 70% 的患儿表现出病毒及非侵袭性细菌所致的水样腹泻,一般可不用抗生素,但应合理使用液体疗法,选用微生态制剂和黏膜保护剂;其余约占 30% 的患儿为侵袭性细菌感染所致的黏液、脓血便患者,遵医嘱根据临床特点,结合大便细菌培养和药敏试验结果,选用针对病原菌的抗生素并随时进行调整。避免应用止泻药,同时还应严格执行消毒隔离措施,包括患儿的排泄物、用物及标本的处置;护理患儿前、后须认真洗手,以避免交叉感染。

维持皮肤完整性:婴幼儿应选用柔软布类尿布,勤更换;每次便后用温水清洗臀部并吸干;局部皮肤发红处可涂以 3%～5% 鞣酸软膏或 40% 氧化锌油并按摩片刻,以促进局部血液循环;皮肤溃疡局部可增加暴露或用红外线灯照射,以促进愈合;避免使用不透气塑料布或橡皮布,以防止尿布皮炎发生。因为女婴尿道口接近肛门,所以还需注意会阴部的清洁,以预防上行性尿路感染。注意约束多动的患儿。

严密观察病情:观察排便情况,记录大便的次数、颜色、气味、性状及量,并及时送检;采集标本时,应注意采集黏液脓血部分。做好动态比较,为制定输液方案和治疗提供可靠的依据。监测生命体征,对高热者应给予头部冰敷等物理降温措施,汗多时及时擦干汗液,更换湿衣,做好口腔护理及皮肤护理。密切观察代谢性酸中毒、低钾血症等表现,观察循环情况和严格记录 24 h 液体出入量。

3.小儿腹痛

腹痛是小儿时期常见病症之一,原因多种多样。因小儿不能准确地表达,给诊断与鉴别诊断带来一定的难度。有一小部分属于外科急腹症,一旦误诊,后果严重。

（1）病因。

腹腔内器质性疾病。①炎症:如阑尾炎、坏死性小肠炎、胆囊炎、胰腺炎、腹膜炎、肠炎、痢疾、肝炎、肠系膜淋巴结炎、腹腔结核、肝/肾脓肿等。②梗阻:如先天性消化道畸形、肠套叠、嵌顿疝、肠梗阻、尿路结石等。③溃疡穿孔:如应激性溃疡、胃溃疡、十二指肠溃疡、肠穿孔、脾破裂等。

胃肠功能紊乱:胃肠痉挛可导致婴幼儿阵发性腹痛,饮食不当、气候因素、便秘等均可能引起肠蠕动异常。

腹外疾病伴腹痛:如大叶性肺炎、胸膜炎、过敏性紫癜、腹型癫痫、重症心肌炎、脊柱结核、骨折等。

（2）临床表现。

发病年龄:新生儿期常见先天性消化道畸形、饮食不当;婴儿期多见肠炎、肠套叠;幼儿及儿童以肠炎、消化不良、阑尾炎、肠道寄生虫病、溃疡病多见。

发作情况:起病急、病程短要考虑外科急腹症;起病缓、病程长或呈阵发性腹痛者,多为内科疾病。

腹痛性质:局限而且固定的持续性腹痛,拒按者提示腹腔内炎性疾病;阵发性隐痛且喜按者多为痉挛性疼痛。

腹痛部位:中上腹见于急性胃炎、消化性溃疡;右上腹见于病毒性肝炎、肝脓肿、胆囊炎;左上腹见于急性胰腺炎、脾肿大;右下腹见于急性阑尾炎;左下腹见于菌痢便秘;脐部周围疼痛以肠痉挛、肠炎、肠蛔虫症多见;全腹持续痛应考虑腹膜炎。

伴随症状:发热提示有炎性疾病;呕吐提示胃炎、梗阻、溃疡病;腹泻依据大便性状判断肠炎、肠套叠等;腹痛伴出血性皮疹考虑过敏性紫癜;腹痛伴尿路刺激征考虑尿路感染或结石。

（3）急诊检查。

一般检查:血常规、尿常规、大便常规,大便培养。

特殊检查:①腹部正侧位、卧位 X 线平片;②腹腔及腹内储器超声检查;③胃肠钡餐检查;④电子胃肠镜;⑤腹部 CT 检查;⑥腹膜穿刺术。

（4）急诊护理措施。

祛除病因:治疗原发病,根据病原菌选择抗生素或抗结核药物,寄生虫感染应用驱虫药物。

对症治疗:①内科功能性腹痛可给予解痉止痛剂。②消化性溃疡给予制酸药、胃肠黏膜保护剂。

外科急腹症的处理。①纠正水、电解质紊乱和休克。②止痛剂:诊断明确者可适当应用,诊断不明者慎用,以免掩盖病情。③抗感染:选用强有力的抗生素。④手术治疗。⑤其他疗法:如肠套叠空气灌肠。

4.急性呼吸衰竭

急性呼吸衰竭(ARF)是由于各种原因所致的中枢和/或外周性的呼吸功能障碍使呼吸系统不能完成机体代谢所需的气体交换,引起动脉血氧分压下降,和/或二氧化碳分压上升,表现为一系列代谢及生理功能紊乱的临床综合征。

(1)病因。

中枢性呼吸衰竭:如颅内感染、出血、肿瘤、损伤、药物中毒及颅内压增高症所致的呼吸中枢受损,即呼吸的驱动障碍,而呼吸器官本身可正常。

周围性呼吸衰竭。①呼吸道疾病:急性喉炎、气管和支气管炎、急性会厌炎、急性毛细支气管炎、气管异物、哮喘持续状态、重症肺炎、呼吸窘迫综合征(ARDS)等。②胸廓及胸腔疾病:气胸、脓胸、血胸等。③心血管疾病:心肌炎、先天性心脏病、充血性心力衰竭等。④神经-肌肉疾病:多发性神经根炎、脊髓灰质炎等所致的呼吸肌麻痹及重症肌无力等。

小儿以呼吸道疾病多见,其次为神经-肌肉疾病。病因在不同年龄存在较大差异,其中新生儿以肺透明膜病、窒息、缺氧缺血性脑病、吸入性肺炎等多见;2岁以下以支气管肺炎、喉炎、哮喘持续状态、异物吸入等常见;2岁以上以哮喘持续状态、脑炎、多发性神经根炎、溺水等多见。

(2)症状与体征。

呼吸系统:发生呼吸衰竭的早期,小儿常有呼吸窘迫表现,如呼吸增快、鼻翼翕动等。儿童三凹征明显,新生儿出现呼气性呻吟。中枢性呼衰主要表现为呼吸节律和频率的改变,如快慢、深浅不匀,可呈潮式呼吸、抽泣样呼吸、双吸气等。周围性呼吸衰竭以呼吸困难、呼吸辅助肌呼吸活动为主要表现。

心血管系统:缺氧早期心率加快,心音亢进,心排血量增加,血压上升。晚期出现心率减慢,血压下降,心律失常,脉搏细弱,并可发生心力衰竭、休克。

神经系统:早期兴奋、烦躁,随后转入精神萎靡,反应差,意识障碍,甚至昏迷、惊厥等。

消化系统:严重时可出现消化道出血,肝功能受损可出现转氨酶增高等。

其他:缺氧可出现发绀,尿量减少,肾功能不全及代谢紊乱如酸中毒、低钠、高钾血症。

(3)急诊检查。

急性呼吸衰竭常用的急诊检查有血气分析。

Ⅰ型呼吸衰竭:即低氧血症,$PaO_2 \leqslant 6.7$ kPa(50 mmHg),$PaCO_2$ 正常,见于呼吸衰竭的早期和轻症。

Ⅱ型呼吸衰竭:即低氧血症、高碳酸血症,儿童 $PaO_2 < 8.0$ kPa(60 mmHg),$PaCO_2 \geqslant 6.7$ kPa(50 mmHg);婴幼儿 $PaO_2 < 6.7$ kPa(50 mmHg),$PaCO_2 \geqslant 6.7$ kPa(50 mmHg)。

(4)急诊护理措施。

保持呼吸道通畅:清除呼吸道分泌物,翻身、叩背、雾化、吸痰,吸痰一次的时间不超过 10 s。遵医嘱应用支气管扩张剂和地塞米松,以解除支气管和黏膜水肿。

给氧:有自主呼吸者采用鼻导管或面罩或头罩给氧,头罩给氧时氧流量>4 L/min。呼吸浅弱、暂停或紧急复苏时可用皮囊加压给氧。呼吸窘迫综合征(ARDS)可用呼吸道持续正压(CPAP)给氧。缺氧的严重程度无改善,应考虑改用呼吸机给氧。给氧原则以能缓解缺氧,而不抑制颈动脉和主动脉体化学感受器对低氧血症的敏感性为宜,即维持 PaO_2 在 8.7～11.3 kPa(65～85 mmHg)之间。

气管插管的指征:①呼吸困难加重,呼吸频率减慢,婴儿<15 次/分钟,儿童<10 次/分钟。

②吸入纯氧,PaO_2<6.7 kPa(50 mmHg)。③中枢性呼衰,凡呼吸节律不齐、深浅快慢不等、反复呼吸暂停等即可插管。

建立静脉通路:适当补液,维持水、电解质平衡,补液量控制在 60～80 mL/(kg·d),婴幼儿 40～60 mL/kg。并发脑水肿者 30～60 mL/(kg·d),且边补水边脱水,常用甘露醇 0.25～0.59 g/kg 静脉滴注,每天 3～4 次。

纠正酸中毒及电解质紊乱:单纯呼吸性酸中毒改善通气即可纠正,合并代谢性酸中毒且 pH<7.2,碱剩余(BE)为-8 mmol/L 以上时,可用碳酸氢钠纠正,并应在有效的通气下使用。

维持心、脑、肺、肾功能:呼吸衰竭伴严重心力衰竭时应给强心剂,如毒毛花苷 K,宜小剂量分次缓慢给予;血管活性药物的应用可改善全身多脏器功能,主要选择酚妥拉明或东莨菪碱;并发脑水肿时,常用 20% 甘露醇;利尿剂的应用可防治肺水肿的发生,常用呋塞米;肾上腺皮质激素的应用可增加应激功能,减少炎症渗出,解除支气管痉挛,改善通气;降低颅内压,减轻脑水肿;稳定细胞膜和溶酶体膜。每次 0.5～1 g/kg,3～4 次/天,短疗程应用。

5.感染性休克

感染性休克是由各种致病菌及其毒素侵入人体后引起的以微循环障碍,组织细胞血液灌注不足,导致重要生命器官急性功能不全的临床综合征。常发生在中毒性菌痢、暴发性流脑、出血性坏死性肠炎、败血症、重症肺炎及胆道感染等急性感染性疾病的基础上,临床上以面色苍白、四肢厥冷、皮肤发花、尿量减少、血压下降为主要表现。它是儿科常见的危重病症之一。

(1)病因:多种病原微生物均可引起,但临床上以革兰阴性杆菌多见,如大肠埃希菌、痢疾杆菌、绿脓杆菌、脑膜炎双球菌等。其次为金黄色葡萄球菌、溶血性链球菌、肺炎链球菌等革兰阳性球菌。近年来不少条件致病菌,如克雷伯菌、沙门菌、变形杆菌及一些厌氧菌等所致的感染,也有上升趋势。

(2)症状及体征:①面色苍白或口唇、指(趾)发绀,皮肤发花。②手足发凉,毛细血管再充盈时间延长。③脉搏细速,血压下降甚至测不到,脉压缩小。④尿量减少。⑤神志模糊,表情淡漠或昏迷。⑥呼吸增快,重型呼吸深长、浅慢,节律不整。

(3)实验室检查:①血、尿、大便常规及细菌培养:绝大多数感染性休克的外周血白细胞总数显著增高,中性粒细胞占绝对优势,伴核左移,常有中毒颗粒。结合病情送血液、体液细菌培养,以求得病原学诊断。早期尿浓缩,晚期肾衰竭时比重下降,出现尿蛋白,镜检可见管型及红细胞。②血气分析:早期有代谢性酸中毒,pH 及碱储备降低,晚期动脉血氧下降,血乳酸值升高。③出现弥散性血管内凝血(DIC)时,血小板计数减少,常降至 $100×10^9$/L 以下,呈进行性下降;出血时间和凝血时间延长,在高凝状态时,出血时间可缩短;凝血酶原时间(PT)延长 3 s(出生 4 d 内>20 s)。纤维蛋白原减少,低于 1.69/L 有意义。

(4)急诊护理措施:

小儿感染性休克病情十分危重,变化迅速,一经诊断,必须就地全力抢救,严禁长途转送。感染性休克的治疗应是综合性的。综合性疗法包括:①扩充血容量及纠正酸中毒;②使用血管活性药物;③强心;④控制感染;⑤抗介质治疗;⑥维护重要脏器功能;⑦氧疗;⑧支持营养。

按病情的轻重缓急将以上措施合理安排,有机结合起来。

先扩充血容量,纠正酸中毒和使用血管活性药物。

其次是控制感染和使用肾上腺皮质激素。可在扩容和应用血管活性药物之后开始应用。在强有力抗生素的保证下,酌情使用肾上腺皮质激素。

病原菌未明,使用广谱抗生素,一般首选头孢三代;病原菌明确,按药敏试验选用。

预防和治疗合并症,防治 DIC。

6.急性颅内压增高

正常情况下颅内压保持相对恒定维持在 5.88～15.68 kPa(60～160 mmH$_2$O),当脑脊液压力超过 17.64 kPa (180 mmH$_2$O)为颅内高压。颅内高压分为急性和慢性两类,机体对颅压增高的代偿有限,急性颅内高压常伴脑水肿、颅内血循环及脑脊液循环障碍,三者相互影响造成恶性循环。当压力极高时可形成脑疝,压迫脑干而危及生命。

(1)病因。

颅内、颅外感染:使脑组织体积增大,如各种脑膜炎、脑炎、颅内寄生虫、中毒性痢疾、败血症等。

颅内占位性病变:使颅内容物体积增大,如外伤、颅内出血所致硬膜下或硬膜外血肿、神经胶质瘤等。

脑脊液循环障碍:使脑脊液量增加、脑积水,如脑外伤、先天性颅脑畸形等导致脑脊液过多或循环受阻。

脑缺血缺氧:窒息、溺水、CO 中毒、休克和癫痫持续状态等。

(2)临床表现。

颅内高压症表现。①头痛:为弥漫性,初为阵发性,后为持续性,早起时重,当咳嗽、大便用力或改变头位时可使头痛加重。婴幼儿有尖声啼哭或拍打头部、激惹、烦躁等表现,新生儿表现为睁眼不睡和尖叫。②呕吐:常呈喷射性,无恶心,与饮食无关。开始早起时重,以后可不定时,呕吐可减轻头痛。③意识障碍:表情淡漠、嗜睡或躁动,进一步发生昏迷。④头部体征:婴儿可见前囟紧张隆起,骨缝分离。⑤眼部体征:可有复视、落日眼、视物模糊,甚至失明等。眼底多有双侧视乳头水肿,但婴儿期前囟未闭不一定发生。急性颅压增高时,眼底检查仅见视神经边缘模糊、小动脉痉挛及小静脉淤滞。脑疝形成前有瞳孔大小变化及边缘不整现象。⑥肌张力增高及抽搐。⑦生命体征改变:急性颅压增高时,一般血压(收缩压)先升高,继而心率变慢,呼吸节律改变(周期性、潮式呼吸或过度呼吸现象)。生命体征改变乃因脑干受压所致。若不及时治疗,颅内压将继续上升发生脑疝。

脑疝表现。①小脑幕切迹疝(颞叶沟回疝):表现为意识突然丧失。双侧瞳孔大小不等,患侧瞳孔先缩小后扩大,对光反射消失,眼睑下垂,小脑幕切迹受压迫时可出现颈项强直,晚期可见呼吸节律变慢、不整。②枕骨大孔疝(小脑扁桃体疝):表现为颈项强直、后枕疼痛,反复出现角弓反张、呕吐、意识不清,瞳孔先对称性缩小后扩大,中枢性呼吸衰竭发展迅速,呼吸慢而不规则,心率先增快后变慢,血压先升高后下降,也可表现为呼吸、心搏骤停。

(3)辅助检查。

腰椎穿刺脑脊液压力测定及检查有助于出血、感染的诊断,颅内高压者做腰穿时应警惕枕骨大孔疝的发生,操作者必须十分谨慎,用最小号腰穿针进行,腰穿时需有他人观察患者情况。腰穿前先建立静脉通路,必要时可用甘露醇0.25～0.59 g/kg,静脉推注,0.5 h 后再行腰椎穿刺。

有条件时神经外科医师应作颅骨钻孔,放置螺旋插头做颅内压力监测。

眼底检查。

其他辅助检查:包括头颅 X 线片、CT、B 超、脑电图、磁共振、脑动脉造影检查等。

（4）鉴别诊断。

偏头痛：头痛呈周期性，常为跳痛性质，先有闪光暗点、幻视或眼花等，剧烈时可出现呕吐，吐后头痛可缓解，偶然尚可有脑神经麻痹体征。但本病的病期较长，头痛每次持续数小时至数天，不发时无头痛，检查无眼底水肿，腰穿压力正常。

视神经炎：可有头痛、视乳头充血、水肿，但早期即有显著视力下降，腰穿压力正常。

神经官能症：常诉头痛，有时有恶心、呕吐，但一般病史较长，而且尚有头昏、失眠、记忆力下降、注意力不集中等神经官能症状，且无视乳头水肿。

（5）急诊护理措施。

液体疗法：遵循量出为入，边补边脱，入量应略少于出量的原则，维持正常血压及中心静脉压，维持尿量在 0.5～1 mL/(kg·h)，维持正常血清电解质及渗透压。

降低颅内压：①首选甘露醇 0.25～1 g/kg，静脉滴注，30 min 内输入，每 4～6 h 1 次。②呋塞米 0.5～1 mg/kg，静脉滴注，每 6 小时 1 次，减少总体液量、静脉内容量及脑脊液的产生。③地塞米松 1 mg/kg，静脉滴注，每 6 小时 1 次。主要用于外科性损伤或肿瘤组织周围的脑水肿。

减少脑血流量：在应用肌肉松弛剂潘克罗宁或苯巴比妥时行机械通气，通过提高呼吸频率，将 $PaCO_2$ 保持在 3.3～4.0 kPa(25～30 mmHg)，通过减少脑血流量降低颅内压，避免 $PaCO_2$ <2.7 kPa(20 mmHg)。因为此时颅内灌注可减少 60%，造成脑组织缺氧。

对于严重脑水肿、伴有发热、躁动、抽搐者，可采用冬眠低温或冬眠与头颈部局部低温（冰帽或冰袋）合用，以降低颅内压、减轻脑水肿，并提高脑组织对缺氧的耐受性。

维持脑的代谢功能：①吸氧，PaO_2 维持在 12.0 kPa(90 mmHg)以上。②体温>38 ℃，予物理或药物降温。③抽搐者及时止痉。④维持正常血压。

7.小儿惊厥

惊厥是指神经细胞异常放电，引起全身或局部骨骼肌群发生不自主的强直性或痉挛性收缩，常伴意识障碍。惊厥是儿科常见的急症之一，多见于婴幼儿。

（1）病因。

感染性疾病。①颅内感染：细菌、病毒、原虫、寄生虫引起的脑膜炎、脑炎、脑脓肿等。②颅外感染：热性惊厥（儿科最常见的急性惊厥）；中毒性脑病：中毒性菌痢、伤寒、重症肺炎、败血症等引起；其他，如破伤风。

非感染性疾病。①颅内疾病：原发癫痫；颅内占位性疾病，肿瘤、囊肿、血肿等；颅脑损伤，产伤、缺血缺氧性脑病、颅内出血等；颅脑畸形，脑血管畸形、脑积水、脑发育不良等。②颅外疾病：维生素缺乏，维生素 D 缺乏性手足抽搐症等；水、电解质紊乱，低血钙、低血钠、低血糖等；脑缺氧缺血，心、肺、肾功能紊乱引起缺氧、缺血、高血压脑病；各种中毒，药物、植物、农药、杀鼠药等；先天性代谢性疾病，苯丙酮尿症、脂质累积症、半乳糖血症等。

（2）临床表现。

意识突然丧失，同时急骤发生全身性或局部性、强直性或阵挛性面部、四肢肌肉抽搐，多伴有双眼上翻、凝视或斜视。由于喉痉挛、气道不畅，可有屏气甚至青紫。部分小儿大、小便失禁。发作时间可由数秒至数分钟，严重者反复多次发作，甚至呈持续状态。发作停止后多入睡。新生儿可表现为轻微的局限性抽搐，如凝视、眼球偏斜、眼睑颤动、面肌抽搐、呼吸暂停等，由于幅度轻微，易被忽视。

（3）辅助检查。

根据不同疾病及病情,需做血常规、尿常规、便常规,生化检查及脑脊液检查。必要时可做眼底检查、脑电图、心电图、B超、CT、MRI等检查。

（4）急诊护理措施。

预防窒息:惊厥发作时,应就地立即抢救,让患儿平卧,解开衣领,头偏向一侧,头下枕柔软的物品。保持呼吸道通畅,清除患儿口鼻腔分泌物和呕吐物。另外,将舌轻轻向外牵拉,防止舌后坠阻塞呼吸道造成呼吸不畅。按医嘱给予抗惊厥药物,观察并记录患儿用药效果。也可针刺人中、合谷等穴位止惊。惊厥较重或时间较长者给予吸氧。

预防外伤:惊厥发作时,将纱布等柔软物品放在患儿手中和腋下,以免皮肤摩擦受损。另外,已出牙患儿上、下臼齿之间应放置牙垫或纱布包裹的压舌板,防止舌咬伤;牙关紧闭时,不可强行用力撬开,防止损伤牙齿。床边放置床档,防止坠床,同时在栏杆处放置棉垫,并将床上硬物移开,以免造成损伤。勿强力按压或牵拉患儿肢体,避免骨折或脱臼。专人守护,以防惊厥发作时受伤。

密切观察病情、预防脑水肿:保持安静,避免患儿受到声、光等刺激。密切监测生命体征、意识及瞳孔变化。出现脑水肿早期症状,应及时通知医师处理。

（杨　娜）

第四节　眼科门诊的护理

一、门诊护理工作常规

（一）预检分诊

预检分诊由临床经验丰富的护士担任。应主动热情接待来院就诊的患者,对初诊患者要简单扼要询问病史,观察病情后作出判断,给予合理的分诊指导,做到先预检分诊,后挂号与就诊。眼科门诊患者挂号后要先检查视力再安排候诊与就诊。如患者视力差,要协助患者填写病历卡或门诊病历上的姓名、性别、年龄、职业、住址、电话等。指导患者到视力检查室检查视力。凡属急诊病例,应马上安排就诊,如化学伤患者应立即到治疗室做初步处理。

（二）视力检查

视力检查是指检查中心视力,了解双眼视功能的方法之一,在眼病的诊断和处理上都有着重要的意义。因此,初诊患者首先由护士进行视力检查。护士进行此项检查前,必须向患者耐心说明,尤其采用2.5 m平面反光镜法,更需解释清楚,便于患者合作,使检查准确迅速。检查毕,把患者的视力分左、右眼准确地记录在病历本上。在检查视力的同时,应进行初步预诊,如属急诊病例,应按急诊处理,以免延误病情。

（三）开诊前的准备工作

开诊前,护士应做好一切诊疗、器械和物品的准备工作,检查和补充诊室、暗室、治疗室的药品、用物。按挂号指定时间排列好病历,指导门诊患者按顺序来候诊室就座。候诊室和诊室是患者比较集中的地方,由于往来活动频繁,吵嚷声音也较大,往往影响医护人员的工作。为了保证诊室的安静,使医师集中精力进行检查和诊治工作,并缩短候诊时间,护士需经常注意维持诊室及候诊室的秩序,防止拥挤及争先恐后的现象,按挂号顺序和病情的轻、重、缓、急安排患者就诊,并指导患者就诊后需要办理特殊检查、治疗、取药、交费、化验等手续。巡视诊室、协助医师向患者做必要的解释工作。对行动不便、年老体弱、啼哭的小儿等患者,可酌情先安排就诊。

(四)服务台工作

有的患者需要做进一步的特殊检查,有的需要手术治疗或住院治疗,服务台负责安排以上各项的预约登记工作及答复、解释患者有关的询问。门诊服务台的护士应按病情的轻、重、缓、急合理安排住院床位的登记、通知患者入院、介绍办理入院的准备事项,以及办理门诊手术和特殊检查的预约。

(五)治疗室工作

门诊治疗室应根据医嘱进行眼科各种医疗护理技术操作,包括测量眼压、眼部冲洗、泪道冲洗、泪道探通、结膜下注射、球后注射、角膜异物剔除、睑腺炎切开排脓、电解倒睫等。治疗室护士应按就诊先后有秩序地工作,必须严格执行"三查""七对"的查对制度,并向患者做必要的治疗前解释工作,以取得患者合作。治疗中必须注意患者的病情有无特殊变化,有时在治疗后需要留患者观察一些时间,以防发生意外情况。治疗或检查后应由护士在病历上详细记录结果并签名,送交医师再诊,或向患者交代复诊或再次治疗时间及注意事项。每次治疗操作完毕后应洗净双手,防止交叉感染。

(六)换药室工作

门诊换药室为门诊手术患者术后换药的地方。因此,要求医护人员有严格的无菌观念。换药室的护士应按无菌操作规程进行操作,防止伤口感染。换药时应该协助医师详细询问患者术后情况,细致观察术后反应及术后效果并作好记录。换药后向患者交代下次换药及复诊的时间和注意事项。

二、眼科常见急诊护理

(一)急性眼眶部炎症

1.急性泪囊炎

本病常发生在慢性泪囊炎基础上,也可以无泪道阻塞史而突然发生。临床上大多为鼻泪管下端阻塞,泪囊内有分泌物潴留,葡萄球菌或肺炎双球菌等致病微生物感染而引起急性泪囊炎。

(1)病情观察与判断:①泪囊部高度红肿、发热、剧痛和压痛。②严重者患侧耳前及颌下淋巴结肿痛,体温升高。③泪囊部脓肿自行破溃后,可形成囊瘘。④轻压泪囊部可见脓液由泪小点回流(不宜重压,以免感染扩散)。

(2)治疗原则:①炎症早期,应用抗生素控制感染,常用青霉素 80 万单位,链霉素 0.5 g,肌内注射,各为每天2次,或庆大霉素 8 万单位,肌内注射,每天 2 次。②患处湿热敷,每天 2~4 次,每次 15~30 min。③泪囊部脓肿形成后,必要时应在脓头处沿皮纹切开排脓,并放置橡皮引流条,至脓液引流干净后拔出。④对于反复发作的急性泪囊炎或瘘管形成不愈者,应在炎症静止期将泪囊及瘘管摘除,可在切除瘘管的同时行泪囊鼻腔吻合术。

2.眼眶蜂窝织炎

眼眶蜂窝织炎为一种相当严重的眼眶部急性炎症,常累及整个眼眶内软组织,不仅并发症多,其危害性也相当大。

(1)病情观察与判断:①起病急,来势较凶。主要表现局部显著疼痛及眶内软组织肿胀,眼睑皮肤高度红肿。②眼球突出,眼运动障碍,而呈现固视状态。同时伴有球结膜水肿,常突出于睑裂之外,睑裂增大,眼睑不能闭合,视力严重受损。③除局部症状之外,全身症状也相当明显,如头痛、恶心、呕吐、脑神经症状及体温上升等。

(2)治疗原则:①抗感染,早期全身性应用大剂量抗生素,亦可应用广谱抗生素。必要时加用皮质激素控制炎症。②脓肿形成后,选择距脓肿最近的皮肤切开排脓,并放引流条。③预防并发症,保护角膜。早期请有关科室会诊,如神经内科,以及早发现海绵窦血栓及化脓性脑膜炎,共同抢救其生命。④支持疗法,让患者卧床休息,多饮水。早做全身性检查及细菌培养、药敏试验,警惕真菌感染的可能。

3.海绵窦栓塞

海绵窦栓塞为一种极严重的眼眶深部或颅底部急性炎症性病变,如处置不及时或不当,常可导致生命危险。

(1)病情观察与判断:①面部或邻近组织有急性化脓性感染史。②迅速发展的眼部红肿,眼球突出,眼球运动障碍。③眶尖部炎症引起的神经征

(2)治疗原则:①组织急救,一旦明确诊断,立即请神经内外科、耳鼻喉科会诊,制订急救措施。②抗感染,用大剂量抗生素,应以静脉滴注为主,如氨苄西林等,同时给予皮质激素以增加抗炎的效果。③加强病程监护,观察病情的发展,直至脱离危险才能转为一般治疗。

(二)急性眼睑炎症

1.眼睑丹毒

丹毒是由链球菌感染所致的皮肤和皮下组织的急性炎症。眼睑丹毒大多从颜面部蔓延而来,可因眼睑皮肤擦伤及小伤口感染链球菌所引起,其中以 A 族溶血性链球菌感染为常见。

(1)病情观察与判断:①局部烧灼感、剧烈疼痛及压痛、肿胀、质硬,有时伴小疱。眼睑因肿胀而不能睁眼。②耳前及颌下淋巴结肿大。发病时往往有寒战、高热,白细胞总数及中性粒细胞增多。③严重者皮肤渐呈暗红色,最终大部分坏疽,且往往蔓延至深部,甚至形成眼内化脓性眶蜂窝织炎、视神经炎及海绵窦血栓,以致发生脑膜炎而致命。

(2)治疗原则:①早期应用抗生素,直至病愈为止。同时注射多价链球菌血清或抗丹毒疫苗。若出现神志昏迷、谵妄,可加用紫雪丹吞服。②患处可选用 1% 依沙吖啶、30% 黄柏或 50% 硫酸镁温盐水热敷,每天 4～6 次,每次 30 min,并涂红霉素或制霉菌素眼膏。③旋转磁疗对患处红肿的消退也有效。

2.眼睑带状疱疹

眼睑带状疱疹系由疱疹病毒感染所致,多发生于老年人及体弱者。

(1)病情观察与判断:起病急,上、下眼睑均可发生,以下睑较为常见。典型表现为眼睑红肿,眼睑或睑缘部出现成簇的透明小水疱,互相融合变成一片多房性水疱。早期疱内液发黄,随后吸收干燥成为黄痂。病程 6～8 d,部分病例可合并眼睑球结膜充血及角膜炎、虹膜睫状体炎等。

(2)治疗原则:①尽早使用抗毒素药。①35%～40% 碘苷或二甲基氧化硫棉片患处湿敷,连用 3～4 d。②1% 阿糖胞苷膏涂眼睑皮肤,每天 2～3 次。③0.5% 利巴韦林溶液患处湿敷,每天 1～2 次。病情较重者可给阿昔洛韦口服或静脉滴注。②病情严重者可予丙种球蛋白或干扰素肌内注射。对皮肤丘疹、水疱及红斑可用炉甘石洗剂止痒。

3.急性睑腺炎

急性睑腺炎亦称为睑腺炎,系化脓性细菌(如葡萄球菌)侵入睑内的腺体而引起的一种急性炎症,有内、外睑腺炎之分。外睑腺炎为蔡氏腺(Zeis腺)的急性化脓性炎症,俗称"针眼"。内睑腺炎为睑板腺急性化脓性炎症。

(1)病情观察与判断:①睑皮肤呈局限性红、肿、热、痛,近睑缘部出现硬结和压痛,球结膜水肿。②经3~5 d形成脓肿,出现黄色脓头,可自行穿破皮肤,排出脓液,然后红肿迅速消退,症状缓解。发生在睫毛根部皮脂腺者,表现在睑结膜面,称内睑腺炎。③重者伴有耳前、颌下淋巴结肿大及压痛,畏寒,发热等。

(2)治疗原则:①早期患眼湿热敷,每次3 min,每天3~4次。局部滴抗生素(如庆大霉素、氯霉素等)眼液或涂眼膏。②病情较重者,可予抗生素(如头孢菌素等)口服或肌内注射。③脓肿形成后,切开排脓,外睑腺炎切口应与睑缘平行,内睑腺炎切口应与睑缘垂直。④严禁挤压,以免引起炎症扩散。

(三)急性结膜炎症

1.急性卡他性结膜炎

急性卡他性结膜炎为较常见的流行病,属急性细菌性结膜炎中的一种。一年四季均可发生,以夏、秋季多见,可以散发,也可以成群发生,具有传染性。

(1)病情观察与判断:①起病急,常在感染后数小时至1 d内发病。单眼或双眼同时发病。②眼部有异物感、烧灼感,刺痛或畏光。分泌物多,先为黏液性,后呈脓性。睡眠后分泌物常将睫毛粘住,而使眼睑难以张开。③结膜充血,球结膜及眼睑水肿。除上述症状外,常有结膜下点状出血,渗出物可形成假膜。整个病程5~10 d。

(2)治疗原则:①清除结膜囊内的分泌物,用生理盐水冲洗结膜囊。畏光者可戴太阳镜。②患眼频滴抗生素眼液,如0.5%庆大霉素、0.25%氯霉素、0.1%利福平或氯地眼液,每0.5~1小时1次。临睡前局部涂四环素可的松眼膏或0.5%红霉素眼膏。症状消退后,巩固治疗2~3 d。

(3)护理重点:①控制传染途径,患者用过的一切物品都应每天煮沸消毒30 min以上,并在太阳下晒干。②患者的一切日常用品应与正常人分开,他人勿用患者的洗脸用品。③禁止患者进入游泳池或公共浴池。④禁止热敷和包扎。

2.流行性急性结膜炎

流行性急性结膜炎也称为"红眼病",多发生于夏秋季节,由病毒引起,传染性极强,常呈暴发性流行。由于常伴结膜充血,故也称流行性出血性结膜炎。

(1)病情观察与判断:①起病急,感染后2~24 h发病,在一个家庭或集体内暴发性流行。②临床症状较其他结膜炎要重,起初为一眼,很快传至另一眼。眼睑明显红肿,睑球结膜充血,分泌物多呈黏液水样,也可呈肉汤样,这是结膜下出血的缘故,严重病例结膜下大片出血。可见耳前淋巴结肿大和疼痛。③常有怕光、流泪及异物感,角膜上皮点状浸润。病程多为7~10 d,角膜荧光素染色着色者,病程较长。

(2)治疗原则:①抗病毒治疗。可用0.1%阿昔洛韦眼液滴眼,每0.5 h或1 h 1次,睡前涂3%阿昔洛韦眼膏,亦可选用其他抗病毒眼膏。②预防继发性感染。选用抗生素眼液如0.25%氯霉素眼液,与抗病毒眼液联合应用。

(3)护理重点:同急性卡他性结膜炎。

(杨　娜)

第五节　口腔科门诊的护理

一、拔牙术护理

拔牙是口腔颌面外科的最常见的基本手术。牙拔除术可导致不同程度的牙周软组织及牙槽骨的损伤;同时该手术多是在已感染的组织上进行,故能引起不同程度的全身反应,尤其对有心血管系统疾病、血液病的患者,如不注意,会造成严重后果,因此应严格掌握拔牙的适应证和禁忌证。

(一)拔牙术前的护理

1.患者的健康指导

(1)热情接待患者,了解其就诊目的,一切治疗都应事先取得患者或家属的同意,向其说明拔牙目的及拔牙后可能出现的不适和并发症,解除其恐惧心理,以最佳心理状态配合治疗,顺利完成手术。

(2)询问有关病史及药敏史,特别是过去有无拔牙史及有无麻醉后晕厥,术后出血史,必要时做麻醉药皮试。对有高血压、心脏病患者应根据病情轻重决定能否拔牙,必要时心电监护拔牙。

(3)严格掌握拔牙适应证、禁忌证,协助医师认真仔细检查核对患者姓名,要拔的牙位、拔牙原因,必要时提供 X 线片,以供医师参考。

(4)除患者全身情况外,应作详细的局部检查如患牙有无叩痛,局部软组织有无红肿。然后根据全身和局部情况确定是否拔牙。

2.拔牙器械的准备

(1)一次性器械盘一套(口镜、探针、双弯镊子);各种敷料盒(棉签、棉球、纱球);拔牙包 1 个,内有牙挺、牙钳、双头刮匙、牙龈分离器;漱口水 1 杯。

(2)根据不同情况应准备:增隙器、骨锤、双斜面凿、单斜面凿、刀状凿、宽圆凿、手术刀柄、刀片、大小骨膜分离器、剪刀、持针器、缝针、线、骨锉、根尖挺、三角挺及高速手机、钻针和吸引器。

3.椅位准备

为了便于手术的进行,患者与术者均应有合适的体位,患者常取坐位,面对光源。

(1)拔除上颌牙时,患者头应稍后仰使上颌牙殆面约与地面呈 45°角。患牙约与医师肩同高。

(2)拔除下颌牙时牙椅位稍降低应使患者下牙殆面与地面平行,患牙与医师肘关节同高。有的医师主张低位拔牙,即患者的体位较上述位更低。患者张口时应有充足的光线正对手术野。

如患者不能坐位拔牙时,也可采取侧卧位。

(二)拔牙术中的护理

1.拔牙术中的心理护理

护士在拔牙过程随时安慰患者,让其了解手术情况,使患者完全配合治疗。

2.基本操作的护理

(1)护士为患者调好就座椅位,头靠、调灯光、围治疗巾。

(2)请患者漱口,常用 1/5 000 氯己定溶液。

（3）医师一般是在患者右前方，也可在患者右后方，护士配合应站立患者左侧以利传递器械、吸唾液或血液、协助医师操作或去骨。

（4）协助医师消毒口周皮肤及口腔黏膜，准备好注射器及麻醉药，医师注射麻醉药后，注意观察患者有无不良反应，如面色苍白、出汗、精神恍惚等反应。若有上述症状，应即时将牙椅放平，解开患者衣领扣，指压人中穴、合谷穴或给患者嗅氨，严重者给氧并及时报告医师，协助处理。

（5）拔牙过程中根据需要为医师准备补充用物，如棉球、特殊用器械，协助牵拉口角、止血、劈牙、去骨、托护下颌骨，保护颞下颌关节不受损伤。

（三）拔牙术后的护理

1.拔牙结束后一般护理

为患者清洗口周血迹，解除胸围。清理用物并消毒。

2.对患者健康指导

（1）拔牙当天患者应适当休息，勿做过多体力活动，以免冲掉血块，影响伤口愈合。

（2）嘱患者咬纱球30 min后吐出，若出血较多可延长到1 h，但不能留置时间过长，以免增加感染和出血的机会。

（3）拔牙后不要用舌舔吸或手触及伤口或反复吐唾液、吮吸，以免由于口腔负压增加，破坏牙槽窝内血凝块而致出血及感染。

（4）拔牙后24 h内，唾液为淡红色血性液体，属正常现象。

（5）拔牙1 h后可进温、凉、软食或流食。

（6）术后若有明显的大出血，疼痛、肿胀、发热、开口困难等症状，应及时复诊。

（7）伤口有缝线者，嘱术后4～5 d拆线。

（四）各种拔牙方法的护理

1.残根及断根的挺出和增隙法拔牙

（1）残根一般容易拔除，但也有少数牢固的残根则必须使用牙挺。

（2）断根常发生于拔牙用力不当或因牙根异常，死髓牙、残冠等。断根的上端多在牙槽骨内比较牢固，必须用牙挺或增隙凿增隙或去骨，将牙根挺松或凿松后拔除。

（3）增隙法是将增隙凿插入牙与牙槽骨之间，用骨锤击凿，楔进牙与牙槽骨之间，分离出缝隙后再下牙挺，将牙根撬出。护士击锤时用骨锤击凿柄，用力方向和凿的方向一致。用右手腕部力量，力要适中，有弹性，有节奏地连续叩击两下，再次重复。同时左手向上托护下颌骨处，保护颞下颌关节不受震伤。若掏取上颌前磨牙或磨牙牙根时，一定要轻击，以免使牙根进入上颌窦。

2.劈开拔牙法

对于多根不易取出牙或阻生牙，用锋利的双面宽凿将牙冠劈开，然后分别取出。劈开的击锤法为：医师将凿放于准确的部位，护士用闪击法，争取一锤劈开牙。击锤时，一般击两下，第一下很轻，为预备性警告，第二下用力快而干脆，同时必须托护下颌骨（在拔下牙或拔下颌阻生齿时）以免伤及颞下颌关节。

3.切开拔牙法

对于用牙钳、牙挺、增隙方法均难以拔出的牙齿，如根分叉过大、根端肥大、阻生牙及难拔的断根或骨性埋伏牙，可用切开拔牙的方法，即切开翻起粘骨膜瓣、去骨、拔牙、修整骨创缘，用生理盐水冲洗伤口，清除碎片，缝合，去骨时选用单斜面凿，护士击锤要轻，可连续叩击，也可多次重复，同时托护下颌骨。

4.乳牙拔除的护理

（1）热情接待患儿,耐心解释。

（2）对家长讲明应拔除的牙齿和不需陪伴的道理。

（3）患儿拔牙不能采取仰卧位,以防拔下的牙齿落入气管内。

（4）对于极不合作的患儿,可暂缓拔牙,因患儿在哭闹挣扎时,很容易拔错牙或将拔下的牙吸进气管内。

（五）下颌阻生齿拔除的护理

1.术前的护理

（1）了解患者的要求和全身健康情况。向患者交待手术过程中及手术后可能出现的反应。准备好已摄X线片。

（2）手术器械的准备同一般拔牙,另准备宽挺、双斜面劈开凿、单斜面骨凿和增隙凿、骨膜分离器、吸唾器或吸引器、高速涡轮钻机和手机、长裂钻、消毒孔巾、手套、针持、剪刀、缝针、线、口角拉钩等。

2.术中护理

（1）患者用1/5 000氯己定溶液漱口,以0.2%氯己定溶液消毒口周皮肤,铺无菌孔巾。

（2）在切开翻瓣过程中,护士应协助医师拉钩或止血,置吸唾器于患侧舌下,以吸净唾液或血液。

（3）若需劈开拔牙时,要根据医师放凿的位置,击锤前将左手置于拔牙侧胸围下托护下颌角的下缘,右手握锤击凿（击锤方法同劈开拔牙法）。

（4）操作过程中要严密观察患者的口唇、呼吸、脉搏、出汗等反应,如有异常,立即通知医师,停止手术对症处理。

（5）医师在进行缝合时,协助拉开患者患侧口角,止血、剪线等。

（6）拔牙完毕,用湿棉球清洁患者口周血迹,同时对患者进行健康指导。

3.手术后的护理

（1）对于创伤大的复杂阻生齿拔除患者,应观察0.5 h,无不适方可离院,并嘱患者次日复诊。

（2）嘱患者注意休息,按时服药,吃温凉饮食。

（3）嘱患者,术后如出现吞咽困难、疼痛、张口受限、下颌肿胀,及时来院复诊;若有出血、感染或下唇麻木等并发症,要及早治疗。

（4）嘱患者5～7 d拆线,其余同拔牙后护理。

（六）监护拔牙术的护理

（1）术中监护:指麻醉中、拔牙前、拔牙中及拔牙后即刻的监护,包括心电图变化,血压、脉搏、呼吸、神志及患者主诉等。

（2）协助患者就座,调节好椅位,为患者测量血压、脉搏并记录,并作好心电图记录,作好患者的解释工作。

（3）术中随时观察心电图变化,及时准确测量血压、脉搏并记录,若有异常,应立即报告医师采取有效的处理措施。

（4）认真观察患者病情变化,如呼吸、神志、精神状态、面色、瞳孔等,特别应重视患者的主述,如头痛、头晕、恶心等自觉症状,发现异常及时报告医师处理。

二、门诊常见手术和疾病治疗的护理

(一)手术包准备

1.一类手术

用大手术包。用于颌下腺摘除、甲状舌管囊肿及瘘管摘除术、舌下腺囊肿摘除术等。

(1)器械类:3号刀柄1把、11号刀片、平齿镊各1把、单齿组织镊1把、小直血管镊4把、中直血管镊2把、小弯血管镊6把、中弯血管镊4把、细齿镊2把、持针器2把、帕镊5把、线剪1把、组织剪1把。

(2)布类:大包帕2张、手术衣3件、治疗巾8张、长口单1张。

(3)其他:吸引管1根、橡皮引流管1根、弯盘1个、药杯3个、6×14号圆针带3-0白丝线针2颗、6×14号带3-0黑丝线三角针2颗、1号白丝线管1个、引流条1根、橡皮手套3双、棉签、纱布、消毒液、75%酒精、麻药、空针。

(4)特殊器械:单钩1个、甲状腺拉钩1把、2齿拉钩1把、小组织剪1把、骨剪1把。

2.二类手术

用中手术包。用于口角及唇修复术、鼻翼成形术、颌下淋巴结切除术、死骨刮除术等。

(1)器械类:3号刀柄1把、11号刀片平镊、组织镊各1把、单齿组织镊1把、小直血管镊2把、小弯血管镊3把、中直血管镊1把、中弯血管镊2把、细齿镊1把、持针器1把、帕镊3把、组织剪1把、线剪1把。

(2)布类:中包帕1张、大包帕1张、有孔巾1张、治疗巾3张。

(3)其他:弯盘1个、药杯1个、6×14号圆针、3-0白丝线、6×14号三角针、3-0黑丝线、皮肤消毒液、75%酒精、麻药、空针、橡皮手套、纱布、棉签、碘仿纱条。

(4)特殊器械:单钩1个、大小骨膜剥离器各1个、双头锐匙1把、大锐匙1把、骨剪1把、骨钳1把、单面凿1把、骨锤1把、骨锉1把。

3.三类手术

用小手术包。用于痣切除、口腔颌面部小肿块切除术、各种包块活检术、唇舌系带矫正术、牙龈瘤切除术、面部外伤清创缝合术、切开引流术、黏液腺囊肿、皮脂腺囊肿切除术。

(1)器械类:3号刀柄1把,11号刀片、平镊、组织镊各1把,小血管镊1把,小弯血管镊1把,小组织剪1把,持针器1把,线剪1把。

(2)布类:小包帕1张,治疗巾2张,有孔巾1张。

(3)其他:纱布,棉签,6×14号三角针,3-0黑丝线,6×14号圆针,3-0白丝线,麻药,空针,橡皮手套。

(4)特殊器械:根据具体情况加减单钩,2齿露钩,大小骨膜剥离器,开口器,双头锐匙等。

(二)口腔颌面外科门诊手术的常规护理

1.术前护理

(1)征得患者及其家属同意后,签署手术同意书,方可进行手术。

(2)根据手术范围大小,应作必要的化验检查和X线检查,并检查其结果。

(3)热情接待患者,询问患者全身情况,有无心血管疾病、出血性疾病、糖尿病、药物过敏史等,女性患者若在月经期或妊娠期,应根据病情延期手术。口内手术,若牙石较多应作洁治。对患者交待手术目的和预后,手术可能发生的并发症,作好解释工作,消除紧张情绪,以便配合治疗。

（4）准备手术用器械物品。

2.手术当日术前护理

（1）核对患者姓名、手术名称、部位。

（2）测量患者体温、脉搏、呼吸、血压。

（3）检查术区局部有无急性炎症。术区常规备皮。

（4）备好 1/5 000 氯己定溶液漱口。

（5）根据手术需要调节好椅位和灯光，为患者戴好胸巾。

3.术中护理

（1）密切观察患者的全身情况，注意患者对麻醉药的反应，生命体征的变化，如有异常及时报告医师，并协助医师救治。

（2）多巡视，及时补充手术中所需用品。用无菌技术协助医师操作，如牵拉口角，清除术区血液、唾液，保持术野清晰，击锤、剪线等。

（3）负责手术标本保管和送检。

4.术后护理

（1）协助医师包扎伤口，清洁患者颌面部。

（2）术后健康指导：保持口腔卫生，餐后用漱口液漱口，不食过热、过硬和辛辣食物。术后注意事项，复诊及拆线日期。

（3）清点器械、用品，除特殊的处理外，术后器械用 15/1 000 消洗灵初消毒，再清洗、灭菌。

（4）椅位（床位）还原。

下述门诊手术的护理，仅就特殊事项加以叙述，常规护理不再重复。

三、牙槽骨修整术的护理

牙缺失后，可能在牙槽骨上出现不利义齿修复的各种异常情况，为了便于义齿戴入及使牙槽骨均匀地承受咬合压力，因此要去除妨碍装戴义齿的牙槽骨突起部分，注意勿切除过多，以免影响牙槽突的高度和宽度，不利于义齿的固位。

（一）术前护理

（1）器械和用物准备：一次性检查盘 1 套（牙科镊子、探针、口镜各 1 个），手术包 1 个（内有 3 号刀柄、11 号刀片、大小骨膜剥离器各 1 个、单面凿、骨锉、口角拉钩、咬骨钳、持针器、线剪、6×14 号三角针带 3-0 黑丝线、麻药杯、纱布和纱球、孔巾），另备吸唾器、冲洗器、生理盐水、一次性橡皮手套、一次性注射器、1%碘酊和 75%酒精消毒口内黏膜和口周皮肤。

（2）根据患者全身情况按医嘱备好麻药，常用加肾上腺素的 2%普鲁卡因，2%利多卡因等。

（二）术中护理

（1）切开翻瓣：护士用口角拉钩拉开患者的唇部或颊部，以充分暴露手术视野，随时协助医师止血。

（2）去骨：如用骨凿去骨时，护士在击锤时用力要轻，以免去骨过多影响义齿的固位。如大面积去骨，护士应用生理盐水协助医师冲洗骨面，去净骨碎片并吸净口内液体。

（3）缝合时护士要协助止血、穿针、剪线等。

（三）术后护理

（1）对术后咬纱球的患者，嘱 0.5 h 后吐掉。

（2）嘱患者当天不吃过硬和过热的食物，饭后漱口，保持口腔清洁。

（3）嘱患者最好在术后 1 周拆线，因牙槽突部位承担咀嚼摩擦力较多，过早拆线导致创口裂开。

四、颌面部小肿物切除及活体组织检查的护理

颌面部常见的小肿物有皮脂腺囊肿、乳头状瘤、黏液腺囊肿、痣等。为了明确诊断和治疗，需截取部分活体组织进行切片检查。

（一）术前护理

（1）器械及用物准备：用小手术包，根据需要备 5×14 号三角针和 5-0 黑丝线，皮肤和黏膜消毒剂，装有 10％福尔马林的标本瓶，病理检查申请单，必要时备吸引器。

（2）按医嘱准备麻药。

（二）术中护理

（1）切开剥离时护士协助牵拉切口，用纱布止血。肿物或组织暴露时，护士用组织镊夹住肿物或组织，使手术顺利进行。

（2）缝合时护士根据情况备好针线。如切口在面部应用小针细线以减少术后瘢痕。

（3）手术部位在面部的用 75％酒精小纱布覆盖切口，另在其上盖纱布包扎。

（4）如术中出血较多时，护士应协助医师结扎血管止血并吸引血液。

（5）术中切下的组织，如需作活体组织检查的，应立即放在标明患者的姓名、性别、年龄的标本瓶内，以防丢失。

（三）术后护理

（1）健康指导：面部伤口避免受压，回家每天用 75％酒精清洗伤口 2～3 次，以免分泌物污染敷料而造成感染；若有肿胀、出血等不适，应即时就诊。嘱患者 5～7 d 拆线。

（2）护士送活体组织标本时要核对检查单上的项目是否与标本瓶上的相符。

五、唇舌系带矫正术的护理

唇、舌系带过短影响正常运动功能时均应矫正。

（一）术前护理

（1）患儿的说服工作，可采用电视或周围的勇敢小朋友作榜样，鼓励说服患儿。

（2）器械及用物的准备：小手术包 1 个、开口器、舌钳、牵舌用的粗线及大圆针。

（3）体位与麻醉：合作的患儿取坐位，用浸润麻醉；过小不合作的患儿用基础麻醉，取仰卧位。

（二）术中护理

（1）为患儿取好体位，铺好孔巾，如是合作患儿孔巾不要遮盖患儿头部，以免患儿恐惧。

（2）护士协助医师将舌体提起或牵拉唇。在切开后护士同时要进行止血，协助缝合。整过手术过程中，医护配合要默契，动作要轻、迅速而准确。

（三）术后护理

（1）术后用纱球压迫伤口几分钟，若无出血方可让患儿离去。

（2）嘱进食温凉的流食或半流食，最好术后即食冷饮。

（3）术后可能有轻度肿胀，且因麻醉的原因，舌的感觉暂时丧失，注意勿使患儿咬伤舌部。

（4）术后 5～7 d 拆线。

（5）术后若有出血、口底肿胀、呼吸困难应及时急复诊。

六、牙龈瘤切除术的护理

（一）术前护理

手术器械及用物的准备：小手术包 1 个，另备咬骨钳、调拌塞治剂的用物 1 套（调拌刀、调拌板、塞治剂、丁香油），碘仿纱条、标本瓶、病理检查申请单。

（二）术中护理

（1）术中护士应协助医师止血，如需送病理检查，护士应保护好组织。

（2）护士应协助医师将牙槽创面尽量拉拢黏膜缝合。如创面较大可用碘仿纱条填塞，对既不能缝合又不能填塞的创面，可用牙周塞治剂覆盖，护士应立即调拌塞治剂，调拌的黏稠度要适宜，若太稀易被渗血冲掉，不宜粘牢，干燥创面，放置塞治剂。

（三）术后护理

（1）嘱患者进食温软的食物或半流质勿用患侧咀嚼，以免塞治剂早期脱落。

（2）如创口塞治剂脱掉，出血应随时就诊。

（3）饭后漱口，不要用力过大，以免冲掉塞治剂。

（4）术后 5～7 d 拆线。

（5）如需送病理检查者，护士负责送组织标本。

七、颌骨囊肿刮治术和舌下腺及其囊肿摘除术的护理

颌骨囊肿有根尖囊肿、含牙囊肿、始基囊肿、角化囊肿等，如囊肿伴有感染需先用抗生素控制炎症后再行手术治疗。舌下腺囊肿治疗时原则上在摘除囊肿的同时将舌下腺摘除。

（一）术前护理

（1）准备好已摄 X 线片，以便明确囊肿的范围与邻近组织的关系，确定切口的大小。

（2）对已包含在颌骨囊肿内要保留的牙，术前应作根管治疗。

（3）手术器械及用物：手术包 1 个，另备碘仿纱条、骨蜡、冲洗器、生理盐水、吸引器，舌下腺手术需备银探针、压舌板、引流条等。

（4）患者取坐位。

（二）术中护理

（1）连接好吸引器，并将 X 线片装在读片灯上，以供医师参考。

（2）协助止血。翻瓣时护士用吸引器吸净口内分泌物，同时协助医师暴露手术野。

（3）去骨暴露囊肿，护士在击锤时，用力适当，方向不能偏，注意勿损伤要保留的牙及邻近的骨组织。

（4）囊肿取出后清理伤口，护士用生理盐水彻底冲洗伤口，同时要充分止血，如压迫止血无效，可用骨蜡填塞止血。舌下腺手术医师在剥离腺体时，护士要注意止血使手术野清楚，保护好颌下腺导管、舌神经及舌动静脉。

（5）舌下腺及囊肿摘除后要充分止血，防止术后口底血肿。

（6）缝合时护士协助止血、剪线、备好碘仿纱条或引流条等。

(三)术后护理

(1)术毕护士用绷带于相应手术部位的口外做加压包扎,24 h取下。

(2)嘱患者休息0.5 h再离去。

(3)嘱患者近日食温凉的半流质或饮食,勿咬硬物,以免造成继发性骨折。

(4)注意休息,置引流条者24 h取出,7 d后拆线,定期复查。

(5)舌下腺手术术后当天可含冰块,注意不要冻伤。

(6)患者术后有肿胀、出血、憋气等不适应立即就诊。

八、口腔颌面部损伤的护理

根据损伤的原因和伤情不同,其临床症状和处理各有其特点。护士根据情况作相应的准备和护理。

(一)颌面部软组织损伤的护理

(1)只伤及表面者首先是清洁创面,除去附着于创面的泥沙或异物,让其干燥结痂。护士应协助医师先用3%双氧水清洗,再用生理盐水清洗,最后消毒包扎。

(2)清创缝合:如创口需缝合时护士应准备缝合所需用品,协助医师清洗、消毒创口后缝合。在手术始终中应随时观察患者的生命体征。

(3)患者的健康指导:嘱患者保持创口清洁,每天可用75%酒精清洗创口两次。行清创缝合者5~7 d拆线。

(二)牙损伤的护理

牙损伤可分为牙挫伤、牙脱位、牙折3类。

(1)牙损伤后应尽可能地保留牙,护士根据情况准备用物。

(2)如需松牙固定的应备好牙弓夹板或金属结扎丝、持针器、钢丝剪、钢丝钳、压器等。在作牙结扎固定时护士协助医师暴露视野,剪断钢丝等。

(3)患者的健康指导:①不要用患牙咀嚼食物,使患牙得到休息。②定期观察,每月复查1次。③作牙固定的患者3~4周拆除固定的结扎丝。

九、三叉神经痛治疗的护理

原发性三叉神经痛原因不明。治疗方法常用药物、封闭疗法和手术疗法。

(一)封闭疗法

用0.5%盐酸布比卡因加维生素B_{12}作神经干和穴位封闭每天1次,10次为1个疗程。护士协助患者就座调节好椅位,并准备好药物。

(二)手术疗法

原发性三叉神经痛颌骨病变骨腔刮治术,是对患者采用扳机点追踪定位后,再行颌骨病变骨腔刮治。

1.术前护理

(1)定位准确后,作好患者的思想工作,消除紧张、恐惧心理。

(2)器械准备:手术刀、11号尖刀片、大骨膜分离器、小骨膜分离器、单斜面骨凿、双头锐匙、巾钳、线剪、针持、缝针和3-0的黑线、冲洗弯针头、注射器、无菌孔巾。

(3)药物准备:0.9%生理盐水、3%双氧水、麻药、复合抗生素。

2.术中护理

(1)手术中医师在切开、翻瓣、搔刮骨腔时,护士协助止血。

暴露骨腔凿骨时,护士用骨锤锤击时用力要适当,如是下颌骨,护士应用另一只手托护患者下颌骨。

(2)护士备好 3% 双氧水和 0.9% 生理盐水,用注射器反复冲洗骨腔。

(3)协助医师置入复合抗生素后,缝合伤口。

3.术后护理

(1)嘱患者 30 min 后吐出压迫止血纱球。

(2)当天进食温凉的饮食。

(3)静脉注射抗生素 3 d,同时口服抗生素。

(4)术后 7~10 d 拆线。

十、口腔颌面部感染的护理

(一)冠周炎的护理

(1)病情严重者可全身用药。

(2)局部治疗。①保持口腔清洁:每天进食后可用温热盐水,或 1/5 000 氯己定溶液含漱,以清除口内食物残渣。②龈袋冲洗上药:用带弯钝头针的注射器抽吸 3% 双氧水或生理盐水后,将针头插入盲袋内反复冲洗,以清洗盲袋中的食物残屑、细菌及分泌物;然后干燥患处,用探针蘸一滴碘甘油或碘酚送入龈袋内,以烧灼水肿的牙龈组织,达到清洁、消肿、消炎、止痛的作用。冲洗时动作要轻柔缓慢,勿损伤软组织。放碘酚时要保护好周围组织,以免灼伤。

(3)理疗和针刺疗法。

(4)手术治疗:冠周脓肿形成后应行切开引流,待炎症消除后,尽早拔除阻生牙。对位置正常的阻生牙,炎症消后可作冠周龈瓣切除,以免炎症复发。慢性智齿冠周炎合并有颊瘘者,除拔除阻生牙外,还应搔刮瘘管。

(5)饮食护理:嘱患者多饮水,以稀释体内的毒素和补充体液,食高热量、高蛋白的流质或半流质,以增加抗病力,促进机体康复。必要时给予输液。

(二)颌面部间隙感染的护理

对病变范围广,高热、全身中毒症状重者应入院治疗。门诊治疗时护理配合如下。

(1)测体温、脉搏、血压、呼吸,血常规化验。

(2)需手术切开引流时,护士准备好手术器械、用药,配合手术,观察患者。

(3)健康指导:①适当休息,减少局部活动。②遵医嘱口服或注射药物。③按时换药。④保持口腔清洁。⑤食用高热量、易消化富含 B 族维生素、维生素 C 的流质或半流质饮食。⑥嘱患者感染控制后及时处理病灶牙。

(三)颌骨骨髓炎的治疗护理

(1)急性颌骨骨髓炎以控制感染,缓解症状,增强机体抵抗力的全身治疗为主,配合排除脓液,拔除病灶牙的手术治疗。

(2)注意休息:保证患者休息好和有足够的睡眠时间。

(3)饮食护理:给以高热量、易消化的流质或半流质,高热患者应给予静脉补液。

(4)慢性颌骨骨髓炎应以手术治疗为主,配合药物治疗。

（5）手术后置引流条者,护士应观察引流物的量、性质,引流条可在术后 2 d 抽出,也可根据伤口具体情况进行交换引流条。面部或口内的缝线及填塞的碘仿纱条,一般可在术后 5～7 d 拆除。

（6）口腔护理:应随时保持口腔清洁,对口内行颌间拴丝者,可用漱口液加压冲洗口腔。

（7）防止窒息:若因颌骨体缺失而舌后坠,出现呼吸困难时,应行气管切开。

（8）为了加速创口的愈合,改善局部血运及张口度,术后可配合理疗或热敷。

（9）嘱患者结扎丝去除后,应逐渐练习张口动作,至功能恢复正常。练习时勿食坚硬食物及暴饮暴食。

（四）颌面部疖、痈的治疗护理

（1）治疗分为局部敷药和全身抗菌药物治疗。

（2）嘱患者注意休息,尽量减少说话、咀嚼、挤压等局部活动。

（3）嘱患者早期禁用热敷,以尽量避免感染扩散,引起并发症。

（4）如患者疖、痈脓头破溃或脓栓形成时,护士应准备无菌高渗盐水和抗生素液纱布为患者局部持续湿敷,以利引流。

（5）观察患者全身情况,了解病情变化,如有异常,及时处理。

（6）保持局部清洁,避免炎症扩散。

（7）给予高蛋白、高热量、易消化的流质和足够的水分,必要时静脉补充液体,加速毒素排除。

十一、血管瘤治疗的护理

血管瘤较常用的治疗为瘤体内注射平阳霉素和地塞米松,血管瘤消失或缩小后手术切除。血管瘤内注射药物的护理。

（1）护士应准备好 0.9％生理盐水、平阳霉素 1 支(8 mg)、地塞米松 1 支(5 mg)。

（2）为患者调好椅位暴露注射部位,消毒、协助医师注射后压迫止血。

（3）嘱患者回家后观察注射部位的反应。

十二、颞下颌关节紊乱征治疗的护理

颞下颌关节紊乱征的治疗方法有封闭疗法、针灸治疗、理疗。

（一）封闭疗法

（1）准备封闭治疗用药和注射器,协助医师消毒,注射。

（2）护士在治疗中或治疗后要做好患者的健康指导。患者应防止张口过大,避免关节损伤。嘱患者纠正不良习惯,如单侧咀嚼、紧咬牙习惯等。患者受寒冷后不能立即作突然大开口和咀嚼运动,以防肌肉扭伤。

（二）氯乙烷喷雾疗法的护理

1.用物准备

检查盘,纱球,棉球,有孔巾,小毛巾,凡士林,氯乙烷。

2.护理配合

（1）患者取半卧位,患侧关节面侧向正中位,以便进行操作。

（2）将患处涂凡士林,以免损伤皮肤。

（3）用棉球塞住治疗侧外耳孔,防止药物浸入耳内。

（4）用小毛巾遮盖患者面部，铺有孔巾，暴露治疗部位。

（5）喷射药物时应上下移动，皮肤发白即可停止。

（6）治疗完毕，取下孔巾及小毛巾及耳孔内的棉球，清洁用物，预约患者复诊时间。

3.注意事项

（1）对精神紧张的患者，应给予耐心的解释与关心，消除顾虑，增强治疗信心。

（2）进行氯乙烷治疗时，一定要注意眼、耳的保护，防止药物侵入。

（3）喷射药物适量，避免皮肤冻伤。

（三）颞颌关节镜检查

为了进一步明确关节是否有器质性破坏和治疗，可作关节镜检查，同时注入药物治疗。

（1）用物准备：颞颌关节镜 1 套、0.9%生理盐水、输液挂柱 1 个、输液网 1 个、输液器 1 个、5 mL 注射器 2 个、盐酸利多卡因 10 mL、无菌孔巾、手术衣 2 件、无菌手套 2 副、缝合器 1 套等。

（2）护士协助医师消毒并穿手术衣。将输液器包装打开，由带好手套的医师取出，护士协助将输液器插如已消毒好瓶口的 0.9%生理盐水并挂于挂柱上待用。

（3）医师作检查时护士要巡视观察患者全身情况，如有异常立即报告医师作处理。

（4）检查结束后嘱患者休息 30 min 后再离开，近日食软食。按时用抗生素，预防感染。5～7 d 拆线。

（5）用物处理：关节镜用甲醛熏消毒。

十三、口腔修复的一般护理

（一）初诊检查的护理

1.用物准备

检查盘一套（口镜、探针、镊子）、漱口杯、手套、各类修复体标本、牙片申请单、处方笺、设计卡等。

2.护理配合

（1）安排患者就座于治疗椅上，将椅位调整为＞90°的半卧位，检查盘开封后置于治疗台上，为患者戴胸巾，调节光源。同时询问病情，以便做好护理配合。

（2）检查中仔细了解患者的口内情况，配合医师介绍修复体种类和各种修复治疗的优缺点。

（3）修复前需作治疗的患者，应备齐转诊资料并作转诊情况介绍。

（二）牙体制备的护理

1.用物准备

除初诊用物外，备高速手机、低速手机、各类金刚砂车针和砂石磨头、酒精灯、火柴、蜡片、吸引头、龈缘退缩药物（肾上腺素牙线）。

2.护理配合

（1）牙体制备前做好解释工作，教会患者配合治疗的方法，如有不适，请患者举手示意。

（2）牙体制备过程中，协助牵拉患者口角或压舌体，以防止组织受伤和保证医师有良好的视野。在牙体制备中，按需要及时更换磨头，不断抽吸患者口腔中的液体，同时做好患者的心理护理，减轻紧张情绪，有效缩短整个牙体制备时间。

(三)取印模的护理

1.用物准备

除初诊用物准备外,备各类托盘、印模材料、调拌刀和橡皮碗等。

2.托盘的选择

根据患者的牙弓大小、形态、缺牙的部位选择合适的托盘,托盘的内外侧与牙弓应有 3～4 mm的间隙,以容纳一定量的印模材料,防止黏膜受压,托盘的翼缘不能过长或超过黏膜转折,在唇颊舌系带处应有相应的切迹,上颌托盘后缘应盖过上颌结节和腭颤动线,下颌托盘后缘应盖过最后一个磨牙或磨牙后垫区。如有特殊要求,可用软蜡条添加托盘边缘。

3.取印模的配合

(1)椅位及光源的调整:取印模前应将患者椅位由卧式操作位调至 90°～120°之间的半坐卧位或坐位,并嘱患者头部稍前倾,以防印模材料流向咽部,引起恶心。同时调节光源,避免灯光直射患者眼睛,增加不适。

(2)作好患者的心理护理:向患者解释取模过程中可能出现恶心和呕吐,如有不适可用鼻吸气,口呼气,头微低,便可减轻症状,同时告诉患者印模材料完全无毒、无异味,对人体无害,以减轻不必要的担心。

(3)制取印模:应根据所作修复体的种类,选择适当的印模材料,如作固定修复和整体铸造活动修复,应选择精确度较高的印模材料,按比例调拌,调拌完成后应反复挤压空气泡。装上颌托盘时,材料应制成圆团状放入托盘中部,再向前方和两侧推压;装下颌托盘时,材料制成条状,从托盘一端向另一端推压,第二条材料应与第一条重叠 1～2 cm,以减少气泡产生。

(4)印模取出后及时冲洗、消毒和灌注。

(四)颌位记录基托的类型及制作

在活动义齿修复中,为确定咬合关系,需作颌位记录基托,临床上常用暂时基托(蜡基托)和恒基托(塑料基托)两种。

1.蜡基托的制作

(1)用物准备:酒精灯、火柴、蜡刀架、蜡刀、雕刻刀、技工钳一套、红蜡片、红蓝铅笔、0.8 号不锈钢丝。

(2)制作方法:先在模型上画出基托的伸展范围,再将模型放入水中完全浸湿,取适量的蜡片,在酒精灯上加热烤软,放于模型上,上颌从腭中心开始,下颌从舌侧开始,均向牙槽嵴及唇颊侧方向推压,使之完全与模型贴合,加热雕刻刀去除多余蜡片,用热蜡刀修整基托边缘,使之光滑、圆钝。在模型上弯制增力丝,加热后放入蜡基托内,以增加蜡基托的坚固性,以免在咬合时蜡基托变形。

2.恒基托的制作

(1)用物准备:室温固化塑料(自凝塑料)、分离剂、棉签、调拌刀、调拌杯、雕刀、玻璃纸,50 ℃左右的热水,加热杯。

(2)制作方法:先在模型上画出基托的伸展范围,再将分离剂均匀涂布在模型上,用气枪吹去多余分离剂,晾干。按比例调拌室温固化塑料待其成丝状期时将其放置于模型上塑形,去除多余材料,稍干后,将模型浸泡于温热水中加速凝固。待塑料凝固后,用小青果石粗磨,砂纸卷抛光。

(五)固定修复拆除的护理

由各种原因导致修复体不适,需作拆除,拆除前应征得患者同意。

1.用物准备

除初诊用物外,另备高速手机和低速手机、高速手机裂钻、刀边石、脱冠器、破冠器、骨锤、凿子、刮治器、棉纱球。

2.拆除中的护理配合

(1)常规安排患者,拆除下颌修复体采用半坐卧位,上颌修复体采用平卧位,调节光源。

(2)医师在破冠时,应及时吸唾和更换磨头。

(3)协助破冠,当医师把凿子刃部放在切割开的裂缝处固定后,用骨锤叩击凿子使冠破开,叩击时用力要适度,用力方向应与凿子长轴方向一致。

(4)协助医师用脱冠器取出修复体,并用刮治器去除牙体上的粘固剂。

3.注意事项

拆下的修复体应征得患者同意再丢弃。

(六)修复体修补的护理配合

1.用物准备

同初诊用物准备和取模护理用物准备。如需作即刻修补时,另备室温固化塑料、调拌杯、调拌刀、玻璃纸、液体石蜡、棉签等。义齿牙脱落者,备成品牙。

2.修补术中的护理配合

(1)安排患者,调节椅位和光源。

(2)基托折裂,能完全复位者,点燃酒精灯加热蜡刀,协助医师在口外复位,组织面涂布液体石蜡,再灌注石膏,连同修补设计卡送制作中心。

(3)基托完全折断时,协助医师将义齿复位戴入患者口中,调拌印模材料,取印模修补。印模取出后,冲洗干净,在义齿组织面涂布液体石蜡,灌注石膏模型后,连同设计卡送制作中心。

(七)室温固化塑料调拌方法及注意事项

1.用物准备

室温固化塑料(牙托粉、造牙粉、牙托水)、有盖调拌杯、棉签、液体石蜡、玻璃纸。

2.调拌方法

牙托粉或造牙粉按需取量,置于调拌杯中,液体量为能充分溶胀粉剂量并略多一点,调拌刀应沿杯壁平稳、缓慢、适当地搅动,加盖静置。

3.注意事项

(1)调拌前,调拌杯和调拌刀应清洁干燥,如调拌用具事先接触过油剂(液体石蜡等),应用75%酒精彻底清洗,以免造成塑料不凝或凝固时间延长。

(2)调拌时间不能过长,过快搅动容易产生气泡。

(3)室温低时,可间接加热,以加速凝固,室温高时,调拌和使用都应迅速。

(4)使用前应仔细询问患者有无过敏史,与室温固化塑料接触的黏膜应先涂布液体石蜡,以减少牙托水对口腔黏膜的刺激。

(八)活动义齿衬垫术中的护理

义齿基托与黏膜之间因多种原因出现间隙导致食物嵌塞、基托翘动、咬合不平衡甚至造成基托折断时,可采用衬垫术矫正,方法有直接衬垫和间接衬垫两种。

1.直接衬垫法的护理

直接衬垫法是指用室温固化塑料在患者口内进行的衬垫,它适用于范围较小的衬垫。

（1）用物准备：除室温固化塑料调拌的用物准备外，另备纱球、液体石蜡、棉签、各类磨头、砂纸卷和温热水。

（2）衬垫术中的护理配合：①常规安排患者。②待医师均匀磨除义齿组织面后，清洗、吹干义齿，用牙托水溶胀基托衬垫部位。③用棉签蘸液体石蜡，均匀涂布于患者口内衬垫区的黏膜上，注意量不能过多，以免引起患者的不适。④按室温固化塑料调拌方法，调制适量牙托塑料，待呈丝状期时均匀涂布于基托衬垫部位，递给医师放入患者口中。⑤备 40 ℃～60 ℃的温热水，待义齿取出后，浸泡于热水中，以加速塑料的聚合。⑥协助医师抛光义齿。⑦常规清理用物，消毒机头备用。

2.间接衬垫术的护理配合

该方法适用于大面积基托重衬。

（1）用物准备：同常规取印模和初诊用物准备。

（2）护理配合：①常规安排患者。②备温热水，嘱患者清洁口腔，清洗义齿，如义齿色素较多者，应作抛光处理。③待医师义齿准备完成之后，调拌适量印模材料，均匀地放入义齿组织面传递给医师制取印模。④印模取出后，医师去除多余材料，连同设计卡及时送制作中心。⑤衬垫义齿戴入的护理：戴义齿前认真查对义齿与患者是否一致。备咬合纸，配合医师进行义齿戴入和调拾，义齿调磨适合后抛光。

（3）注意事项：采用间接法衬垫时，由于基托与组织黏膜适合性相对较好，故印模材料的调拌应稍稀，量少，以免影响义齿垂直距离高度和咬合关系。

（九）暂时冠的制作

1.用物准备

室温固化塑料（自凝造牙粉、牙托水），分离剂，牙面，雕刻刀，棉签。

2.暂时冠制作方法

（1）模型修整：去除模型牙体上的"瘤子"，并适当修整颈缘。

（2）涂布分离剂：在患牙、邻牙及组织面涂布分离剂，吹干备用。

（3）磨制牙面：按患牙大小和颜色选择牙面并调磨合适，组织面用牙托水溶胀。

（4）暂时冠的完成：按常规调拌自凝造牙粉待丝状期时，在模型上塑形，并加热凝固。

（5）调磨暂时冠：磨除多余部分，抛光。

3.注意事项

（1）模型修整时，牙体颈缘修整应适度，以免暂时冠压迫牙龈或颈缘不贴合。

（2）牙面磨制应尽可能贴合。

十四、牙体缺损修复的护理

牙体缺损表现为牙齿硬组织呈现有不同程度的破坏、缺损或形态上的发育异常，影响咀嚼、发音和美观。常用的修复方法有嵌体、冠和桩冠。

（一）嵌体修复的护理

1.牙体预备的用物准备和护理配合

参照口腔修复的一般护理中有关部分。

2.蜡型制作的护理配合

蜡型制作有 3 种方法：直接法、间接法和间接直接法。

(1)直接法:牙体制备完成后,协助医师冲洗窝洞,吸唾,吹干牙体;棉签蘸取液体石蜡,均匀涂布于牙体表面;点燃酒精灯,备嵌体蜡;蜡型制作完成医师放 U 形针时,迅速吹冷 U 形针;蜡型取出后,备 75％酒精棉球消毒窝洞并用牙胶条暂封;及时将蜡型固定于成形座上,送制作中心。

(2)间接法:牙体制备完成,按取模常规配合取印模。协助医师取蜡型,并将蜡型浸泡于凉水中;消毒、暂封牙体,预约患者复诊时间。将灌注好的模型充分浸湿,供医师制作蜡型。蜡完成后,固定在成形座上送制作中心。

(3)间接直接法:是间接法和直接法相结合的一种方法,能更准确地制取蜡型和针道,护理配合参照前两种方法进行。

3.试戴和粘固的护理配合

(1)用物准备:除初诊用物外,另备咬合纸、脱冠器、传力器、骨锤、各类磨头、抛光用物、消毒纱球、75％酒精棉球、抛光粉、绒轮。

(2)常规安排患者,查对患者姓名与修复体是否一致。

(3)嵌体试戴中,协助医师牵拉口角或舌体,及时更换磨头和吸唾液。

(4)粘固:①将嵌体浸泡在 75％酒精中消毒后取出吹干,置检查盘内。②待医师将牙体隔湿、消毒、吹干后,将调好的粘固剂均匀放入嵌体组织面,同时将余下的粘固剂递送给医师放入固位型中,嵌体就位后,递纱球、传力器轻击就位。在𬌗面放置纱球,嘱患者紧咬 5～10 min 后,去除多余粘固剂,检查咬合情况。

(二)全冠修复的护理

临床常用的有金属全冠和烤瓷全冠。

1.金属全冠修复的护理

(1)护理配合:金属全冠多采用间接法制作蜡型,其护理配合与嵌体间接法相同。

(2)粘固:护理配合与嵌体修复相同。

2.烤瓷全冠修复的护理

(1)牙体制备:牙体制备前取研究模型 1 副。牙体制备中的护理配合同前所述。牙体制备完成后,取工作模型和暂冠模型各 1 副。

(2)暂冠的制作和粘固:其制作方法同前,用丁香油氧化锌粘固。

(3)试戴金属底层冠并选色:除初诊用物外另备金属卡尺、脱冠器,各类磨头,咬合纸,纱球、比色板、面镜等。金属底层冠试戴完成后,关闭室内照明灯,将比色牙浸湿,让患者在自然光线中,通过面镜观看,医护患配合,选出满意色号,记录在设计卡上。

(4)戴烤瓷冠及粘固:除初诊用物外,另备红色咬合纸,专用磨头,木制传力器,骨锤,脱冠器。试戴中协助医师牵拉术区组织,吸唾液同时观察修复体是否与天然牙协调。烤瓷冠的粘固基本同金属全冠,应注意粘固剂应稍稀,用木制传力器轻击就位。

(三)桩冠修复的护理

临床上主要有简单桩冠和铸造桩冠两种修复方法。

1.简单桩冠的护理配合

(1)用物准备:除初诊用物外,另备成品桩,各类根管制备钻针,各色牙面,室温固化塑料、咬合纸、液体石蜡、纱球、75％酒精。

(2)根面及根管制备的护理配合:①将患者的牙片固定在读片灯上,以备根管制备时参考。②牙体制备中,协助吸唾液和牵拉口角,并选择成品桩和牙面。③制作简单桩:桩和牙面调磨完成后,递液体石蜡棉球涂布于根管内和根面,气枪吹去多余的部分,调拌室温固化塑料,协助医师在口内制作,备温热水加速凝固。④粘固:桩冠用75％酒精浸泡消毒,协助医师隔湿、消毒、吹干根管,调拌粘固材料,均匀放置在桩及组织面,剩余部分递与医师放入根管内壁,传力器轻击就位。经5～10 min去除多余粘固剂。

(3)注意事项:由于成品桩的适合性差、塑料牙面不耐磨,嘱患者不能啃咬食物。

2.铸造桩冠的护理配合

(1)牙体制备的护理:与简单桩冠相同。

(2)蜡型桩核制作的护理:①特殊用物准备:液体石蜡、蜡条、21号钢丝、成形座、纱球、小蜡刀、酒精灯、火柴。②蜡型制作中的护理配合:先将液体石蜡棉球传递给医师,涂布后用气枪吹去多余部分。医师作蜡型时,及时用气枪吹冷蜡型,取出后固定在成形座上,送制作中心。③粘固桩核:同粘固简单桩。

(3)塑料桩冠制作的护理配合:核桩粘固后取模制作塑料冠,方法与暂冠制作相同,用恒久粘固剂粘固。

烤瓷核桩冠的护理,同烤瓷冠。

(四)烤瓷贴面修复的护理

1.牙体制备的护理

(1)特殊用物准备:麻药、注射器、棉签、1％碘酊,各类金刚砂石针。

(2)制备中的配合:烤瓷贴面多用于前牙活髓牙,制备前应注射麻药,减轻患者痛苦。注射麻药前认真执行查对制度,制备中按需要及时更换钻针,协助牵拉术区组织,吸唾液。

2.取印模和选色的护理配合

同烤瓷全冠。

3.试戴粘固烤瓷贴面

(1)戴贴面的护理配合:同烤瓷全冠。

(2)粘固:烤瓷贴面粘固前应作活体牙表面的酸蚀,常选用30％～50％的磷酸,酸蚀时间为1～2 min。酸蚀液冲洗的同时吸取冲洗液,及时协助医师隔湿、吹干牙体、调拌粘固材料、粘固瓷牙面。烤瓷贴面修复的成功,主要依赖粘固剂的应用,多采用进口高粘结度的粘固剂,调拌方法照产品说明认真执行。

十五、牙列缺损修复的护理

牙列缺损是指上颌或下颌牙列内,在不同部位有不同数目的牙齿缺失,但牙列内尚有不同数目的天然牙存在。修复方法有可摘局部义齿和固定义齿两种。

(一)可摘局部义齿修复的护理

1.牙体制备和取印模的护理

参照口腔修复的一般护理中有关部分。

2.确定咬合关系

(1)用物准备:除初诊用物外,另备戴牙用纱布、蜡刀、雕刻刀、蜡刀架、酒精灯、红蜡片、火柴和蜡盘。

(2)操作中的配合:①将石膏模型充分浸湿,按需要制作蜡基底。②查对患者姓名和缺失部位是否与模型相同。③点燃酒精灯、备蜡片。④医师在口内确定咬合关系时,用气枪轻吹蜡堤,使之迅速变硬。蜡堤取出后冲洗、消毒、固定于模型上,连同设计卡送制作中心。

3.试戴蜡牙

缺失部位为前牙者,应先试戴蜡牙,以了解患者对修复牙颜色、排列等的要求,以便调改。

(1)特殊用物准备:各类磨头、蜡刀、蜡刀架、酒精灯、雕刻刀、面镜、蜡盘等。

(2)试戴中的护理配合:①常规安排患者,将已排好牙的模型放于治疗台上。②若个别牙需调整,及时点燃酒精灯,加热蜡刀备用。③患者通过面镜观看,满意后,连同设计卡及时送制作中心。

4.戴牙的护理配合

(1)特殊用物准备:各类磨头、咬合纸、戴牙用纱布,脱色笔,技工钳一套。

(2)护理配合:①常规安排患者,将义齿放入检查盘中。②戴牙时,按需要及时传递所需用物,更换磨头、吸唾液、吸尘。③戴牙完成后,及时抛光、冲洗和消毒义齿。④教会患者取代义齿。

(3)健康指导:①告知患者初戴义齿时,可能出现恶心、语言不清等现象,应坚持使用,如唾液过多,可含化硬糖。②戴义齿后出现疼痛,应及时就诊,就诊前 2～3 h 应将义齿戴入口中,以便医师准确修改痛点。③取戴义齿时,有一定的方向性,应用手压就位,禁用牙咬,以免义齿折断或损坏。④进餐后需取下义齿清洗,以保持口腔清洁,睡觉前应取下义齿,放入冷水中浸泡,以使受压的黏膜组织得到休息,也可防止义齿误入消化道。

(二)牙列缺损固定修复的护理

固定义齿临床上常用的有金属桥、烤瓷桥和粘接桥。

1.金属固定桥的护理配合

金属固定桥由于其颜色的局限,多用于后牙缺失的修复。

(1)牙体预备:其基牙的预备多为两个或两个以上牙单位,因此应有充分的时间,同时向患者解释以取得配合。护理程序与金属全冠牙体制备相同。

(2)取印模的护理:①特殊用物准备:备高清晰度和高弹性的印模材料,肾上腺素牙线。②取印模的配合:牙体制备完成后,将肾上腺素牙线放于牙龈沟内 3～5 min,使牙龈退缩,以利取得精确的印模。取工作模时,先将调拌好的材料递少量给医师,放于龈缘和邻面,以免产生气泡,剩余材料放入托盘取工作模型,然后依次取对颌模型和暂时冠模型。

(3)暂时桥的制作和粘固:戴暂时桥的目的主要是保护预备后的牙体,防止对颌牙伸长。其护理配合同暂时冠。

(4)蜡型制作的护理:同嵌体间接法蜡型制作。

(5)试戴粘固金属桥:①特殊用物准备:咬合纸、脱冠器、传力器,各类磨头、纱球、橡皮轮、抛光粉和绒轮。②试戴中的配合:金属桥就位时,协助医师用传力器轻击,调改咬合时,及时吸唾液和牵拉术区组织。抛光后用 75%酒精清洗干净,点燃酒精灯,备蜡片,协助医师作桥体蜡型。

(6)金属桥粘固的护理:同金属全冠。

2.烤瓷桥的护理配合

参照烤瓷冠的护理。

3.粘接桥的护理

粘接桥在牙体制备时可不磨或少磨牙体组织,患者乐于接受。粘接桥的固位,主要依赖粘固剂与牙体的粘接力,因此粘固剂的选择和粘固中的护理配合尤为重要。

(1)牙体预备和取模的护理配合:①用物准备:同金属桥。②护理配合:由于基牙磨除较少或不需磨除,牙体预备相对简单,但模型精确度要求较高,其护理配合程序与烤瓷冠相同。

（2）试戴金属支架。①用物准备:与烤瓷冠试底冠相同。②护理配合:与烤瓷冠试金属底冠相同。如果是做复合树脂粘接桥,协助医师制作蜡型或排牙。如作烤瓷粘接桥,协助医师选择牙色号。

（3）粘接桥的粘固与烤瓷贴面的粘接相同。

十六、牙列缺失修复的护理

牙列缺失是上颌、下颌或上下颌的全部牙齿缺失。牙列缺失的修复方法有半口义齿修复和全口义齿修复。全口义齿修复与局部义齿修复不同,它所受的咀嚼力量全部由黏膜、牙槽嵴所承担。由于在颌骨上没有余留牙,因此,对义齿的支持、固位和矫治过程中,确定颌位关系等均与牙列缺损者不同,这就是牙列缺失修复的特点。其制作步骤包括制取印模、颌位记录、排列人工牙与义齿完成。按其临床制作步骤,护理配合如下。

（一）取印模的护理

1.用物准备

（1）一般用物:检查盘、口杯、小毛巾或纸巾、酒精灯、火柴、蜡刀、蜡盘、蜡刀架、蜡片、雕刻刀。

（2）印模材料及用具:藻酸盐弹性印模材料(按需要可备硅橡胶、印模膏或其他印模材料)、橡皮碗、石膏调刀等。

（3）无牙颌托盘一副:根据患者颌弓形状,牙槽嵴高度、宽度选择托盘。要求是:上颌托盘的宽度应比上颌牙槽嵴宽2～3 mm,周围边缘高度应距黏膜转折约2 mm,唇颊系带处应呈切迹,托盘长度盖过两侧翼上颌切迹,后缘应超过腭颤动线3～4 mm。下颌托盘的高度与宽度与上颌托盘相同,其长度应盖过磨牙后垫。

2.护理配合

根据制取印模的次数分为一次印模法及二次印模法。对于牙槽嵴较丰满,牙弓形态正常的患者,可采用一次印模法。而个别口腔情况比较特殊,如牙嵴过于底平、缩窄或两侧牙槽骨高度不一致,颌弓过大或过小,舌特别大等的患者,不能选到合适的成品托盘的应采用二次印模法、即先取初次印模,制成适合患者口腔情况的个别托盘,再用这个托盘取第二次印模。护理配合以二次印模法(又称双重印模法)为例。

（1）取初印模的护理配合:①安排患者,调节椅位及光源,戴好胸巾。所调椅位位置既要使患者舒适、自然,又要使医师操作方便。②取印模前,向患者交待注意事项,让患者尽量放松唇、颊侧肌肉,头微低下,用鼻吸气、口呼气,以免恶心。③医师试好托盘,做好取印模准备后,即开始调拌印模材料。以藻酸钠弹性印模材料为例:取适量材料于橡皮碗内,加入适量比例的石膏,调拌均匀后置于托盘上(调拌方法详见本章一般护理有关部分)。④医师取下初印模,视其情况制作个别托盘。

（2）制作个别托盘的方法。①用弹性印模材料制作个别托盘:将用弹性印模材料制取的初印模的组织面均匀削去一层,去除组织面的倒凹,周围边缘削去1～2 mm。经处理后的初印模称之为个别托盘。②用室温固化塑料(自凝塑胶)或印模膏制作个别托盘:初印模经消毒后灌注石膏模型,用变色铅笔在模型上画出个别托盘的范围,在画线范围内,铺一层基托蜡,便于塑料托盘与模型分离,并留出放置第二次印模的衬层材料的位置。调拌适量的室温固化塑料,于粥状期时在蜡托上涂塑个别托盘,厚度约2 mm,边缘应低于移行皱襞1～2 mm。待塑料硬固后,经磨光形成个别托盘。也可在模型上铺两层纱布,将 5 mm 厚的印模膏用热水烫软后铺在模型上,使之贴合,用不锈钢丝弯制托盘柄,放在印模膏上粘着固定形成个别托盘。③利用旧的全口义齿做个别托盘:患者原有的旧义齿如不能再使用,要求重新修复时,根据患者口腔情况,消除组织面倒凹,缓冲硬区,用蜡加长或磨短边缘后形成个别托盘。

(3)取第二次印模的护理配合:①医师将个别托盘修整好,在患者口内试合适后,调拌衬层材料取二次印模。按需要和条件,可用藻酸钠印模材料或硅橡胶作衬层材料。衬层材料置于托盘内时,应使其边缘密合,表面光滑,量不宜过多,稀稠适度(一般应比取初印模稍稀为宜)。②如果印模与口腔组织吸附力大,取下困难时,可让患者发"啊"音,让空气从上颌后缘进入印模与黏膜之间,破坏负压即可取出。也可用水枪从唇侧边缘滴水,以利取出。③取下的二次印模经消毒处理后,即送灌注模型。印模不宜放置过久,以免脱水变形。④预约患者复诊时间,清理用物,消毒备用。

模型翻制好后,协助制作蜡基托,如牙槽嵴低平,遵医嘱制作恒基托,其制作方法参照口腔修复的一般护理。

(二)颌位记录的护理

Hanan H 型𬌗架是国内较常用的一种可调节𬌗架,颌位记录的护理以此为例。

1.用物准备

(1)除取印模的用物外,另备垂直距离尺,𬌗平面板、面弓、𬌗叉、变色铅笔、已完成的蜡基托模型及人工牙型号样品。

(2)上𬌗架用物:橡皮碗、石膏调拌刀、石膏、玻璃板、橡皮圈、线绳、Hanan H 型可调式𬌗架。

2.护理配合

(1)患者端坐位,视线与地平面平行。

(2)将备齐的用物置于治疗桌或治疗车上。

(3)协助医师做好 Hanan H 型𬌗架使用前的准备(具体步骤详见口腔修复的一般护理部分)。

(4)医师制作蜡𬌗堤,测定垂直距离时,点燃酒精灯,备蜡片,蜡刀等用物。

(5)安放面弓时,协助医师将面弓一侧髁梁接触于用变色铅笔在患者一侧面部确定的髁突中心位置记号上,再将对侧髁梁也接触于对侧上述相同位置上,求得两侧平均数字,然后固定两侧髁梁。注意两侧髁梁接触面部皮肤时松紧度要适宜。

(6)医师连接好面弓与𬌗叉后,使面弓两侧平行,拧紧𬌗叉固定夹上的螺钉,然后放松髁梁,将面弓、𬌗叉及上颌托自患者口中取出,用冷水冲洗干净。

(7)协助上𬌗架。当面弓转移到𬌗架上后立即调拌石膏,将模型固定于𬌗架上,其操作步骤如下。①将两侧髁梁的内侧端分别套在𬌗架髁杆外侧端上,调节两侧髁梁刻度相等后,扭紧髁梁螺丝固定于髁杆上。②调节固定𬌗夹下端的升降螺丝,使上𬌗堤的𬌗平面与切导针的下刻线在一平面上,并在𬌗架下架环上加玻璃板托扶上颌𬌗堤,使其稳固。③将上颌模型浸湿,并在底部作出倒凹就位于上颌托上,调拌石膏固定上颌模型于上颌架环上。④待石膏凝固后取下面弓,将下颌模型放于下𬌗托上,对好上下颌的颌位关系,用橡皮圈固定,同上法调拌石膏固定下颌模型于下颌架环上。⑤石膏完全凝固后,用酒精灯烧热𬌗叉柄,取下𬌗叉。⑥𬌗架上好后用线绳将上下颌体固定,以免石膏膨胀而升高咬合。

如使用简单𬌗架,其操作步骤参照口腔修复的一般护理。

(8)根据患者的面形、职业、年龄、性别、肤色及要求,协助医师选择合适的人工牙。

(9)预约患者试戴时间。

(10)清理用物,消毒后备用。

(三)试戴的护理

试戴是将已排好人工牙的义齿蜡型,试行戴入患者口内,进行检查校对。

1.用物准备

除取印模一般用物外,另备面镜及已排好人工牙的义齿蜡型连同殆架。

2.护理配合

(1)患者体位与殆位记录体位相同。

(2)若个别牙需要调改时,及时点燃酒精灯,烧热蜡刀备用。

(3)医师在检查、校对蜡义齿的咬合关系、垂直距离时,协助观察患者面部外形是否美观自然,上下牙弓中线与面部中线是否一致,前牙大小、形态、颜色是否协调等。

(4)医师检查核对调改完毕,患者满意后,预约初戴义齿时间,将蜡义齿连同殆架送制作中心制作。

(5)清理用物,消毒备用。

3.注意事项

(1)试戴蜡义齿前,应向患者讲清试牙的目的及注意事项,以免患者咬坏蜡托。

(2)夏天试戴时,嘱患者用冷水漱口,蜡义齿应置于冷水中浸湿后再行戴入,以免口内温度高使蜡托变形(有条件的最好使用夏用蜡作蜡基托)。

(四)初戴义齿的护理

1.用物准备

(1)检查盘、口杯、各类砂石针(柱形石、轮形石、青果石、刀边石等),直机、裂钻、砂纸圈、咬合纸、变色笔、面镜、小毛巾或纸巾。

(2)已完成的全口义齿。

2.护理配合

(1)安排患者,核对患者姓名与义齿设计卡姓名是否一致,以免出错。

(2)医师在试戴过程中,根据需要,及时增加所需用物。

(3)义齿初戴完毕,医师用砂纸圈打磨光滑修改后的义齿基托及人工牙后,协助在打磨机上抛光,消毒后交患者戴入。

(4)清理用物,消毒备用。

3.健康指导

教会患者正确使用全口义齿,这对初次戴牙的患者尤为重要,主要内容如下。

(1)告诉患者初戴全口义齿有异物感、恶心或发音不清等症状,只要坚持戴用,数天内症状即可消除。

(2)戴牙后1~2 d,吃饭时可暂时不戴,待适应后再戴义齿练习进食,开始时先吃软食及小块食物。

(3)饭后及睡前取下义齿,用牙膏刷净,清水冲洗,切勿用开水或药液浸泡。睡前将义齿取下置于冷水杯中勿让义齿干燥,以免变形。

(4)如有疼痛及不适等问题,及时到医院复诊,切勿自行磨改。

(五)复诊时的护理

1.用物准备

一般用物与初戴义齿同,按需要准备龙胆紫、棉签。需作重衬者备室温固化塑料或弹性印模材料及其用具。

2.护理配合

(1)安排患者。

(2)让患者取下义齿,用清水冲洗干净后放入检查盘内。

(3)如患者口腔黏膜有压痛,备龙胆紫棉签,涂擦于压伤的黏膜上。在涂龙胆紫时,擦干口内压痛处及义齿组织面,便于准确修改痛点。凡修改后的义齿均应磨平抛光,冲洗消毒后交与患者戴入。

(4)需用直接法重衬者,协助调拌室温固化塑料,备液体石蜡棉签,涂布患者口腔黏膜。

(5)需用间接法重衬者,调拌弹性印模材料。重衬的材料量不宜过多,且略稀,连同设计卡与义齿一道送制作中心进行热处理。

(6)需在𬌗架上进行选磨时,协助上𬌗架。

(7)直接法重衬处理完毕,磨光义齿交与患者,嘱患者试戴后如有不适,及时复诊。

(8)清理用物,消毒后归还原处。

十七、种植义齿的护理

种植义齿由两部分组成,一是位于骨内或粘骨膜下的封闭部分,另一是暴露于口腔内的开放部分,这两部分之间通过穿透牙槽嵴顶黏膜的种植体颈相联结。封闭部分起着人工牙根和人工附着器的作用,是修复体能以固位的基础,开放部分起着桥基牙的作用,是修复体直接附着的部分。

种植义齿按植入部位不同分为骨内种植、骨膜下种植、根管内种植(牙内骨内种植)、穿下颌种植及下颌支种植等。其中尤以骨内种植在临床上应用较为广泛。由于牙种植体形态结构的不同,其植入方法也有区别。下面将具有代表性的常用牙种植体植入术的护理分述如下。

(一)骨内种植术的护理

骨内种植术分为一段式种植体植入术和二段式种植体植入术,护理配合以二段式种植体植入术为例。

二段式种植体植入术需通过两次手术完成。种植体可以是螺旋形种植体或柱状种植体。

1.第一次手术(种植体体部植入术)的护理

(1)术前准备:包括种植机、种植器械、种植体、药物及患者的准备。

1)种植机的准备:种植机及其附件也称为种植外科配套设备,由种植机、降温冲洗系统、脚控制系统、减速及常规钻头组成。术前对种植机进行试机,功能无误后消毒备用。

2)用物及器械准备:除齿槽外科的一般用物及器械外,另备专用种植器械:种植体装卸器、传力就位器、长、短柄螺旋丝刀、手动扳手、方向杆及各种型号的钻针,如球钻、先锋钻、裂钻、攻丝钻、定向扩大钻、台肩钻等,消毒后备用。

3)药物准备:2%普鲁卡因或2%利多卡因、肾上腺素、1/5 000氯己定溶液、生理盐水、75%酒精、1%碘酊、2%碘酊。

4)种植体的准备:准备经密闭消毒的各种直径及长度的种植体供医师选用。使用前仔细检查种植体的有效使用期及包装情况,如已失效或包装破损应重新消毒后方能使用。

5)患者的准备:术前需对患者的全身及口腔局部情况进行检查,查血常规,了解患者抗感染能力及凝血机制。对口腔内影响种植手术或修复效果的疾病,应先进行治疗,拔除松动牙,洁牙,改善口腔卫生状况。拍 X 线全景片,了解颌骨及其结构标志的情况。并做好对患者的解释工作,让患者了解整个治疗计划及术后对种植体的常规护理,取得患者的信任及合作。根据手术需要取研究模制作模板,便于术中种植体植入定位。

(2)术中配合:安排患者,根据手术部位调节椅位及光源,交待注意事项,消除患者紧张情绪。

1)消毒:用 1/5 000 氯己定溶液让患者含漱,口内消毒,75% 酒精消毒口周皮肤。

2)麻醉:打开手术包,铺无菌巾单,备 2% 普鲁卡因或 2% 利多卡因遵医嘱加入适量肾上腺素供医师进行神经阻滞麻醉加局部浸润麻醉。

3)切口、翻瓣:医师在种植区牙槽嵴顶黏膜作松弛切口,分离粘骨膜时,备手术刀及骨膜分离器,并协助止血,牵拉口角,暴露术区。

4)制备种植窝:在充分暴露牙槽嵴顶后,备咬骨钳、骨锉或裂钻供医师修整骨面,去除尖锐的骨嵴,然后配合医师按下述步骤制备种植窝:①备球钻或先锋钻供医师在预定的部位钻孔洞,穿过骨皮质。②换用有刻度标记的一级裂钻扩大孔洞,钻至标志深度,取出裂钻。③备方向杆供医师插入种植窝,判断钻针方向,若钻孔方向不理想,应适当修整。④用定向扩大钻将种植窝上段扩大,再用稍粗裂钻扩大种植窝全程。⑤备台肩钻将种植窝上端扩大,以便种植体体部较粗的上端就位,以对抗种植体下沉。

5)制备骨壁上的螺纹:备钛制攻丝钻将其装在慢速电动手机上,向骨孔腔内攻入,直至底部,然后反转退出,完成种植窝骨壁的螺纹制备。供植入螺旋状种植体用,若种植体为圆柱状,不需骨壁上攻螺纹。

6)植入种植体:将选择合适的种植体体部(骨内段)递与医师装在慢速电动手机上,向制备好的种植窝内植入,直到底部,卸下手机,备活动扳手供医师旋紧种植体体部,并用种植体传力器轻轻叩击体部,使其与周围骨组织密合,旋入愈合螺帽。彻底冲洗术区,及时吸净冲洗液。

7)缝合:将粘骨膜复位,严密缝合,协助止血、剪线。

8)手术完毕,擦净患者口周血迹,清理用物,消毒备用。

(3)注意事项:①在种植窝制备的全过程中,必须严格无菌操作。②各种钻针按使用的先后顺序排列在盛有生理盐水的无菌盘内,用后及时清除骨渣。③使用钛种植体时需用钛器械夹取,防止异种金属污染。④使用种植机快速钻孔时,应不断注水降温,以防高热造成骨坏死(温度不能超过 47 ℃)。低速钻攻螺纹或在旋入种植体体部时,钻速不得超过 28 r/min。⑤制备的骨窝周围应用纱布隔离,防止唾液污染,并防止棉纤维带入种植窝内。⑥在逐级扩大过程中,要随时测量种植窝的深度及方向,每次更换钻针时,应先测量钻针的刻度并报告医师,以保证所需深度的准确。根据测量,准备相应长度及直径的种植体。⑦用手动扳手旋紧种植体体部时,注意用力不宜过大,以免破坏骨壁上的螺纹。⑧留下的种植体基桩及患者病历要妥善保管,防止遗失。

(4)术后护理:①为了使粘骨膜与骨面完全贴合,术后用温热的纱球置于手术区,嘱患者咬纱球 1 h 左右。②根据手术大小进流质或半流质饮食 1~2 周。③为防止出血,术后 24 h 内,可进行局部冷敷。④按医嘱服抗生素,漱口剂漱口,保持口腔卫生。⑤7 d 拆线,拍 X 线片,了解种植体在牙槽骨内的位置。⑥按时复诊,以便出现问题,及时处理。⑦预约患者第二次手术时间。

2.第二次手术(基桩连接术)的护理

第一次手术后,上颌经 5~6 月,下颌 3~4 月的骨愈合期,便可进行第二次手术。

（1）术前准备：除齿槽外科的常规用物外，另备环形切刀（旋转切孔刀）、螺丝刀、小剥离器、牙龈成形器（黏膜周围扩展器）、牙周塞治剂等。

（2）术中配合：医师根据第一次手术记录，X线片检查情况及扣诊或探针检查，判断种植体上端的大致位置，备麻药供医师作浸润麻醉。

1）暴露愈合帽：备手术刀及环形切刀供医师去除覆盖在种植体螺帽表面的软组织，暴露愈合帽。

2）取出愈合帽：备螺丝刀供医师取出愈合帽，并用小剥离器及环形切刀去净残留于螺帽及种植体间的软组织。

3）旋入牙龈成形器：备牙龈成形器供医师旋入种植体上端，临时占据基桩位置，待手术创口愈合后，再换成基桩装置。

4）处理创口：严密缝合牙龈组织，根据需要调拌牙周塞治剂，将其置于牙龈成形器周围，压迫牙龈，促进创口愈合。

5）安装基桩：第二次手术1周后，拆除缝线和去除牙周塞治剂，彻底清洁创口，将牙龈成形器卸下换上基桩，1周后进行义齿修复。

（二）根管内种植术的护理

根管内种植是将种植针植入经治疗过的根管内，并穿过根尖孔而达到颌骨内的一定深度，故又称为牙内骨内种植。种植针由钴络合金丝或钽、钒等金属丝制成，直径为0.8～1.5 mm，分为光滑针和螺纹针两种类型，种植针穿过根尖孔的长度，一般为10～15 mm，借此种植针，可相应增加牙根长度，故可增强义齿基牙的稳固性或使因牙周病而致松动的基牙得以固定。

1.术前准备

（1）根管治疗的准备：首先应常规作根管治疗，复诊时根管培养为阴性，无任何症状，再行种植术。

（2）用物及器械准备：除一般齿槽外科手术用物外另备直手机，扩孔钻，银汞合金，汞合金输送器及充填器、种植针、封闭剂等，消毒后备用。

2.术中配合

（1）安排患者，将X线片置于读片灯上，供医师手术参考。

（2）消毒、麻醉、铺无菌巾单，常规口内消毒，局部浸润麻醉。

（3）备扩孔钻供医师加深加宽根管，协助滴水冷却钻针，及时吸尽冷却液。待钻至所需深度及宽度时，备封闭剂置于根管内，将种植针缓慢推入，其长度根据需要而定。

（4）用银汞合金封闭根管口。根管内种植即告结束。嘱患者按时复诊，经3～6周做牙冠修复。

（三）特殊牙种植术的护理

特殊牙种植手术主要包括上颌窦升高牙种植、移植骨同期种植牙种植术、下齿槽神经移行或剥离牙种植术、牙槽嵴加高牙种植术等。护理配合除按照一般齿槽外科的护理外，应根据不同手术要求准备所需器械及用物并进行相应的配合。这里仅介绍下齿槽神经剥离牙种植术及牙槽嵴加高牙种植术的护理。

1.下齿槽神经剥离牙种植术的护理

下颌牙槽骨严重吸收的患者，若其下齿槽神经管与下颌牙槽嵴顶间的距离＜7 mm，将严重影响在颏孔区及磨牙区骨内种植体的植入。如果种植体的植入部位在颏孔区，可采用下齿槽神经移行牙种植术;如果种植体的植入部位在颏孔之后的磨牙区,则采用下齿槽神经剥离牙种植术。

(1)术前准备:①术前向患者讲解手术方法及可能出现的并发症,包括术后可能发生下唇感觉麻木等。②拍X线头影侧位片、曲面断层片。③患者在术前3 d服用抗感染药。④器械及用物准备参照骨内种植术。

(2)术中配合:①消毒、麻醉及切口的护理配合同骨内种植术。②翻瓣:当医师翻开尖牙区或第一磨牙区的粘骨膜瓣时,备缝线以便医师将颊侧粘骨膜瓣固定在颊黏膜上,充分暴露术区。③制备骨窗:备球钻或裂钻供医师在颊侧距牙槽嵴顶一定距离处作1 cm×3.5 cm的骨窗。制备时掀起皮质骨,用小骨锤轻轻敲击,去除松质骨,注意切勿损伤下齿槽神经。④制备种植窝:用小拉钩放入骨窗内将分离开的下齿槽神经束拨开并保护之,同时从牙槽嵴顶制备种植窝,其方法与骨内种植术同。⑤植入种植体、缝合:种植窝制备完成后,在下齿槽神经束被保护的情况下植入种植体,然后将骨窗处皮质骨复位,缝合切口。

(3)术后护理:参照骨内种植体植入术。

2.牙槽嵴加高牙种植术的护理

在萎缩的牙槽嵴骨质表面植入材料增高牙槽嵴的方法有骨膜下隧道法、粘骨膜切开法等。骨膜下隧道法用于颗粒型人工骨植入;粘骨膜切开法用于各种材料植入。现以粘骨膜切开法牙槽嵴加高牙种植术为例,护理配合简述如下。

(1)术前准备:常规全身及口腔检查,排除全身系统的严重疾病及手术局部的炎症及溃疡,了解颌骨情况。术前3 d停戴原义齿,使牙槽嵴黏膜得以休息。

器械及用物除按照一般齿槽外科的准备外,另备所需植入材料:颗粒型人工骨或异体骨。

(2)术中配合:①消毒、麻醉、切口、翻瓣与骨内种植术相同,翻瓣时切勿损伤血管神经束。②植入材料及种植体植入分为分期植入材料和种植体及同期植入材料和种植体两种方法。前者是在一期手术中骨质表面放置入材料,6个月后再植入种植体;后者是先植入种植体,然后在其周围堆放植入材料。手术时按要求准备材料供医师使用。植入材料的量要适宜,过多可因张力太大致创口裂开,太少或黏膜松紧不一,可使形成的牙槽嵴出现凹凸不平。为防止材料向颊舌方向移位,可在植入材料的表面放置塑形好的钛网,以固定植入材料。③缝合:褥式加间断缝合,关闭切口。为了防止材料移动或向颊舌侧移位,在受植骨床与植入材料的衔接面作贯穿颊舌侧的褥式缝合。协助止血、剪线。

(3)术后护理:按医嘱服5~7 d抗生素,严格维护口腔卫生,漱口剂漱口。术后7 d拆线,但贯穿颊舌侧的褥式缝合线,应经12~14 d拆除。全颌牙槽嵴增高加宽者,术后10 d摄取流质饮食,1月内进软食,术后尽量不戴用原义齿。

十八、牙周病矫形治疗的护理

牙周病常采取综合性治疗方法,才能获得良好效果。综合治疗常用方法有:洁治、刮治、调𬌗、正畸疗法和夹板固定(同时修复失牙)等。根据患者治疗的顺序,其护理配合如下。

(一)初诊时的护理

治疗前应对患者的牙列情况、牙齿位置、牙周组织、咬合关系等进行检查,根据具体情况,制定可行的矫治计划。

1.用物准备

(1)除常规用物外,备牙周测量器。

(2)需取印模者,备托盘,印模材料及用具。

(3)需进行调殆者,备咬合纸,各类砂石针,蜡片,酒精灯,磨光用具等。

(4)需做牙间固定者,备金冠剪,切断钳,结扎钳,不锈钢丝(直径为 0.274～0.508 mm),牙间结扎丝(直径为 0.178 mm),室温固化塑料及用具等。

(5)X 线片。

2.护理配合

(1)安排患者,按需要备齐用物。

(2)做好患者的心理护理,让患者了解治疗方法及所要达到的目的。

(3)作调殆及牙体制备时,护理配合与牙列缺损的牙体制备同。

(4)需取印模者,配合制取印模,将印模连同设计卡送制作中心,预约患者复诊时间。

(5)直接做牙间拴丝固定者,配合医师进行拴结。拴结方法有多种,常采用连续拴结法。用直径为 0.178 mm 的软不锈钢丝,直接进行 8 字拴结法,将几个前牙连续拴在一起。协助牵拉患者口角或压舌,以防钢丝损伤唇颊黏膜。为避免拴结丝脱位和加强其固定效果,在栓结时可用室温固化塑料涂在拴结丝上,形成联合夹板。协助调拌室温固化塑料,并将其涂于唇面和舌面,厚度以不影响咬合,不妨碍唇舌运动为原则,表面光滑。嘱患者注意口腔卫生,如有问题及时复诊。按医嘱定期复查。

(6)清理用物,消毒备用。

3.注意事项

(1)作牙间拴结协助切断钢丝时,应一手持剪,另一手持结头,以免断头落入口内、龈袋内或咽喉中。

(2)制取的记存模型要妥善保管,便于用以预测矫治效果。

(二)复诊时的护理

1.用物准备

(1)戴可摘式夹板或殆垫者,用物与可摘局部义齿同。

(2)戴固定式夹板者,备粘固材料及用具,脱冠器、传力器、骨锤等。

(3)已完成的可摘式夹板、殆垫或固定式夹板。

2.护理配合

(1)常规安排患者,备齐所需用物。

(2)可摘式夹板、殆垫初戴完毕后,进行抛光,消毒处理后指导患者戴入。

(3)固定式夹板试戴完毕后,协助粘固,其护理配合与冠桥粘固同。

(4)向患者交待注意事项,预约复诊时间。

(5)清理用物,消毒备用。

(三)资料保存

牙周病患者的病历、X 线片、研究模型、应按诊断、年龄分类保存,以便作治疗研究或总结经验参考用。

(张晨晨)

第三章

血液透析室护理

第一节　血液透析治疗技术及护理

一、对患者评估

(一)透析前评估

血液透析前对患者进行必要的评估,是防止透析中并发症的最重要的要素。透析前评估包括体重、血压和脉搏,对于静脉置管的患者还包括体温。

1.水负荷状况

查看患者前次透析记录,讨论以前透析中出现的问题,评估目前的水负荷状况并作出恰当的判断。需要记录患者的水肿、高血压、体重、中心静脉压、病史、尿量、液体入量等情况。

2.血管通路

应认真评估、检查通路是否有感染和肿胀。

3.感染征象

检查穿刺部位有无感染及局部敷料清洁度等。如有感染征象,应做拭子培养;如有发生,应进行静脉血培养。更换敷料时必须执行无菌操作。

(二)透析后评估

(1)根据透析后体重、透析前体重和干体重来确定预定的超滤量是否实现,并调整干体重。

(2)通过观察患者全身情况和血压评估患者对超滤量的耐受情况。

(3)如实际超滤量与预定量不符,最可能原因有体重下降值计算错误、超滤控制错误、患者在透析过程中额外丢失液体、透析过程中静脉补液或进食水、透析前后称体重时的着装不一致及体重秤故障等。

二、血液透析技术规范

(一)超滤

1.确定超滤

患者确定超滤必须考虑超滤率和患者的生理状况及心血管并发症。如果透析过程中始终保持过高超滤率、耐受性差、透析期间容量增加较多的患者和血管再充盈差的患者,需个体化的超滤曲线。透析时体液的清除率可以是阶梯式或恒定式。

2.钠曲线

钠曲线即为调钠血液透析,指透析液钠浓度从血液透析开始至结束呈从高到低或从低到高,或高低反复调整变化,而透析后血钠浓度恢复正常的透析方法。可以帮助达到超滤目标,但应注意钠超负荷的风险。

3.容量监测

利用超声或光电方式通过计算机反映患者血细胞比容和血红蛋白浓度,计算出相对血容量,防止超滤过多、过快引起有效血容量减少,引发不良反应。协助医务人员为患者设定理想的干体重。

(二)透析液离子浓度的选择

应根据不同患者的个体差异或同一患者的病情变化选择合适的透析液成分。

(三)透析器的选择

(1)对慢性肾衰竭患者,透析器的选择应参考溶质分子清除、超滤率、透析时间、生物相容性、是否血液滤过和患者体重决定。

(2)对急性肾衰竭患者,透析器应根据患者的生化指标和体液平衡情况进行选择。

(四)血液透析机及管路的准备

(1)在治疗前彻底预冲透析器(按照不同透析器厂家说明进行预冲处理),并必须将所有的空气排出透析器,以避免治疗开始后回路中形成泡沫。

(2)预冲完毕,透析机即进入重复循环模式。

(3)在透析机上设定好目标脱水量、治疗时间、肝素剂量及任何需修改的治疗内容。

(五)开始透析

主要包括以下方式和步骤。

(1)连接动脉管路和静脉管路,开启血泵至 100 mL/min;或只连接动脉管,开启血泵至 100 mL/min,当血流到静脉端时接通管路。

(2)逐渐增加泵速到预定速度。

(3)患者进入透析治疗阶段后应确保:①动脉和静脉管路安全;②患者舒适;③机器处于透析状态;④抗凝已经启动;⑤悬挂 500 mL 生理盐水与血管通路连接以备急需;⑥已经按照程序设定脱水量;⑦完成护理记录;⑧用过的敷料已经丢掉;⑨如果看不到护士,确定患者伸手即可触及呼叫器。

(4)在整个透析过程中,应巡视、观察、记录患者的一般情况、血压、脉搏、静脉压、动脉压、超滤量、超滤率、肝素剂量等,对首次透析和急诊透析的患者应予以监护。

(5)透析时工作人员应时刻注意个人卫生和无菌操作,每次进行操作都应确保洗手、手套和工作服清洁、戴防血液或化学物质的面罩,或对高危患者采取针对性预防措施等。

(六)结束透析

(1)透析结束时,透析机将发出听觉或视觉信号,提醒程序设定的治疗时间已经达到。为避免延迟下机,之前就应准备好下机所需物品,确定至少有 500 mL 的生理盐水可用于回输血液。

(2)血泵速度为 150 mL/min 时,要用 100～300 mL 的生理盐水才能使体外循环的血液回到患者循环中。

（3）测量患者血压，如血压无异常，当静脉管中的颜色呈现亮粉色时，即可以停止回输血液。因为有空气栓塞的风险，不推荐用空气回血。

（4）动静脉内瘘和人工血管瘘患者下机处理：①在患者带瘘上肢下垫一块治疗巾作为无菌区，暂停血泵。②拔除动脉针，封闭动脉管。③无菌操作将动脉管与回水管连接，开启血泵，回输血液。④当血液完全回输到患者体内后，关闭血泵。⑤拔除针头，纱布加压穿刺点止血。⑥当出血停止，用纱布和敷料覆盖过夜。

（5）静脉置管患者下机处理：①在患者的置管上肢下垫一块治疗巾作为无菌区，戴无菌手套，采用非接触技术断开血管通路。②提前消毒导管接头，断开后用至少 10 mL 生理盐水冲洗导管，肝素封管（1 000～5 000 U/mL，用量恰好充满而不溢出管腔），立即接上无菌帽。

（七）抗凝方法

（1）应个体化并且经常回顾性分析。其方法和剂量应参考活化凝血时间值、通路情况及透析后透析器和管路的清洁程度等。

（2）肝素是最常使用的抗凝剂，可以采取初始注射剂量、初始注射剂量＋维持量、仅给维持量、间断给药等方式给药。还可以选择低分子肝素、局部用枸橼酸盐、前列环素或无肝素透析。

（3）急性肾衰竭患者肝素的用法应该参照患者整体状况和每次透析情况而定。

（4）尿毒症的患者可能有血小板功能异常和活动性出血，合并有创操作的患者应使用小剂量肝素或无肝素透析。

（5）在无肝素透析时，应保持较高血流速，每隔 15～30 min 用盐水冲洗管路和透析器以防止血栓形成。冲洗盐水的量应在超滤量中去除。但目前很少使用无肝素透析，因为血栓形成将会引起整个管路血液损失。

（八）血标本采集方法

1.透析前

进针后立即从瘘管针采血样本，针不要预冲，如瘘管针预冲或通过留置导管透析先抽出 10 mL 血，再收集样本，以免污染。

2.透析后

考虑到电解质的反跳，样本再循环或回血生理盐水污染等，应在透析结束时，超滤量设置为零，减慢血流速至 50～100 mL/min。约 10 s 后，从动脉瘘管处采血留取标本。通常电解质反跳发生在透析结束后 2～30 min。

三、透析机报警原因及处理

（一）血路部分

1.动脉压（血泵前）

通常动脉压（血泵前）为 -26.7～-10.7 kPa（-200～-80 mmHg），超过 -33.3 kPa（-250 mmHg）将发生溶血。如果血管通路无法提供足够的血流，动脉负压会增大，进而报警，关闭血泵。血泵关闭后，动脉负压缓解，报警消除，血泵恢复运转直到再次产生负压报警，如此反复循环。

（1）负压过大的原因：①动脉针位置不当（针不在血管内或紧贴血管壁）；②患者血压降低（累及通路血流）；③通路血管痉挛（仅见于动静脉内瘘）；④吻合口狭窄（动静脉内瘘吻合口或移植血管动脉吻合口）；⑤动脉针或通路凝血；⑥动脉管道打结；⑦抬高手臂后通路塌陷（如怀疑，可让患者坐起,使通路低于心脏水平);⑧穿刺针口径太小,血流量太大;⑨深静脉导管尖端位置不当、活瓣栓子形成或纤维阻塞。

(2)处理:①减少血流量,动脉负压减低,使报警消除;②确认动脉针或通路无凝血,动脉管道无打结;③测定患者血压,如降低,给予补液、减少超滤率;④如压力不降低则松开动脉针胶布,稍做前后移动或转动;⑤提高血流量到原先水平,如动脉压仍低,重复前一步骤;⑥若仍未改善,在低血流量下继续透析,延长透析时间,或另外打开动脉针透析(原针保留,肝素盐水冲洗,透析结束时才拔除)。如血流量需要>350 mL/min,一般需用 15G 针;⑦如换针后动脉低负压仍持续存在,则血管通路可能有狭窄。用两手指短暂加压阻断动脉针和静脉针之间的血流,如泵前负压明显加大,说明动脉血流部分来自下游,而上游通道的血流量不足;⑧检查深静脉导管是否扭结;改变颈或臂位置,或稍微移动导管;转换导管口。如无效,注射尿激酶或组织血浆酶原激活剂;放射学检查导管位置。

2.静脉压监测

通常压力为 6.7～33.3 kPa(50～250 mmHg),随针的大小、血流量和血细胞比容变化。

(1)静脉压增高的原因:①移植血管的静脉压可高达 26.7 kPa(200 mmHg),因为移植血管的高动脉压会传到静脉血管;②小静脉针(16G),高血流量;③静脉血路上的滤器凝血,这是肝素化不充分的最早表现,也是透析器早期凝血的表现;④血管通路静脉端狭窄(或痉挛);⑤静脉针位置不当或静脉血路扭结;⑥静脉针或血管通路静脉端凝血。

(2)静脉压增高的处理:①用生理盐水冲洗透析器和静脉滤器。如果静脉滤器凝血,而透析器无凝血(冲洗时透析器纤维干净),立即更换凝血的静脉管道,调整肝素剂量后重新开始透析;②静脉针或血管通路静脉端是否阻塞可以采用关闭血泵,迅速夹闭静脉血路,与静脉针断开,用生理盐水注入静脉针,观察阻力大小的方法判定;③用两手指轻轻加压阻断动脉针和静脉针之间的血流,如为下流狭窄引起静脉流出道梗阻,静脉压会因上流受阻而进一步增高。

3.空气探测

最容易发生空气进入血液循环的部位在动脉针和血泵之间,因为这部分为负压。常见于动脉针周围(特别是负压很大时)、管道连接处、泵段血管破裂及输液管。透析结束时用空气回血操作不当也会引起空气进入体内。许多空气栓塞是在因假报警而关闭空气探测器后发生的,应注意避免。因空气栓塞可能致命。处理方法见本节血液透析治疗常见急性并发症及处理之(五)空气栓塞。

4.血管路扭结和溶血

血泵和透析器之间的血管路扭结会造成严重溶血,这一段的高压通常测不出,因为动脉压监测器通常设在泵前,即使泵后有动脉压力监测器,如果扭结发生在探测器之前,此处的高压也无法被测出。处理方法见本节血液透析治疗常见急性并发症及处理之(六)溶血。

(二)透析液路

1.电导度

电导度增高最常见的原因是净化水进入透析机的管道扭结或低水压造成供水不足;电导度降低最常见的原因是浓缩液桶空;比例泵故障也可导致电导度增高或降低。当电导度异常时,将透析液旁路阀打开,使异常透析液不经过透析器而直接排出。

2.温度

温度异常通常是由加热器故障引起,但旁路阀可以对患者进行保护。

3.漏血

气泡、黄疸患者的胆红素或污物进入透析液均会引起假漏血报警。当透析液可能不出现肉眼可见的颜色改变时,需用测定血红蛋白尿的试纸检测流出透析器的透析液来判断漏血报警的真伪。如果确定漏血,透析液室压力应设置在 6.6 kPa 以下,以免细菌或细菌产物从透析液侧进入血液。空心纤维型透析器轻微漏血有时会自行封闭,可继续透析,但一般情况下应回血,更换透析器或停止透析。预防:①预冲时进行透析器漏血检测;②透析中避免跨膜压过高,如有凝血、静脉回路管弯曲打折等立即处理;③透析中跨膜压不能超过透析器的承受力。

四、血液透析治疗常见急性并发症及处理

(一)低血压

低血压最常见,发生率可达 50%～70%。

1.原因

有效血容量减少、血管收缩力降低、心源性及透析膜生物相容性差、严重贫血及感染等。

2.临床表现

典型症状为出冷汗、恶心、呕吐,重者表现为面色苍白、呼吸困难、心率加快、一过性意识丧失,甚至昏迷。

3.处理

取头低足高位,停止超滤,给予吸氧,必要时快速补充生理盐水 100～200 mL 或葡萄糖溶液 20 mL,输血浆和清蛋白,并结合病因,及时处理。

4.预防

如:①用容量控制的透析机,使用血容量监测器;②教育指导患者限制盐的摄入,控制饮水量;③避免过度超滤;④透析前停用降压药,对症治疗纠正贫血;⑤改变透析方法如采用碳酸氢盐透析、血液透析滤过、钠曲线和超滤曲线、低温透析等;⑥有低血压倾向的患者避免透析期间进食。

(二)失衡综合征

失衡综合征发生率为 3.4%～20%。

1.原因

血液透析时血液中的毒素迅速下降,血浆渗透压下降,而由于血-脑屏障使脑脊液中的尿素等溶质下降较慢,以至脑脊液的渗透压大于血液渗透压,水分由血液进入脑脊液形成脑水肿。这也与透析后脑脊液与血液之间的 pH 梯度增大,即脑脊液中的 pH 相对较低有关。

2.临床表现

轻者头痛、恶心、呕吐、困倦、烦躁不安、肌肉痉挛、视力模糊、血压升高;重者表现为癫痫发作、惊厥、木僵甚至昏迷。

3.处理

轻者不必处理;重者可减慢透析血流量,以降低溶质清除率和 pH 改变,但透析有时需终止。可给予 50%葡萄糖溶液或 3%氯化钠 10 mL 静脉推注,或静脉滴注清蛋白,必要时给予镇静剂及其他对症治疗。

4.预防

主要包括:①开始血液透析时采用诱导透析方法,透析强度不能过大,避免使用大面积高效

透析器,逐步增加透析时间,避免过快清除溶质;②长期透析患者则适当提高透析液钠浓度。

(三)肌肉痉挛

肌肉痉挛发生率为 10％～15％,主要部位为腓肠肌和足部。

1.原因

常与低血压同时发生,可能与透析时超滤过多、过快,低钠透析等有关。

2.临床表现

多发生在透析的中后期,老年人多见,以肌肉痉挛性疼痛为主,一般持续约 10 min。

3.处理

减慢超滤速度,静脉输注生理盐水 100～200 mL、高渗糖水或高渗盐水。

4.预防

如:①避免过度超滤;②改变透析方法,如采用钠曲线和超滤曲线等;③维生素 E 或奎宁睡前口服;④左旋卡尼汀透析后静脉注射。

(四)发热

常发生在透析中或透析后。

1.原因

感染、致热源反应及输血反应等。

2.临床表现

若为致热源反应通常发生在透析后 1 h,主要症状有寒战、高热、肌痛、恶心、呕吐、痉挛和低血压。

3.处理

静脉注射地塞米松 5 mg,通常症状在几小时内自然消失,24 h 内完全恢复;若有感染存在应及时与医师沟通,应用抗生素。

4.预防

如:①严格执行无菌操作;②严格消毒水处理设备和管道。

(五)空气栓塞

1.原因

血液透析过程中,各管路连接不紧密、血液管路破裂、透析器膜破损及透析液内空气弥散入血,回血时不慎等。

2.临床表现

少量无反应,如血液内进入空气 5 mL 以上可出现呼吸困难、咳嗽、发绀、胸部紧迫感、烦躁、痉挛、意识丧失甚至死亡。

3.处理

一旦发生空气栓塞应立即夹闭静脉通路,并关闭血泵。患者取头低左侧位,通过面罩或气管吸入 100％氧气,必要时做右心房穿刺抽气,同时注射地塞米松,严重者要立即送高压氧舱治疗。

4.预防

如:①透析前严格检查管道有无破损,连接是否紧密;②回血时注意力集中,气体近静脉端时要及时停止血泵转动;③避免在血液回路上输液,尤其泵前负压部分;④定期检修透析机,确保空气探测器工作正常。

（六）溶血

1.原因

透析液低渗、温度过高;透析用水中的氧化剂和还原剂(氯胺、酮、硝酸盐)含量过高;消毒剂残留;血泵和管道内红细胞的机械损伤及血液透析中异型输血等。

2.临床表现

急性溶血时,患者有胸部紧迫感、心悸、心绞痛、腹背痛、气急、烦躁,可伴畏寒、血压下降、血红蛋白尿甚至昏迷;大量溶血时患者可出现高钾血症,静脉回路血液呈淡红色。

3.处理

立即关闭血泵,停止透析,丢弃体外循环血液;给予高流量吸氧,明确溶血原因后应尽快开始透析;贫血严重者应输入新鲜全血。

4.预防

如:①透析中防止凝血;②保证透析液质量;③定期检修透析机和水处理设备;④患者输血时,认真执行查对制度,严格遵守操作流程。

五、透析器首次使用综合征

在透析时因使用新的透析器发生的临床综合征,称为首次使用综合征。分为 A 型首次使用综合征和 B 型首次使用综合征。

（一）A 型首次使用综合征

A 型首次使用综合征又称超敏反应型。多发生于血液透析开始后 5～30 min 间。主要表现为呼吸困难、全身发热感、皮肤瘙痒、麻疹、咳嗽、流泪、流涕、打喷嚏、腹部绞痛、腹部痉挛,严重者可发生心搏骤停甚至死亡。

(1)原因:主要是患者对环氧乙烷、甲醛等消毒液过敏或透析器膜的生物相容性差或对透析器的黏合剂过敏等,使补体系统激活和白细胞介素释放。

(2)处理原则:①立即停止透析,勿将透析器内血液回输体内;②按抗变态反应常规处理,如应用肾上腺素、抗组胺药和激素等。

(3)预防措施:①透析前将透析器充分冲洗(不同的透析器有不同的冲洗要求),使用新透析器前要仔细阅读操作说明书;②认真查看透析器环氧乙烷消毒日期;③部分透析器反应与合并应用 ACEI(血管紧张素转换酶抑制剂)有关,应停用;④对使用环氧乙烷消毒透析器过敏者,可改用 γ 射线或蒸气消毒的透析器。

（二）B 型首次使用综合征

B 型首次使用综合征又称非特异型。多发生于透析开始后数分钟至 1 h,主要表现为胸痛,伴有或不伴有背部疼痛。

(1)原因:目前尚不清楚。

(2)处理原则:①加强观察,症状不明显者可继续透析;②症状明显者可予以吸氧和对症治疗。

(3)预防措施:①试用不同的透析器;②充分冲洗透析器。

六、血液透析突发事件应急预案

(一)透析中失血

1.原因

管路开裂、破损,接管松脱和静脉针脱落等。

2.症状

出血、血压下降,甚至发生休克。

3.应急预案

如:①停血泵,查找原因,尽快恢复透析通路;②必要时回血,给予输液或输血;③心电监护,对症处理。

4.预防

如:①透析前将透析器管路、管路针等各个接头连接好,预冲时要检查是否有渗漏;②固定管路时,应给患者留有活动的余地。

(二)电源中断

1.应急预案

如:①通知工程师检查稳压器和线路,电话通知医院供电部门;②配备后备电源的透析机,停电后还可运行 20～30 min;③若没有后备电源的透析机,停电后应立即将动静脉夹打开,手摇血泵,速度每分钟100 mL左右;④若 15～30 min 间恢复供电可不回血。若暂时仍不能恢复供电可回血结束透析,并尽可能记录机器上的各项参数。

2.预防

如:①保证透析中心为双向供电;②停电后 15 min 内可用发电机供电;③给透析机配备后备电源,停电后可运行 20～30 min。

(三)水源中断

1.应急预案

如:①机器报警并自动改为旁路;②通知工程师检查水处理设备和管路。电话通知医院供水部门;③1～2 h 不能解除,终止透析,记录机器上的各项参数。

2.预防

如:①保证透析中心为专路供水;②在水处理设备前设水箱,并定期检修水处理设备。

（唐　芬）

第二节　血液灌流治疗技术及护理

一、概述

(一)血液灌流

血液灌流是指将患者的血液引出体外并经过具有光谱解毒效应的血液灌流器,通过吸附的方法来清除体内有害的代谢产物或外源性毒物,最后将净化后的血液回输患者体内的一种血液净化疗法。在临床上被广泛地用于药物和化学毒物的解毒,尿毒症、肝性脑病及某些自身免疫性疾病等的治疗。

（二）吸附剂

经典的吸附剂包括活性炭和树脂。

1.活性炭

活性炭是一种非常疏松多孔的物质,其来源相当多样,包括植物、果壳、动物骨骼、木材、石油等,经蒸馏、炭化、酸洗及高温、高压等处理后变得疏松多孔。活性炭吸附力强的主要原因就在于多孔性,无数的微孔形成了巨大的比表面积。活性炭的特点是大面积（1 000 m/g 以上）、高孔隙和孔径分布宽,它能吸附多种化合物,特别是极难溶于水的化合物,对肌酐、尿酸和巴比妥类药物具有良好的吸附性能。

2.树脂

树脂是一类具有网状立体结构的高分子聚合物,根据合成的单体及交联剂的不同分为不同的种类。血液净化吸附剂采用吸附树脂,吸附树脂又分为极性吸附树脂和非极性吸附树脂。XAD-4、XAD-7 等对有机毒物、脂溶性毒物的吸附作用大;XAD-2 树脂,对疏水集团毒素（如有机磷农药、地西泮等）的吸附力大;XAD 系列树脂的解毒作用优于活性炭,其吸附的毒物分子量为500～20 000 D。一般认为血液灌流的吸附解毒作用优于血液透析。如对苯巴比妥钠等镇静安眠药、解热镇静剂、三环类抗忧郁药、洋地黄、地高辛、茶碱、卡马地平、有机氯、百草枯等的解毒作用优于血液透析。对脂溶性高、分布容积大、易与蛋白结合的毒物解毒作用也优于血液透析。

（三）理想的血液灌流吸附必须符合以下标准

（1）与血液接触无毒无变态反应。

（2）在血液灌流过程中不发生任何化学反应和物理反应。

（3）具有良好的机械强度,耐磨损,不发生微粒脱落,不发生变形。

（4）具有较高的血液相容性。

（5）易消毒清洗。

二、血液灌流的方法、观察及护理

（一）方法

进行血液灌流时,应将吸附罐的动脉端向下,垂直立位,位置高度相当于患者右心房水平,用5%葡萄糖溶液 500 mL 冲洗后,再用肝素盐水（2 500 U/L 盐水）2 000 mL 冲洗,将血泵速度升至 200～300 mL/min 冲洗灌流器,清除脱落的微粒,并使碳颗粒吸水膨胀,同时排尽气泡。冲洗过程中,可在静脉端用止血钳反复钳夹血路以增加血流阻力,使冲洗液在灌流器内分布更均匀。灌流时初始肝素量为 4 000 U 左右,由动脉端注入,维持量高,总肝素量为每次 6 000～8 000 U,较常规血液透析量大,因活性炭可吸附肝素,要求部分凝血活酶时间、凝血酶时间及活化凝血时间达正常的 1.5～2.0 倍。

（二）血管通路

应用临时血管通路。首选股静脉、颈内静脉及锁骨下静脉。也可采用桡动脉-贵要静脉,足背动脉-大隐静脉。个别情况下也可使用内瘘或外瘘。血流量以 50 mL/min 开始,若血压、脉搏和心率稳定可提高至 150～200 mL/min。

（三）观察

每次血液灌流 2 h，足以有效地清除毒物。如果长于 2 h，吸附剂已被毒物饱和而失效。如果 1 次灌流后又出现反跳时（组织内毒物又释放入血液），可再进行第 2 次灌流，但 1 次灌流时间不能超过 2 h。若血液灌流与血液透析联合治疗，则灌流器应装于透析器之前；结束时把灌流器倒过来，动脉端在上，静脉端在下，用空气回血，不能用生理盐水，以免被吸附的物质重新释放入血。

（四）不良反应

1.血小板减少

临床上较多见。另外活性炭也可吸附纤维蛋白原，这是造成出血倾向的原因之一。

2.对氨基酸等生理性物质的影响

血液灌流能吸附氨基酸，尤其是对色氨酸、蛋氨酸等芳香族氨基酸吸附量最大，但一般机体有代偿功能，若长期使用，应引起警惕。

3.对药物的影响

因能清除许多药物，如抗生素、升压药等，药物治疗时应注意调整剂量。

4.低体温

常发生于冬天使用简易无加温装置血液灌流时。

（五）护理措施及注意事项

（1）密切观察患者的生命体征、神志变化、瞳孔反应等，保持呼吸道通畅。呼吸道分泌物过多的昏迷患者，应将头侧向一边，并及时减慢血流速度，去枕平卧。使用升压药，扩充血容量，如补液及输血、清蛋白、血浆等。但药物应在血路管的静脉端注入，或经另外的补液途径注入，否则药物被灌流器吸附，达不到有效浓度。若患者在灌流之前血压已很低，则可将充满预冲液的管路直接与患者的动静脉端相连接。

（2）血液灌流前大多数患者由于药物影响处于昏迷状态，随着血液灌流的作用，药物被灌流器逐渐吸附，经 1～1.5 h 患者逐渐出现躁动、不安，需用床档加以保护，以防坠床；四肢和胸部可用约束带进行约束，但不能强按患者的肢体，防止发生肌肉撕裂、骨折或关节脱位；背部应垫上软垫防止背部擦伤和椎骨骨折；必要时用包有纱布的压舌板垫在患者的上下齿之间，防止咬伤舌头，并注意防止舌后坠。

（3）保持体外循环通畅。导管应加以固定，对躁动不安的患者适当给予约束，必要时给予镇静剂。防止因剧烈活动而使留置导管受挤压变形、折断、脱出，管道的各个接头须紧密连接，防止滑脱出血或空气进入导管引起空气栓塞。

（4）严密观察肝素抗凝情况，若发现灌流器内血色变暗、动脉和静脉壶内有血凝块，则应调整肝素剂量，必要时更换灌流器及管路。

（5）如用简易的血泵做血液灌流，没有监护装置，则必须严密观察是否有凝血、血流量不足和空气栓塞等情况。如出现动脉除泡器凹陷，则提示血流量不足，应考虑动脉穿刺针是否位置不当、动脉管道是否扭曲折叠、血压是否下降；若动脉除泡器变硬、膨胀，血液溢入除泡器的侧管，提示动脉压过高，灌流器凝血；若同时伴有静脉除泡器液面下降，则应适当增加肝素的用量；在无空气监测的情况下，一旦空气进入体内将会发生严重的空气栓塞，因此要密切注意各管道的连接，严防松脱，注意动静脉除泡器和灌流器的安全固定。

（6）维持性血液透析患者合并急性药物或毒物中毒需要联合应用血液透析和血液灌流时，灌流器应置于透析器之前,有利于血液的加温,以免经透析器脱水后血液浓缩,使血液阻力增大,导致灌流器凝血。

(7)患者有出血倾向时,应注意肝素的用法,如有需要,可遵医嘱输新鲜血或浓缩血小板。

(8)若患者在灌流 1 h 左右出现寒战、发热、胸闷、呼吸困难等反应,可能是灌流器生物相容性差所致,可静脉注射地塞米松,给予吸氧,但不要盲目终止灌流,以免延误抢救。

(9)观察反跳现象:血液灌流只是清除了血中的毒物,而脂肪、肌肉等组织已吸收的毒物的不断释放、肠道中残留毒物的再吸收等,都会使血中毒物浓度再次升高而再度引起昏迷,会出现昏迷-灌流-清醒-再昏迷-再灌流-再清醒的情况。因此,对脂溶性药物如有需要,应继续多次灌流,直至病情稳定为止。如有条件,应在灌流前后采血做毒物、药物浓度测定。

(10)血液灌流只能清除毒物本身,不能纠正毒物已经引起的病理生理的改变,故中毒时一定要使用特异性的解毒药。如有机磷农药中毒时,血液灌流不能恢复胆碱酯酶的活性,必须使用解磷定、阿托品治疗。

(11)应根据病情采取相应的治疗措施,如洗胃、导泻、吸氧、呼吸兴奋剂、强心、升压、纠正酸中毒、抗感染等。

(12)做好心理护理。多数药物中毒患者都是因对生活失去信心或与家庭成员、同事发生矛盾而服药,故当患者神志逐渐清楚时,护士要耐心劝解、开导、化解矛盾,使患者情绪稳定,从而积极配合治疗。

(唐 芬)

第四章

手术室护理

第一节　手术室护理的发展趋势

手术室护理的发展趋势必将呈现更显著的专业特性,体现在知识特性、技能特性和专业自主性等多个方面。手术室护理人员要具备更丰富、更全面的专业知识,以便为临床工作提供依据和指导。手术室护理人员应掌握更多技能和方法,配合手术的顺利进行,为患者提供全方位的围术期护理,同时发现问题、解决问题,不断提高护理质量。手术室护理将不断专业化、独立化,在外科治疗领域承担起独特的功能和作用。

一、完善围术期护理的职能

自 1975 年美国手术室护理协会(AORN)和美国护理协会(ANA)共同出版了《手术室护理实施基准》,明确了手术室护理工作已经转向围术期的护理。患者在护士眼中不再是分离的器官,而是整体的人;手术室护理不再是简单的准备和传递器械,而是包括了术前、术中和术后整个过程,给予患者生理和心理全方位的支持和照顾。

近年来,许多医院实行了包括术前访视、术中配合和术后随访 3 个环节的工作模式,并根据患者的实际情况制订具体的、个性化的整体护理措施,取得了良好的效果。其中,术前访视成为非常重要的环节之一,并受到越来越多的重视。术前访视的内容主要为患者手术相关信息的收集、各种手术注意事项的宣教,以及手术室护士与患者的熟悉和沟通。形式主要为口头讲解,配合知识图片和文字说明,以及手术室现场的参观等。通过有效的术前访视,缓解了手术患者的心理压力,增加了患者对手术室护士的信任和配合,能够帮助患者顺利渡过手术期。在术前访视的实施过程中,还需要进一步统一术前访视的程序,增加专科化知识内涵,提高护患沟通技巧,达到最佳的护理效果。术后随访是手术室护理工作的延伸,其方式和内涵也不断发展。其中,由手术室或者麻醉科的护理人员在术后进入病房,了解患者的精神状况、切口、有无发热及其他异常情况,询问患者疼痛及其他的感受,是否有疑问或者心理困惑等,并进行健康教育,解决存在的问题。同时,对于手术室护理工作的满意度调查也可借助这种方式开展。通过术后随访,可以进一步了解和掌握相关工作的现状,发现问题,提出调整和改进策略,以细化患者手术护理满意度专项工作,促进手术室优质护理工作的开展,提高护理质量。

二、加强多学科间的团队协作

手术室作为医疗诊疗工作的重要部门,是医院进行多科协作、集中治疗的特殊科室。手术团队是指手术医师、麻醉师及手术室护士。团队成员从准备手术、术前核对、到术中配合及术后随访,都必须密切联系,相互合作。手术室护士不再是"外科医师助手"的角色,而是逐渐转变为"手术合作者"的角色。通过有效的团队协作,有效缩短手术时间,提高手术效率。加强成员间的相互理解和沟通,把团队的任务化为自己的任务,增强凝聚力和战斗力。降低医疗不良事件的发生,整合现有资源,相互支持,以灵活积极、集思广益的方法解决复杂的问题。

手术室护士的参与意识和团队概念应逐步加强,不再是被动、盲目、机械地传递手术器械,而是主动积极地参与手术,包括术前的病例讨论和方案制订,术中突发情况的处理,以及术后辅助支持工作。在与医师的协作中,相互信任、有效沟通、建立自信心是关键。手术室护士需要不断学习新知识、新技术、新设备,掌握手术进展,满足医师需求。在与麻醉医师的协作中,除了分工明确,还需发展多种形式的相互配合,包括麻醉前患者的安抚、麻醉中体位的配合、监测中各项指标的观察、手术中相关情况的沟通,进一步保证手术顺利、安全地进行。在与护理人员、实习学员及其他工作人员的相互协作中,需增强主动意识,相互尊重、以诚相待、取长补短、相互补充,将手术室护理工作作为一个整体来完成。

总之,手术医疗工作是一个共同整体,手术医师、护士、医技人员和其他辅助人员、行政人员共同合作,缺一不可。作为一个团队,需探讨和建立以患者为中心的"共同目标",加强"领头雁"的领导和协调作用。在科技不断发展、患者法律意识不断增强的现状下,无论临床、科研和教学工作都要求大家整合团队优势,发挥团队精神,充分调动全体人员的积极性和创造性,使手术室护理工作更为整体化和系统化。

三、拓展和细化专科护理内涵

随着现代外科医疗分科越来越细,在手术室也出现了各个不同专业领域的专科护士。手术室专科护士是指在特定的外科领域能深入掌握相关知识和技能,熟练配合各个专科领域的特殊手术,如骨科专科护士、神经外科专科护士、心脏外科专科护士、泌尿外科专科护士等。手术室护士的专科化是配合手术技术不断发展、器械设备迅速更新的必然趋势。在一些医院试行手术室护士专科化的经验证明,专科化的护理使护士能够更快熟悉高、新仪器的使用和保养,更快掌握各种特殊手术的配合技巧,更好了解外科医师的习惯和方法,使手术配合更为默契,提高了护理工作质量,增加了医护合作的满意度。

手术室专科护士的运作模式和培训方式目前尚未统一,各家医院正在积极摸索和探讨中。对于专科护士的培养,需采取阶段式、分层次的计划,建立多种形式结合的培训课程,迅速地提高专业技能,以应对专科知识不断细化和深入、手术方式不断创新、各种专科仪器设备更新换代的发展现状。在运作模式上,需建立完整的认证、考核、奖励机制,从而规范地培养和使用专科护士,确保其工作效果,鼓励更多的护士努力学习钻研技术,促进手术室护理专科化、专业化的进程。

在专科护士的培养和使用中,还需要解决好"专才"和"通才"的问题,以全科轮转和专科提升交替进行的方式排班,以最大限度节约人力资源,保证护士既能完成各种应急情况的处置和急诊手术的任务,又能在专科层面提供更优质的服务。

四、继续强化手术室风险管理机制

手术室是一个比较复杂的环境,随处可能存在安全隐患。手术安全是医疗质量的重要环节之一,手术虽然分大小,但风险无处不在。在 2007－2010 年发布的"患者安全目标"中,将手术安全作为重要内容,其中包括严格执行查对制度、提高患者身份识别的准确性、严格防止手术患者、手术部位错误等。

风险管理机制是一套循环的科学方法,包括对潜在的危险因素进行识别、评估,采取正确行动的一系列过程。手术室护理人员应该不断强化风险意识,防患于未然,最大限度保证患者及其他人、财、物的安全。对于任何一台手术,护理人员均应采取严谨的工作态度,严格执行各项规章制度和操作规范,做到细致入微,严禁马虎从事。手术室护士要以科学的工作态度,加强观察和总结,开展调查和研究,发现手术室护理工作的特点、难点,引进和采用先进的方法,才能从根本上发现和解决安全隐患。

手术室应急处置预案,并进行培训和演习具有重要的意义。手术室突发各种意外情况时,如停水、停电、失火、有害物质泄漏等,应根据事先制订和演练的应急预案立即处置。对于手术患者突发的重大病情变化,如患者心搏骤停、大出血、变态反应等,应根据医疗指南迅速采取有效急救措施。因此,预案的制订应科学、实用,有预见性,并简明、易懂、易记、易操作,经过反复演习和培训,做到分工清楚,各司其职,人人掌握,才能最大限度减少突发事件的危害,保护生命及财产的安全。

五、实现多种方式的教学和培训

手术室教学工作是保持专业可持续发展的重要环节。一直以来,手术室带教多采取"师徒式"的传统模式。由于手术室工作性质和环境较为特殊,涉及理论知识面广,操作专科性强,无菌技术要求高,加上工作节奏快,造成了手术室教学工作的困难。另外,随着手术室护理专业的发展,对于专业自主性、评判性思维、综合运用知识解决问题能力等的培养越来越重视,给传统教学方式带来更大的挑战。因此,需要发展多种科学、有效的教学和培训方式,以迅速提高年轻护士及实习学生的工作能力,帮助他们尽快进入工作角色,承担起手术室护理的重任。

临床能力的培训是教学工作的重点。除了各个单项的操作技能,还应特别注重模拟情景下的训练,结合有条件时的实地演练,使接受培训的对象能够感受到真正的场景和氛围,并能综合、灵活运用多种技能,理解护理的动态性和现实的多变性,实现与临床工作的无缝衔接。

各种"软技能",即非技术技能,主要包括合作、领导、管理、情景以上和决策等能力,也是手术室护士非常重要的培训内容之一。护理软技能反映个人的基本素质和经验的积累、表达。具体的培训内容包括合作技能、沟通技能、礼仪规范、观察思维、心理素质等,通过概念的建立、意识和态度的改变、具体方法的传授、模拟训练和演示等,使手术室护士不但具备扎实的理论知识和技术能力,还善于团队协作、调节人际关系、组织协调、自我管理,建立护士良好的内外兼修的形象。

（马　唯）

第二节　手术室基础护理技术

一、手术室着装要求

（1）所有进入手术室清洁和洁净区的人员服装必须符合穿着规定。

（2）所有人员应穿着上下两件式衣裤或单件式裙装，不得套穿个人长内衣裤，穿着两件式手术衣时应将上衣扎进裤内，非刷手人员须穿长袖外套时系好全部纽扣。

（3）鞋的管理：进入手术室人员须在污染区脱去外穿鞋，在清洁区换穿拖鞋。手持外穿鞋进更衣室，将外穿鞋放入更衣柜内。穿鞋套外出返回手术室时，须在污染区除去鞋套后跨入清洁区；由外走廊返回时，须脱掉鞋套进入内走廊。

（4）在清洁和洁净区内必须戴手术帽，手术帽应同时覆盖所有头面部的毛发，长发者应先将长发固定好再戴帽子，可重复使用的帽子应在每次用后清洗干净。

（5）所有进入洁净手术区的人员必须戴口罩，口罩潮湿或污染时应及时更换。

（6）所有进入清洁和洁净区的人员佩戴的饰物须为手术衣所覆盖或摘除。

（7）手术衣一旦弄脏或潮湿，必须及时更换以减少微生物的传播。

（8）手术衣不能在手术室以外区域穿着，外出时必须外罩一件背后打结单次使用的长袍（外出衣），回到手术室后必须将外出衣脱掉放入污衣袋内。

（9）注意使用保护性防护用具，如手套、眼罩、面罩、鞋套、防水围裙等。

（10）工作人员必须注重个人卫生和形象。每天洗澡，勤修指甲、不可涂指甲油或戴人工指甲，注意洗手，不浓妆艳抹，不佩戴首饰，眼镜于手术前要清洗擦拭。

（11）手术衣每次穿着后放于指定位置由专人收集、打包，在洗衣房集中清洗。

二、无菌技术操作

（一）手术室刷手法

1.准备工作要点原则

（1）整理仪容，包括刷手服、帽子和口罩。

（2）剪短指甲，使指甲平整光滑。

（3）除去手表及手部饰物。

2.刷手步骤

（1）用消毒液、流动水将双手和前臂清洗1遍。

（2）取无菌手刷浇上消毒液，自指尖至上臂上1/3，用手刷毛刷面彻底无遗漏刷洗手指、指间、手掌、手背和手腕部，双手交替用时2 min，用手刷海绵面无遗漏刷手臂，用时1 min。

（3）流动水冲洗手和手臂，从指尖到肘部，向一个方向移动冲洗，注意防止肘部水返流到手部。

（4）流动水冲洗手刷，再用此刷按步骤（2）刷洗手及手臂2 min，不再冲洗，将手刷弃入洗手池内。

(5)手及前臂呈上举姿势,保持在胸腰段水平进入手术间。

(6)刷手期间至戴手套后,若手及前臂被污染,应重新按以上步骤刷手。

(二)手术室擦手法

(1)一手从无菌手术衣上抓取一块擦手巾。

(2)将擦手巾从抓取侧展开,分别以擦手巾两面擦干双手,两面不得交换。

(3)按对角线方向对折擦手巾,下层长于上层,置于一侧手腕上,底边朝向肘部方向。

(4)另一手抓住两底角,从腕向肘部交互转动擦拭,擦干手臂。

(5)该手抓内侧底角,沿手臂外侧取下擦手巾。

(6)保持底边及两底角不变,打开擦手巾,沿反面对角线方向对折,按步骤(3)(4)擦干另一侧。

(三)自穿手术衣

(1)抓取手术衣。

(2)向后退,远离无菌台面,双手持衣领处,内面朝向自身,在与肩同齐水平打开手术衣。

(3)将手伸入袖管,向前平举伸展手臂插进袖管。

(四)自戴手套闭式技术

1.原则

未戴手套的手不得触及无菌面及无菌物品。

2.常规戴手套法

(1)一手捏住手套内面的反折部,提起手套。

(2)戴右手时左手捏住手套内面的反折部,对准手套五指,插入右手。

(3)戴左手时右手指插入左手套反折部的外面,托住手套,插入左手。

(4)将双手反折部分向上翻,套扎住手术衣袖口。

3.闭式自戴手套法

(1)双手保持在手术衣的袖口内,不得露出。

(2)隔衣袖取出一只手套,与同侧手掌心相对,手指朝向身体肘关节方向置于袖上。

(3)双手隔衣袖打开手套反折部,对准五指,翻起反折,套扎住手术衣袖口。

(4)同法戴好另一只手套后,双手调整舒适。

4.注意事项

(1)未戴手套的手不可触及手套外面。

(2)已戴手套的手不可触及未戴手套的手。

(3)手套的末端要严密地套扎住手术衣袖口。

(五)术野皮肤消毒

(1)消毒前检查皮肤清洁情况。

(2)消毒范围原则上以最终切口为中心向外 20 cm。

(3)医师应遵循手术室刷手法刷手后方可实施消毒。

(4)消毒顺序以手术切口为中心,由内向外、从上到下。若为感染伤口或肛门区消毒,则应由外向内;已接触消毒边缘的消毒垫不得返回中央涂擦。

(5)医师按顺序消毒一遍后,应更换消毒钳及消毒垫后继续消毒。

(6)使用后的消毒钳应放于指定位置,不可放回器械台。

（7）若用碘酊消毒,碘酊待干后应用乙醇彻底脱碘2遍,避免遗漏,以防皮肤烧伤。

（六）铺无菌巾

（1）铺无菌巾应由穿戴好无菌手术衣和手套的器械护士和已刷手的手术医师共同完成。

（2）第一层手术铺单应由医师刷手后完成,不需穿手术衣、戴手套。

（3）第一层手术单应距离手术切口 2～3 cm,切口周围手术单不得少于4层,外围不少于2层。

（4）第一层铺巾顺序遵循从较干净一侧－对侧－干净一侧－近侧的原则。

（5）接取无菌单或手术巾时,应保持在胸腰段,消毒医师的手不可触及器械护士的手套,铺放前不得接触非无菌物体。

（6）铺巾时必须对准手术部位,无菌巾一旦放下,便不得移动,必须移动时,只能由内向外。

（7）第二层以后的铺单应由器械护士和穿手术衣、戴手套的医师共同完成。

（8）消毒医师需重新消毒手臂一遍后,方可穿手术衣。

（七）无菌持物钳的使用

（1）保持无菌持物钳的无菌,用后及时放回容器内。

（2）不可碰容器的边缘。

（3）若到远处拿取物品时,应连同容器一起搬走。

（4）无菌持物钳每 4 小时更换 1 次。

（八）术中无菌技术

（1）手术台面以下视为污染。

（2）作为无菌台面的无菌包内第二层用无菌持物钳打开。

（3）器械从胸前传递不可从医师头上或身后传递。

（4）无菌物品一经取出,即使未使用,也不能再放回无菌容器内,必须重新消毒。

（5）无菌巾被无菌液体浸湿,应立即原位加铺4层以上小手巾或更换,发现手套破损,立即更换。

（6）手术人员更换位置,先由一人双手放于胸前,与交换者采用背靠背形式交换。

（7）口罩潮湿要及时更换,手术人员打喷嚏或咳嗽应将头转离无菌区。

三、护士基本技术操作

（一）各种手术的基础包和敷料

（1）基础包:眼科包、耳科包、整形包、开台包。

（2）敷料:软垫、显纱、骨纱、棉片、纱鱼。

（3）还有棉垫、整形纱、线头。

（二）常用外科器械

（1）手术刀:刀片有 22#、20#、10#、15#、11#,4 号刀柄安装 20#～22# 刀片,3 号和 7 号刀柄安装的刀片相同(10#、15#、11#)。

（2）手术剪:分为组织剪和线剪。

（3）手术镊:分为平镊、尖镊、齿镊。

（4）缝合的针线:缝针分为角针和圆针,缝线分为可吸收线和不可吸收线。

（5）血管钳:有直弯、长短、全齿和半齿之分。

(6)针持:用来夹持缝针,根据组织的深度来决定针持的长短。

(7)其他特殊器械:根据手术部位有不同的特殊器械,如用于夹闭肠腔而不损伤肠黏膜的肠钳,用于夹持肺叶的肺钳,以及骨科常用的牵开器及咬骨钳等。

(8)拉钩:用于显露术野,根据手术部位、深浅来决定拉钩的形状、深浅和大小。

(9)吸引器头:通过吸引器管连于负压吸引器瓶上,用于及时吸出术野内出血及体液,以便暴露术野。

术后器械处理:清洗(90 ℃的压力锅清洗 1 min)—烤干(90 ℃,15 min)—涂液状石蜡(涂在器械的关节部位)—高压蒸锅灭菌(132 ℃,7 min)。

(三)基础操作

(1)安取刀片宜用针持夹持,避免割伤手指。

(2)穿线引针法要求做到 3 个 1/3,即缝线的返回线占总线长的 1/3;缝针被夹持在针尾的后 1/3 处,并稍向外上;持针器开口前端的 1/3 夹持缝线,传递时,用环指、小指将缝线夹住或将缝线绕到手背,使术者接线时不致抓住缝线受影响。

(3)血管钳带线法:血管钳尖部夹线头约 2 mm。

(4)手术台准备:①选择宽敞的区域打开开台包,检查胶带灭菌是否合格,是否在有效期内。②徒手打开外层包布,先对侧、后近侧,用无菌持物钳开内层包布。打开后先检查灭菌标记。③弯盘放到开台包的左侧,碗按大、中、小依次摆开,放在开台包左上方,便于倒盐水和消毒液。④向台面上打手术用物,手套、吸引器管等用持物钳夹持,缝针和线直接打到台上,注意无菌操作,倒盐水时先冲洗瓶口,距离碗上20 cm。⑤器械和敷料打开时,除了常规检查外,两层包布都用手打,但要注意手一定要捏角打开,打开后同样检查灭菌标记。⑥刷手穿衣后,原位清点纱布纱垫,整理台面,清点器械,备好消毒物品。右手边铺一块 1/2 打开的小手巾,上层 S 状掀开,作为一个相对污染区,放手术用过的器械。

(四)常用的手术体位

(1)水平仰卧位:适用于腹部、下肢、正中开胸的手术。

(2)仰卧位(颈伸位):适用于甲状腺、腭裂修补等手术。

(3)上肢外展仰卧位:适用于乳腺、上肢手术。

(4)侧卧位:适用于肺、食管、侧胸壁、肾的手术。

(5)膀胱截石位:适用于膀胱手术、阴道手术、经阴道子宫切除术及直肠的手术。

(6)俯卧位:适用于颈椎、腰椎的手术。

(7)头低脚高位:常用于妇科腹腔镜。

(8)头高脚低位:适用于腹腔镜胆囊等手术。

(五)安置手术体位的注意事项

(1)避免受压部位损伤,神经、肌肉、骨突处应垫棉垫加以保护。

(2)使用约束带时,不要过紧,以一手的厚度为宜。

(3)固定时应注意肢体不可过度外展及出现其他不当压力。托垫要稳妥,不能悬空。

(4)避免眼部受压,并涂眼药膏保护。

(5)俯卧位时,注意保护面部、腹部、会阴部及手臂关节处避免受压,保持呼吸通畅。

（六）铺无菌巾

1.用物准备

手术器械桌、无菌器械包、敷料包等。

2.操作步骤

（1）将手术器械包、敷料包放于器械桌面上，打包前查看名称、灭菌日期、是否开启、干燥，解开系带挽结，按折叠顺序依次打开第一层包皮（双层无菌巾），注意只能接触包皮的外面，保持手臂不跨越无菌区。

（2）用无菌持物钳打开第二层包皮，先对侧后近侧。

（3）器械护士刷手、穿无菌手术衣、戴无菌手套后，将器械包放于器械桌中央并打开。铺无菌大单，先铺近侧，后铺对侧，桌巾下垂桌缘下 30 cm 以上，周围距离要均匀。铺在台面上的无菌巾需 4～6 层。

（4）器械护士将器械按使用先后次序及类别排列整齐，放于无菌桌上。

3.注意事项

（1）未穿无菌手术衣及戴无菌手套者，手不得越过无菌区及接触包内的一切物品。

（2）如用无菌钳铺置无菌桌，应注意手臂禁止越过无菌区操作。

（3）若为备用的无菌桌，应用双层无菌巾盖好，超过 4 h 不能再用。

（4）必须严格保持无菌要求，术中已经污染的器械或物品，不能再放回原处，如术中接触胃肠等污染的器械应放置于弯盘等容器内，勿与其他器械接触。

（5）无菌桌上的物品一旦被污染，立即更换。

（七）空气熏蒸或喷雾消毒法

1.用物及环境准备

过氧乙酸、蒸馏水、量杯、加热蒸发器一套（包括酒精灯、治疗碗、支架、火柴）、高效空气消毒剂、喷雾器；关闭门窗，人员离开房间。

2.操作步骤

（1）过氧乙酸熏蒸法将过氧乙酸稀释成 0.5％～1％水溶液，加热蒸发，在 60％～80％相对湿度、室温下，过氧乙酸用量按 1 g/m³ 计算，熏蒸时间 2 h。

（2）空气消毒剂喷雾法消毒剂用量按 3 mL/m³ 计算，由上至下、左右中间循环喷雾，密闭作用 30～60 min。

3.注意事项

（1）所用消毒剂必须有卫生许可证且在有效期内。

（2）消毒时人员离开房间。

（3）操作者应注意个人防护，戴手套、口罩和防护眼镜。

（八）紫外线空气消毒

1.用物及环境准备

紫外线消毒灯、记录本、笔；房间清洁后关闭门窗，人员离开。紫外线消毒的适宜温度是 20 ℃～40 ℃，相对湿度为 50％～70％。

2.操作步骤

（1）打开电源，观察灯管照射情况。

（2）记录照射时间并签名，计时应从灯亮后 7 min 开始。

(3)消毒完毕,关闭电源。

(4)由专人负责统计灯管照射累计时间。

3.注意事项

(1)紫外线灯管应保持清洁,每两周用75%酒精棉球擦拭1次。手术间保持清洁干燥,减少尘埃和水雾,温度<20 ℃或>40 ℃,相对湿度>80%时应适当延长照射时间。

(2)定时监测紫外线照射强度。

(3)室内安装紫外线消毒灯的数量为平均每立方米不少于15 W,照射时间不少于30 min。

(九)电动气压止血带的使用

1.用物准备

电动气压止血仪、纱布垫、绷带、气囊止血带。

2.操作步骤

(1)首先检查气囊止血带是否漏气,电动气压止血仪性能是否良好。

(2)将纱布垫围在患者手术部位上端,再将气囊止血带缠在纱布垫外,用绷带加固,松紧适度,以防损伤神经肌肉。

(3)气囊止血带的位置应距手术野10~15 cm,以利于无菌操作。

(4)连接气囊止血带橡皮胶管与电动止血仪,连接电源。

(5)抬高患肢驱血,打开电动气压止血仪电源开关,旋转充气按钮缓慢充气,达到手术需要的压力。

(6)记录时间及压力。

(7)手术完毕,旋转充气按钮缓慢放气,取下气囊止血带,保持清洁,整理用物。

3.注意事项

(1)保护皮肤的纱布垫要平整、舒适,以免损伤皮肤和神经。

(2)准确记录电动气压止血仪使用时间,一般不超过1 h,如需继续使用,可放气5~10 min后再次充气使用,以免时间过长引起组织缺血坏死。

(3)准确掌握气压止血带的压力,及时调整。

(4)气压止血带应缓慢放气,压力降至一半时停留1~2 min再逐渐全部放完,如果双下肢同时应用气压止血带,应先放一侧肢体,观察5 min后再放另一侧肢体,以防血压下降。

(马 唯)

第五章

消毒供应室护理

第一节 消毒供应中心管理制度

消毒供应中心(central sterile supply department,CSSD)是医院内承担各科室所有重复使用诊疗器械、器具和物品清洗消毒、灭菌及无菌物品供应的部门,在医院感染/医源性预防与控制中发挥着举足轻重的作用。医院CSSD管理模式分为集中式和分布式。集中式是将医院所有需要清洗消毒和灭菌的器械、器具和物品回收至消毒供应中心进行处理。分散型的特点为既有消毒供应中心,又有手术部消毒物品供应中心,也有的医院采用在手术室清洗、打包后送消毒供应中心(室)灭菌,使用物品由各个使用部门分别进行管理,消毒供应中心处于从属地位。20世纪80年代以前,消毒供应中心称为供应室或消毒供应室,供应室或消毒供应室的主要任务是满足科室对玻璃注射器、针头、输液(血)器及共享的导尿包、腰穿包等的需要;专科器械种类和数量较少,手术器械、妇产科、五官科、口腔等科室的诊疗护理器械及急诊科的开胸包等,由手术室和各临床科室自行负责清洗包装,部分供应室或消毒供应室仅承担灭菌工作,输液热源反应及注射部位感染时有发生,有时甚至威胁患者生命。

加强医疗机构消毒供应中心的管理,可以从源头上预防和控制医源性传播工作,保障医疗安全。医疗机构应按照集中管理的方式,对所有重复使用并需要清洗消毒、灭菌的诊疗器械、器具、物品集中由消毒供应中心处理和供应,对一次性使用的医疗用品和卫生用品由消毒供应中心统一提供。医疗机构的消毒供应中心为其他医疗部门提供消毒供应服务,必须经辖区卫生行政部门审核、批准。医疗机构消毒供应中心的建设应当与其规模、任务和发展规划相适应,将消毒供应工作管理作为医疗质量管理的重要组成部分,保障医疗安全。医疗机构消毒供应中心的消毒工作必须符合《医院感染管理办法》与《消毒管理办法》的基本要求。特殊感染性疾病(破伤风、炭疽、朊毒体等)污染的器械应执行专门的操作规程和处理流程。

一、消毒供应中心工作制度

(1)在院长和相关职能部门的领导下进行工作。

(2)工作人员要有高度的责任心,着装整洁,服务热情,严格遵守供应中心各项规章制度。

(3)严格执行各项技术操作程序和标准。按照每月预算向有关科室请领器材,凡需要新添或改装医疗器械时,必须经院长或主管业务副院长批准。

(4)严格执行消毒供应中心人员的岗位职责培训和相关制度的培训工作。

(5)消毒或灭菌后重复使用的诊疗器械、器具和物品由消毒供应中心(CSSD)回收,集中清洗、消毒、灭菌和供应。对内镜、口腔诊疗器械及朊毒体、气性坏疽及突发原因不明的传染病的病原体污染的诊疗器械、器具及物品按照《医院消毒供应中心管理规范》由 CSSD 统一清洗、消毒、灭菌。

(6)执行质量管理追溯制度,完成质量管理的相关记录,保证供应的物品安全。

二、供应手续等回收规范

(1)实行下收下送办法,有计划地安排到各科室发放兑换物品,兑换中若有错误和损坏,应立即纠正和复核。

(2)各科室如需特殊器材,应预先订好计划,供应室定时收取,以便准备。

(3)各种用过的物品,由科室先行清洗后,再进入供应室。传染病者所用物品要严格进行消毒后单独交供应室处理。

(4)凡无菌物品超过规定时间或封口已被拆开者,一律不得再次使用。

(5)按预定计划将护理用一次性物品定时送至各科室。临时急用电话通知,供应室及时送到科室。

(6)不在诊疗区对污染的诊疗器械、器具和物品进行清点,采取封闭方式回收,避免重复装卸。

三、准备器材敷料规范

(1)包布、治疗巾或毛绒布、皱纹纸及洞巾必须清洁无损,有破洞时,要及时进行更换,每次用后一律换洗。

(2)金属器械每次清洗后上油,以免生锈损坏。

(3)玻璃类器皿应按规定冲洗、清洁。严格灭菌。

(4)刀、剪类锐利器械应与一般器械分开,单独包装保管。

(5)橡皮类物品应保存于阴凉地方,禁止折叠。

(6)各种穿刺针应做到清洁、通畅、锐利、无卷钩、无断裂、无弯曲。

(7)所有包装物品,必须挂牌标明品名、包装者与核对者编号,以便检查。

(8)敷料轻松、柔软、平滑易于吸水。所有毛边折在里面,无异物,大小适宜,使用前严格灭菌。

四、消毒灭菌工作规范

(1)采用高压蒸汽灭菌法,灭菌前检查包布必须是双层无破损,物品清洁,包扎严密,放置玻璃器材不得挤压,消毒员不得擅自离开,应严格掌握压力时间,以保证灭菌效果。灭菌完毕后,必须待气压表的指标下降至"0"处,方可打开锅门,以免发生危险,定期监测高压锅的灭菌效能并有记录,注意高压灭菌器的保养工作,每天使用前要洗刷一次,并按时维修。

(2)各类人员取无菌物品时,必须洗净双手,戴口罩、帽子、穿工作服。进入无菌区时,要更换衣裤及鞋。

（3）三区划分标志牌醒目，无菌物品和有菌物品严格分开放置，以免混淆。

（4）操作室每天空气消毒一次，每月做空气、细菌培养、消毒物品抽样培养，化验单保留。

（5）每周卫生大扫除一次，水池经常用消毒液擦洗。

（6）下班前认真检查水、电、高压锅阀门和门窗关闭情况，以确保安全。

（7）常用急救无菌物品，适量多备，以供"突发事件"发生时急用。

五、业务学习制度

（1）根据供应室工作性质，每月进行业务学习一次。

（2）学习与本专业有关的医学基础理论，专业知识及技术操作。

（3）学习新的消毒技术规范，更新知识，跟上消毒学科的不断发展。

（4）若有特殊情况，学习未能保证，应及时补课。

（5）对新引进的医疗仪器应熟练掌握使用、保养和清洁维护。

（6）认真完成护理部安排的各种业务学习，积极参加院内的考核考试。

六、消毒隔离制度

（1）消毒供应中心工作区应严格区分去污区、检查包装及灭菌区、无菌物品存放区，三区之间要设有实际屏障。

（2）进入消毒供应中心人员必须更衣换鞋，按规定的路线和入口进入，在制订区域中进行操作，外部人员未经许可不得进入操作区。

（3）物品由污到洁不交叉、不逆流。地漏应采用防逆溢式。污水应集中至医院污水集中处理系统。

（4）严格执行《医院消毒供应中心管理规范》要求，对诊疗器械、器具和物品进行处理。

（5）操作人员要认真进行消毒灭菌效果的监测，并做好登记。

（6）操作区域门、窗需保持关闭状态，人员进入要随手关门。

（7）去污区工作人员接触污染物品时应配个人防护用具，包括圆帽、口罩、隔离衣或防水围裙、手套、专用鞋、护目镜、面罩等。并配备洗眼装置。

（8）被朊毒体、气性坏疽及突发原因不明的传染病的病原体污染的诊疗器械、器具及物品要严格按照《医院消毒供应中心管理规范》要求的处理流程进行操作。

七、无菌物品保管制度

（1）灭菌后物品应分类、分架存放在无菌物品存放区。一次性使用无菌物品应去除外包装后，进入无菌物品存放区。物品存放架或柜应距地面高度为 20～25 cm，离墙 5～10 cm，距天花板 50 cm。

（2）物品放置应固定位置，设置标识。接触无菌物品前应洗手或手消毒。消毒后直接使用的物品应干燥、包装后专架存放。

（3）无菌物品储存有效期：①环境的温度低于 24 ℃、湿度低于 70%，机械通风每小时 4～10 次时，使用纺织品材料包装的无菌物品的有效期宜为 14 d；未达到环境标准时，有效期宜为 7 d。②医用一次性纸袋包装的无菌物品，有效期宜为 1 个月；使用一次性医用皱纹纸、医用无纺布包装的无菌物品，有效期宜为 6 个月；使用一次性纸塑袋包装的无菌物品，有效期宜为 6 个月。

硬质容器包装的无菌物品,有效期宜为 6 个月。

(4)运送无菌物品的工具每天清洗和消毒并保持清洁干燥,当受到意外污染时,应立即进行清洁消毒,物品顺序摆放,并加防尘罩,以防再污染。

(5)无菌物品包装应密封完整,标明灭菌日期、灭菌合格标志,若包装破损不可作为无菌包。

(6)无菌物品、无菌包要保持清洁干燥,若湿包有明显水渍的不可作为无菌包。

(7)用化学指示胶带贴封或其中放有化学指示剂的包,在灭菌后应检查是否达到已灭菌的色泽或状态,未达到或有疑问者,不可作为无菌包使用。

(8)取出的无菌物品,掉落在地面或误放不洁之处或沾有水渍,均视为受到污染,不可作为无菌物品。

八、安全管理制度

(1)加强安全管理,杜绝事故发生。

(2)贵重仪器固定专人管理。

(3)贵重仪器必须挂牌,注明负责人和保管人。

(4)无菌与非无菌物品,要标记醒目、定点放置,不得混放。

(5)做好个人防护,在配制各种药物及做强酸强碱处理时,必须佩带劳保用品。

九、质量管理制度

(1)建立健全各项质量管理制度,强化科室质量管理,加强质量意识教育。

(2)严格操作规程,各项物品的处理必须按照《医院消毒供应中心管理规范》执行。

(3)严格控制环节质量,对各种物品的处理,不定时抽查,落实各岗位责任制。

(4)发挥质检小组的作用,定期对工作质量进行认真检查,每月至少两次,及时回馈、及时记录和总结。

(5)积极配合医院护理部组织的质量考核工作,虚心接受有关质量回馈问题,并及时纠正不足之处。

十、质量监督制度

(1)消毒供应中心应设专职或兼职质量监督员。

(2)对购进的原敷料材料,消毒供应中心本身的半成品或成品质量进行监督。

(3)对各岗位操作规程执行情况,各种检测中操作方法的正确性进行监督指导。

(4)对各岗位尤其是灭菌岗位操作和记录进行核实审查。收集全院有关科室对供应室工作质量评价的信息,总结质量检查中的经验与教训,提出制订或修改各种操作规程、质量标准的意见供有关部门参考认定。

十一、差错事故防范制度

(1)对工作要有高度的责任心,工作时严肃认真,一丝不苟。

(2)严格执行各项操作规程,各类物品严格按照标准处理,各种包均须两人核对后包装。

(3)严格交接班制度,定点放置,做到"交的准""接的明",每周大交班一次。

(4)各种物品器械定点放置,并保证性能良好,护士长合理安排,分清轻重缓急,有计划性,做到忙而不乱。

(5)对新调入的人员、实习同学、进修人员由专人带领,使其尽快熟悉工作。

(6)高压的物品经监测不合格者,不允许进入无菌间,要重新灭菌。

(7)消毒员在进行消毒工作前,要仔细检查仪器的性能,发现异常及时报告检修。

十二、供应室查对制度

(1)准备器械包时,要查对品名、数量、质量和清洁度。

(2)发放无菌物品时,要查对名称、消毒日期及灭菌效果。

(3)回收用过的物品时,要查数量、质量、有无破损及清洁处理情况。

十三、热源反应追查制度

(1)本制度由病房、消毒供应中心、制剂室共同遵守,设专人负责监督本制度执行。

(2)发生热源反应后,由病房立即送检全套输液器及其中的药液和原瓶的存留液。

(3)立即由护士登记"输液热源反应登记表"。

(4)热源检验人员为判断热源原因,可根据需要抽检其他样品。被抽检单位不得拒绝。

(5)由负责人分析热源原因,得出结论,提出防范措施,送交有关部门。

(6)供应室每月将输液反应人次及热源反应原因进行汇总,上报护理部。

十四、消毒灭菌效果监测制度

(1)消毒供应中心应配有质量监督员。

(2)消毒后直接使用物品应每季度进行监测,监测方法及监测结果符合标准要求,每次检测3～5件有代表性的物品。

(3)物理、化学、生物监测不合格的灭菌物品不得发放,并应分析原因进行改进,直至监测结果符合要求。

(4)灭菌植入型器械应每批次进行生物监测,生物检测合格后,方可发放。

(5)按照灭菌装载物品的种类,可选用具有代表性的 PCD 进行灭菌效果的监测。

(6)蒸汽灭菌器必须进行工艺监测、化学监测和生物监测。每次消毒均应做工艺监测,并做具体详细记录,化学监测每包进行,生物监测每月一次,并保留监测结果。

(7)预真空压力蒸汽灭菌器每天灭菌前进行 B-D 测试。

(8)新灭菌器使用前必须先进行生物监测,合格后才能使用,对拟采用的新包装容器、摆放方式、排气方式及特殊灭菌方式也必须进行生物监测,合格才能采用。

(9)每月空气、物体表面、医务人员手监测一次,并有记录。

十五、一次性医疗用品管理制度

(1)医院所有一次性医疗用品,必须由国家规定统一招标,集中采购、运输、存放,使用科室不得自行购入。

(2)医院采购一次性医疗用品,须向供货单位索要合格证,每次购置必须进行质量验收,符合标准后发放使用。

(3)存放一次性无菌物品有追溯记录,记录其出库日期、名称、规格、数量、生产厂家、生产批号、灭菌日期、失效期等。

(4)所有一次性物品应分类明确,包装完整,包内物品数量准确。

(5)严格保管,库房存放,阴凉干燥,通风良好,存放于地板架上,离地面大于或等于 20 cm,距房顶 50 cm。

(6)对于一次性医疗用品用后必须毁型和无害化处理,严禁重复使用和回流市场。

十六、下收、下送制度

(1)每天两次由当班护士将灭菌物品送到各个科室,同时要收回需处理的污染物品,工作人员要认真负责,服务热情。

(2)发放与回收要做到数目清楚,质地完好,若数量短缺,质量有损,即当面分清责任,事后妥善处理。

(3)各器械、穿刺针用后立即清水冲净血渍、污渍。否则供应室人员有权退回,暂不回收,传染患者使用物应由科室先做初步消毒处理后,标明记号,再交供应室做单独处理。

(4)各种器具包布不得用做其他用处。

(5)穿刺包与治疗包用后,由使用科室护士初步处理,将包内的器具如数清点更换。

(6)如在下收下送中与使用科室发生分歧,由双方护士长稳妥处理。

十七、污物回收制度

(1)各类需供应室回收的污染物品,必须经污物回收口回收。

(2)工作人员坚守工作岗位,回收污染物品时要仔细清点,账物相符,双方签字,以免误差。

(3)凡传染患者用过的物品,送供应室要有明确的标志,严格管理,定点放置,单独消毒。

(4)凡沾有脓血和药迹的物品,须经使用科室初步清洗或消毒后再回收。

(5)各科室自用的物品打包后,一律由清洁口进入供应室。

十八、清洁卫生制度

(1)供应室是医院内污染医疗器具的集散处,在完成日常工作后,务必坚持室内消毒制度。

(2)根据各房间的工作性质与房间大小的不同特点,灵活选用消毒方法,确定消毒时间,同时要适时做消毒效果监测。

(3)无菌室人员应严格遵守无菌原则,室内门窗及无菌柜要洁净无尘,每天用 500 mg/L 含氯消毒液做地面消毒,空气净化 1 h。要定期做空气培养,并保留化验单。

(4)洗涤间各洗涤池,工作完毕将池内外洗刷干净,清理滤水口杂物,用 500 mg/L 含氯消毒液消毒池内。空气消毒 1 h。

(5)各房间每天要进行卫生消毒,每周进行一次全室大扫除。

(刘兰春)

第二节 消毒供应室护理要求

一、消毒供应室护士长岗位职责

(1)在护理部主任、科主任、总护士长领导下,负责组织医疗器材、敷料的制备、灭菌、保管、供应和供应室的行政管理。

(2)督导本室人员认真贯彻执行各项规章制度和技术操作规程,严防医院感染和差错事故。

(3)定期检查消毒灭菌设备的效能和各种消毒液的浓度,经常鉴定器材和敷料的灭菌效果,如发现异常,应立即组织检修。

(4)根据临床需要做好敷料供应和维修保养。

(5)负责医疗器材、敷料等物资的请领和一次性医疗器具的验收、发放、回收、销毁,确保使用安全和处理无害化。

(6)组织所属人员深入临床科室,实行下送下收。了解供应器材、敷料的使用意见,不断改进工作,保证临床需求。

(7)组织开展技术革新,不断提高工作效率。

二、供应室护士职责

(1)在护士长领导下进行工作。负责医用器材的清洗,敷料的制作、包装、消毒、保管、登记和分发、回收工作,实行下收下送。

(2)经常检查医疗器材质量,如有损坏及时修补、登记,并向护士长报告。

(3)协助护士长请领各种医疗器材、敷料和药品,经常与临床科室联系,征求意见,改进工作。

(4)认真执行各项规章制度和技术操作规程,积极开展技术革新,不断提高消毒供应工作质量,严防差错事故。

(5)指导护理员(消毒员)、卫生员进行医疗器材、敷料的制备、消毒灭菌工作。

三、消毒供应中心护理技术

(一)手工清洗器械方法

1.操作前准备

(1)护士准备:穿防水隔离衣、专用防护鞋、戴圆帽、面罩、口罩、手套。

(2)环境准备:清洁、室温湿达标、气压负压。

(3)物品准备:专用清洗刷、多酶清洗液(浓度根据产品要求配制)、蒸馏水或纯水、清洗篮筐、U型架、回收的静脉切开包一个,清洗容器、90 ℃热水、超声机、干燥机。

2.操作方法与程序

(1)清点、核查污染器械的污染程度、功能完好性、数目。

(2)将直剪关节打开,单独摆放于篮筐中,血管钳、持针器上u型架、弯盘、镊子等器械放置篮筐。

(3)冲洗:将器械置于<45 ℃流动温热水下冲洗,初步去除污染物。

(4)洗涤:冲洗后,应用多酶清洗液浸泡 5 min 后用在水面下刷洗,精密复杂器械应超声清洗。

(5)漂洗:洗涤后,再用流动水冲洗,水温≤40 ℃。

(6)终末漂洗:应用软水、纯化水或蒸馏水进行冲洗。

(7)消毒:90 ℃热水(蒸馏水)消毒 1 min。

(8)将器械放置于干燥机进行干燥。

3.效果评价

(1)操作顺序正确,动作轻柔、熟练。

(2)器械清洗品质达标。

(二)管腔器械的清洗(手工)

1.操作前准备

(1)护士准备:服装整洁、穿防水隔离衣、专用防护鞋、戴圆帽、面罩、口罩、手套。

(2)环境准备:清洁、室温湿度达标、气压负压。

(3)物品准备:专用清洗刷、多酶清洗液(浓度根据产品要求配制)、蒸馏水或纯水、清洗篮筐、清洗容器、90 ℃热水、吸头一根。

2.操作方法与程序。

(1)冲洗:用<45 ℃温热水冲洗管腔器械表面的污垢、血渍。用高压水枪冲洗管腔内的残留物、血渍。

(2)洗涤:将管腔器械浸泡于多酶清洗液中 5~10 min 后在水面下用长软刷刷洗管腔。将管腔器械再置于多酶清洗液的超声清洗机中清洗 5 min。

(3)漂洗:流动水冲洗。

(4)终末漂洗:用软水(蒸馏水)冲净管腔器械表面的清洗液。

(5)消毒:90 ℃热水(蒸馏水)消毒一分钟。

(6)用气枪干燥管腔内外水渍,使管腔内外无水分。

3.效果评价

(1)操作顺序正确,动作熟练。

(2)器械清洗品质达标。

(三)超声清洗机使用

1.操作前准备

(1)护士准备:着装符合要求,穿防水围裙;戴圆帽、口罩、面罩、手套;着防护鞋。

(2)环境准备:清洁安全,温湿度达标,负压。

(3)物品准备:超声清洗机、清洗剂、清洗篮筐、清洗器械。

2.操作方法与程序

(1)打开设备上的水电开关,再单击操作面板上的电源开关。

(2)配置清洗液:选择"进液",按比例加入清洗剂。

(3)加热清洗液。

(4)流动水下冲洗器械。

(5)将器械均匀码放入清洗篮筐,直接放置在清洗机腔体底部。

（6）盖上清洗机盖子,选择"超声"。

（7）机器自动停止工作后取出清洗物品。

（8）选择"排液",关闭电源。

（9）终末处理:超声机表面及内部进行消毒、清洁。

3.效果评价

（1）动作熟练。

（2）操作顺序正确。

（3）周围环境未被污染,标准预防措施得当。

（4）时间、温度等参数正确。

（四）器械清洗质量检查方法

1.操作前准备

（1）护士准备:护士着装整洁,符合要求,洗手、戴圆帽、穿专用防护鞋。

（2）环境要求:环境清洁、无尘。温度、湿度达标。

（3）物品准备:带光源放大镜、血管钳、不锈钢罐、带芯吸引器头、关节轴管器械、纱布、干棉签、喷雾润滑剂。

2.操作方法与程序。

（1）打开血管钳,查血管钳端咬合面、关节轴处、手柄咬合齿处及钳体表面无血渍、无污垢、无锈斑,功能完好。

（2）不锈钢罐:查罐体表面无污垢、无水渍、无锈斑,用纱布擦拭、罐体筒内面、底部无污垢、无锈斑、无水渍、罐盖闭合严密。

（3）带芯吸引器头:查吸引器头表面无血渍、无污垢、无锈渍,抽出吸引器芯,用干棉签插入吸引器头管腔内擦拭无血渍、无残留物、无锈渍,管腔通畅,吸引器头、芯型号吻合。

（4）关节轴管器械:经拆洗干燥后的器械在组装前查器械的表面,轴节管腔内、外,关节螺丝处无污垢、无血渍、无锈斑后再组装,经组装后的器械关轴节灵活无阻力,功能完好。

（5）使用润滑剂进行润滑。

3.效果评价

（1）动作流畅熟练。

（2）器械物品各面无水垢、无血渍、无污渍、无锈斑。

（3）器械无损伤,关轴节灵活无阻力,功能完好。

（五）无菌物品存放

1.操作前准备

（1）护士准备:着装整洁,符合要求。洗手(剪指甲),戴帽。

（2）环境准备:清洁、安静、无尘,温度低于 24 ℃、湿度＜70％、换气次数 4～10 次/小时。

（3）物品准备:手消一瓶、清洁干燥货架一个。

2.操作方法与程序

（1）取无菌物品前使用手消。

（2）检查无菌包外化学指示胶带变黑色达标。

（3）检查无菌包的名称。

（4）检查无菌包的灭菌日期、失效期,无菌包在有效期内。

（5）检查灭菌包消毒灭菌时的锅号,锅次。

（6）检查灭菌包的编号。

（7）将灭菌包按灭菌包的名称、灭菌日期、锅号锅次、编号的先后顺序分别放置于清洁、干燥距地面20 cm、距墙壁5 cm、距天花板50 cm的货架上。

3.效果评价

（1）灭菌观念明确。

（2）灭菌物品放置准确。

（六）无菌物品发放

1.操作前准备

（1）护士准备:着装整齐,符合要求。洗手(剪指甲),戴帽。

（2）环境准备:清洁、安静、无尘、温度<24 ℃、湿度<70%、换气次数4～10次/小时。

（3）物品准备:手消一瓶、无菌物品发放质量追溯登记本。

2.操作方法与程序

（1）接到清洁区接收的治疗包通知后,在无菌发放窗接待临床科室人员。

（2）取无菌物品前使用手消。

（3）检查无菌包的名称。

（4）检查灭菌日期、失效日期,无菌包在有效期内。

（5）检查无菌包消毒灭菌时的锅号,锅次。

（6）检查灭菌包的编号。

（7）按灭菌物品先进先出、后进后出的原则,根据无菌包的名称、灭菌日期、锅号锅次、编号先后进行发放。

（8）将无菌包的发放日期、名称、灭菌日期、失效日期、锅号锅次、编号、发放至科室逐项及时记录在无菌物品发放质量追溯登记本。

3.效果评价

（1）无菌观念强。

（2）无菌物品发放正确。

（3）质量追溯登记本记录及时准确。

（七）脉动真空压力蒸汽灭菌法

1.操作前准备

（1）护士准备:服装整洁。

（2）环境准备:清洁、室温达标。

（3）物品准备:标准监测包、待灭菌的器械敷料包、各包注明锅号锅次、按科室标明包的序号。

2.操作方法与程序

（1）将待灭菌的物品放入灭菌柜内,关好柜门。

（2）将蒸汽通入夹层,使压力达107.6 kPa,预热4 min。

（3）启动真空泵,抽除柜室内空气使压力达8.0 kPa。

（4）停止抽气,向柜室内输入饱和蒸汽,使柜室内压力达49 kPa,温度达106 ℃～112 ℃,关闭蒸汽阀。

（5）抽气,再次输入蒸汽,再次抽气,如此反复3～4次。

(6)最后一次输入蒸汽,使压力达 205.8 kpa,温度达 134 ℃,维持灭菌时间 4 min。

(7)停止输入蒸汽,抽气,当压力降到 8.0 kpa,打开进气阀,使空气经滤器进入柜室内,使内外压力平衡。

(8)重复上述抽气进气操作 2~3 次。

(9)待柜室内外压力平衡(恢复到零位),温度降至 60 ℃以下,即可开门取出物品。

3.效果评价

(1)操作动作熟练。

(2)气压表压力指标准确。

(八)消毒液配制法

1.操作前准备

(1)护士准备:穿防护衣、防护鞋、戴圆帽、面罩、口罩、手套。

(2)物品准备:配制消毒液的容器、含氯消毒原液、量杯、量筒、G-1 型消毒剂浓度试纸、标识带、搅棒。

(3)环境要求:清洁、温湿度、空气压力、照明达标。

2.操作方法与程序

(1)往配制消毒液容器内用量筒放入自来水 40 000 mL。

(2)用量杯盛含氯消毒原液 400 mL 后倒入消毒液容器内。

(3)用搅棒将含氯消毒液搅拌均匀。

(4)用一条试纸浸入消毒液内,片刻取出,30 s 后与标准色块比较,达 500 mg/L 变色区。

(5)容器上加盖,防止消毒液挥发。

(6)贴上标识带,注明消毒液名称、浓度、配制日期、配制时间、配制人。

(7)整理用物。

3.效果评价

(1)操作动作熟练。

(2)配制溶液精确。

(3)配制浓度达标。

(4)标识清晰。

(九)下收污物法

1.操作前准备

(1)护士准备:穿外出衣、外出鞋、戴帽,着装符合要求。

(2)物品准备:下收车、快速消毒剂、含氯消毒液、高压冲洗设备、专用抹布、清洗盆。

2.操作方法与程序

(1)8:30 与 15:00 推下收车至治疗室门口。

(2)将密闭回收箱放至回收车。

(3)使用快速消毒剂。

(4)特殊感染器械和物品应用医疗废弃物专用袋,双层包扎,标明感染疾病类型,单独放置。

(5)按规定路线,返回消毒供应中心。

(6)交与去污区工作人员。

(7)冲洗下收车后用专用抹布擦拭干净,摆放于专门位置。

(8)回收箱清洗消毒干燥保存于清洁区不锈钢架上。

(9)使用后的抹布消毒清洗晾干。

3.效果评价

(1)操作顺序正确、熟练。

(2)路线正确、不逆流。

(3)下收车标识清楚。

(4)快速消毒剂使用正确、手消未过期。

四、各类突发事件的应对措施

(一)停水

1.预知停水

(1)接到停水通知后,优先处理急需器械,同时做好储水准备,保证重要器械的清洗。

(2)重新安排作息时间,尽可能在停水前完成工作,以适应停水的时间安排。

(3)通知手术室调整手术时间。

2.突然停水

(1)发生突然停水后,立即与动力科联系。尽快了解停水原因,必要时报告院办。

(2)如需要较长时间才能供水,报告护理部、院感科,同时请护理部在局域网通知各科室做好相应的准备工作,消毒供应中心备好一次性物品,满足使用科室需要。

(3)必要时请护理部说明联系去外单位进行清洗、消毒灭菌;同时请院办安排车辆运送物品并指派工作人员随车装载物品。

(4)重新安排作息时间,恢复供水后组织工作人员集中处理物品。

(5)巡查各个水龙头是否关好,以防突然来水造成泛水。做好相关事件记录。

(二)停电

1.预知停电

(1)接到停电通知后,优先处理急需器械,保证重要器械的清洗。

(2)重新安排作息时间,尽可能在停电前完成工作,以适应停电的时间安排。

2.突然停电

(1)即启用应急照明设备,保证工作区域不混乱、有序。

(2)立即与电工组联系,尽快了解停电原因;必要时报告院办。

(3)设备均无法使用,立即关闭设备电源,以防来电后损坏设备。

(4)如需要较长时间才能供电,报告护理部、院感科,同时电话通知各科室做好相应的准备工作,消毒供应中心备好一次性物品,满足使用科室需要。

(5)必要时请护理部说明联系去外单位进行清洗、消毒、灭菌;同时请院办安排车辆运送物品,并指派工作人员随车装载物品。做好相关事件记录。

(6)重新安排作息时间,恢复供电后组织工作人员集中处理物品。做好相关事件记录。

(三)停蒸气

1.预知停气

(1)接到停气通知后,优先处理急需器械,保证重要器械的清洗、消毒、灭菌。

(2)将清洗消毒机及压力蒸气灭菌器由蒸气阀改为电力阀门,由机械清洗改为人工清洗。

（3）重新安排作息时间，尽可能在停气前完成工作，以适应停气的时间安排。

（4）通知手术室调整手术时间。

2.突然停气

（1）发生突然停气后，立即与锅炉房联系，尽快了解停气原因；必要时报告院办。将清洗消毒机及压力蒸气灭菌器由蒸气阀改为电力阀门，由机械清洗改为人工清洗。巡查各个蒸气开关是否关好，以防突然来气造成蒸气阀门的损坏。

（2）如需要较长时间才能供气，报告护理部、院感科，同时专职带教老师在局域网通知各科室做好相应的准备工作，消毒供应中心备好一次性物品，满足使用科室需要。

（3）必要时请护理部说明联系去外单位进行灭菌，同时请院办安排车辆运送物品并指派工作人员随车装载物品。

（4）重新安排作息时间，恢复供气后组织工作人员集中处理物品。做好相关事件记录。

（四）泛水

（1）发生突然泛水后，立即关闭水源总开关。

（2）及时与管道组联系，请他们帮助尽快寻找泛水原因，从源头进行治理。

（3）组织人员在最短时间内转移物资，使损失降低到最小。

（4）泛水停止后，组织人员对环境进行清洁和相应消毒。

（5）每天下班时巡查各个水源开关是否关好。

（6）做好相关事件记录。

（五）环氧乙烷气体泄漏

（1）发现环氧乙烷气体泄漏，立即戴上防毒面具，关闭电源开关和送气开关，打开门窗和排气扇，使环氧乙烷尽快排除，待环氧乙烷气体排尽，请工程师及时查找漏气的原因并进行维修。

（2）工作人员出现中毒症状时应立即离开现场，至通风良好处休息，严重者送医院急诊室进行治疗。

（3）做好相关事件记录。

（六）高压灭菌器故障

（1）由于停水、停气、停电导致灭菌器无法正常工作时，先关闭各开关，按以上停水、停气、停电的处理程序，待供水、供气、供电恢复正常，再进行工作。

（2）由灭菌器的机械问题出现的故障，马上停用。然后根据报警显示代码表寻找原因，同时通知护士长和设备维修工程师进行维修。

（3）灭菌器若需要较长时间才能修好时，报告护理部、院感科，同时请护理部在局域网通知各科室做好相应的准备工作，消毒供应中心备好一次性物品，满足科室的使用需要。

（4）必要时请护理部说明联系去外单位进行灭菌；同时请院办安排车辆运送物品并指派工作人员随车装载物品。

（5）灭菌器维修好后，做 3 次 BD 试验和 3 次生物监测，待生物监测结果全部合格后灭菌物品才能交临床科室使用。

（6）出现严重故障时，如灭菌器爆炸，应立即疏散人员，组织抢救伤员，并报告总值班和派出所。

（7）做好相关事件记录。

(七)环氧乙烷灭菌器故障

(1)操作员在第一时间通知本科室护士长和相关科室护士长,由于灭菌器故障本批次物品无法使用。

(2)科室护士长根据报警显示代码表查找原因,立即通知本院工程师进行维修,同时报告护理部与院感科。

(3)质检员负责协调本院工程师与厂家工程师的联络。

(4)主班负责通知临床各科室由于灭菌器故障,昨日进行的灭菌物品无法使用。

(5)灭菌器若需要较长时间才能修好时,专职带教老师在局域网通知各科室做好相应的准备工作,消毒供应中心备好一次性物品,满足科室的使用需要。

(6)必要时请护理部说明联系去外单位进行灭菌,同时请院办安排车辆运送物品并指派工作人员随车装载物品。

(7)灭菌器维修好后,需做 3 次生物监测,结果合格后方可使用该灭菌器。

(8)做好相关事件记录。

(八)清洗消毒机故障

(1)由于停水、停气、停电导致清洗机无法正常工作时,先关闭各开关,按以上停水、停气、停电的处理程序,待供水、供气、供电恢复正常,再进行工作。

(2)由清洗机的机械问题出现的故障,马上停用。然后根据报警显示代码表寻找原因,同时通知护士长和设备维修工程师进行维修。

(3)清洗机若需要较长时间才能修好时,增加去污区工作人员,由机械清洗改为人工清洗。

(4)质检员加大监测力度,保证清洗效果。

(5)做好相关事件记录。

(九)火灾

(1)一旦发生火灾,立即报告派出所;根据火势情况拨打"119",准确报告着火地点、部位、目前情况。

(2)初步判断着火原因,进行紧急处理。电起火,马上关闭总电源,然后使用干粉灭火器,忌用水扑火,以免触电。

(3)火势较 h,组织科室人员使用灭火器进行灭火;尽快组织疏散人员,转移贵重物资。

(4)协助维护秩序,为灭火救援人员、救援设备进入现场创造条件。

(5)平时加强消防安全培训,保持安全通道畅通。

(十)灭菌物品质量缺陷

(1)一旦发生灭菌物品质量问题,质检员立即通知科室领导、消毒员、无菌间工作人员和其他相关人员。

(2)立即停用现场灭菌物品,并妥善封存、登记。

(3)立即查找缺陷原因,停发已灭菌物品并召回自上次生物监测合格以来的已发物品。

(4)及时下送一次性无菌物品到使用科室。

(5)及时请专业人员进行灭菌器的检修、监测。

(6)如果是人为原因,追究相关人员的责任并做好相关记录。

五、新形势下消毒供应室护理人员要求

(一)调整工作流程,改善护理服务

1.转变观念

组织全科人员认真学习优质护理服务活动内容,大家统一认识,明确目标,以"服务临床为中心",不断拓宽范围,增加服务项目,为临床护理人员提供更好的专业服务,进一步减轻临床护士非专业性,事务性工作。

2.调整工作职责

经过调查并征求临床科室意见,全科讨论,发现目前工作安排和新形势不相适应环节,需要调整、改变的方面,将工作重新定位,调整工作职责。根据 WS 310.1－2009《医院消毒供应中心管理规范》要求,建立健全消毒供应中心岗位职责,各岗位职责明确,责任到人,为临床做好优质护理服务提供保障。

3.调整工作流程

为满足临床优质护理服务需要,将工作流程和物品供应安排进行调整;内部流程和时间重新安排;下收下送时间重新调整等。打破了以往的常规,将人员在分组和时间上做出相应调整。如将送班人员分成 2 组,每组 1 人,分车分人进行下送,减少了人力,节约了时间,同时增加了送无菌物品的次数,每天 3 次以上,尽量满足临床科室需要。

(二)完善规章制度,设置环节质量监控员

(1)重新修订规章制度,针对消毒供应专业的特殊性,完善了"无菌物品发放前质量控制制度""无菌物品卸除制度""无菌物品质量追溯制度"等。

(2)设置环节质量监控员 3 人,保证无菌物品质量合格。

(三)完善物品质量管理,持续改进质量

(1)从物品回收到清洗、消毒、包装、灭菌、发放等环节均有严格的质量检查标准,并建立灭菌物品质量追溯制度,发现问题及时调查与改正,充分保证供应的物品安全。

(2)加强灭菌质量的监控,做到物理监测每锅进行,化学监测每包进行,压力蒸汽灭菌生物监测每周进行,植入物每批次监测合格才可发放,B-D 实验每天灭菌前第一锅监测,B-D 实验合格后方可进行物品灭菌。

(3)护士长和质量监控员严把质量关,保证每天有一名质量监控人员在岗,不定期抽查,检查各班各岗位的工作质量,指导工作,对于存在问题及时回馈、改正,并制订改正措施,保证无菌物品质量达到 100％合格。

(四)消毒供应室护士应具备的专业素质

1.具备丰富的专业知识

根据 WS 310.1－2009《医院消毒供应中心管理规范》要求,对所有需要消毒或灭菌后重复使用的诊疗器械、器具和物品均由消毒供应中心集中清洗、消毒、灭菌和供应。因此,供应室人员要胜任消毒供应室的工作,就必须认真学习、加强培训,把"以患者为中心,服务于临床"作为工作目标和行动指南。全面掌握消毒供应室专业知识,如各种物品的清洗、消毒、包装、灭菌及各种仪器设备的使用、保养等知识,供应室护士都必须做到全面掌握并能灵活运用。

2.具备熟练的操作技能

供应室护士要为临床做好优质护理服务,必须掌握各种消毒液的性能、功效、浓度、配制、使

用方法、注意事项及浓度监测方法;熟练掌握各种医疗用品的消毒、灭菌方法和程序;掌握脉动真空高压蒸汽灭菌器和过氧化氢低温等离子体灭菌器的操作程序、工作原理和常见故障及紧急事故应急预案的处理等,并能熟练操作,只有这样,才能提高工作效率,更好地服务于临床科室。

3.具备良好的沟通技巧和协调能力

消毒供应室护士与临床科室人员的接触较为密切,需要具备良好的沟通技巧和协调能力。在与临床科室人员交接物品过程中,注意文明礼貌服务,相互信任,相互尊重,耐心解释,与对方达成有效的沟通与理解。这样,既能保证工作的顺利完成,又有利于不断促进护理工作质量的提高。

4.具备不断提高个人素质的能力

医疗护理形势的发展日新月异,要适应新的发展形势,就必须不断提高自身的素质。消毒供应室护士要注意不断学习新知识、新理论、新方法和新技术,注意掌握新的操作技能,加快知识更新,不断改进工作方法,提高工作效率。

(五)建立特色服务项目,提高临床科室满意度

主动为临床一线提供优质护理服务,发挥团队协作精神,最大限度地提高工作效率。为满足临床科室需求,除了每天日常下收下送外,我们还重新制订送班职责,凡接到临床科室急需物品电话,尽量以最短的时间将急需物品送到,为临床护理工作提供保障。

(六)其他

医院消毒供应室要适应新的医院管理模式和临床诊疗发展,消毒供应室护士必须具备高尚的职业道德素质,热爱本职工作,恪守职业道德和行为规范,认真细致地做好消毒供应室工作。此外,还要学习相关学科知识,刻苦钻研业务技术,不断加强自身修养,以适应新形势下护理发展的需要。这样才能更好地履行自己的职责,为临床一线服务,从而圆满地完成消毒供应室的工作任务,真正做到"将时间还给护士,将护士还给患者"。

(刘兰春)

第三节　清洗、消毒及灭菌质量监测

一、清洗质量监测

(一)器械、器具或物品清洗质量监测

日常监测应以目测为主,每件清洗后的器械、器具和物品都应检查。目测是目前全世界公认的一种清洗效果监测方法,操作简单,效果明显。材质表面光滑的器械如盆、盘、碗等,可通过肉眼直接目测检查;复杂器械、器械关节或缝隙处等,使用带光源放大镜(4~6倍)检查,以提高检查效果;管腔器械可以采用专用探条进行探查。对每件器械均应进行清洗消毒质量检查,并且重点检查齿牙、咬合面、关节等复杂部位。清洗后的器械表面及其关节、齿牙应光洁,无血渍、污渍、水垢等残留物质和锈斑视为合格。不合格器械应视污染性质进行再处理。肉眼可观测到的血渍、污渍应返回污染区重新进行清洗;放大镜下观测到的微量污渍可直接使用 $75\%\sim80\%$ 的乙醇擦拭去污,乙醇仅适用于不锈钢材质或金属、玻璃等类材质。其他材质慎用,应返回污染区重

新清洗或去污处理。目前国内外对清洗效果的评价方法很多,但没有一个被医院广泛接受、公认的标准方法。除目测外,监测方法还有蛋白残留量测定、潜血测试、标准污染物测试和 ATP 三磷酸腺苷监测等。

(二)清洗消毒设备清洗质量监测

清洗消毒设备的清洗质量应根据设备运行中显示的参数、器械清洗质量的目测检查、清洗测试物监测结果、清洗用水监测等指标综合起来分析。在设备每次运行中还应观测喷淋壁的旋转、喷水口有无堵塞等运行情况。每批次清洗的物理参数符合清洗设备厂商的技术标准,并在误差范围内视为合格;不符合标准的清洗循环,视为清洗失败,应重新进行清洗工作,清洗设备停止使用,进行检修;对清洗不合格的物品,应分析原因,并采取相应的措施。设备循环参数符合标准,而测试物监测结果不符合标准,查找原因予以纠正。

二、消毒质量监测

(一)湿热消毒监测

消毒供应中心在物品检查包装前应对其进行消毒,以保障检查包装灭菌区环境和操作人员的安全。一些物品经过消毒后会直接用于患者,因此,为保证消毒效果和质量应进行消毒质量监测。每次消毒设备运行时,通过设备自动测试打印记录,观测消毒维持的时间和温度,或 A0 值是否符合消毒质量标准。监测不合格,应及时查找原因或修正参数;消毒后直接使用的物品应重新消毒处理。

(二)化学消毒剂消毒监测

化学消毒剂必须以足够浓度在适当温度下保持与器械、器具或物品的表面接触特定时间,才能达到消毒的要求。不同种类的消毒剂所需的浓度、温度及暴露时间不同,必须严格按照消毒产品卫生许可批件中的规定使用,包括使用中的注意事项。应记录消毒剂监测日期、消毒剂名称、具体监测的浓度等项目、监测结果、监测人签名等;监测记录留存≥6 个月;监测不合格应立即纠正后使用。

(三)器械消毒监测

经过消毒后可直接供应临床部门使用的器械物品应定期进行消毒效果测试,如呼吸机管路及其配件。应每季度进行消毒效果的监测,由检验室进行细菌培养。直接使用的消毒物品的抽样,则根据消毒后直接使用物品的种类而定,原则上是选取有代表性的和难于消毒的物品 3～5 件进行监测。监测结果不合格,应从清洗、消毒方面查找原因并改进,不合格的物品重新清洗消毒。

三、灭菌质量监测

(一)物理监测

由于灭菌过程的特殊性,无法用肉眼或其他直接的方法进行监测,只能通过间接的手段对其过程进行监控,物理监测指通过灭菌器自带的探头对关键物理参数进行监测和记录的方法。物理监测能马上显示监测结果,及时发现灭菌失败,对部分灭菌失败较敏感;其局限性是灭菌器温度探头一般位于排气口上方,无法监测包裹中心部位温度,监测结果只能反映灭菌器炉腔温度,如局部灭菌物品装载过密,则该部位的实际温度可能比显示的温度低。另外,物理监测的缺陷也包括了探头等需要定期校验。物理监测很重要,但不能代替化学监测和生物监测。

（二）化学监测

化学监测指利用某些化学物质对某一杀菌因子的敏感性，使其发生颜色或形体改变，以指示杀菌因子的强度（或浓度）和/或作用时间是否符合消毒或灭菌处理要求的制品。化学监测能帮助发现因不正确的包裹、不正确的装载和灭菌器故障等引起的灭菌失败。其局限性是化学监测"合格"并不能证明该监测物品无菌。化学监测仅是整个灭菌质量考核体系中的一部分，应同时结合物理监测、生物监测来综合评价灭菌过程的有效性。

（三）生物监测

生物是唯一含有活的微生物（芽孢）对该灭菌过程进行监测和挑战的监测技术。它能够直接反映该灭菌过程对微生物的杀灭能力和效果，是最重要的监测手段。因为灭菌过程的目的就是要杀灭微生物，而对灭菌过程最大的挑战来自对该灭菌过程有最大抗力的芽孢。灭菌器和灭菌循环参数的设定都是基于对特定芽孢的杀灭，生物指示剂是灭菌器和灭菌循环设计的基础和出发点，所以在实际灭菌的工作中生物指示剂的地位不可替代，是最重要的监测方法。但生物监测也不能代替物理监测和化学监测。

随着医院信息化的普及，CSSD 信息化管理也于近几年开始发展。通过信息系统获得监测数据和信息，可以评价 CSSD 的工作质量，及时发现各个科室灭菌包的储存时限，提前预警，促进 CSSD 质量标准的落实和质量的持续改进，并将 CSSD 的医院感染预防和控制关口前移，可以有效预防医院感染的发生。

（刘兰春）

第四节　微　波　消　毒

波长为 $0.001 \sim 1 \, \mathrm{m}$，频率为 $300 \sim 300\,000 \, \mathrm{MHz}$ 的电磁波称为微波。物质吸收微波能所产生的热效应可用于加热，在加热、干燥和食品加工中，人们发现微波具有杀菌的效能，于是又被逐渐用于消毒和灭菌领域。近年来微波消毒技术发展很快，在医院和卫生防疫消毒中已有较广泛的应用。

一、微波的发生及特性

微波是一种波长短而频率较高的电磁波。磁控管产生微波的原理是使电子在相互垂直的电场和磁场中运动，激发高频振荡而产生微波。磁控管的功率可以做得很大，能量由谐振腔直接引出，而无须再经过放大。现代磁控管一般分为两类：一类是产生脉冲微波的磁控管，其最大输出功率峰值可达 $10\,000 \, \mathrm{kW}$；另一类是产生连续微波的磁控管，如微波干扰及医学上使用的磁控管，其最大输出功率峰值可达 $10 \, \mathrm{kW}$。用于消毒的微波的频率为 $2\,450 \, \mathrm{MHz}$ 及 $915 \, \mathrm{MHz}$，由磁控管发生，能使物品发热，热使微生物死亡。微波频率高、功率大，使物体发热时，内外同时发热且不需传导，故所需时间短，微波消毒的主要特点如下。

（一）作用快速

微波对生物体的作用就是电磁波能量转换的过程，速度极快，可在 $10^{-9} \mathrm{s}$ 之内完成，加热快速、均匀，热力穿透只需几秒至数分钟，不需要空气与其他介质的传导。用于快速杀菌时是其他因子无法比拟的。

(二)对微生物没有选择性

微波对生物体的作用快速而且不具选择性,所以其杀菌具有广谱性,可以杀灭各种微生物及原虫。

(三)节能

微波的穿透性强,瞬时即可穿透到物体内部,能量损失少,能量转换效率高,便于进行自动化流水线式生产杀菌。

(四)对不同介质的穿透性不同

对有机物、水、陶瓷、玻璃、塑料等穿透性强,而对绝大部分金属则穿透性差,反射较多。

(五)环保、无毒害

微波消毒比较环保、无毒害、无残留物、不污染环境,也不会形成环境高温。还可对包装好的,较厚的或是导热差的物品进行处理。

二、微波消毒的研究与应用

(一)医疗护理器材的消毒与灭菌

微波的消毒灭菌技术是在微波加热干燥的基础上发展而来的,这一技术首先是在食品加工业得到推广应用,随着科技的发展,微波的应用越来越广泛。现在微波除了用于医院和卫生防疫消毒以外,还广泛用于干燥、筛选及物理、化工等行业。但是微波消毒目前仍处于探索研究阶段,许多实验的目的主要是探索微波消毒的作用机制。目前使用较多的有以下几种。

1.微波牙钻消毒器

目前市场上,已有通过国家正式批准生产的牙钻涡轮机头专用微波消毒装置,WBY 型微波牙钻消毒器为产品之一,多年临床使用证明,该消毒器有消毒速度快,效果可靠,不损坏牙钻,操作简单等优点。

2.微波快速灭菌器

型号为 WXD-650A 的微波快速灭菌器是获得国家正式批准的医疗器械微波专用灭菌设备,该设备灭菌快速,5 min 内可杀灭包括细菌芽孢在内的各种微生物,效果可靠,可重复使用,小型灵活,适用范围广,特别适合用于需重复消毒、灭菌的小型手术用品,它可用于金属类、玻璃陶瓷类、塑料橡胶类材料的灭菌。

3.眼科器材的专用消毒器

眼科器械小而精细、要求高、消毒后要求不残留任何有刺激性的物质,目前眼科器械消毒手段不多,越来越多的眼科器械、仿人工替代品、角膜接触镜(又称隐形眼镜)等物品的消毒开始使用微波消毒。

4.口腔科根管消毒

王金鑫等(2003)将 WB-200 型电脑微波口腔治疗仪用于口腔急、慢性根尖周炎及牙髓坏死患者根管的治疗,微波消毒组治愈率 95.2%、好转率 3.1%、无效率 1.8%,常规组分别为 90.0%、5.0%、5.0%,统计学处理显示,两者差别显著。

5.微波消毒化验单

用载体定量法将菌片置于单层干布袋和保鲜袋内,用 675 W 微波照射 5 min,杀菌效果与双层湿布袋基本一致,照射 8 min,对前两种袋内的大肠埃希菌、金黄色葡萄球菌、枯草杆菌黑色变种芽孢平均杀灭率均达到 99.73%～99.89%,而双层湿布包达到 100%。周惠联等报道,利用家用微波炉对人工染菌的化验单进行消毒,结果以 10 张为一本,800 W 照射 5 min,以 50 张为一本,照射 7 min,均可完全杀灭大肠埃希菌、金黄色葡萄球菌和铜绿假单胞菌,但不能完全杀灭芽孢;以 50 张为一本,800 W 作用 7 min 可以杀灭细菌繁殖体,但不能杀灭芽孢。

6.微波消毒医用矿物油

医用矿物油类物质及油纱条的灭菌因受其本身特性的影响,仍是医院消毒灭菌的一个难题。常用的干热灭菌和压力蒸汽灭菌都存在一些弊端,而且灭菌效果不理想。采用载体定性杀菌试验方法,观察了微波灭菌器对液状石蜡和凡士林油膏及油纱布条的杀菌效果。结果液状石蜡和凡士林油膏经 650W 微波灭菌器照射 20 min 和 25 min,可全部杀灭嗜热脂肪杆菌芽孢;分别照射 25 min 和 30 min,可全部杀灭枯草杆菌黑色变种芽孢,但对凡士林油纱布条照射 50 min,仍不能全部杀灭枯草杆菌黑色变种芽孢,试验证明,微波照射对液状石蜡和凡士林油膏可达到灭菌效果。

(二)食品与餐具的消毒

由于微波消毒快捷、方便、干净、效果可靠,将微波应用于食品与餐具消毒的报道亦较多。将 250 mL 酱油置玻璃烧杯中,经微波照射 10 min 即达到消毒要求。有学者将细菌总数为 312×10^6 CFU/g 的塑料袋装咖喱牛肉置微波炉中照射 40 min,菌量减少至 413×10^2 CFU/g。市售豆腐皮细菌污染较严重,当用 650 W 功率微波照射 300 g 市售豆腐皮 5 min,可使之达到卫生标准。用微波对牛奶进行消毒处理,亦取得了较好的效果。用微波炉加热牛奶至煮沸,可将铜绿假单胞菌、分枝杆菌、脊髓灰质炎病毒等全部杀灭;但白色念珠菌仍有存活。用 700 W 功率微波对餐茶具,如奶瓶、陶瓷碗及竹筷等照射 3 min,可将污染的大肠埃希菌全部杀灭,将自然菌杀灭 99.17% 以上;照射 5 min,可将 HBsAg 的抗原性破坏。专用于餐具和饮具的 WX-1 微波消毒柜,所用微波频率为 2 450 MHz,柜室容积为 480 mm×520 mm×640 mm。用该微波消毒柜,将染有枯草杆菌黑色变种(ATCC9372)芽孢、金黄色葡萄球菌(ATCC6538)、嗜热脂肪杆菌芽孢及短小芽孢杆菌(E601 及 ATCC27142)的菌片放置于成捆的冰糕棍及冰糕包装纸中,经照射 20 min,可达到灭菌要求。

(三)衣服的消毒

用不同频率的微波对染有蜡状杆菌(4 001 株)芽孢的较大的棉布包(16 cm×32 cm×40 cm)进行消毒,当微波功率为 3 kW 时,杀灭 99.99% 芽孢,2450 MHz 频率微波需照射 8 min,而 915 MHz 者则仅需 5 min。微波的杀菌作用随需穿透物品厚度的增加而降低。如将蜡状杆菌芽孢菌片置于含水率为 30% 的棉布包的第 6、34 和 61 层,用 2 450 MHz 频率(3 000 W)微波照射 2 min,其杀灭率依次为 99.06%、98.08% 和 91.57%。关于照射时间长短对杀菌效果影响的试验证明,用 2 450 MHz 频率(3 000 W)微波处理,当照射时间由 1 min 增加至 2、3、4 min 时,布包内菌片上的残存芽孢的对数值由 3.8 依次降为 1.4、0.7 和 0。在一定条件下,微波的杀菌效果可随输出功率的增加而提高。当输出功率由 116 000 W 增至 216 000 W 和 316 000 W 时,布包内菌片上的残存蜡状杆菌芽孢的对数值依次为 3.0、1.5 和 0。将蜡状杆菌芽孢菌片置于含水率分别为 0、20%、30%、45% 的棉布包中,用 450 MHz(3 000 W)微波照射 2 min。结果,残存芽孢数的对数值依次为 3.31、2.39、1.51 和 2.62。该结果表明,当含水率在 30% 左右时最好,至 45% 其杀菌效果反而有所降低。吴少军报道,用家用微波炉,以 650 W 微波照射 8 min,可完全杀灭放置于 20 cm×20 cm×20 cm 衣物包(带有少量水分)中的枯草杆菌黑色变种芽孢。丁兰英等报道,用 915 MHz(10 000 W)微波照射 3 min,可使马鬃上蜡状杆菌芽孢的杀灭率达 100%。

(四)废弃物等的消毒

用传送带连续照射装置对医院内废物,包括动物尸体及组织、生物培养物、棉签,以及患者的血、尿、粪便标本和排泄物等进行微波处理。结果证明,该装置可有效地杀灭废弃物中的病原微生物。为此,他建议在医院内,可用这种装置代替焚烧炉。在德国(1991),污泥的农业使用有专门法规,如培育牧草用的污泥,必须不含致病微生物。传送带式微波处理为杀灭其中病原微生物的方法之一。用微波-高温压力蒸汽处理医疗废物,效果理想。处理流程见图 5-1。

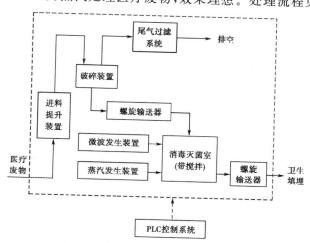

图 5-1 微波高温高压处理医疗废物流程

(五)固体培养基的灭菌

金龟子绿僵菌是一种昆虫病原真菌,在农林害虫生物防治中应用广泛。为了大批量培养绿僵菌,其培养基的灭菌工作十分重要。目前常用的灭菌方法是传统的压力蒸汽灭菌法,存在灭菌时间长,不能实现流水作业等缺点。微波灭菌具有灭菌时间短、操作简便及对营养破坏小等特点。

为探讨微波对金龟子绿僵菌固体培养基的灭菌效果及其影响因素,用家用微波炉、载体定量法对农业用绿僵菌固体培养基灭菌效果进行了实验室观察,结果随着负载量的增大,杀菌速度降低。负载量为 200 g 以下时,微波处理 3 min,全部无菌生长。负载量为 250 g 时,微波照射 4 min,存活菌数仍达 100 CFU/g,试验证明,随着微波处理时间的延长,灭菌效果增强。以 100 g 固体培养基加 60 g 水的比例经微波处理效果比较好,灭菌处理 3 min 均能达到灭菌目的。微波对绿僵菌固体培养基灭菌最佳工艺为:100 g 的固体培养基加 60 g 水,浸润 3 h,在 800 W 的微波功率处理 3 min,可达到灭菌效果。

三、影响微波消毒的因素

(一)输出功率与照射时间

在一定条件下,微波输出功率大,电场强,分子运动加剧,加热速度快,消毒效果就好。

(二)负载量的影响

杨华明以不同重量敷料包为负载,分别在上、中、下层布放枯草杆菌芽孢菌片,经 2 450 MHz、3 000 W照射 13 min,结果 4.25～5.25 kg 者,杀灭率为 99.9%;5.5 kg 者,杀灭率为 99.5%;

6.0 kg者,杀灭率为94.9%。

(三)其他因素

包装方法、灭菌材料含湿量、协同剂等因素对微波杀菌效果的影响也是大家所认同的,这些因素在利用微波消毒时应根据现场情况酌情考虑。

四、微波的防护

微波过量照射对人体产生的影响,可以通过个体防护而减轻并加以利用,因此在使用微波时需要采取的防护措施如下。

(一)微波辐射的吸收和减少微波辐射的泄漏

当调试微波机时,需要安装功率吸收天线,吸收微波能量,使其不向空间发射。设置微波屏障需采用吸收设施,如铺设吸收材料,阻挡微波扩散。做好微波消毒机的密封工作,减少辐射泄漏。

(二)合理配置工作环境

根据微波发射有方向性的特点,工作点应置于辐射强度最小的部位,尽量避免在辐射束的前方进行工作,并在工作地点采取屏蔽措施,工作环境的电磁强度和功率密度,不要超过国家规定的卫生标准,对防护设备应定期检查维修。

(三)个人防护

针对作业人员操作时的环境采取防护措施。可穿戴喷涂金属或金属丝织成的屏障防护服和防护眼镜。对作业人员每隔1~2年进行一次体格检查,重点观察眼晶状体的变化,其次为心血管系统,外周血象及男性生殖功能,以及早发现微波对人体健康危害的征象,只要及时采取有效的措施,作业人员的安全是可以得到保障的。

(刘兰春)

第五节　超声波消毒

近20年来,人们一直在努力寻找一种更迅速、更便宜而又能克服高温(饱和蒸汽或干热)消毒灭菌方法和化学消毒法的弱点的消毒方法,超声波消毒就是其中的一种。随着超声波的使用越来越广泛,人们对其安全性产生了担忧。事实上,临床实践证明,即使以超过临床使用数倍的剂量也难以观察到其对人体的损伤,现在普遍认为,强度小于 $20\ mW/cm^2$ 的超声波对人体无害,但对大功率超声波照射还是应注意防护。

一、超声波的本质与特性

超声波和声波一样,也是由振动在弹性介质中的传播过程形成的,超声波是一种特殊的声波,它的声振频率超过了正常人听觉的最高限额,达到 $20\ 000\ Hz$ 以上,所以人听不到超声波。

超声波具有声波的一切特性,它可以在固体、液体和气体中传播。超声波在介质中的传播速度除了与温度、压强及媒介的密度等有关外,还与声源的振动频率有关。在媒介中传播时,其强度随传播距离的增长而减弱。超声波也具有光的特性。可发生辐射和衍射等现象,波长越长,其衍射现象越明显。但由于超声波的波长仅有几毫米,所以超声波的衍射现象并不明显。高频超声波也可以聚焦和定向发射,经聚焦而定向发射的超声波的声压和声强可以很大,能贯穿液体或固体。

二、超声波消毒的研究与应用

(一)超声波的单独杀菌效果

用 2.6 kHz 的超声波进行微生物杀灭实验,发现某些细菌对超声波是敏感的,如大肠埃希菌、巨大芽孢杆菌、铜绿假单胞菌等可被超声波完全破坏。此外,超声波还可使烟草花叶病毒、脊髓灰质炎病毒、狂犬病毒、流行性乙型脑炎病毒和天花病毒等失去活性。但超声波对葡萄球菌、链球菌等效力较小,对白喉毒素则完全无作用。

(二)超声波与其他消毒方法的协同作用

虽然超声波对微生物的作用在理论上已获得较为满意的解释。但是,在实际应用上还存在一些问题。例如,超声波对水、空气的消毒效果较差,很难达到消毒作用,而要获得具有消毒价值的超声波,必须首先具有高频率、高强度的超声波波源,这样,不仅在经济上费用较大,而且与所得到的实际效果相比是不经济的。因此,人们用超声波与其他消毒方法协同作用的方式,来提高其对微生物的杀灭效果。例如,超声波与紫外线结合,对细菌的杀灭率增加;超声波与热协同,能明显提高对链球菌的杀灭率;超声波与化学消毒剂合用,即声化学消毒,对芽孢的杀灭效果明显增强。

1.超声波与戊二醛的协同消毒作用

据报道,单独使用戊二醛完全杀灭芽孢,要数小时,在一定温度下戊二醛与超声波协同可将杀灭时间缩短为原来的 1/2～1/12。如果事先将菌悬液经超声波处理,则它对戊二醛的抵抗力是一样的。将戊二醛与超声波协同作用,才能提高戊二醛对芽孢的杀灭能力(表 5-1)。

表 5-1　超声波与戊二醛协同杀菌效果

戊二醛含量(%)	温度(℃)	超声波频率(kHz)	完全杀灭芽孢所需时间(min)
1	55	无超声波	60
1	55	20	5
2	25	无超声波	180
2	25	250	30

2.超声波与环氧乙烷的协同消毒作用

Boucher 等用频率为 30.4 kHz,强度为 2.3 W/cm² 的连续性超声波与浓度 125 mg/L 的环氧乙烷协同,在 50 ℃恒温,相对湿度 40%的条件下对枯草杆菌芽孢进行消毒,作用 40 min 可使芽孢的杀灭率超过 99.99%,如果单用超声波时只能使芽孢的菌落数大约减少 50%。因此认为环氧乙烷与超声波协同作用的效果比单独使用环氧乙烷或超声波消毒效果好,而且还认为用上述频率与强度的超声波,在上述的温度与相对湿度的条件下,与环氧乙烷协同消毒是最理想的条件。环氧乙烷与超声波协同消毒在不同药物浓度、不同温度条件及不同作用时间的条件下消毒效果有所不同。环氧乙烷与超声波协同消毒在相同药物浓度、相同温度时,超声波照射时间越长,杀菌率越高;在相同药物浓度、相同照射时间下,温度越高,杀菌率越高;而在相同照射时间、相同温度下,药物浓度越高,杀菌率也越高。

3.超声波与环氧丙烷的协同消毒作用

有报道,在 10 ℃,相对湿度为 40％的条件下,暴露时间为 120 min 时,不同强度的超声波与环氧丙烷协同消毒的结果不同,在环氧丙烷浓度为 500 mg/L,作用时间为 120 min 时,用强度为 1.6 W/cm² 的超声波与环氧丙烷协同作用,可完全杀灭细菌芽孢。在相同条件下,单独使用环氧丙烷后,不能完全杀灭。而且,在超声波与环氧丙烷协同消毒时,存活芽孢数是随声强的增加而呈指数下降。

4.超声波与强氧化高电位酸性水协同杀菌

强氧化高电位酸性水是一种无毒无不良气味的杀菌水,技术指标是:氧化还原电位(ORP)值≥1 100 MV,pH≤2.7,有效氯≤60 mg/L。如单独使用超声波处理 10 min,对大肠埃希菌杀灭率为 89.9％;单独使用强氧化高电位酸性水作用 30 s,对大肠埃希菌杀灭率为 100％;超声波与氧化水协同作用 15 s,杀灭率亦达到 100％。单用超声波处理 10 min、单独用强氧化高电位酸性水作用 1.5 min,可将悬液内 HBsAg 阳性血清的抗原性完全灭活,两者协同作用仅需 30 s 即可达到完全灭活。

5.超声波与其他消毒液的协同杀菌作用

据闫傲霜等试验表明,用超声波(10 W/cm²)与多种消毒液对芽孢的杀灭均有协同作用,特别是对一些原来没有杀芽孢作用的消毒剂,如氯己定、苯扎溴铵(新洁尔灭)、醛醇合剂等,这种协同作用不仅对悬液中的芽孢有效,对浸于液体中的载体表面上的芽孢也有同样效果。Ahemd 等报道,超声波可加强过氧化氢的杀菌作用,使其杀芽孢时间从 25 min 以上缩短到 10～15 min。Jagenberg-Werke 用超声波使过氧化氢形成气溶胶,使之均匀附着在消毒物表面,从而提高消毒效果。

Burleson 用超声波与臭氧协同消毒污水,有明显增效作用,可能是因为超声波:①增加臭氧溶解量;②打碎细菌团块和外围有机物;③降低液体表面张力;④促进氧的分散,形成小气泡,增加接触面积;⑤加强氧化还原作用。声化学消毒的主要机制是由于超声波快速而连续性的压缩与松弛作用,使化学消毒剂的分子打破细菌外层屏障,加速化学消毒剂对细菌的渗透,细菌则被进入体内的化学消毒剂的化学反应杀死。超声波本身对这种化学杀菌反应是没有作用的,但它能加速化学消毒剂在菌体内的扩散。在声化学消毒中,超声波的振幅与频率最为重要。

(三)超声波的破碎作用

利用高强度超声波照射菌液,由于液体的对流作用,整个容器中的细菌都能被破碎(图 5-2)。超声波的破碎作用应用于生物研究中,能提高从器官组织或其他生物学基质中分离病毒及其他生物活性物质(如维生素、细菌毒素等)的阳性率。

三、影响超声波消毒效果的因素

超声波的消毒效果受到多种因素的影响,常见的有超声波的频率、强度、照射时间、媒质的性质、细菌的浓度等。

(一)超声波频率

在一定频率范围内,超声波频率高,能量大,则杀菌效果好,反之,低频率超声波效果较差。但超声波频率太高则不易产生空化作用,杀菌效果反而降低。

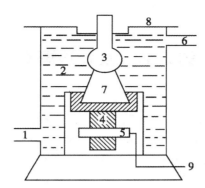

1.冷却水进口;2.冷却水;3.处理容器;4.换能器;5.高频线圈;
6.冷却水出口;7.增幅杆;8.固定容器装置;9.电源输入

图 5-2 超声波细胞破碎器结构示意图

(二)超声波的强度

利用高强度超声波处理菌液,由于液体的对流作用,整个容器中的细菌都能被破碎。据报道,当驱动功率为 50 W 时,容器底部的振幅为 10.5 μm,对 50 mL 含有大肠埃希菌的水作用 10～15 min 后,细菌 100% 破碎。驱动功率增加,作用时间减少。

(三)作用时间和菌液浓度

超声波消毒的消毒效果与其作用时间成正比,作用时间越长,消毒效果越好。作用时间相同时,菌液浓度高比浓度低时消毒效果差,但差别不很大。有人用大肠埃希菌试验,发现 30 mL 浓度为 $3×10^6$ CFU/mL 的菌液需作用 40 min,若浓度为 $2×10^7$ CFU/mL 则需作用 80 min。15 mL浓度为 $4.5×10^6$ CFU/mL 的菌液只需作用 20 min 即可杀死。另有人用大肠埃希菌、金黄色葡萄球菌、枯草杆菌、铜绿假单胞菌(绿脓杆菌)试验发现,随超声波作用时间的延长,其杀灭率皆明显提高,而且在较低强度的超声波作用下以铜绿假单胞菌提高最快。经统计学处理发现,铜绿假单胞菌、枯草杆菌的杀灭率和超声波作用时间之间的相关系数有统计学意义。

(四)盛装菌液容器

R Davis 用不锈钢管作容器,管长从 25 cm 不断缩短,内盛 50% 酵母菌液 5 mL,用 26 kHz 的超声波作用一定时间,结果发现,细菌破碎的百分数与容器长度有关,在 10～25 cm 之间,出现 2 个波峰和 2 个波谷,两波峰或两波谷间相距约 8 cm。从理论上说,盛装容器长度以相当于波长的一半的倍数为最好。

(五)菌液容量

由于超声波在透入媒质的过程中不断将能量传给媒质,自身随着传播距离的增长而逐渐减弱。因此,随着被处理菌悬液的菌液容量的增大,细菌被破坏的百分数降低。R.Davis 用 500 W/cm² 的超声波对 43.5% 的酵母菌液作用 2 min,结果发现,容量越大,细菌被破坏的百分数越低。此外被处理菌悬液中出现驻波时,细菌常聚集在波节处,在该处的细菌承受的机械张力不大,破碎率也最低。因此,最好使被处理液中不出现驻波,即被处理菌悬液的深度最好短于超声波在该菌悬液中波长的一半。

(六)媒质

一般微生物被洗去附着的有机物后,对超声波更敏感。另外,钙离子的存在,pH 的降低也能提高其敏感性。

(刘兰春)

第六节　紫外线消毒

　　紫外线(ultraviolet ray,UV)属电磁波辐射,而非电离辐射(图 5-3),根据其波长范围分为3个波段:A 波段(波长为 400.0～315.0 nm)、B 波段(315.0～280.0 nm)、C 波段(280.0～100.0 nm),是一种不可见光。杀菌力较强的波段为 280.0～250.0 nm,通常紫外线杀菌灯采用的波长为253.7 nm,广谱杀菌效果比较明显。

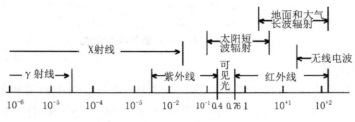

图 5-3　各种辐射线波长的分布

一、紫外线的发生与特性

(一)紫外线的发生
　　目前用于消毒的紫外线杀菌灯多为低压汞灯,它所产生的紫外线波长 95% 为 253.7 nm。用于消毒的紫外线灯分为普通型紫外线灯和低臭氧紫外线灯,低臭氧紫外线灯因能阻挡 184.9 nm波长的紫外线向外辐射,减少臭氧的产生,因此,目前医院多选择低臭氧紫外线灯。

(二)紫外线灯消毒特性
　　紫外线灯的杀菌特性有以下几点。
　　(1)杀菌谱广。紫外线可以杀灭各种微生物,包括细菌繁殖体、细菌芽孢、结核杆菌、真菌、病毒和立克次体。
　　(2)不同微生物对紫外线的抵抗力差异较大,由强到弱依次为真菌孢子＞细菌芽孢＞抗酸杆菌＞病毒＞细菌繁殖体。
　　(3)穿透力弱。紫外线属于电磁辐射,穿透力极弱,绝大多数物质不能穿透,因此使用受到限制;在空气中可受尘粒与湿度的影响,当空气中含有尘粒 800～900 个/cm³,杀菌效力可降低20%～30%,相对湿度由 33% 增至 56% 时,杀菌效能可减少到 1/3。在液体中的穿透力随深度增加而降低,小、中杂质对穿透力的影响更大,溶解的糖类、盐类、有机物都可大大降低紫外线的穿透力。酒类、果汁、蛋清等溶液只需 0.1～0.5 mm 即可阻留 90% 以上的紫外线。
　　(4)杀菌效果与照射剂量有关。杀菌效果直接取决于照射剂量(照射强度和照射时间)。
　　(5)在不同介质中紫外线杀菌效果不同。
　　(6)杀灭效果受物体表面因素影响。紫外线大多是用来进行表面消毒的,粗糙的表面不适宜用紫外线消毒,当表面有血迹、痰迹等污染物质时,消毒效果亦不理想。
　　(7)协同消毒作用。有报道,某些化学物质可与紫外线起协同消毒作用,如紫外线与醇类化合物可产生协同杀菌作用,经乙醇湿润过的紫外线口镜消毒器可将杀芽孢时间由 60 min 缩短为

30 min,污染有 HBsAg 的玻璃片经 3％过氧化氢溶液湿润后,再经紫外线照射 30 min 即可完全灭活,而紫外线或过氧化氢单独灭活上述芽孢菌都需要 60 min 左右。

二、紫外线消毒装置

(一)紫外线杀菌灯分类

紫外线灯管根据外形可分为直管、H 型管、U 型管;根据使用目的不同被分别制成高强度紫外线消毒器、紫外线消毒箱、紫外线消毒风筒、移动式紫外线消毒车、便携式紫外线灯等。

(二)杀菌灯装置

1.高强度紫外线灯消毒器

高强度的紫外线灯是专门研制出的 H 型热阴极低压汞紫外线灯,它在距离照射表面很近时,照射强度可达 $5\,000\mu W/cm^2$ 以上,5 s 内可杀灭物体表面污染的各种细菌、真菌、病毒,对细菌芽孢的杀灭率可达 99.9％以上,目前国内生产的有 9 W、11 W 等小型 H 型紫外线灯,在 3 cm 的近距离照射,其辐射强度可达到 $5\,000 \sim 12\,000\ \mu W/cm^2$。该灯具适用于光滑平面物体的快速消毒,如工作台面、桌面及一些大型设备的表面等。刘军等(2005)报道,多功能动态杀菌机内,在常温常湿和有人存在情况下,对自然菌的消除率在 59％～83％之间,最高可达 86％。

2.紫外线消毒风筒

在有光滑金属内表面的圆桶内安装高强度紫外线灯具,在圆桶一端装上风扇,进入风量为 $25 \sim 30\ m^3/min$,开启紫外线灯使室内空气不断经过紫外线照射,不间断地杀灭空气中的微生物,以达到净化空气的目的,适合有人存在的环境消毒。

3.移动式紫外线消毒车

有立式和卧式两种,该车装备有紫外线灯管 2 支、控制开关和移动轮,机动性强。适合于不经常使用或临时需要消毒的表面和空气的消毒。

4.循环风空气净化(洁净)器

现在市场上有很多种类的空气净化器,这些净化器大多由几种消毒因素组合而成,紫外线在其中起着非常重要的杀菌作用,而且还具有能在各种动态场所进行空气消毒的显著特点。某公司生产的 MKG 空气洁净器,就是由过滤器、静电场、紫外线、空气负离子等消毒因素和进、出风系统组成。连续消毒 45 min,可使空气中喷染的金黄色葡萄球菌和大肠埃希菌的杀灭率达到 99.90％以上,对枯草杆菌黑色变种芽孢的杀灭率达到 99.00％以上。朱伯光等研制了动态空气消毒器(图 5-4),由循环箱体、风机、低臭氧紫外线灯、初效和中效过滤器、程控系统等组成。结果在 60 m^3 房间,静态开启 30 min,可使自然菌下降 80％,60 min 下降 90％,动态环境下可保持空气在 II 类环境水平。但循环风空气消毒器内可能存在未被破坏的细菌,重复使用的消毒器内可能存在定植菌,进而造成空气二次污染。

5.高臭氧紫外线消毒柜

高臭氧紫外线消毒柜是一种以高臭氧、紫外线为杀菌因子的食具消毒柜。在实验室用载体定量灭活法进行检测,在环境温度 20 ℃～25 ℃,相对湿度 50％～70％的条件下,开机 4 min,柜内紫外线辐射强度为 $1\,400 \sim 1\,600\ \mu W/cm^2$,臭氧浓度 40.0 mg/m^3,消毒作用 60 min 加上烘干 45 min,对玻片上脊髓灰质炎病毒的平均灭活对数值≥4.0。以臭氧和紫外线为杀菌因子的食具消毒柜,工作时臭氧浓度为 53.6 mg/L,紫外线辐照值为 $675 \sim 819\ \mu W/cm^2$,只消毒或只烘干均达不到消毒效果,只有两者协同作用 90 min,才可达到杀灭对数值＞5.0。

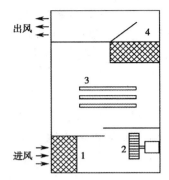

1、4.初、中效过滤器;2.轴流抽风机;3.紫外线灯管

图 5-4　动态空气消毒器结构示意图

三、影响紫外线消毒效果的因素

与紫外线消毒效果有关的因素很多,概括起来可分为两类:影响紫外线辐射强度、照射剂量的因素和微生物方面的因素。

(一)影响紫外线辐射强度和照射剂量的因素

1.电压

紫外线光源的辐射强度明显受到电压的影响,同一个紫外线光源,当电压不足时,辐射强度明显下降。

2.距离

紫外线灯的辐射强度随灯管距离的增加而降低,辐射强度与距离成反比。

3.温度

消毒环境的温度对紫外线消毒效果的影响是通过影响紫外线光源的辐射强度来实现的。一般,紫外线光源在 40 ℃时的辐射强度最强,温度降低时,紫外线的输出减少,温度再高,辐射的紫外线因吸收增多,输出也减少。因此,过高或过低的温度对紫外线的消毒都不利,杀菌试验证明,5 ℃～37 ℃范围内,温度对紫外线的杀菌效果影响不大。

4.相对湿度

当进行空气紫外线消毒时,空气的相对湿度对消毒效果有影响,RH 过高时,空气中的水分增多,可以阻挡紫外线,因此用紫外线消毒空气时,要求相对湿度最好在 60% 以下。

5.照射时间

紫外线的消毒效果与照射剂量呈指数关系,照射剂量为照射时间和辐照强度的乘积,所以要杀灭率达到一定程度,必须保证足够的照射剂量,在光源达到要求的情况下,可以通过保证足够的时间来达到要求剂量。

6.有机物的保护

有机物对消毒效果有明显影响,当微生物被有机物保护时,需要加大照射剂量,因为有机物可以影响紫外线对微生物的穿透,并且可以吸收紫外线。

7.悬浮物的类型

紫外线是一种低能量的电磁辐射,其能量仅有 6 eV,穿透力很弱,空气尘埃能吸收紫外线而降低杀菌率,当空气中含有尘粒 800～900 个/cm³,杀菌效能可降低 20%～30%。如枯草杆菌芽孢在灰尘中悬浮比在气溶胶中悬浮时,对紫外线照射有更大的抗性。

8.紫外线反射器的使用

为了更有效地对被辐照表面进行消毒,必须使用对波长为253.7 nm的紫外线具有高反射率的反射罩,反射罩的使用,还可以避免操作者受紫外线的直接照射。

(二)微生物方面的因素

1.微生物的类型

紫外线对细菌、病毒、真菌、芽孢、衣原体等均有杀灭作用,不同微生物对紫外线照射的敏感性不同。细菌芽孢对紫外线的抗性比繁殖体细胞大,革兰阴性杆菌最易被紫外线杀死,紧接着依次为葡萄球菌属、链球菌属和细菌芽孢,真菌孢子抗性最强。抗酸杆菌的抗力,较白色葡萄球菌、铜绿假单胞菌、肠炎沙门菌等要强3～4个对数级。即使是在抗酸杆菌中,不同种类对紫外线的抗性亦不相同。

根据抗力大致可将微生物分为3类:高抗性的有真菌孢子、枯草杆菌黑色变种芽孢、耐辐射微球菌等;中度抗性的有鼠伤寒沙门菌、酵母菌等;低抗性的有大肠埃希菌、金黄色葡萄球菌、普通变形杆菌等。

2.微生物的数量

微生物的数量越多,需要产生相同致死作用的紫外线照射剂量也就越大,因此,消毒污染严重的物品需要延长照射时间,加大照射剂量。

四、紫外线消毒应用

(一)空气消毒

紫外线的最佳用途是对空气消毒,也是空气消毒的最简便方法。紫外线对空气的消毒方式主要有3种。

1.固定式照射

紫外线灯固定在天花板上的方法有以下几种:①将紫外线灯直接固定在天花板上,离地约2.5 m;②固定吊装在天花板或墙壁上,离地约2.5 m,上有反光罩,往上方向的紫外线也可被反向下来;③安装在墙壁上,使紫外线照射在与水平面呈3°～80°角范围内;④将紫外线灯管固定在天花板上,下有反光罩,这样使上部空气受到紫外线的直接照射,而当上下层空气对流交换时,整个空气都会被消毒(图5-5)。

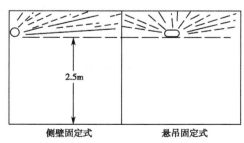

2.5m

侧壁固定式　　　　悬吊固定式

图5-5　固定式紫外线空气消毒

通常灯管距地面1.8～2.2 m的高度比较适宜,这个高度可使人的呼吸带受到最高辐射强度有效照射,使用中的30 W紫外线灯在垂直1 m处辐照强度应高于70 μW/cm^2(新灯管>90 μW/cm^2),每立方米分配功率不少于1.5 μW/cm^2,最常用的直接照射法时间应不少于

30 min。唐贯文等(2004)报道,60 m³烧伤病房,住患者 2～3 人,悬持 3 支 30 W 无臭氧石英紫外线灯,辐照度值＞90 μW/cm²,直接照射 30 min,可使烧伤病房空气达到Ⅱ类标准(空气细菌总数≤200 CFU/cm³)的合格率为 70％,60 min 合格率达到 80％。

2.移动式照射

移动式照射法主要是利用其机动性,既可对某一局部或物体表面进行照射,也可对整个房间的空气进行照射。

3.间接照射

间接照射是指利用紫外线灯制成各种空气消毒器,通过空气的不断循环达到空气消毒的目的。

(二)污染物体表面消毒

1.室内表面的消毒

紫外线用于室内表面的消毒主要是医院的病房、产房、婴儿室、监护病房、换药室等场所,某些食品加工业的操作间也比较常用。一般较难达到卫生学要求,必要时可以在灯管上加反射罩或更换高强度灯管,提高消毒效果。

2.设备表面的消毒

用高强度紫外线消毒器进行近距离照射可以对平坦光滑表面进行消毒。如便携式紫外线消毒器可以在近距离表面 3 cm 以内进行移动式照射,每处停留 5 s,对表面细菌杀灭率可达99.99％。

3.特殊器械消毒的应用

针对某些特殊器械专门设计制造的紫外线消毒器,近几年已开发使用。如紫外线口镜消毒器,内装3 支高强度紫外线灯管,采用高反射镜和载物台,一次可放 30 多支口镜,消毒 30 min 可灭活 HBsAg。紫外线票据消毒器可用于医院化验单、纸币和其他医疗文件的消毒。

(三)饮用水和污水的消毒

紫外线消毒技术正以迅猛发展的态势出现在各种类型的水消毒领域,许多大型水厂和污水处理厂开始使用紫外线消毒技术和装置。紫外线用于水消毒,具有杀菌力强,不残留对人体有害有毒物质和安装维修便捷等特点。目前,紫外线水消毒技术已在许多国家得到推广和使用。按紫外线灯管与水是否接触,紫外线消毒装置分为灯管内置式和外置式两类。目前正在使用和开发的大多数紫外线消毒技术均为灯管内置式装置。

紫外线用于水的消毒有饮用水的消毒和污水的消毒。饮用水的消毒是将紫外线灯管固定在水面上,水的深度应小于 2 cm,当水流缓慢时,水中的微生物被杀灭。另一种方法是制成套管式的紫外线灯(图 5-6),水从灯管周围流过时,起到杀菌作用。国内现已研制出纯水消毒器,使用特殊的石英套,能确保在正常水温下灯管最优紫外输出。每分钟处理水量 5.7 L,每小时 342 L。

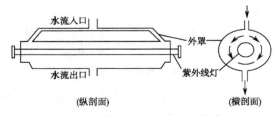

图 5-6　套管式紫外线灯水消毒

（四）食具消毒

餐具保洁柜以臭氧和紫外线为杀菌因子。实验室载体定量杀菌试验，启动保洁柜 60 min，对侧立于柜内碗架上左、中、右三点瓷碗内表面玻片上大肠埃希菌的平均杀灭率分别为 99.89％、99.99％、99.98％，对金黄色葡萄球菌的平均杀灭率为 99.87％、99.98％、99.96％。但是，启动保洁柜 180 min，对平铺于保洁柜底部碗、碟内的玻片 HBsAg 的抗原性不能完全破坏。

五、消毒效果的监测

紫外线灯具随着使用时间的延长，辐射强度不断衰减，杀菌效果亦会受到诸多因素的影响。因此，对紫外线灯做经常性监测是确保其有效使用的重要措施，监测分为物理监测、生物监测两种，在卫健委的《消毒技术规范》里均有较详细说明。

（一）物理监测

物理监测器材是利用紫外线特异敏感元件制成的紫外线辐射照度计，直接测定辐照度值，间接确定紫外线的杀菌能力，国家消毒技术规范将其列入测试仪器系列。

仪器组成：由受光器、信号传输系统、信号放大电路、指示仪（或液晶显示板）等部件组成。测试原理：当光敏元件受到照射时，光信号转变成电信号，通过信号传输放大器由仪表指示出读值或转变成数字信号，在显示窗口显示出来。测试前先开紫外线灯 5 min，打开仪器后稳定 5 min 再读数。

（二）生物监测

生物监测是通过测定紫外线对特定表面污染菌的杀灭率来确定紫外线灯的杀菌强度。方法是：先在无菌表面画出染菌面积 5 cm×5 cm，要求对照组回收菌量达到 $5×(10^5～10^6)$ CFU/cm²。打开紫外线灯后 5 min，待其辐射稳定后移至待消毒表面垂直上方 1 m 处，消毒至预定时间后采样并做活菌培养计数，计算杀菌率，以评价杀菌效果。

（刘兰春）

第七节　等离子体消毒

等离子体消毒技术是消毒学领域近年来出现的一项新的物理消毒灭菌技术，等离子体灭菌技术创始于 20 世纪 60 年代。美国首先对等离子体杀灭微生物的效果进行了研究，Menashi 等对卤素类气体等离子体进行杀灭微生物研究证明，等离子体具有很强的杀菌作用，并于 1968 年研制出等离子体灭菌设备。现已有不少关于等离子体灭菌技术的研究报道和专利产品。等离子体灭菌是继甲醛、环氧乙烷、戊二醛等低温灭菌技术之后，又一新的低温灭菌技术，它克服了其他化学灭菌方法时间长、有毒性的缺点，这一技术在国内发展比较快，国内生产厂家已经有不少产品上市，主要用于一些不耐高温的精密医疗仪器，如纤维内镜和其他畏热材料的灭菌，现已在工业、农业、医学等领域被广泛使用。

一、基本概念

等离子体是指高度电离的电子云，等离子体的生成是某些气体或其他汽化物质在强电磁场作用下,形成气体电晕放电,电离气体而产生的,是在物质固态、液态、气态基础上,提出的物质第四态,即等离子体状态,它是由电子、离子和中子等组合而成的带电状态云状物质,据分析还含有分子、激发态原子、亚稳态原子、自由基等粒子及紫外线、γ射线、β粒子等,其中的自由基、单态氧、紫外线等都具有很强的杀菌作用(图5-7)。等离子体在宇宙中普遍存在,如星云、太阳火焰、地球极光等。人工制造的等离子体是通过极度高温或强烈电场、磁场激发等使某些气体产生等离子体状态,在等离子体状态下,物质发生一系列物理和化学变化,如电子交换、电子能量转换、分子碰撞、化学解离和重组等,根据激发形式不同,等离子体可在交直流电弧光激发下产生,高频、超高频激光、微波等都可以激发产生等离子体。

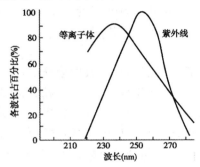

图5-7　等离子体灭菌与紫外线杀菌所产生的紫外线波长比较

二、物理性质

等离子体是物质存在的一种形式,因而具有自己特定的物质属性。

(一)存在形式

等离子体是一种电离气体云,这是等离子体的客观存在形式即所谓物质第四态。随着温度的升高,物质由固态变成液态,进而变成气态;但这并未使物质分子发生质的变化,当继续向气体施加能量时,分子中原子获得足够的能量,开始分离成自由电子、离子及其他粒子,形成了一种新的物态体系即等离子体。

(二)存在时间(寿命)

气体分子吸收足够的能量,价电子由低能轨道跃迁到高能轨道成为激发态,这时各种粒子都是不稳定的。在气体分子的辉光放电过程中,空间电子弛豫时间从 10^{-10} 秒到 10^{-2} 秒。若要使等离子体保持稳定,维持气体云浓度,需不断施加能量。

(三)等离子体温度与浓度

等离子体中各种粒子的存在都是短时间的且没有热平衡,所以电子温度与气体温度相差很大。电子温度受其产生过程和真空度的影响,放电真空度下降,功率不变,电子温度下降。等离子体浓度随输入功率增加而增加,可以通过控制真空度、电磁场强度来维持等离子体浓度。

(四)空间特性

由于正离子与电子的空间电荷互相抵消,使等离子体在宏观上呈现电中性,但只有在特定的空间尺度上电中性才成立。德拜长度是描述等离子体空间特性的一个重要参量,用 λD 表示。德拜长度是等离子体中电中性成立的最小空间尺度,也可以说,德拜长度是等离子体中因热运动或其他扰动导致电荷分离的最大允许空间尺度限度。

(五)粒子温度

等离子体中不同粒子的温度是不一样的。如果将电子温度设为 Te,离子温度设为 Ti,则依据粒子的温度可将等离子体分为两大类,即热平衡等离子体和非热平衡等离子体。当 Te=Ti 时,为热平衡等离子体,二者的温度都高,这很难达到。当 Te>Ti 称为非热平衡等离子体。电子温度达104K 以上,而原子和离子之类的重粒子温度可低到 300~500 K,等离子体的宏观温度取决于重粒子的温度,这类等离子体也叫低温等离子体(low temperature plasma,LTP),其宏观温度并不高,接近室温。

三、等离子体灭菌设备

等离子体灭菌设备的基本组成有电源、激发源、气源、传输系统和灭菌腔等。等离子体装置因激发源不同有如下几种类型。

(一)激光等离子体灭菌装置

以激光作为激发能源激发气体产生等离子体。激光源发出的激光通过一个棱镜将激光束折射经过透镜聚焦在灭菌腔内,激发腔体内气体产生等离子体。由于激光能量高,在等离子体成分里含紫外线、γ 射线、β 射线及软 X 射线等杀菌成分比较多。但这种装置腔体小,距离实用相差较远,加之产生的等离子体温度高,目前尚未投入使用。

(二)微波等离子体灭菌装置

微波等离子体是一种非平衡态低温等离子体。微波或微波与激光耦合等离子体是灭菌应用研究较多的类型。微波等离子体具有以下特点:①电离分解度高,成分比较丰富;②电子温度与气体温度比值大,即电子温度高而底衬材料温度低;③可以在高气压下维持等离子体浓度;④属于静态等离子体,无噪声。

(三)高频等离子体灭菌装置

此类装置采用高频电磁场作为激发源,利用这种装置产生等离子体的程序是先将灭菌腔内抽真空,然后通入气体再施加能量,激发产生等离子体对腔内物品进行灭菌(图 5-8)。

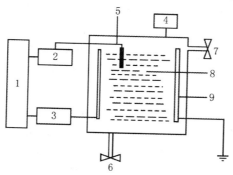

1.高频电源;2.温控;3.放电控制;4.腔体;5.温度计;6.真空系统;7.进气;8.等离子体;9.电极

图 5-8　高频等离子体灭菌装置

四、等离子体的杀菌作用

(一)普通气体等离子体消毒

采用非热放电等离子体 NTP-8T 型净化器放电功率为 40 W,风机量为 800 m³/h,在 84 m³

室内运行 60 min,可使空气中的悬浮颗粒下降 83%,自然菌下降 97%;用直接暴露方式大气压辉光放电等离子体作用 30 s,对大肠埃希菌和金黄色葡萄球菌杀灭率分别为 99.91% 和 99.99%,间接暴露法大气压辉光放电等离子体作用 120 s,对以上两种细菌杀灭率分别为 99.97% 和 99.99%。

(二)协同杀菌作用

Fensmeyer 等将激光与微波耦合,以激光产生等离子体,靠微波能维持其浓度,获得良好的杀菌效果。作者在两者耦合设备条件下,观察不同功率产生的等离子体对 10 mL 玻璃瓶内污染的枯草杆菌芽孢杀灭效果。结果证明,200 W 耦合等离子体杀灭细菌芽孢 D_{10} 值为 2.2 s,500 W 则 D_{10} 值降到 0.3 s。

(三)消毒剂等离子体消毒

研究发现,将某些消毒剂汽化作为等离子体基础气体可显示出更强的杀菌作用。Boueher 用多种醛类化合物分别混入氧气、氩气和氮气,激发产生混合气体等离子体,观察其对污染在专用瓷杯上的枯草杆菌芽孢的杀灭作用。结果证明,混合气体等离子体的杀菌作用比单一气体更好。结果显示,在氧气、氩气和氮气中分别混入甲醛、丙二醛、丁二醛、戊二醛、羟基乙醛和苯甲醛等,激发产生混合等离子体,其中甲醛、丁二醛和戊二醛明显比单一气体杀菌效果好。这些气体等离子体虽然具有良好的杀菌作用,但由于作用温度偏高,不适合于怕热器材的灭菌。

近年来等离子体灭菌技术获得了很大发展,Johnson 公司研制成了低温等离子体灭菌装置,采用过氧化氢气体作为基础气体在高频电场激发下产生低温过氧化氢等离子体,经过低温过氧化氢等离子体(Sterrad 装置)一个灭菌周期的处理(50～75 min),可完全达到灭菌要求。

五、灭菌影响因素

等离子体气体消毒剂对微生物的杀灭效果受很多因素的影响,具体如下。

(一)激发源功率

不同功率的电磁场产生的等离子体的数量可能不同,对微生物的杀灭效果也有所不同。Nelson 等对此做过研究,结果证明不同功率的高频电磁场所产生的氧气等离子体对两种细菌芽孢的杀灭效果有明显区别,完全杀灭枯草杆菌黑色变种芽孢在 50 W 时需 60 min,在 200 W 功率时则只需 5 min。所以等离子体的杀菌效果与激发源功率有直接关系,功率增加 3 倍,作用时间缩短 10 倍以上。

(二)激发源种类

如用激光作激发源,激光功率可以很高。输送激光能量为 $2×(10^5～10^8)$ W,但所产生的等离子体在腔底部直径仅 1 mm,高度 10 mm,维持时间不到 5 μs。若要维持等离子体只有加快激光脉冲次数,因为杀菌效果与单位时间内激光脉冲数有直接关系。Tensmeyer 等把激光与微波耦合,以激光激发等离子体,用微波能维持,获得良好的效果。将 2450 MHz 的微波源与激光设备耦合,在 200 W 和 500 W 条件下,观察对 10 mL 玻璃瓶内污染的枯草杆菌芽孢杀灭效果,耦合等离子体杀芽孢效果明显改善,速度加快,功率 200 W 时,D 值为 2.2 s,500W 时,D 值为 0.3。故不同的激发源产生的等离子体的杀菌效果不同。

(三)加入的消毒剂气体种类

在等离子体杀菌作用研究中发现,把某些消毒剂汽化加入载气流中,以混合气体进入反应腔,这种混合气体等离子体可以增强杀菌效果。不同气体作为底气发生的等离子体的灭菌效果也不同。用氧气、二氧化碳、氮气、氩气等离子体处理过的污染多聚体,结果发现,用氧气和二氧化碳等离子体处理 15 min 后多聚体为无菌,用氩气和氮气等离子体处理后在同样条件下,仅 70% 的样品为无菌,延长到 30 min,功率提高后灭菌效果并未提高。顾春英、薛广波等利用等离子体-臭氧对空气中微生物进行联合消毒的效果研究,结果显示,等离子体-臭氧对空气中的金黄色葡萄球菌作用 1 min,杀灭率为 99.99%,作用 10 min 杀灭率为 100%;对白色念珠菌作用 6 min 可全部杀灭;对枯草杆菌黑色变种芽孢作用 15 min,杀灭率达到 99.90% 以上,30 min 可全部杀灭。在菌液中加入 10% 小牛血清,对消毒效果无明显影响。

(四)有机物的影响

Aif 等研究了等离子体灭菌器对放入其腔体内的物体的灭菌效果受有机物影响的情况,发现 10% 的血清和 0.65% 的氯化钠使效果减弱。Bryce 等也报道氯化钠和蛋白均会影响等离子体灭菌器的效果。Holler 等研究表明,5% 的血清对低温等离子体灭菌器的效果无明显影响,但 10% 的血清会使效果降低。因此,研究者建议等离子体不能用于被血清和氯化钠污染的器械的灭菌,尤其是狭窄腔体如内镜的灭菌,如要使用,应先将器械清洗干净。

六、等离子体的应用

研究发明等离子体灭菌技术目的之一就是要克服环氧乙烷和戊二醛等低温灭菌技术所存在的缺点。其突出特点是作用快速、杀菌效果可靠、作用温度低、清洁而无残留毒性。目前,等离子体灭菌技术已在许多国家得到应用,主要用于怕热医疗器材的消毒灭菌。

(一)医疗卫生方面的运用

1.内镜的灭菌

要求用环氧乙烷或戊二醛来实现对无菌内镜的彻底灭菌是不现实的,10 h 以上的作用时间和残留毒性的去除就使临床难以接受。低温过氧化氢等离子体灭菌技术能在 45～75 min 范围内实现对怕热的内镜达到灭菌要求,真正实现无毒、快速和灭菌彻底的要求。

2.畏热器材、设备的灭菌

某些直接进入人体内的高分子材料对灭菌方法要求极高,既怕湿亦不可有毒,如心脏外科材料、一些人工器官及某些需置入体内的医疗用品。这些器材都可以用低温等离子体进行灭菌处理。

3.各种金属器械、玻璃器械和陶瓷制品的灭菌

现在使用的低温过氧化氢等离子体灭菌装置可用于各种外科器械的灭菌处理,某些玻璃和陶瓷器材也可以用等离子体进行灭菌。试验证明,外科使用的电线、电极、电池等特殊器材均可用等离子体灭菌处理。

4.空气消毒

某等离子体空气消毒机,在 20 ℃、相对湿度 60% 的条件下开启,在 20 m³ 的试验室内,作用 30 min,对白色念珠菌的消除率为 99.96%,作用 60 min 时达 99.98%。

5.生物材料表面的清洁和消毒

生物材料的表面清洗和消毒在电子制造业和表面科学中使用较多,使用非沉积气体的等离子体辐射作用进行表面清洗已有多年。等离子体处理用于去除表面的接触污染,消除溅射留下的残渣,减小表面吸附等。

(二)食品加工工业中的应用

随着食品加工业的大规模发展,人们在期望食品安全性的同时,对食品的营养性需求也在不断扩大。特别是常规的高温压力蒸汽灭菌造成的各种营养元素的损失已经引起人们的普遍关注。实践证明,应用低温等离子体技术来杀灭食品本身及加工过程中污染的细菌,很少会影响到产品的鲜度、风味和滋味。

1.用于食品表面的消毒

蔬菜、水果在种植、加工、运输过程中,因与外界接触表面经常附着具有传染性的病原微生物,其中包括国际标准中严格限制的一项微生物指标-大肠埃希菌(E.lcoli)。利用微波激发氩气等离子体,证实了等离子体不仅能够杀灭物体表面的大肠埃希菌,而且通过改变各个等离子体处理参数,找到了影响该微生物杀灭率的条件。而美国自 20 世纪 90 年代起,利用等离子体对食品表面进行杀菌消毒就获得了美国食品和药物管理局(FDA)的批准,并且很快应用于商业。实践证明,各类食品表面的大肠埃希菌经空气等离子体 20 s～90 min 的处理,细菌总数可下降 2～7 个对数值。日本学者开发的组合大气压下等离子体发生器,可将待消毒产品置于反应器腔体内,使其表面直接受到活性粒子的轰击以达到杀菌消毒目的。如使用 RER 反应器(2 000),则可以使这些物料在远程等离子体(至少距等离子体发生中心 20 cm)的范围内被空气强制对流,被迫沿着迂回的通道流经 3 个或更多折返,这使得待消毒产品可以不与等离子体直接接触,在一定意义上克服了某些领域不能应用该技术的限制,为该技术的应用开辟了更为广阔的前景。

2.用于液体食品的消毒

液体食品属于一类特殊的食品。通过向液体中鼓泡(通入空气和纯氧),同时将电场直接作用于液体与气体的混合态而成功地杀灭了大肠埃希菌和沙门菌。基于这一原理设计出的低温等离子体反应器在实际生产操作中可以根据微生物指标要求采用串联方式、用多个反应单元对产品进行消毒,实验表明,杀菌效果随着反应器数量的增加而提高。利用该技术对牛奶与橙汁进行消毒,细菌总数下降了 5 个对数值。可见,用低温等离子体对液体食品杀菌消毒的研究,为更多的液体食品如苹果酒、啤酒、去离子水、液态全蛋、番茄汁等的杀菌提供了新的思路。

3.用于小包装食品的消毒

小包装食品在食品保质期内一般不会发生霉变,但有时也不排除因包装材料的阻氧性能和透气性能改变而引起的微生物污染,为确保产品的货架寿命,提高产品的安全性,仍需要对已包装食品进行消毒。尽管对于等离子体活性粒子(包括激发原子、分子及紫外光子)能否透过包装材料的问题尚存在异议,但 Bithell(1982)的研究表明,利用射频激发的氧气等离子体能够对包装袋内的产品进行消毒。之后,相继有工作者利用过氧化氢等离子体实现了对纸包装、塑料及锡箔包装食品的消毒。

七、使用注意事项

(一)灭菌注意事项

使用等离子体灭菌技术必须注意:①灭菌物品必须清洁干燥,带有水分湿气的物品易造成灭菌失败。②能吸收水分和气体的物品不可用常规等离子体进行灭菌,因其可吸收进入灭菌腔内的气体或药物,影响等离子体质量,如亚麻制品、棉纤维制品、手术缝合线、纸张等。③带有小于3 mm 细孔的长管道或死角器械的灭菌效果难以保证,主要是等离子体穿透不到管腔内从而影响灭菌效果;器械长度大于 400 mm 亦不能用 Sterrad 系列灭菌器处理,因为其灭菌腔容积受限;

各种液体均不能用 Sterrad 系列灭菌器处理。④灭菌物品必须用专门包装材料和容器包装。⑤使用等离子体灭菌时可在灭菌包内放化学指示剂和生物指示剂,以便进行灭菌效果监测,化学指示剂可与过氧化氢反应指示其穿透情况,生物指示剂为嗜热脂肪杆菌芽孢。

(二)注意安全操作规则

虽然等离子体中的某些成分如 γ 射线、β 粒子、紫外线等都可能对人体造成损害,但等离子体灭菌装置采用绝缘传输系统,灭菌腔门的内衬及垫圈材料均可吸收各种光子和射线,无外露现象。只要操作者严格执行操作规程,不会对操作人员构成危害。

(刘兰春)

第八节 过 滤 除 菌

用物理阻留方法去除介质中的微生物,称为过滤除菌。大多数情况下,过滤只能除去微生物而不能将之杀死。处理时,必须使被消毒的物质通过致密的滤材从而将其中的微生物滤除,因此只适用于液体、气体等流体物质的处理。乳剂、水悬剂过滤后,剂型即被破坏,故不宜使用此法。过滤除菌的效率主要随滤材性能而异,微生物能否被滤除,则取决于它本身的大小。

近几年发展较快的是过滤除菌净化材料,特别是有机高聚物制备膜过滤材料,被认为是 21 世纪最有发展前途的高科技产品之一。常用的高分子膜材料有纤维素类、聚砜类、聚丙烯腈(PAN)、聚偏氟乙烯(PVDF)、聚醚酮(PEK)、聚酰亚胺(PI)等工程高分子材料。高分子纳米滤膜是近年国际上发展较快的膜品种之一,该类膜对相对分子质量在 300 以上的有机物的截留率较高,对细菌、病毒的过滤效果较好。

一、液体的过滤除菌

(一)除菌作用与原理

滤材对液体中微生物滤除的机制有:①毛细管阻留,亦称网击阻留,即滤材中无数微孔参差不齐重叠排列形成曲折狭窄的通道(毛细管),液体通过时微生物被机械阻挡于通道之中(图 5-9A);②筛孔阻留,即微生物颗粒大于滤材上的微孔,因而被阻留在滤材的表面(图 5-9B);③静电阻留,微生物多带有负电荷(或兼性),而滤材多带有正电荷,由此而被吸附。

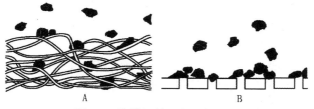

A   B

图 5-9　滤器机械阻留颗粒形式

(二)液体除菌的设备与方法

过滤设备分为滤器、管道、阀门、液体容器及加压泵或抽气机等部分。其中以滤器为主,其他则使用一般的通用设备即可。

常用滤器根据滤材制作材料的不同,可分为硅藻土滤器、素磁滤器、石棉板滤器、垂熔玻璃滤器(又称烧结玻璃滤器)和薄膜滤器五大类。

1.硅藻土滤器与素磁滤器

(1)结构:硅藻土滤器主体是用含有硅石(SiO_2)的硅藻碎片,以稀盐酸净化、水洗后锻制而成,质地较素瓷滤器软,如在煅制中加入银,可大大加强过滤效果,硅藻土滤器壁厚一般为6~12 mm,孔径大小分为三种规格:粗号(V)孔径8~12 μm,中号(N)孔径5~7 μm,细号(W)孔径2~3 μm。

素磁滤器主体是用磁土与白陶土混合物烧制而成。两者的原料不同,但过滤机制、使用方法、过滤性能基本相似。这一类滤器有盘状与柱状两种。柱状滤器中空,细长似烛,故又称为滤烛。素磁滤器壁厚一般为3~5 mm,按孔径大小分为多种规格,常以 L_1、L_2、L_3、L_5、L_7、L_9、L_{11}、L_{13} 编号。其中以 L_1 的孔径最大,L_{13} 的孔径最小。L_1、L_2、L_3 依次相当于硅藻土滤器的粗号、中号、细号。L_5 孔径为 1.5~1.7 μm,$L7$ 小于 1.3 μm。对于型号不明的滤器,可做"气泡压力试验"以测定其孔径的大小。

(2)过滤设备的安装:滤器在使用时应与其他设备组装成一套完整的过滤装置(图 5-10)。大型过滤装置可根据具体情况进行设计,其基本原理与结构同实验室装置。必要时,可用多个滤器并联以加大滤过量。过滤加压可用空气压缩机、钢瓶装压缩空气,甚至打气筒。抽真空可用真空泵或流水泵。

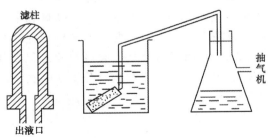

图 5-10 素磁过滤装置

(3)使用方法:新滤器应经下列处理后再使用。①清水中浸泡 12~24 h,除去滤器内的空气;②用 1.5~1.8 kg/cm² 压力的水冲洗滤器内外,除去尘埃颗粒;③用同样压力的水通过滤器,除去其中所有的空气;④做气泡压力试验,以确定滤器性能是否合乎要求;⑤将滤器接到抽气机,除去滤孔中的水和其他固体颗粒;⑥用 30 ℃~40 ℃温度,将滤器烤干备用。

滤器临用前,根据需要,可在干热烤箱中进行除菌(温度勿超过 300 ℃,否则可损坏滤器)。过滤时,将灭菌的滤器按规定安装后,先用小量新制备的蒸馏水试滤一下,待一切正常,即可过滤需要灭菌的液体。

使用后的滤器应及时进行清洗。如不将残留的物质除净,特别是有机物质,干烤时残渣干结可阻塞滤孔。清洗步骤如下:①用软刷轻轻将滤器外层的滤渣除去,边刷边洗;②用压力为 1.5~1.8 kg/cm² 的水通过滤器(要和过滤时液体通过的方向相反),同时用软刷在表面轻刷,直到流出的水比较清洁通畅为止;③用 2‰碳酸钠溶液煮沸 30 min;④用清水煮沸 1 h,煮时经常换水;⑤如有大量蛋白质沉着物存在,可用 pH 8.5 的胰消化酶浸泡过夜(40 ℃);⑥用水通过滤器5 min,除去已被煮松或经胰消化酶分解的颗粒;⑦用 1N 盐酸通过滤器,将 pH 中和至 7;⑧趁湿的时候试验滤器有无缺陷;⑨将完好的滤器在 30~40 ℃下烤干备用。

2.石棉板滤器

(1)结构:石棉滤板是用石棉与其他纤维浆压制而成,厚约为 2～6 mm。将石棉滤板夹于特制金属漏斗中即成石棉板滤器,石棉滤板下衬有筛孔垫板以防加压时破裂。多层滤板滤器使液体经两次过滤,可用于医院制备无菌水。石棉滤板有不同的孔径,各国甚至各厂产品的孔径编号多不一致。一般 K_1、K_3、K_5 的孔径分别为 7、6、5 μm 左右,K_7、K_{10}、EK 的孔径分别是 3、2、1 μm;以 S 编号的,其孔径通常在 1 μm 以下,如 S_1(0.3～0.5 μm),S_2(0.1 μm);所以,EK、S_1、S_2的规格,可用于除菌过滤。使用前应用压力蒸汽或干热灭菌,用后即废弃。该滤器吸附性较强,并易使滤液呈碱性,故用前可先以 0.1%稀盐酸处理,使滤器呈中性。另外,此滤器在运用中,可发现有细微的石棉纤维脱落,据报道有中毒和致癌的危险,应引起注意。1975 年,美国食品、药品部门,已禁止使用该滤器;1979 年美国药典亦规定:无菌医药制剂,不得使用石棉过滤,如必须使用,则其滤过液一定要附加其他滤器,以保证除去脱落在制剂中的石棉纤维。

(2)过滤设备的安装:开放式滤斗型支架,只能用负压法过滤;密闭型的可使用加压法。

(3)使用方法:石棉滤板只用 1 次即弃去,不必洗涤,使用方便。使用前,应经压力蒸汽或干热灭菌。滤板上层质松,下层质密,安装时不得颠倒,否则很快即堵塞。

过滤时,先用蒸馏水浸润,使滤板膨胀以增加滤过速度。用于过滤油液时,用醇浸润。滤板带碱性,易使某些物品产生沉淀或影响滤液质量。必要时,可先用 0.1%稀盐酸滤洗,然后用蒸馏水洗除余酸,使呈中性。石棉滤板常有微细纤维脱落,当要求滤液不含杂质时,可在流出管下接一小型垂熔玻璃滤器将之滤除。

3.垂熔玻璃滤器

(1)结构:用纯硬质玻璃粉在适当温度下熔融制成滤板,将滤板固定在各式玻璃漏斗上即成垂熔玻璃滤器,亦有制成烛式滤器者。垂熔玻璃滤器的型号各厂不一,常以 G 编号(其中 G6 <1.5 μm)。

(2)过滤设备的安装:漏斗式滤器过滤时的装置与石棉板滤器相同。烛式滤器的过滤装置与硅藻土滤器相似。

(3)使用方法:垂熔玻璃滤器可反复使用。用前以压力蒸汽或干热灭菌,但干热温度不宜超过 200 ℃。用后可用水反向冲洗。另一方法是将之浸于碳酸氢钠浓溶液,再放到稀盐酸中,使产生的二氧化碳将黏附于孔内的颗粒带出,然后再用水冲净。本类滤器不可放于硫酸、重酪酸钾清洗液中处理,否则酪酸钾易吸附在滤板的玻璃颗粒上。

还有用青铜、不锈钢、银等金属粉末烧结制成的金属滤器,同样可用于过滤除菌,但目前运用较少。

4.薄膜滤器

(1)结构:将滤膜固定于过滤漏斗或特制框架上即成薄膜滤器(图 5-11)。滤膜可用纤维素酯或高分子聚合物制成。其孔径大的有 14 μm,小的仅 0.01 μm。最常见的滤膜是用硝化纤维素制成的。其制法有:①将刚铝石滤柱浸入硝化纤维素的冰醋酸溶液中,使硝化纤维素将滤柱包裹,待溶剂蒸发后,滤柱表面即形成一层薄膜;②溶硝化纤维素于戊醇二戊醚、乙醚、乙醇、丙酮或其他溶剂中,将溶液倾于平面玻璃上,待溶剂蒸发,再将膜小心洗入蒸馏水中即得;③所得硝化纤维素滤膜厚约 0.15 mm,其孔隙比较均匀,一般不超过平均直径的 5%～10%。孔径大小在制作时可调节。如欲制作孔径较大的滤膜,可在溶液中加入少量的水;如欲制作孔径较小的滤膜,可加入少量醋酸或乙二醇。此外,孔径还可用蒸发时间来控制,蒸发越快孔径越大。

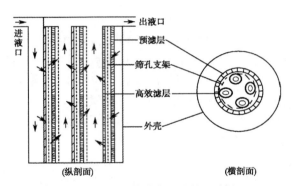

图 5-11　筒式薄膜滤器结构示意图

滤膜制成后,可用气泡压力试验测定其孔径大小。除菌过滤,孔径不应大于 0.22 μm。

(2)过滤设备的安装:薄膜滤器的支架一般用金属制作,滤膜夹于当中,其下应有金属筛板状衬垫,防止加压时薄膜破裂。过滤时的装置与石棉板滤器相同。小型的可装在注射器上使用。为增加单位体积中的过滤面积,亦可将滤膜安装于筒状滤器内。

(3)使用方法:滤膜不能滤除小于孔径的微生物,选用滤膜时应予注意。用前须经煮沸消毒或压力蒸汽灭菌,但温度勿超过 125 ℃。滤膜只可使用 1 次,故不存在事后洗涤问题。

5.自制过滤器除菌

介绍一种简单的自制除菌装置(图 5-12)。适用于不宜采用高效过滤除菌方法而应过滤除菌的液体。如医院在配制 RPMI1640、DMEM、0.25％胰蛋白酶、Dhank 液等工作中,可以尝试采用这种方便的过滤除菌方法。

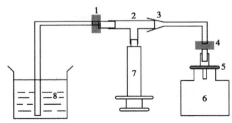

1、4.静脉输液管自带的滤器;2.三通;3.断口被扩张的静脉输液管;

5.无菌针头滤器;6.无菌容器;7.注射器;8.待过滤的液体

图 5-12　简易过滤器

(三)使用注意事项

(1)各厂生产的滤器或滤膜的编号与孔径大小的关系多不一致,选用时应以厂家说明书为准。必要时,应先进行孔径大小或滤效的测定。

(2)过滤时,应慢慢加压,压力不宜过高,否则可影响滤器性能。对石棉滤板,因质地疏松,压力一般为 0.3～0.5 kg/cm² 即可;对孔径小的薄膜滤器,需大一些,最大的可增加至 7 kg/cm² 左右。至于其他滤器,使用压力多介于 1～1.5 kg/cm²。

当滤孔堵塞须加压以保持流量时,不宜过急过高,否则反可将颗粒紧压于滤孔内,增加堵塞程度。有时,轻轻搅动滤液或使用搏动压力即可使堵塞情况改善。

(3)滤膜、滤板切忌折皱,保存、取用应加小心。可反复使用的滤器,经处理后,应重新测定有无裂纹或孔径有无变化。

（4）液体过于混浊,切勿直接过滤,否则滤器很快即可被堵塞。必要时,可在前面加一孔径较大的预滤器先将大颗粒去除。

（5）溶液与滤器的酸碱度都可影响滤效,应控制在中性条件。有报道 pH 9~10 时,细菌较易通过滤孔。对于蛋白质液体,在其等电点的 pH 情况下,易形成颗粒,堵塞滤孔。

（6）温度低,溶液黏稠度大,过滤速度慢时,不宜加大压力,适当加温（25 ℃左右）即可克服。

（四）滤孔大小测定方法

制作滤膜或重复使用经清洁处理的滤器时,都需测定其孔径大小。滤孔大小的测定,一般采用气泡压力法,其具体试验步骤随滤器种类不同而异。

1.烧结滤器气泡压力测定法

烧结滤器气泡压力测定法的原理是空气通过不同大小孔径时所需压力不同,孔径越小所需压力越大。由空气通过滤器所需压力可推算出滤孔的最大孔径概值。本法适用于硅藻土、素磁、垂熔玻璃滤器。器材与装置测试时,将滤器、空气压缩机、压力表与管道连接好后进行测试,测试方法为:①将滤器浸于蒸馏水中;②以水均匀通过滤材,驱尽所有存留于滤孔中的空气;③通入压缩空气,逐渐增大压力;④观察并记录由滤器逸出第 1 个气泡时的压力;⑤按表 5-2 查知滤器的最大孔径概值。

表 5-2　烧结滤器孔径与气泡压力关系

最大孔径概值（μm）	气泡压力	
	（kg/cm²）	（1b/in2）
5.3	0.6	8
3.5	0.8	12
2.8	1.0	15
2.3	1.3	18
2.1	1.4	20
1.7	1.8	25
1.4	2.1	30
1.2	2.5	35
1.9	3.2	45
0.8	3.5	50

2.薄膜滤器气泡压力测定法

原理与烧结滤器气泡压力测定法相同。由于两类滤器过滤主要机制不同,因此气泡压力与孔径大小的关系亦有差别。本法适用于各式薄膜滤器。器材与装置测定时,使用专门的测试装置。

测试方法:①将滤器先浸泡于蒸馏水中 3 min;②取出用试样夹夹好;③将蒸馏水灌入压力罐中;④打开压力罐与滤膜之间的阀门,加压,使水通过测试滤膜流入贮液瓶内;⑤待水面浸没出气管时,关断此阀门;⑥徐徐打开压力表阀门,使空气将管道中剩余的水压出到贮液瓶内;⑦逐渐增大压力;⑧观察并记录贮液瓶逸出第一个气泡时的压力,按表 5-3 查知滤器的最大孔径概值。

（五）滤效的测定

1.原理

以体积较小的细菌测试滤器效能。

表 5-3 薄膜滤器孔径与气泡压力关系

最大孔径概值(μm)	气泡压力	
	(kg/cm²)	(1b/in2)
1.20	0.7	10
0.80	1.0	15
0.65	1.3	19
0.45	2.0	29
0.30	2.5	36
0.22	3.4	49

器材与装置:利用原过滤装置,这样可以比较准确地说明滤器在使用中是否可靠。

2.菌种

神灵色杆菌,0.6 μm×0.5 μm～1.0 μm×0.5 μm 大小,菌落呈红色,易于鉴别,并且是非病原菌,使用安全。

3.测试方法

(1)将神灵色杆菌 24 h 肉汤培养液用肉汤稀释 25 倍。

(2)经滤器过滤,收集滤液 50 mL(使用负压法,负压不低于 53.3 kPa)。

(3)将滤液放于 25 ℃～30 ℃室温下观察 5 d,并防止再污染。

(4)观察结果,如无菌生长,说明滤效可靠。

(六)使用评价

液体过滤除菌,不加热,不使用化学药物,不仅可滤除活菌,并可滤除死亡的菌体。目前已广泛用于医疗卫生、实验室试验与工业生产。除了除菌外,还可用于病毒分离、细菌计数与测定微生物颗粒大小等。

液体过滤的滤器,虽然种类很多,但各有特点。目前使用最为广泛的是薄膜滤器。薄膜制作简易,价格低廉,滤速较快,使用方便,能适应多种需要,正逐渐取代其他种类滤材。

二、空气的过滤除菌

(一)空气除菌作用与原理

滤除空气中的微生物,很少单纯依靠筛孔阻留的原理。筛式滤器,滤材孔径必须小于拟去除颗粒,因此阻力大,不适于大流量的空气过滤。目前应用的空气滤材都是由各种紧密排列的纤维组成,它们的孔隙有的大于拟滤除的微生物颗粒,其过滤作用机制主要有:①随流阻挡,即颗粒随气流运动直接碰撞于纤维上被阻留;②重力沉降,即当空气通过滤材时,颗粒由于重力沉降而黏附于纤维之上;③惯性碰撞,即当气流经过曲折的纤维空隙时,空气中颗粒因惯性作用不能随气流绕过而撞于纤维之上;④扩散黏留,即颗粒在气流中,不断进行布朗运动而黏附于纤维之上;⑤静电吸附,即纤维带有静电时,可将空气中的微粒吸附其上。

细菌的颗粒比较大,对其已有不少效果较好的滤材。病毒一般都附着在其他物质上,颗粒往往也大于 1 μm;但在特殊情况下,如在微生物实验室或敌人生物战洒布病毒战剂气溶胶时,仍可能存在单个病毒颗粒。对病毒的滤效,除用噬菌体进行试验外,尚无其他资料报道。在要求去除空气中单个病毒颗粒时,除过滤法外,还可兼用其他方法进行消毒处理(如紫外线照射、火烧等)。

空气过滤设备主要包括滤器、风机、管道等。其中以滤器为主,其他则使用一般的通风设备即可。滤器由支架与滤材组成。支架多用金属、塑钢或彩钢结构,其大小随用途而定。常用形式有两种:一种是平面结构,即将滤材平铺固定于支架上;一种是波状结构,即将滤材反复折叠铺于支架并加以固定,这种结构可扩大单位体积内的过滤面积(图 5-13)。滤材多由各种纤维组成,有的质地紧密呈纸状,有的质地疏松呈棉毡状,纤维越细滤效越好。用于过滤的纤维直径可小于 1 μm。

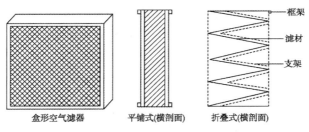

图 5-13　空气滤器结构示意图

(二)空气除菌过滤设备

空气滤材随其滤效可分为 4 级(表 5-4):①粗滤材,一般用于预过滤,多由动植物纤维或合成纤维制成,有的涂以黏性物质(油类)以增加黏留效果;②中效滤材,适用于通风量较大,对滤效要求不太严格的场合,多用泡沫塑料、玻璃纤维或纸浆做成;③高效滤材,用于通风量较小,要求较严格的场合,多用玻璃棉、高级纸浆与石棉纤维制成;④超高效滤材,用于要求严格的场合,多用石棉纤维、超细玻璃棉、矿渣棉或带静电的过氯乙烯纤维制成(表 5-5)。

表 5-4　各种滤材的滤效

滤材等级	微生物阻留率(%)
粗效滤材	10~60
中效滤材	60~90
高效滤材	90~99
超高效滤材	>99.9

表 5-5　5 种超高效滤材的性能

滤材名称	纤维直径(μm)	性状	微生物阻留率(%)
石棉滤烟纸	1~5	深灰色,滤纸状,质紧密	99.99~100
超细玻璃棉	1~3	白色,棉状,质疏松	99.9~100
超细玻璃棉毡	1~3	色黄,由超细玻璃棉加树脂制成	99.9~100
过氯乙烯纤维	<1	色白,薄絮状,带静电,外护以纱布层	99.9~99.99
矿渣棉	5~10	灰色,棉状,质疏松	99.9

其他清除空气中微生物的方法有:①液体冲洗除菌,目前多被滤材过滤法所取代;②静电吸附除菌装置,有固定式和移动式两大类,此类装置不适用于有爆炸性气体的场所,亦不适用于处理高温、高湿气体;③空气火烧器,对空气中微生物有特效,其缺点是通风量过多,难以保持温度,

耗电量大,只适于特殊场合处理污染严重的少量空气。

(三)建筑物通风中滤器的使用

空气过滤装置可用于建筑物的空气除菌及个人防护。仅介绍一般建筑物通风时对空气除菌的使用方法。

1.建筑物的通风

方式有两种:①湍流式通风;②层流式通风。

湍流式通风即空气由一侧进风口送入,由另一侧出风口排出,因为通风时在室内形成明显的湍流,所以称为湍流式通风。这种方式的通风,一般要求风量相当于每小时换气 6～20 次,所需滤器较小,滤速要求较快。设备与维持费用较低廉,但对室内微生物清除不彻底(图 5-14)。

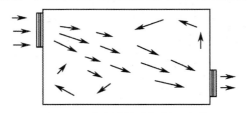

图 5-14　室内湍流式通风示意图

层流式通风即使空气由一侧以同等速度流向另一侧(或由上向下),将污染空气平推而出。因为通风时,气流在房间中按整个横截面平推行进,故称层流式通风。层流式通风,送风量大,最多可相当于每小时换气 600～700 次。通风中使用滤器的面积大,气流通过滤器的流速较慢。这类通风,设备与维持费用高,但过滤效果好(图 5-15)。

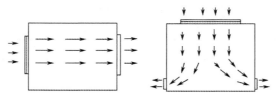

图 5-15　室内层流式通风示意图

2.滤器的选择

湍流式通风时,如室内有人活动不断形成新的微生物气溶胶,则到一定时间后空气中微生物的浓度即达到平衡。这种平衡与滤器的滤效和室内人员活动产生微生物气溶胶的浓度有关。虽为一假设条件,但有关数据说明,滤器的滤效越好,平衡时微生物浓度越低,但到一定程度后,再提高滤效,微生物浓度的降低亦有限。由于提高滤器的滤效收益不大,而增加的费用却很高,得不偿失,因此,一般医院的病房、手术室等,使用滤效为 90% 左右的滤器即可。若需进一步降低空气中微生物数量,则应采取抑制微生物气溶胶措施,如地板涂蜡、不在室内抖动衣物、动作轻巧、戴口罩等。

特殊情况下,如对生物战剂气溶胶的防护,或烈性菌实验室中的排风过滤设备,为尽量减少危险,保证安全,应使用超高效滤器。饲养无菌动物的进风过滤,亦需使用超高效滤器。层流式通风,多用于要求较严格的场合,因此对滤器的要求也比较高,至少应使用高效滤器。

3.滤器与风机的位置

滤器与风机位置的设计,应考虑防止风机的污染及微生物从管道与风机的裂缝中漏出再次污染清洁空气。当室内污染,对排出空气进行过滤时,应按图 5-16 的相关位置进行安装。如室外空气污染,对送入空气进行过滤时,应按图 5-17 的相关位置进行安装。此外,滤器位置越靠近清洁区空气的出入口处越好。

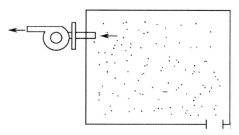

图 5-16　排气滤器的安装(室内负压)

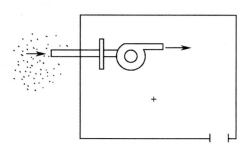

图 5-17　进气滤器的安装(室内正压)

4.多级过滤

空气中含尘量大,增加了滤器的负荷,会缩短使用时间。因此,使用高效和超高效滤器时,最好在前面安装一粗滤器,先将大部分尘土滤除。这样,可延长高效和超高效滤器的使用时间。当气流阻力保持在 0.25 cm 水柱时,使用预滤装置,动力费用增加不多。在通风量大的情况下,采取多级过滤,是一项很重要的措施,特别对于层流式通风的空气过滤。

5.通风压差

为减少空气的再污染,除在通风中送入清洁空气外,还应防止污染空气的回流。防止污染空气回流最简便的方法即是在建筑物内不同部分形成压差。一般清洁区的空气压力应比污染区高 2～10 Pa。为防止开门时空气压力突然降低,可修建空气缓冲间(又称气锁)予以缓冲。

6.滤器的维护与更换

(1)安装维护注意事项:滤器的安装必须谨慎,勿使滤材折皱、破损。框架应大小合适,结合紧密,保持密封。安装地点要保持干燥,不用时应加盖防护罩,减少表面尘土沉积。通风过滤时,应控制流量,勿使滤材受力过大而破损。

(2)更换条件:滤器使用前、后与使用时,应建立检查制度,发现下列情况即须更换。①滤材折皱、破损;②框架松脱;③滤材表面有真菌生长;④阻力增大,超过风机负荷(一般不超过10 Pa)或影响流量。

(3)滤器的消毒:使用过的滤器,积满灰尘与微生物,特别是用于烈性菌实验室与生物气溶胶防御工事的滤器,危险性较大,因此更换时应进行消毒。

对于能向外排风的滤器,先就地做初步消毒,拆下后再做进一步的处理,初步消毒的方法,可在室内向滤器的出风口处喷以消毒液气溶胶 30 min,喷药同时开动风机,使药液随空气分散到

213

滤材各处。消毒处理后,静置一夜即可取下,如使用甲醛溶液(福尔马林),用量为 35 mL/m³,为防止甲醛聚合在管道与框架上,可用甲醇稀释以减少聚合反应(甲醛溶液:甲醇＝5:3)。对不能向外排风的滤器,可先向滤器正反两面喷以消毒液(或油液),防止微生物颗粒飞扬,然后小心卸下,装于塑料袋内,拿到外面再进行环氧乙烷熏蒸、消毒液浸泡或压力蒸汽灭菌等方法处理。拆卸时,工作人员必须做好个人防护,以免吸入或接触到滤器上的病原微生物。事后,应进行认真的消毒处理。

(四)负压病房

负压隔离病房是控制呼吸道传染病有效的医疗隔离设施,负压隔离病房室内空气压力低于室外并形成病房内负压梯度,控制室内污染空气对外界的影响。北京某部队医院负压病房主要功能区由负压病房、负压卫生间、负压缓冲区组成,室外新风经初效过滤进入空调处理器,再经中效过滤,最后经高效过滤器将新风送入负压病房,负压值依次为－50、－40、－20 kPa,进风量400 m³/h,排风量450 m³/h,换气 12 次/小时,结果显示,负压病房缓冲区含菌量最低(平均288 CFU/m³),病房最高(平均 6 250 CFU/m³、真菌 858 CFU/m³),提示病房细菌污染严重,要进一步加强管理和环境、污水、空气的消毒措施,不能只依靠过滤系统来控制室内微生物含量。

(五)呼吸道过滤装置

我国目前缺少呼吸道防护装备对微生物气溶胶滤除率的生物测试验证国家标准,无统一评价其微生物气溶胶过滤性能的方法。目前对呼吸道防护装备的性能仅限于物理检测,检测指标按国家标准 GB13554-92 和 GB6165-85 及其他行业、部门的相关标准执行,这些标准规定过滤效率的检测方法为钠焰法和油雾法。呼吸道防护装备对微生物气溶胶过滤效果是确定产品是否能够有效防护空气传播传染性病原体的重要指标。以黏质沙雷菌气溶胶对滤毒罐、高效滤材、高效过滤器的过滤效果进行测定,结果滤毒罐滤除率为 99.9%～100%,高效滤材滤除率 100%,高效过滤器滤除率为 91%～96%。所测试的几种高效过滤防护装备对黏质沙雷菌气溶胶的滤除效果波动在 91%～100%,不同单位研制生产的高效过滤装备防护效果差异较大,但滤毒罐和高效滤材滤除率达到 99.99% 和 100%。

(六)使用注意事项

1.通风时应控制适宜流量

气流速度较慢时,扩散黏留与重力沉降机制可较好发挥作用;气流速度较快时,惯性碰撞可较好发挥作用。因此,往往是中速滤效较差。对于 1 μm 以下的小颗粒,最好使用低速过滤(6～15 cm/s);对于大颗粒,则使用高速过滤(60 cm/s 以上)效果较好。

2.要考虑过滤性能是否符合要求

增加滤材的厚度可增加一定的阻留率,但有一极限,当适于本类滤材阻留的颗粒大部滤除,滤材再厚,滤效亦不会有明显增加。

3.滤材的装填密度应适当

纤维装填过于紧密,虽可增加滤效,但气流阻力增大,容尘量降低,反而不利。

4.避免潮湿

滤器用前不宜用压力蒸汽灭菌,否则可使滤材中间形成"甬道",降低滤效。潮湿不仅增加阻力,有时亦可凝并纤维,使微生物易于穿透。

5.远离污染环境和灰尘

空气中微生物颗粒越多,越难清除彻底。此外,颗粒大小不同,滤除机制也不同,因此粒谱越广,清除越难。

(刘兰春)

第九节 电离辐射灭菌

20世纪50年代,美国科学家用电子加速器进行实验,证明电子辐射能使外科缝合线灭菌,这种利用γ射线、X射线或离子辐射穿透物品、杀死其中的微生物的低温灭菌方法,统称为电离辐射灭菌。由于电离辐射灭菌是低温灭菌,不发生热的交换,与常用的压力蒸汽灭菌相比,具有穿透力强、灭菌彻底、可对包装后的产品灭菌、不污染环境、在常温常湿下处理等优点,所以尤其适用于怕热怕湿物品的灭菌,而且适合大规模的灭菌。目前,不少国家对大量医疗用品、药品、食品均采用辐射灭菌。对电离辐射中的安全问题,各国都有不同的法律和规章制度来保证。

一、辐射能的种类

电离辐射能可以大致分为两类:即电离辐射(非粒子性的)和粒子辐射(加速电子流)。按其来源分为X射线、γ射线。

(一)γ射线

γ射线是光子流,其波长很短,由于它们不带电,所以在磁场中不发生偏转。γ射线通常是在原子核进行衰变或衰变中伴随发射出来的。原子核发生α或β衰变时,所产生的子核常常处于较高的状态——核激发态,而当子核从激发态跃迁到能量较低的激发态或基态时,就会放出γ射线。

(二)X射线

与γ射线的本质是一样的,统属电磁辐射。但它们发起的方式不同,X射线的发射是从原子发生的,当有一个电子从外壳层跃迁到内壳层时将能量以X线发射出来,或用人工制造的加速器产生的快中子轰击重金属所产生。

(三)粒子辐射

粒子的辐射有多种,有天然的和人为的,包括α射线、β射线、高能电子、正电子、质子、中子、重于氢的元素离子、各种介子。天然存在的α、β射线穿透力弱,不适用于辐射加工。而人为的正电子、质子、中子、介子和重离子束穿透物质的能力有限且价格昂贵难于生产,另一方面会导致被照物质呈现明显的放射性。电子加速器将电子加速到非常高的速度时,即获得了能量和穿透力,实际上是将电子获得的能量限制在不超过10 MeV的水平上(如果再增加能量将可能使被照物质获得放射性),其在单位密度的物质里的穿透深度是0.33 cm/MeV,远低于γ射线。

二、电离辐射剂量和剂量单位

(一)能量

电子伏特(eV)指单个电子在1 V电压作用下移动获得的能量。1电子伏特(eV)等于1.602×10^{-19}焦耳(J),该单位可用于电磁辐射和粒子辐射。1 MeV$=10^6$ eV。

（二）吸收剂量

电离辐射照射物体时，通过上述的种种作用，将全部或部分能量传给受照射物体或者说，受照射物体吸收电离辐射的全部或部分能量，这个能量通常称为剂量。

（三）照射量

照射量是 X 或 γ 射线在每单位质量空气中释放出来的所有电子被空气完全阻止时，在空气中产生的带正电或负电的离子总电荷，照射量的单位是伦琴（R）。

（四）剂量当量

一定的吸收剂量所产生的生物效应，除了与吸收剂量有密切关系外，还与电离辐射的类型、能量及照射条件等因素有关。对吸收剂量采用适当的修正因子后就可以与生物效应有直接的联系。这种经过修正的吸收剂量就称为剂量当量，专用单位是雷姆（rem）。

（五）放射性强度及其单位

放射性强度是用来描写放射性物质衰变强弱的，表示单位时间内发生衰变的原子核数（以每秒若干衰变数表示），放射性强度常用的单位为居里（Ci），其定义为某一放射源每秒能产生 3.7×10^{10} 次原子核衰变，该源的放射性强度即为 1 Ci。

三、电离辐射装置

大规模辐射灭菌通常使用两种类型的辐射源，一种是用放射性核素（如 ^{60} 钴）作辐射源的装置，另一种是将电子加速到高能的电子加速器。

（一）^{60} 钴辐射源装置

^{60} 钴（^{60}Co）是放射性核素，它是在反应堆中用于照射 ^{59}Co 产生的人工放射性核素，其半衰期为 5.3 年，每年放射性强度下降 12.6%，^{60}Co 是一种发电中核产物的副产品，造价相当低廉。常用的源强为 $10^5 \sim 10^6$ Ci，辐射装置必须放在能防辐射的特殊混凝土中，不用时放射源放入深水井中，工作人员可安全进入，需要照射时升到照射位置即可。

（二）^{60} 铯辐射源装置

^{60} 铯也可释放 γ 射线，是一种常用的 γ 射线辐射源。

（三）电子加速器

电子加速器实质上是把带电的粒子，例如电子或质子，或其他的重离子，在强电场力的作用下，经过真空管道，加速到一定能量的设备。辐射灭菌应用的加速器与工业上应用的加速器一样，必须具备以下的一些基本要求：①能连续地可靠工作；②有足够大的输出功率；③性能稳定；④有较高的效率；⑤操作方便，维修简单；⑥屏蔽条件良好，可以保证操作人员安全。加速的电场，可以是静电场，也可以是高频周期电场。一般将加速器分为两种：一种是脉冲流加速器，另一种是直流加速器。电子加速器的发明和完善，逐步替代了放射性核素的地位，与放射性核素相比，具有功率大、可以随时停机、停机后不消耗能量、没有剩余射线、可以直接利用电子进行辐射、射线的利用率高等特点。通常用于辐照灭菌的机器是 $5 \sim 10$ MeV 的电子加速器。

四、影响辐射灭菌效应的因素及剂量选择

（一）影响因素

1.微生物的种类和数量

微生物对辐射固有的耐受性叫抗性，不同类型的微生物对辐射灭菌的效应是不同的，同一菌

种其含菌量不同,则辐射敏感性也不同。

电离辐射灭菌剂量的确定与物品的初始污染菌对辐射的敏感性和拟达到的灭菌保证水平等因素有关。在众多因素中,以初始污染菌的数目与灭菌剂量的关系最为密切。初始污染菌量越多,灭菌后留下杀死的菌体多,这些死菌体都将成为致热原,因此必须降低产品的初始污染菌量。初始污染菌量与三大污染要素有关,即原料、环境和人员因素,操作技术因素,产品的存贮条件(时间、温度、湿度)因素等。

初始污染菌数量是决定该产品辐照灭菌剂量的一个重要依据,也关系到其他医疗产品辐射灭菌剂量和临床应用的安全性。

(1)样品细菌回收率计算:平均回收率=(洗脱的平均菌数/洗脱前染菌平均菌数)×100%。

(2)校正因子的计算:校正因子=100/平均回收率。

(3)辐照剂量的确定:根据初始污染菌数,查找 ISO1137 标准附录 B 方法 1 获得最低灭菌剂量。

辐照产品初始污染菌情况是企业生产先进程度评判的重要指标之一,反映了企业生产环境的控制能力。因此,企业应通过改进生产工艺、治理生产环境,以高标准的卫生环境设施,精密的卫生学测试手段和易于清扫、消毒、净化、秩序井然的生产控制水平来降低初始污染菌量,确保产品卫生质量。

2.介质

微生物所依附的介质对辐射效应影响很大。辐射灭菌间接作用是主要的,不同介质辐射后产生不同的自由基,这些不同的自由基和微生物相互作用的效果不同,因此,不同介质对辐射效应的影响是比较明显的。

3.温度

许多生物大分子和生物系统的辐射敏感性随照射时温度降低而降低,这种效应主要原因是温度降低,使早期辐射作用产生的自由基减少或在低温下(冰点以下)限制了水自由基的扩散,从而减少了酶分子和自由基相互作用的机会,所以高温可使酶对辐射敏感增加。

4.氧气

在氧气或空气中照射生物大分子(酶和核酸),其辐射敏感性一般比在真空或在惰性气体中照射高。但这种现象是只在于电离辐照干燥的生物大分子产生的。如在稀水溶液中,氧的增强作用极小或不增强,甚至还出现防护作用。这主要是因为氧气与辐射诱发的自由基具有高度亲和力,在水溶液中氧有清除水产生的自由基的作用。

5.化学药剂

化学药品中的保护剂使微生物不敏感,如含巯基化合物、抗坏血酸盐、乙醇、甘油、硫脲、二甲亚砜、甲酸钠、蛋白等;而敏化剂使微生物致敏,如氨基苯酚、碘乙酰胺、N-乙基马来酰亚胺、卤化物、硝酸盐、亚硝酸盐、维生素 K 等。

(二)剂量选择

剂量的选择直接关系到辐射灭菌的效果,通常考虑如下。

1.从微生物学角度计算灭菌剂量

一般采用下式计算:$SD = D_{10} \times \log(\frac{N_0}{N})$

式中,SD:灭菌剂量;D_{10}:杀灭 90%指示菌所需剂量;N_0:灭菌前污染菌数;N:灭菌后残存菌数。

指示菌一般采用短小芽孢杆菌芽孢;灭菌前的污染菌数N_0是影响灭菌剂量的重要因素,不必每次都测,但应定期测定,以观察有关变化及特殊情况;灭菌后的残余细菌数,一般采用10^{-6},这一数值是以灭菌处理100万个试样品,全部作灭菌试验时,试验样品残余细菌发现率在1或1以下。

2.从被灭菌的材料方面确定灭菌剂量

射线辐照被消毒用品,由于射线与物质发生一系列物理化学变化,将对材料产生影响,因此要综合考虑材料性能和微生物杀灭条件来确定灭菌剂量。

3.2.5 Mrad剂量的确定

不论灭菌的医疗用品类型如何,在大多数国家,最小或平均的吸收剂量以2.5 Mrad被认为是合适的灭菌剂量。

五、辐射灭菌的应用

(一)医疗用品的灭菌

1.使用情况

辐射灭菌应用于医疗用品是从20世纪50年代逐步发展起来的。1975年,世界上只有65个γ射线辐照消毒装置,10几台加速器用于辐射消毒,其中绝大多数是在60年代末70年代初投入运行的。目前,辐射灭菌用于医疗用品的灭菌已经非常普遍,我国各大中城市、医学院校几乎都有放射源,并且对外开展辐射灭菌技术服务,灭菌服务的领域已经延伸到敷料、缝合线、注射器和输液器、采血器械、导管和插管、手术衣、精密器械、人工医学制品、各种化验设备、节育器材、一次性使用医疗用品、患者和婴幼儿日常用品等。

2.可用辐射灭菌的医疗用品

有手术缝合线、注射针头、塑料检查手套、气管内插管、产科毛巾、输血工具、牙钻、脱脂棉、卫生纸、塑料皮下注射器、塑料及橡皮塞导管、塑料解剖刀、覆盖纱布、输血器杯、血管内开口术套管、外科刀具、透析带、人造血管、塑料容器、人工瓣膜、采血板、手术敷料、病员服、被褥等。

3.灭菌效果

用酶联免疫吸附法确定电离辐射杀灭乙肝病毒的效果,用物理性能试验,确定其对高分子材料的影响。结果以^{60}钴为照射源,当剂量20 kGy时灭菌效果可靠,且不改变被消毒物(包括镀铬金属、乳胶、聚丙烯等)材料的理化性质,患者使用电离辐射灭菌后的物品无不良反应,进一步证明了电离辐射灭菌法是一种较为理想的灭菌方法。

(二)药品的辐射灭菌

1.应用情况

因为很多药品对湿、热敏感,特别是中药材、成药由于加工和保管困难,难于达到卫生指标,我国自20世纪70年代以来,已对数百个品种的中成药做了研究,对其质量控制和保存作出了突出贡献。西药方面,药厂对抗生素、激素、甾体化合物、复合维生素制剂等大都采用辐射灭菌。照射后发现,经2 Mrad照射后除了少数例外,一般稳定性可保存4年,没有发现不利的化学反应。污染短小芽孢杆菌的冷冻干燥青霉素,用γ射线照射发现与在水中有同样的D值为200 krad,没有发现有破坏效应,试验中发现大剂量照射对牛痘苗中病毒可能有些破坏,同时发现电离辐射对胰岛素有有害的影响。

2.可用于辐射灭菌的药品

(1)抗生素类:青霉素 G 钾(钠)、苯基青霉素钠、普鲁卡因青霉素油剂(或水混悬液)、氯唑西林、氨苄西林、链霉素、四环素、金霉素、红霉素、万古霉素、硫酸多粘菌素,两性霉素 B,利福平,双氢链霉素、土霉素、氯霉素、卡那霉素、硫酸新霉素等。

(2)激素类:丙酸睾酮及其油溶液、己烯雌酚、醋酸孕烯醇酮、可的松、雌二醇、孕甾醇、醋酸可的松、泼尼龙等。

(3)巴比妥类:巴比妥、戊巴比妥、阿普巴比妥钠、苯巴比妥、异戊巴比妥、甲苯比妥等。

(三)食品的辐射灭菌

1.国内外食品辐照灭菌研究概况

我国自 1958 年开始食品照射研究以来,先后开展了辐射保藏粮食、蔬菜、水果、肉类、蛋类、鱼类和家禽等的研究,获得了较好的杀虫、灭菌和抑制发芽、延长保存期和提高保藏质量的效果。辐射杀菌过程包括以下步骤:①加热到 65 ℃～75 ℃。②在真空中包装。即在不透湿气、空气、光和微生物的密封容器中包装。③冷却至辐射温度(通常为－30 ℃)。④辐射 4～5 Mrad 剂量。在辐射工艺方面,辐射源和辐射装置不断增加和扩大,已经实现了食品辐照的商业化。1982 年不完全统计,世界上约有 300 个电子束装置和 110 个钴源装置用于辐射应用。1980 年 10 月底联合国粮农组织(FAO)、国际原子能机构(IAEA)和世界卫生组织(WHO)三个组织,组成辐照食品安全卫生专家委员会,通过一项重要建议"总体剂量为 100 万 rad(1 Mrad)照射的任何食品不存在毒理学上的危害,用这样剂量照射的食品不再需要作毒理试验"。这一决定大大有利于减少人们对辐照食品是否安全卫生的疑虑,亦进一步推动食品辐照加工工业的发展。

2.食品辐射灭菌的发展

近年来,世界各国批准的辐射食品品种有了很大发展,1974 年只有 19 种,1976 年增加到 25 种,目前已有超过 40 个国家的卫生部门对上百种辐射食品商业化进行了暂行批准,这些食品包括谷物、土豆、洋葱、大蒜、蘑菇、可可籽、草莓、肉类半成品、鱼肉、鸡肉、鲜鱼片、虾、患者灭菌食物等,随之而来的是一批商业化的食品加工企业诞生。

(四)蛋白制品辐射灭菌

近年来 γ 射线辐照灭活蛋白制品中病毒的研究越来越多,如处理凝血因子、清蛋白、纤维蛋白原、$α_1$-蛋白酶抑制剂、单克隆抗体、免疫球蛋白等。

1.γ 射线处理凝血因子Ⅷ

γ 射线辐照处理冻干凝血因子Ⅷ,14 kGy 剂量可灭活≥4 log 的牛腹泻病毒(BVDV),23 kGy 剂量可灭活 4 log 的猪细小病毒(PPV),在经 28 kGy 和 42 kGyγ 射线辐照后,凝血因子Ⅷ活性分别可保留 65％和 50％。

2.γ 射线处理单克隆抗体

液态和冻干状态下的单克隆抗体在加和不加保护剂抗坏血酸盐的情况下分别用 15、45 kGy 的 γ 射线辐照,ELISA 试验显示:15 kGy 辐照下,加保护剂的液态单克隆抗体,其活性及抗体结合力与照射前基本一致,不加保护剂的抗体活性下降了 3 个数量级。在 45 kGy 剂量辐照下,加保护剂的抗体结合力依然存在,而不加保护剂的抗体结合力消失。冻干状态下的单克隆抗体经 45 kGy 辐照后,不加保护剂组仍有抗体结合力,而加保护剂组抗体结合力更强,且前后试验对照发现不加保护剂时经 45 kGy,辐照冻干状态产品比液态产品表现出更强的抗体结合力。同样,在不加保护剂的情况下分别用 15、45 kGy 的 γ 射线辐照,SDS-PAGE 显示,在重链和轻链的位置上没有可观察到的蛋白条带,相反,加保护剂后有明显的蛋白条带。PCR 试验显示,加和不加保护剂的样品在 45 kGyγ 射线辐照后,PPV 的核酸经 PCR 扩增后无可见产物。研究表明,加保护剂或将样品处理成冻干状态均能降低 γ 射线辐照对蛋白活性的损伤。

3.γ 射线处理蛋白制品

(1)处理纤维蛋白原:在 27 kGy 剂量照射下,至少有 4 log 的 PPV 被灭活,在 30 kGy 剂量照射下,光密度测量显示,纤维蛋白原的稳定性＞90％。

(2)处理清蛋白:SDS-PAGE 显示,随着照射剂量从 18 kGy 增加到 30 kGy,清蛋白降解和聚集性都有所增加,HPLC 试验显示,二聚体或多聚体含量有所增加。

(3)处理 α_1-蛋白酶抑制剂:30 kGy 剂量照射下,≥4 log 的 PPV 被灭活,当照射剂量率为 1 kGy/h 时,α_1-蛋白酶在 25 kGy 剂量照射下活性保留 90％以上,在剂量增加到 35 kGy 时,其活性保留大约 80％。

(4)处理免疫球蛋白(I VIG):50 kGy 剂量照射下,SDS-PAGE 显示,I VIG 基本未产生降解,也没有发生交联,免疫化学染色显示,Fc 区的裂解≤3％,免疫学实验表明照射前后 IVIG 的 Fab 区介导的抗原抗体结合力和 Fc 区与 Fcγ 受体结合力均没有大的改变,定量 RT-PCR 显示,照射前后 I VIG 的 Fc 区介导 1L-1βmRNA 表达的功能性是一致的。

(5)处理冻干免疫球蛋白:30 kGy 处理冻干 IgG 制品中德比斯病毒灭活对数值 ≥5.5TCID50。IgG 制品外观无变化,pH 与未处理组相近,运用抗坏血酸、抗坏血酸钠、茶多酚等作为保护剂,效果明显。

一般情况下,20～50 kGy 剂量的 γ 射线辐照几乎能灭活所有的病毒,但灭活病毒的同时,辐照剂量越大,对蛋白制品成分的损伤也越大,如何在灭活病毒的同时又保留蛋白有效成分、不破坏蛋白成分的活性,这将是 γ 射线辐照应用于蛋白制品病毒灭活的关键。下列条件可减少蛋白成分损伤:①清蛋白含量高;②加入辛酸钠;③低照射剂量率;④缺氧状态。加入抗氧化剂或自由基清除剂,或者利用一种手段使辐照过程中产生最小量的活性氧都可减少射线对蛋白成分的损伤。冻干状态下的蛋白制品由于所含水分少,经电离辐射后所产生自由基少,对蛋白制品的损伤也会减弱。

(6)消毒冻干血浆:^{60}Coγ 射线经 30 kGy 的辐照剂量能完全灭活冻干血浆中的有包膜病毒和无包膜病毒,照射后的血浆清蛋白等成分含量略有下降,凝血因子活性减少了 30％～40％,因此消毒效果可靠但对血浆蛋白活性有一定影响。

(五)辐射灭菌的优缺点

1.优点

(1)消毒均匀彻底:由于射线具有很强的穿透力,在一定剂量条件下能杀死各种微生物(包括病毒),所以它是一种非常有效的消毒方法。

(2)价格便宜、节约能源:在能源消耗方面辐射法也比加热法低几倍。

(3)可在常温下消毒:特别适用于热敏材料,如塑料制品、生物制品等。

(4)不破坏包装:消毒后用品可长期保存,特别适用于战备需要。

(5)速度快、操作简便:可连续作业,辐射灭菌法将参数选好后,只需控制辐射时间,而其他方法须同时控制很多因素。

(6)穿透力强:常规的消毒方法只能消毒到它的外部,无法深入到内部,如中药丸这种直径十几毫米的固态样品,气体蒸熏或紫外线无法深入到它的中心去杀死菌体,从这一角度,辐射灭菌是个理想的方法。

（7）最适于封装消毒：目前世界大量高分子材料应用于注射器、导管、连管、输液袋、输血袋、人工脏器、手套、各式医用瓶、罐和用具。而且很多国家对这些医疗用品采取"一次性使用"的政策。为此出厂前要灭菌好，并要求在包装封装好后再灭菌，以防止再污染，对这种封装消毒的要求，辐射处理是一种好方法。

（8）便于连续操作：因为"一次性使用"的医疗用品用量很大，所以消毒过程要求进行连续的流水作业，以西欧、北美为例，这种用品的消耗量从 1970 年的 10 亿打（120 亿件）增加到 1980 年的 30 亿打（360 亿件），澳大利亚每年灭菌一次性使用的注射器 8 000 万只。此外，还有大量的缝合线、针头等。只有采取连续操作流水作业，才能满足需要，一炉一炉、一锅一锅地消毒，远不能满足需要。

2.缺点

（1）一次性投资大。

（2）需要专门的技术人员管理。

六、电离辐射的损伤及防护

使用电离辐射灭菌时，不得不考虑电离辐射的损伤：一是对人的不慎损害；二是对被辐照物品的损害；三是要做好防护。

（一）电离辐射的损害

1.电离辐射对人体的损害

当电离辐射作用于人体组织或器官时，会引起全身性疾病，因接触射线的剂量大小、时间长短、发病缓急也有所不同。多数专家认为，本病的发展是按一定的顺序呈阶梯式发展的，电离辐射是引起放射病的特异因子。

2.对物品的损害

电离辐射对物品的损害主要表现在对稳定性产生的影响，电离辐射对聚合分子可引起交联或降解，并放出 H_2、C_2H_6、CO、CO_2 或 HCl 等气体，高剂量可使其丧失机械强度，如聚烯烃类塑料可变硬、变脆，聚四氟乙烯可破碎成粉末。但常用的塑料在灭菌剂量范围内影响不大，如聚乙烯和酚醛照射 8 Mrad 无明显破坏，甚至照射 100 Mrad 损坏也不大。

（二）电离辐射的防护

电离辐射作用于机体的途径有内照射和外照射，从事开放源作业的危害主要是内照射，从事封闭源接触的主要是外照射。

1.内照射防护

根据开放源的种类和工作场所进行分类和分级，对不同类、不同级的开放型工作单位的卫生防护均应按有关规定严格要求。

2.外照射防护

从事这一行的操作人员须经专门的培训，合格后方可上岗，并且在操作过程中采取以下的防护措施。①时间防护：尽量减少照射时间。②距离防护：尽可能增加作业人员与辐射源的距离。③屏蔽防护：尽量在屏蔽条件下作业。④控制辐射源的强度。

（刘兰春）

第十节　热力消毒与灭菌

在所有的可利用的消毒和灭菌方法中,热力消毒是一种应用最早、效果最可靠、使用最广泛的方法。热可以杀灭一切微生物,包括细菌繁殖体、真菌、病毒和细菌芽孢。

一、热力消毒与灭菌的方法

热力消毒和灭菌的方法分为两类:干热、湿热消毒灭菌。由于微生物的灭活与其本身的水量和环境水分有关,所以两种灭菌方法所需的温度和时间不同。表 5-6 所提供的数据可作为实际应用时的参考。

表 5-6　不同温度下干、湿热灭菌的时间

灭菌方法	温度(℃)	持续时间(min)
干热	160	120
	170	60
	180	30
湿热(饱和蒸汽)	121	20
	126	15
	134	4

(一)干热消毒与灭菌

干热对微生物的作用主要有氧化、蛋白质变性、电解质浓缩引起中毒而致细胞死亡。

1.焚烧

焚烧是一种灭菌效果很好的方法,可直接点燃或在焚烧炉内焚烧,适用于对尸体、生活垃圾、诊疗废弃物、标本等废弃物的处理。

2.烧灼

烧灼是直接用火焰灭菌。适用于微生物实验室的接种针、接种环、涂菌棒等不怕热、损坏小的金属器材的灭菌,在应急的情况下,对外科手术器械亦可用烧灼灭菌。烧灼灭菌温度很高,效果可靠,但对灭菌器械有一定的损伤性或破坏性。

3.干烤

干烤灭菌是在烤箱内进行的,烤箱又可分为重力对流型烤箱、机械对流型烤箱、金属传导型烤箱、电热真空型烤箱等四类,适用于在高温下不损坏、不变质、不蒸发的物品的灭菌,例如玻璃制品、金属制品、陶瓷制品、油脂、甘油、液状石蜡、各种粉剂等。不适用于对纤维织物、塑料制品、橡胶制品等的灭菌。对导热性差的物品或放置过密时,应适当延长作用时间;金属、陶瓷和玻璃制品可适当提高温度,从而缩短作用时间。但对有机物品,温度不宜过高,因为超过 170 ℃时就会炭化。常用温度为 160 ℃～180 ℃,灭菌时间为 30～120 min。

使用烤箱灭菌时,应注意下列事项:①器械应洗净后再烤干,以防附着在其表面的污物炭化;②玻璃器皿干烤前亦应洗净并完全干燥,灭菌时勿与烤箱的底及壁直接接触,灭菌后应待温度降

至 40 ℃以下再打开烤箱,以防炸裂;③物品包装不宜过大,放置的物品勿超过烤箱内容积的 2/3,物品之间应留有空隙,以利于热空气对流,粉剂和油脂不宜太厚,以利热的穿透;④灭菌过程中不得中途打开烤箱放入新的待灭菌物品;⑤棉织品、合成纤维、塑料制品、橡胶制品、导热性差的物品及其他在高温下易损坏的物品,不可用干烤灭菌;⑥灭菌时间应从烤箱内温度达到要求温度时算起。

4.红外线辐射灭菌

红外线辐射被认为是干热灭菌的一种。红外线是波长为 $0.77\sim1\,000\ \mu m$ 的电磁波,有较好的热效应,以 $1\sim10\ \mu m$ 波长最强。红外线由红外线灯泡产生,不需要经空气传导,加热速度快,但热效应只能在直射到的物体表面产生。因此不能使一个物体的前后左右均匀加热。不同颜色对红外线的吸收不同,颜色越深吸收越多,反之则少。离光源的距离越近受热越多,反之则少。

(二)湿热消毒与灭菌

1.煮沸消毒

煮沸消毒方法简单、方便、经济、实用,且效果比较可靠。在家庭和基层医疗卫生单位,煮沸消毒目前仍然是一种常用的消毒方法。煮沸消毒的杀菌能力比较强,一般水沸腾以后再煮 $5\sim15\ min$ 即可达到消毒目的。当水温达到 100 ℃时,几乎能立刻杀死细菌繁殖体、真菌、立克次体、螺旋体和病毒。水的沸点受气压的影响,不同高度的地区气压不同,水的沸点亦不同。因此,地势较高的地区,应适当延长煮沸时间。煮沸消毒时,在水中加入增效剂,如 2%碳酸钠,煮沸 $5\ min$ 即可达到消毒要求,同时还可以防止器械生锈。对不能耐热 100 ℃的物品,在水中加入 0.2%甲醛,煮 80 ℃维持 $60\ min$,也可达到消毒。肥皂(0.5%)、碳酸钠(1%)等亦可作为煮沸消毒的增效剂。但选用增效剂时,应注意其对物品的腐蚀性。

煮沸消毒适用于消毒食具、食物、棉织品、金属及玻璃制品。塑料、毛皮、化学纤维织物等怕热物品则不能用煮沸法消毒。煮沸消毒可用煮锅,亦可用煮沸消毒器。国产煮沸消毒器有两类:电热煮沸器和酒精灯加热煮沸器。

煮沸消毒时应注意:消毒时间应从水煮沸后算起,煮沸过程中不要加入新的消毒物品,被消毒物品应全部浸入水中,消毒物品应保持清洁,消毒前可作冲洗。消毒注射器时,针筒、针心、针头都应拆开分放,碗、盘等不透水物品应垂直放置,以利水的对流。一次消毒物品不宜过多,一般应少于消毒器容量的 3/4。煮沸消毒棉织品时,应适当搅拌。

2.流通蒸汽消毒法

流通蒸汽消毒法又称为常压蒸汽消毒,是在 1 个大气压下,用 100 ℃左右的水蒸气进行消毒。其热力穿透主要依靠两个因素:①水蒸气凝聚时释放的潜伏热(2 259.4 J/g);②水蒸气凝聚收缩后产生的负压(体积缩小 99.94%)。蒸汽一方面放出潜伏热,一方面由于产生的负压,使外层的水蒸气又补充进来。因此热力不断穿透到深处。

流通蒸汽消毒设备很多,最简单的工具是蒸笼。其基本结构包括蒸汽发生器、蒸汽回流罩、消毒室与支架(图 5-18),所需时间同煮沸法。

流通蒸汽有较强的杀菌作用,它可以使菌体蛋白含水量增加,使其易被热力所凝固,加速微生物的灭活。这种消毒方法常用于食品、餐具消毒和其他一些不耐高热物品的消毒。流通蒸汽消毒的作用时间应从水沸腾后有蒸汽冒出时算起。

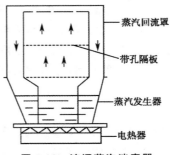

图 5-18　流通蒸汽消毒器

流通蒸汽也可采用间歇灭菌,尤其是对细菌芽孢污染的物品,即:第 1 天、第 2 天、第 3 天各消毒 30 min,间隔期间存放在室温中。对不具备芽孢发芽条件的物品,则不能用此法灭菌。

3.巴斯德消毒法

巴斯德消毒法起源于对酒加热 50 ℃～60 ℃ 以防止其腐败的观察,至今国内外仍广泛应用于对牛奶的消毒,可以杀灭牛奶中的布鲁司菌、沙门菌、牛结核杆菌和溶血性链球菌,但不能杀灭细菌芽孢和嗜热性细菌。牛奶的巴氏消毒有两种方法:一是加热至 62.8 ℃～65.6 ℃,至少保持 30 min,然后冷却至 10 ℃ 以下;二是加热至 71.7 ℃,保持至少 15 min,然后冷却至 10 ℃ 以下。巴氏消毒法可用于血清的消毒和疫苗的制备。对血清一般加热至 56 ℃,作用 1 h,每天 1 次,连续 3 d,可使血清不变质。制备疫苗时一般加热至 60 ℃,作用 1 h。

4.低温蒸汽消毒

低温蒸汽消毒最初用于消毒羊毛毡,它的原理是:将蒸汽输入预先抽真空的压力锅内后,其温度的高低取决于蒸汽压的大小,因此,可以通过控制压力锅的压力来精确地控制压力锅内蒸汽的温度,消毒时多采用 60 ℃～80 ℃。

5.热浴灭菌

将物品放于加热的介质中,如油类、甘油、液状石蜡或各种饱和盐类溶液,将温度维持在一定的高度上进行灭菌,称为热浴灭菌法。热浴灭菌是在不具备专门的压力蒸汽灭菌设备或其他特殊情况下使用的一种简易方法。由于它不能处理大型物品,并需专人守候调节控制温度,使用受到限制。可用于小量药品的灭菌,热浴可在一般煮锅中进行,必须有一温度计用以测定介质的温度。

6.压力蒸汽灭菌

压力蒸汽灭菌除具有蒸汽和高压的特点外,因处于较高的压力下,穿透力比流通蒸汽要强,温度要高得多。

1)常用压力蒸汽灭菌器及其使用方法:常用的压力蒸汽灭菌器有下排气式压力蒸汽灭菌器、预真空压力蒸汽灭菌器和脉动真空压力蒸汽灭菌器。前者下部设有排气孔,用以排出内部的冷空气,后两者连有抽气机,通入蒸汽前先抽真空,以利于蒸汽的穿透。

(1)手提式压力蒸汽灭菌器:是实验室、基层医疗、卫生、防疫单位等常用的小型压力蒸汽灭菌器。由铝合金材料制造,为单层圆筒,内有 1 个铝质的盛物桶,直径为 28 cm,深为 28 cm,容积约为 18 L。灭菌器12 kg左右,使用压力<1.4 kg/cm²。

主要部件:压力表 1 个,用以指示锅内的压力;排气阀 1 个,下接排气软管,伸至盛物桶的下部,用以排除冷空气;安全阀 1 个,当压力锅内的压力超过 1.4 kg/cm² 时,可自动开启排气。

使用方法:在压力锅内放入约 4 cm 深的清水;将待消毒物品放入盛物桶内,注意放入物品不宜太多,被消毒物品间留有间隙,盖上锅盖,将排气软管插入盛物桶壁上的方管内,拧紧螺丝将压力锅放火源上加热,至水沸腾经 10~15 min,打开排气阀,放出冷空气,至有蒸汽排出时,关闭排气阀,使锅内压力逐渐上升;至所需压力时,调节火源,维持到预定时间,对需要干燥的固体物品灭菌时,可打开放气阀,排出蒸汽,待压力恢复到"0"位时,打开盖子,取出消毒物品;若消毒液体,则应去掉火源,慢慢冷却,以防止因减压过快造成猛烈沸腾而使液体外溢和瓶子破裂。

(2)立式压力蒸汽灭菌器:是一种老式压力锅,亦是下排气式。由双层钢板圆筒制成,两层之间可以盛水,盖上有安全阀和压力表,内有消毒桶,桶下部有排气阀,消毒桶容积为 48 L。压力锅一侧装有加水管道和放水龙头。灭菌器全重 60 kg 左右,可用于实验室、医院及卫生防疫机构的消毒和灭菌。使用时需加水 16 L 左右。使用方法同手提式压力蒸汽灭菌器。一般物品灭菌常用 1.05 kg/cm² 压力,在此压力下温度为 121 ℃,维持 15 min。

(3)卧式压力蒸汽灭菌器:这种灭菌器的优点是,消毒物品的放入和取出比较方便。消毒物品不至于因堆放过高影响蒸汽流通,多使用外源蒸汽,不会发生因加水过多而浸湿消毒物品。卧式压力蒸汽灭菌器常用于医院和消毒站,适用于处理大批量消毒物品。

卧式压力蒸汽灭菌器有单扉式和双扉式两种。前者只有一个门,供放入污染物品和取出消毒物品,后者有前后两个门,分别用于取出消毒物品和放入污染物品。主要部件有:消毒柜室和柜室压力表,夹层外套和外套夹层压力表,蒸汽进入管道和蒸汽控制阀,压力调节阀,柜室压力真空表,空气滤器等。柜室内有蒸汽分流挡板和放消毒物品的托盘,门上有螺旋插销门闩,使用压力为 2.8~5.6 kg/cm²。

(4)预真空压力蒸汽灭菌器:是新型的压力蒸汽灭菌器,这种灭菌器的优点是:灭菌前先抽真空,灭菌时间短,对消毒物品损害轻微,在消毒物品放置拥挤重叠情况下亦能达到灭菌,甚至有盖容器内的物品亦可灭菌,而且工作环境温度不高,消毒后的物品易干燥等。整个灭菌过程采用程序控制,既节省人力又稳定可靠。缺点是价格较贵,发生故障时修理较困难。

(5)脉动真空压力蒸汽灭菌器:依据真空泵的不同可分为水循环式和低压蒸汽喷射式真空泵两种。脉动真空压力蒸汽灭菌器是目前医学领域使用最广泛、最安全有效的医疗器械灭菌方法。对脉动真空压力蒸汽灭菌监测 6 480 锅次,包内化学指示卡监测合格率 99.9%,温度监测合格率99.8%,生物指示剂监测合格率 100%,因此,运行良好的脉动真空压力蒸汽灭菌器灭菌效果可靠。

(6)快速压力蒸汽灭菌器:随着医疗技术的快速发展,医院手术及口腔、内镜诊疗患者的增多,医疗器械库存不足的问题日益突出,传统的消毒灭菌方法渐渐不能满足临床的需要,一系列快速灭菌方法便应运而生,快速压力灭菌技术就是其中之一。新的快速压力蒸汽灭菌器体积小,智能化程度高,基本能满足临床的需要。但是也暴露了不少问题:一是缺乏过程监控和结果的监测记录;二是存在二次污染的问题;三是器械灭菌前很多清洗不彻底,因此要加强培训和管理。

2)压力蒸汽灭菌的合理应用:压力蒸汽灭菌虽然具有灭菌速度快、温度高、穿透力强、效果可靠等优点,但如果使用不得当,亦会导致灭菌的失败。

(1)压力蒸汽灭菌器内空气的排除:压力蒸汽灭菌器内蒸汽的温度不仅和压力有关,而且和蒸汽的饱和度有关。如果灭菌器内的空气未排除或未完全排除,则蒸汽不能达到饱和,虽然压力表达到了预定的压力,但蒸汽的温度却未达到要求的高度,结果将导致灭菌失败。在排除不同程度的冷空气时。

检查灭菌器内冷空气是否排净的方法是:在排气管的出口处接一皮管,将另一端插入冷水盆中,若管内排出的气体在冷水中产生气泡,则表示尚未排净,仍需继续排气;若不产生气泡,则表示锅内的冷空气已基本排净。如果待灭菌器内有一定量的蒸汽之后再排气,则有利于空气的排净。

(2)灭菌的时间计算:应从灭菌器腔内达到要求温度时算起,至灭菌完成为止。灭菌时间的长短取决于消毒物品的性质、包装的大小、放置位置、灭菌器内空气排空程度和灭菌器的种类。灭菌时间由穿透时间、杀灭时间和安全时间三部分组成。穿透时间随不同包装、不同灭菌物品而不同。杀灭微生物所需时间,一般用杀灭脂肪嗜热杆菌芽孢所需时间来表示。在 121 ℃时需 12 min,132 ℃时需 2 min,115 ℃时需 30 min。安全时间,一般为维持时间的一半。

(3)消毒物品的包装和容器要合适:消毒物品的包装不宜过大、过紧,否则不利蒸汽的穿透。下排气式的敷料包一般不应大于30 cm×30 cm×25 cm、预真空和脉动真空的敷料包不应大于30 cm×30 cm×50 cm。盛装消毒物品的盛器应有孔,最好用铁丝框。过去常将消毒物品,尤其是注射器,放入铝饭盒内,但饭盒加盖后蒸汽难以进入,内部的空气亦不易排出,按规定时间灭菌常不能达到预期效果。顾德鸿(1984)研制的注射器灭菌盒,解决了这一问题。该盒的盖和底上有许多小孔,内面各固定一张耐高压滤纸,蒸汽可以自由通过而尘埃和细菌则不能进入。

(4)消毒物品的合理放置:消毒物品过多或放置不当均可影响灭菌效果。一般来说,消毒物品的体积不应超过灭菌室容积的 85%,也不能少于 15%,防止小装量效应;放置消毒物品时应注意物品之间留有一定空隙,以利于蒸汽的流通;大敷料包应放在上层,以利于内部空气的排出和热蒸汽的穿透,空容器灭菌时应倒放,以利于冷空气的排出,垂直放置消毒物品可取得更佳的灭菌效果。

(5)控制加热速度:使用压力蒸汽灭菌时,灭菌时间是从柜室内温度达到要求温度时开始计算的。升温过快,柜室温度很快达到了要求温度,而消毒物品内部达到要求温度则还需较长时间,因此,在规定的时间内往往达不到灭菌要求,所以必须控制加热速度,使柜室温度逐渐上升。

(6)消毒物品的预处理:带有大量有机物的物品,应先进行洗涤,然后再高压灭菌;橡皮管灭菌前应先浸泡于 0.5%氢氧化钠或碱性洗涤剂磷酸三钠溶液中,使溶液流入管内,并应注意防止发生气泡,然后煮沸 15~20 min,以除去管内遗留的有机物。煮沸后用自来水冲洗干净管内外遗留的碱性洗涤液,再用蒸馏水冲洗,并随即进行压力灭菌。由于管内有水分,温度升高快,易达到灭菌效果。

(7)防止蒸汽超热:在一定的压力下,若蒸汽的温度超过饱和状态下应达到的温度 2 ℃以上,即成为超热蒸汽。超热蒸汽温度虽高,但像热空气一样,遇到消毒物品时不能凝结成水,不能释放潜热,所以对灭菌不利。防止超热现象的办法是:勿使压力过高的蒸汽进入柜室内,吸水物品灭菌前不应过分干燥,灭菌时含水量不应低于 5%;使用外源蒸汽灭菌器时,不要使夹套的温度高于柜室的温度,两者应相接近,控制蒸汽输送管道的压力,勿使蒸汽进入柜室时减压过多,放出大量的潜热,灭菌时不要先用压力高的蒸汽加热到要求温度,然后再降低压力,蒸汽发生器内加水量应多于产生蒸汽所需水量。

(8)注意安全操作:每次灭菌前应检查灭菌器是否处于良好的工作状态,尤其是安全阀是否良好;加热和送气前检查门或盖是否关紧,螺丝是否拧牢,加热应均匀,开、关送气阀时动作应轻缓;灭菌完毕后减压不可过猛,压力表回归"0"位时才可打开盖或门;对烈性污染物灭菌时,应在排气孔末端接一细菌滤器,防止微生物随冷空气冲出形成感染性气溶胶。

除各种专用的高压灭菌器之外,炊事压力锅亦可用于消毒灭菌,适用于家庭、没有压力灭菌器的基层医疗卫生单位和私人诊所的消毒灭菌。在野战和反生物战条件下,家用压力锅亦是简单、方便、效果可靠的消毒灭菌器材。

家用压力锅使用方法:首先根据压力锅的大小加入适量的水;将消毒物品放在锅内的支架上,勿使物品靠得太紧,密封盖口,放热源上加热,待有少量蒸汽从排气孔排出时,将限压阀扣在排气孔的阀座上,当限压阀被排出的蒸汽抬起时减少加热,维持压力 15~20 min,然后退火,冷却,取下限压阀,使蒸汽排出,待蒸汽排尽后,打开压力锅,取出消毒物品。有报道以脂肪嗜热杆菌芽孢为指示菌,检查了家用压力锅对牙科器材的灭菌效果,结果试验组芽孢条全部被灭菌,而对照组均有菌生长,认为家用压力锅是一种快速、有效、廉价的灭菌方法,可用于少量器械的灭菌。

二、热对微生物的杀灭作用和影响因素

(一)热对微生物的杀灭作用

热可以杀灭各种微生物,但不同种类的微生物对热的耐受力不同。细菌繁殖体、真菌和病毒容易杀灭。细菌芽孢的抵抗力比其繁殖体抗热力强得多,炭疽杆菌的繁殖体在 80 ℃只能存活 2~3 min,而其芽孢在湿热 120 ℃,10 min 才能杀灭,肉毒杆菌芽孢对湿热亦有较强的抵抗力,在 120 ℃可存活 4 min,而在 100 ℃需作用 330 min 才能杀死。立克次体对热的抵抗力较弱,一般能杀灭细菌繁殖体的温度亦可杀灭立克次体。大多数病毒对热的抵抗力与细菌繁殖体相似。抵抗力较强的病毒,如脊髓灰质炎病毒在湿热 75 ℃,作用 30 min 才能杀死。而婴儿腹泻病毒对湿热 70 ℃可耐受 1 h 以上,在 100 ℃时 5 min 才能灭活。肝炎病毒亦是抗热力较强的病毒,甲型肝炎病毒在 56 ℃湿热 30 min 仍能存活,煮沸 1 min 可破坏其传染性,压力蒸汽 121 ℃能迅速致其死亡。乙型肝炎病毒在 60 ℃能存活 4 h 以上,85 ℃作用 60 min 才能杀死,压力蒸汽121 ℃作用 1 min 才能将其抗原性破坏,它对干热 160 ℃能耐受 4 min,180 ℃作用 1 min 可以灭活。因为病毒抗原的破坏晚于病毒的杀灭,所以用乙型肝炎表面抗原作为乙型肝炎病毒灭活指标的方法有待商榷。

在不同温度下培养的微生物对热的抵抗力也不一样。一般来说,在最适宜温度下培养的微生物和生长成熟的微生物抵抗力强,不易杀灭(表 5-7)。

表 5-7 热对各种微生物的致死时间

抵抗力	微生物	热致死时间(min)				
		煮沸	压力蒸汽			干热
		100 ℃	121 ℃	130 ℃	160 ℃	180 ℃
弱	非芽孢菌、病毒、真菌和酵母菌	2	1	<1	3	<1
较弱	黄丝衣菌素、肝炎病毒、产气荚膜杆菌	5	2	<1	4	
中等	腐败梭状杆菌(芽孢)、炭疽杆菌芽孢	10	3	<1	6	<1
高等	破伤风杆菌(芽孢)	60	5	1	12	2
特等	类脂嗜热杆菌芽孢、肉毒杆菌芽孢	500	12	2	30	5
	泥土嗜热杆菌芽孢	>500	25	4	60	10

从表 5-7 可以看出,无论是干热还是湿热,对繁殖体微生物的杀灭作用都比对芽孢的杀灭作

用大得多。热对不同芽孢的灭活能力不同。用饱和蒸汽121 ℃灭活106个枯草杆菌黑色变种芽孢,所需时间<1 min,而在同样暴露的情况下,杀灭嗜热脂肪杆菌芽孢105个,则需要12 min。但在干热灭菌时,枯草杆菌黑色变种芽孢的抵抗力则比嗜热脂肪杆菌芽孢更强。

(二)微生物热灭活的影响因素

一般认为,影响微生物热死亡的因素可以概括为3类:①由遗传学决定的微生物先天的固有抗热性;②在细菌生长或芽孢形成的过程中,环境因素对其抗热力的影响;③在对细菌或芽孢加热时,有关环境因素的影响。

1.影响微生物对热抵抗力的因素

(1)微生物的种类:不同种类的微生物或同种微生物的不同株,对热的抵抗力有很大的差别。由强到弱依次为朊病毒>肉毒杆菌芽孢>嗜热脂肪杆菌芽孢、破伤风杆菌芽孢>炭疽杆菌、产气荚膜杆菌>乙型肝炎病毒、结核杆菌、真菌>非芽孢菌和普通病毒。

(2)微生物的营养条件:研究证明,不同营养条件下生长的微生物的抗热力不同。不同培养基上生长的微生物D_{100}值变化范围相差10倍。不同的培养基成分,如糖、氨基酸、脂肪酸、阳离子、磷酸盐等,均可影响微生物生长的数量,亦可影响微生物的抵抗热的能力。干酪素消化培养基、各种植物抽提物培养基均能形成抵抗力强的芽孢。在培养基内加入磷或镁,甚至加入可利用的碳水化合物、有机酸或氨基酸时,微生物的抗热性也增高,表5-8列出了不同蛋白质含水量与凝固温度的关系。

表 5-8　蛋白质含水量与凝固温度的关系

卵清蛋白含水量(%)	凝固温度(℃)
50	56
25	74～80
18	80～90
6	145
0	160～170

(3)生长温度的影响:微生物生长环境的温度对其抗热力有明显的影响。有报道,炭疽杆菌(B.anthracis)芽孢的抵抗力随培养温度的升高而增强;一些嗜热杆菌芽孢在较高温度下生长,抗热力更强。生长在30 ℃、45 ℃、52 ℃的凝结杆菌芽孢,随温度升高,抵抗力增强。

(4)菌龄和生长阶段:一般认为,成熟的微生物比未成熟的微生物抵抗力强。繁殖体型微生物在不同生长阶段对热的抵抗力亦不相同。耐热链球菌在生长对数期的早期,对热的抵抗力强;大肠埃希菌试验证明,在静止期对热的抵抗力较强,增长最快时抗力最强。

(5)化学物质:化学处理可以改变芽孢的抗热能力。钙离子可使芽孢的抗热力增强,而水合氢离子(hydronium)可使芽孢的抵抗力降低。两种状态的芽孢之间对湿热的D值相差大于10倍。

2.微生物所处的环境

(1)有机物的影响:当微生物受到有机物保护时,需要提高温度或延长加热时间,才能取得可靠的消毒效果。用热杀灭在脂肪内的芽孢比杀灭在磷酸盐缓冲液中的芽孢困难得多。不同类型的脂肪提高芽孢抗热力的作用大小不同,依次为:橄榄油<油酸甘油酯<豆油<葵酸甘油酯<月

桂酸甘油酯。

（2）物体的表面性质：污染在不同物体表面的微生物对热的抵抗力不同。污染在 3 种不同载体上的微生物，加热时其 D 值依次为：沙＞玻璃＞纸。

3.加热环境的影响

（1）pH 和离子环境：培养液的 pH、缓冲成分、氯化钠、阳离子、溶液的类型等，对热力消毒均有一定的影响。

（2）相对湿度：相对湿度是（relative humidity，RH）指实际水蒸气的压力与在同等条件下饱和水蒸气压力之比，是微生物周围大气中水分的状况。湿热灭菌时 RH＝100％，干热灭菌时 RH＜100％，可以是0～100％之间的任何数值。干热灭菌时，微生物的灭活率是其水含量的函数，而微生物的含水量是由其所处的环境 RH 决定的，所以灭活率随灭菌环境的 RH 变化，RH 越高，灭菌效果越好。

（3）温度：温度表示热能的水平，是热力消毒和灭菌的主要因素。无论是干热还是湿热，均是随温度的升高，微生物灭活的速度加快。在干热灭菌时，细菌芽孢热灭活的 Z 值变化范围是 15 ℃～30 ℃；在湿热灭菌中，Z 值的范围是 5 ℃～12 ℃。干热和湿热灭菌 Z 值的差别，可能是由于它们的作用机制不同造成的。

（4）大气压：气压直接影响水及蒸汽的温度，气压越高，水的沸点越高。不同海拔高度的大气压不同，水的沸点也不同，故在高原上煮沸消毒时应适当延长消毒时间。

（5）被消毒物品的种类及大小：物品的传热能力可影响消毒效果。例如，煮沸消毒金属制品，一般 15 min 即可，而消毒衣服则需 30 min。密封瓶子中的油比水更难消毒，因为油不产生蒸汽，与干热相似。被消毒物品的大小，对热力消毒也有影响，过大的物品其内部不易达到消毒效果，故需要根据物品的种类和大小确定消毒的时间。

三、热力灭菌效果的检测

（一）压力蒸汽灭菌器灭菌效果的监测

1.工艺监测

压力蒸汽灭菌工艺监测包括灭菌设备故障检查，确保灭菌温度、时间、蒸汽质量不出问题，以及灭菌物品包装材料、大小、摆放等。

2.留点温度计测试法

留点温度计的构造和体温表相同，其最高指示温度为 160 ℃。使用时先将温度计内的水银柱甩到50 ℃以下，然后放入消毒物品内的最难消毒处，灭菌完毕后取出观察温度示数。留点温度计指示的温度即灭菌过程中达到的最高温度。缺点是不能指示达到所指示温度的持续时间，仅可根据所达到的温度分析消毒效果。

3.化学指示剂测试法

化学指示器材是检测压力蒸汽灭菌的最常用器材，主要有：①指示胶带和标签：这类器材使用时贴于待灭菌包外，灭菌处理后色带颜色由淡黄色变为黑色，用以指示已经灭菌处理，但不能指示灭菌效果；②化学指示卡：分 121 ℃和 132 ℃指示卡两种，既可指示灭菌时的温度，又可以指示达到灭菌温度的持续时间，用于间接指示压力蒸汽灭菌效果，使用时放于待灭菌包内，灭菌后取出观察指示色块是否达到标准颜色，以判断是否达到灭菌要求，使用很方便；③指示管：化学物质都有一定的熔点，只有当温度达到其熔点时才会熔化。熔化了的物质冷却后仍再凝固，但其形态可与未熔化时的晶体或粉末相区别。据此原理,可以把一些熔点接近于压力蒸汽灭菌要求温度的化学物质的晶体粉末装入小玻璃管内(一般长 2 cm,内径 0.2 mm)。高压灭菌时将指示管放入消毒物品内,灭菌完毕后取出观察指示管内的化学物质是否已熔化。但是无论加还是不加染料的化学指示管,都只能指示灭菌过程是否达到了预定温度,而不能指示这一温度的持续时间,现在较少使用。

Brewer 等为了使指示管既能指示温度,又能指示温度持续的时间,精心设计了一种温度和时间控制管。Diack 指示管是国外专用于测试压力蒸汽灭菌效果的商品指示管之一。管内有 1 片 Diack 片,淡棕色,在温度为 120 ℃~122.2 ℃时,经 5~8 min 全部熔化,当温度为 118.3 ℃时需 20~30 min 才能熔化,使用时将其放在消毒物品内,消毒后可根据其是否熔化来分析灭菌效果。Brown 小管是装有红色液体的小玻璃管,国外市售品,当温度为 120 ℃时经 16 min,或 130 ℃时经 6.5 min,小管内的红色液体变为绿色。

近几年来,国外市场上一种新的检测管被引用在消毒灭菌效果的监测上,这种管用来模拟各种有腔导管的灭菌,效果比较可靠。

4.生物监测法

微生物学测试法是最可靠的检查方法,可直接取得灭菌效果资料。

(1)指示菌株:国际通用的热力灭菌试验代表菌株为嗜热脂肪杆菌芽孢(ATCC 7953),它的抗湿热能力是所有微生物(包括芽孢)中最强的。煮沸 100 ℃死亡时间是 300 min;压力蒸汽 121 ℃时死亡时间是 12 min,132 ℃时死亡时间是 2 min;干热 160 ℃时死亡时间为 30 min,180 ℃时死亡时间为 5 min。这种芽孢对人不致病,在 56 ℃下生长良好,可以在溴甲酚紫葡萄糖培养基上生长,可使葡萄糖分解、产酸,使培养基由紫色变成黄色,用该菌制备生物指示剂要求含菌量在 $5.0 \times 10^5 \sim 5.0 \times 10^6$ CFU/片。

(2)菌片制备和测试方法:嗜热脂肪杆菌芽孢菌液的制备,载体(布片或滤纸片)的制作和染菌方法等,可参阅本篇第二十五章。

测试时将菌片装入灭菌小布袋内(每袋 1 片),以防止菌片被污染。然后将装有菌片的布袋放入消毒物品内部。灭菌后取出菌片,接种于溴甲酚紫蛋白胨液体培养管内,56 ℃下培养 48 h 观察初步结果,7 d 后观察最后结果。溴甲酚紫蛋白胨液体培养原为淡紫色,若培养后颜色未变,液体不发生浑浊,则说明芽孢已被杀灭,达到了灭菌效果;若变成了黄色,液体浑浊,则说明芽孢未被杀灭,灭菌失败。

常见的还有自含式生物指示剂,其将指示菌和培养液混为一体,不需要自己准备培养液,使用方法同菌片法,但培养时间由 7 d 缩短为 48 h,使用很方便,是目前医院中最为常用的生物指示剂。

5.温度×时间自动记录仪

温度×时间自动记录仪是一种较先进的压力、温度和时间测定仪,以电子形式记录,人机界面,具有较高的精度,灭菌过程完毕后,可以用智能信号转换器将整个灭菌过程的状态在电脑上重现。

(二)干热灭菌器灭菌效果的检查

1.热电偶和留点温度计测试法

使用方法同压力蒸汽灭菌。此法可指示灭菌物品包内部的温度。但由于一般烤箱都设有温度计,可以从外部直接观察烤箱内部的温度,所以这两种测试法并不太常用。

2.化学指示管

在压力蒸汽灭菌效果检查中应用仅能指示达到的温度而不能指示达到温度所需时间的化学指示管,在干热灭菌中一般是不用的。国外有专用于测定干热灭菌效果的指示管出售。Browne Ⅲ号管在160 ℃、60 min,可由红色变为绿色;Browne Ⅳ号管在170 ℃、30 min,可由红色变为蓝色。

3.生物监测法

使用菌株为枯草杆菌黑色变种芽孢(ATCC9372),含菌量在 $5.0 \times 10^5 \sim 5.0 \times 10^6$ CFU/mL。现在已经有商品化的生物监测管。

测试时将菌片装入灭菌试管内(每袋1片),灭菌器与每层门把手对角线内、外角处放置2个含菌片的试管,试管帽置于试管旁,关好柜门,经一个灭菌周期后,待温度降至80 ℃,加盖试管帽后取出试管。在无菌条件下,加入普通营养肉汤培养基(5mL/管),于37 ℃培养48 h,初步观察结果,无菌生长管继续培养7 d。若每个指示菌片接种的肉汤管均澄清,判为灭菌合格,若指示菌片之一接种的肉汤管浑浊,判为不合格,对难以判定的肉汤管,0.1 mL接种于营养琼脂平板,37 ℃培养48 h,观察菌落形态并作涂片镜检,判断是否有菌生长,若有菌生长为不合格,若无菌生长判为合格。生物监测管的使用同上,无须接种,取出直接培养即可。

三、过滤除菌

用物理阻留方法去除介质中的微生物,称为过滤除菌(fil tration sterilization)。大多数情况下,过滤只能除去微生物而不能将之杀死。处理时,必须使被消毒的物质通过致密的滤材从而将其中的微生物滤除,因此只适用于液体、气体等流体物质的处理。乳剂、水悬剂过滤后,剂型即被破坏,故不宜使用此法。过滤除菌的效率主要随滤材性能而异,微生物能否被滤除,则取决于它本身的大小。

近几年发展较快的是过滤除菌净化材料,特别是有机高聚物制备膜过滤材料,被认为是21世纪最有发展前途的高科技产品之一。常用的高分子膜材料有纤维素类、聚砜类、聚丙烯腈(PAN)、聚偏氟乙烯(PVDF)、聚醚酮(PEK)、聚酰亚胺(PI)等工程高分子材料。高分子纳米滤膜(nanofiltration membrane)是近年国际上发展较快的膜品种之一,该类膜对相对分子质量在300以上的有机物的截留率较高,对细菌、病毒的过滤效果较好。

(刘兰春)

第十一节　其他的物理消毒法

一、高压电场消毒

高压电场空气消毒机的关键技术是一体化多级离子电场(图5-19),流经该消毒机的空气在高电压下被电离击穿,形成电流,整个电离空间全部导电。由于细菌、病毒等微生物体积小且为有机体,其电阻远比空气要小,可受到电击而被杀灭。如果电压足够高,电流足够大,微生物体均可被瞬时电击炭化,有的机械采用三级离子电场,进一步提高了可靠性,保证了杀菌效果。

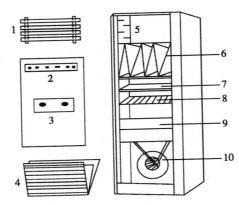

1.送风窗;2.操作器;3.高电压发生器;4.进风窗;5.负离子发生器;6.活
性炭滤网;7.静电网;8.蜂窝状高压电场;9.出风口;10.风机

图 5-19　高电压空气消毒机

某品牌高电压空气消毒机对室内空气除尘、除菌,开机 74 min 后,实验室总除尘率为
57.96%,比对照室高 36.08%;开机 60 min,对金黄色葡萄球菌的消除率为 99.98%,开机90 min,
对枯草杆菌黑色变种芽孢的消除率为 99.82%;与臭氧消毒器比较,效果比臭氧消毒器好
(表 5-9)。某品牌静电空气净化消毒器,开机 30 min 可使自然菌下降 88.83%,室内有人工作情
况下,该机持续运行可使细菌总数保持在 200 CFU/m³ 以下,符合医院Ⅱ类环境标准,而用 30 W
紫外线灯照射 60 min 达不到相应的效果。

表 5-9　空气消毒机与臭氧消毒器空气除菌效果比较

试验菌株	消毒装置	作用时间(min)	消毒前菌数(CFU/m³)	消毒后菌数(CFU/m³)	消除率(%)
金黄色葡萄球菌	空气消毒器	30	76 820	21	99.97
	臭氧消毒器	30	50 893	22	99.96
枯草杆菌黑色变种芽孢	空气消毒器	60	14 043	108	99.23
	臭氧消毒器	60	29 675	3 727	87.44

对循环风紫外线空气消毒器和静电场空气消毒器两种不同原理的空气消毒器除菌效果进行
比较,作用 90 min 对空气中白色葡萄球菌的除菌率达到了 100%,在 53 m³ 房间现场消毒中,作
用 90 min 对空气中自然菌的消除率分别为 93.37% 和 94.65%。

某空气消毒净化机除菌因子包括过滤器(预过滤器、复合过滤器、活性炭膜)、负离子发生器、
静电场、紫外线和纳米光触媒。净化机内静电场采用双重变异 15 000 V 高压静电蜂窝网,自主
调控日式变频振荡释放强力活性氧,装有 20 W 紫外线灯 2 支,其辐射强度均为 90 μW/cm²。在
常温常湿条件下,启动空气消毒净化机消毒作用 90 min,对 20 m³ 密闭气雾室内白色葡萄球菌
的杀灭率为 99.95%。在低于常温(10 ℃～14 ℃)常湿(45%～55%)条件下,启动该消毒净化机
消毒作用 1.5～3.5 h,对 60 m³ 密闭房间空气中自然菌的消亡率为 99.12%。该净化机内装20 W
紫外线灯,无机外辐射现象。

二、磁场消毒

近年来,国外报道了用磁场消毒饮用水的研究结果,使被消毒饮用水以 1 m/s 的速度通过具有 2 000～3 000 GS 密度的磁场,就可以达到消毒的目的。该方法可以考虑与其他方法并用,以减少消毒剂的用量。

利用高梯度磁滤法可以达到除菌的目的,即在传统净水工艺中免去了消毒工序,处理后不消毒就可以达到国家饮用水水质。磁化法杀菌的机制是磁产生的感应电流如果达到一定的阈值,会使细菌细胞破坏,或改变离子通过细胞膜的途径,使蛋白质变性或破坏核酸的活性。与传统净水工艺相比,前者是在投入混凝剂前加入 Fe_3O_4 磁铁粉,最后一道工序由砂滤改为磁滤,而且避免了氯化消毒产生有机卤代物的潜在危险。

三、光电阴极空气消毒系统

光电阴极空气消毒系统主要利用光触媒的净化原理,光触媒的主要成分为纳米级的二氧化钛。光电阴极空气消毒器利用紫外线光和二氧化钛的化学反应来消除细菌。消毒原理为二氧化肽吸收紫外线光,作为催化剂产生氢氧基,通过破坏细菌、真菌孢子和病原体的 DNA 起杀菌作用。同时二氧化钛受光后生成的氢氧自由基能对有机物质和有害气体进行氧化还原反应,将其转化为无害的水和二氧化碳,从而达到净化环境、净化空气的功效。

王晓俭等(2007)报道,采用定量抑菌试验和现场空气消毒试验方法观察光触媒杀菌脱臭装置抗菌和消毒空气效果,结果整合光触媒的过滤网样片经光触媒脱臭杀菌装置紫外线照射 1 h 后,染菌后继续在室温作用 18 h,对样片上大肠埃希菌的抑菌率为 90.72%。在 12 m^3 气雾室内经光触媒脱臭杀菌装置作用 1 h,对空气中人工污染的大肠埃希菌杀灭率为 99.89%。在 35 m^3 房间内,经该装置作用 1 h,对室内空气中自然菌消亡率为 90.91%。

除以上物理消毒方法外,还有激光消毒、脉冲消毒、阳极氧化消毒、电子消毒等方法,但均处在初步研究阶段。

（刘兰春）

第六章

心内科护理

第一节 心 肌 炎

心肌炎常是全身性疾病在心肌上的炎症性表现,由于心肌病变范围大小及病变程度的不同,轻者可无临床症状,严重可致猝死,诊断及时并经适当治疗者,可完全治愈,迁延不愈者,可形成慢性心肌炎或导致心肌病。

一、病因病机

(一)病因

细菌如白喉杆菌、溶血性链球菌、肺炎双球菌、伤寒杆菌等,病毒如柯萨奇病毒、艾柯病毒、肝炎病毒、流行性出血热病毒、流感病毒、腺病毒等,其他如真菌、原虫等均可致心肌炎。但目前以病毒性心肌炎较常见。

致病条件因素有以下几种。①过度运动:运动可致病毒在心肌内繁殖复制加剧,加重心肌炎症和坏死。②细菌感染:细菌和病毒混合感染时,可能起协同致病作用。③妊娠:妊娠可以增强病毒在心肌内的繁殖,所谓围生期心肌病可能是病毒感染所致。④其他:营养不良、高热寒冷、缺氧、过度饮酒等,均可诱发病毒性心肌炎。

(二)发病机制

从动物实验、临床与病毒学、病理观察,发现有以下 2 种机制。

1.病毒直接作用

实验中将病毒注入血循环后可致心肌炎。以在急性期,主要在起病 9 d 内,患者或动物的心肌中可分离出病毒,病毒荧光抗体检查结果阳性,或在电镜检查时发现病毒颗粒。病毒感染心肌细胞后产生溶细胞物质,使细胞溶解。

2.免疫反应

病毒性心肌炎起病 9 d 后心肌内已不能再找到病毒,但心肌炎病变仍继续;有些患者病毒感染的其他症状轻微而心肌炎表现颇为严重;还有些患者心肌炎的症状在病毒感染其他症状开始一段时间以后方出现;有些患者的心肌中可能发现抗原抗体复合体。以上都提示免疫机制的存在。

（三）病理改变

病变范围大小不一，可为弥漫性或局限性。随病程发展可为急性或慢性。病变较重者肉眼见心肌非常松弛，呈灰色或黄色，心腔扩大。病变较轻者在大体检查时无发现，仅在显微镜下有所发现而赖以诊断，而病理学检查必须在多个部位切片，方使病变免于遗漏。在显微镜下，心肌纤维之间与血管四周的结缔组织中可发现细胞浸润，以单核细胞为主。心肌细胞可有变性、溶解或坏死。病变如在心包下区则可合并心包炎，成为病毒性心包心肌炎。病变可涉及心肌与间质，也可涉及心脏的起搏与传导系统如窦房结、房室结、房室束和束支，成为心律失常的发病基础。病毒的毒力越强，病变范围越广。在实验性心肌炎中，可见到心肌坏死之后由纤维组织替代。

二、临床表现

取决于病变的广泛程度与部位。重者可致猝死，轻者几无症状。老幼均可发病，但以年轻人较易发病。男多于女。

（一）症状

心肌炎的症状可能出现于原发的症状期或恢复期。如在原发病的症状期出现，其表现可被原发病掩盖。多数患者在发病前有发热、全身酸痛、咽痛、腹泻等症状，反映全身性病毒感染，但也有部分患者原发病症状轻而不显著，须仔细追问方被注意到，而心肌炎症状则比较显著。心肌炎患者常诉胸闷、心前区隐痛、心悸、乏力、恶心、头晕。临床上诊断的心肌炎中，90%左右以心律失常为主诉或首见症状，其中少数患者可由此而发生昏厥或阿-斯综合征。极少数患者起病后发展迅速，出现心力衰竭或心源性休克。

（二）体征

1.心脏扩大

轻者心脏不扩大，一般有暂时性扩大，不久即恢复。心脏扩大显著反映心肌炎广泛而严重。

2.心率改变

心率增速与体温不相称，或心率异常缓慢，均为心肌炎的可疑征象。

3.心音改变

心尖区第一音可减低或分裂。心音可呈胎心样。心包摩擦音的出现反映有心包炎存在。

4.杂音

心尖区可能有收缩期吹风样杂音或舒张期杂音，前者为发热、贫血、心腔扩大所致，后者因左室扩大造成的相对性左房室瓣狭窄。杂音响度都不超过三级。心肌炎好转后即消失。

5.心律失常

心律失常极常见，各种心律失常都可出现，以房性与室性期前收缩最常见，其次为房室传导阻滞，此外，心房颤动、病态窦房结综合征均可出现。心律失常是造成猝死的原因之一。

6.心力衰竭

重症弥漫性心肌炎患者可出现急性心力衰竭，属于心肌泵血功能衰竭，左、右心衰竭同时发生，引起心排血量过低，故除一般心力衰竭表现外，易合并心源性休克。

三、辅助检查

（一）心电图

心电图异常的阳性率高且为诊断的重要依据，起病后心电图由正常可突然变为异常，随感染的消退而消失。主要表现有 ST 段下移,T 波低平或倒置。

(二)X 线检查

由于病变范围及病变严重程度不同,放射线检查亦有较大差别,有 1/3～1/2 的患者心脏扩大,多为轻中度扩大,明显扩大者多伴有心包积液,心影呈球形或烧瓶状,心搏动减弱,局限性心肌炎或病变较轻者,心界可完全正常。

(三)血液检查

白细胞计数在病毒性心肌炎可正常,偏高或降低,血沉大多正常,亦可稍增快,C 反应蛋白大多正常,GOT、GPT、LDH、CPK 正常或升高,慢性心肌炎多在正常范围。有条件者可做病毒分离或抗体测定。

四、诊断

病毒性心肌炎的诊断必须建立在有心肌炎的证据和病毒感染的证据基础上。胸闷、心悸常可提示心脏波及,心脏扩大、心律失常或心力衰竭为心脏明显受损的表现,心电图上 ST-T 改变与异位心律或传导障碍反映心肌病变的存在。病毒感染的证据有以下各点:①有发热、腹泻或流感症状,发生后不久出现心脏症状或心电图变化。②血清病毒中和抗体测定阳性结果,由于柯萨奇 B 病毒最为常见,通常检测此组病毒的中和抗体,一在起病早期和 2～4 周各取血标本 1 次,如 2 次抗体效价示 4 倍上升或其中 1 次≥1:640,可作为近期感染该病毒的依据。③咽、肛拭病毒分离,如阳性有辅助意义,有些正常人也可阳性,其意义须与阳性中和抗体测定结果相结合。④用聚合酶链反应法从粪便、血清或心肌组织中检出病毒 RNA。⑤心肌活检,从取得的活组织做病毒检测,病毒学检查对心肌炎的诊断有帮助。

五、治疗

应卧床休息,以减轻组织损伤,病变加速恢复。伴有心律失常,应卧床休息 2～4 周,然后逐渐增加活动量,严重心肌炎伴有心脏扩大者,应休息 6 个月 1 年,直到临床症状完全消失,心脏大小恢复正常。应用免疫抑制剂,激素的应用尚有争论,但重症心肌炎伴有房室传导阻滞,心源性休克心功能不全者均可应用激素。常用泼尼松 40～60 mg/d,病情好转后逐渐减量,6 周 1 个疗程。必要时亦可用氢化可的松或地塞米松,静脉给药。心力衰竭者可用强心、利尿、血管扩张剂。心律失常者同一般心律失常的治疗。

六、病情观察

(1)定时测量体温、脉搏,其体温与脉率增速不成正比。

(2)密切观察患者呼吸频率、节律的变化,以及早发现是否心功能不全。

(3)定时测量血压,观察记录尿量,以及早判断有无心源性休克的发生。

(4)密切观察心率与心律,以及早发现有无心律失常,如室性期前收缩、不同程度的房室传导阻滞等,严重者可出现急性心力衰竭、心律失常等表现。

七、对症护理

(一)心悸、胸闷

保证患者休息,急性期卧床。按医嘱及时使用改善心肌营养与代谢的药物。

(二)心律失常

当急性病毒性心肌炎患者引起四度房室传导阻滞或窦房结病变引起窦房传导阻滞、窦房停搏而致阿-斯综合征者,应就地进行心肺复苏,并积极配合医师进行药物治疗或紧急做临时心脏起搏处理。

(三)心力衰竭

按心力衰竭护理常规。

八、护理措施

(1)遵医嘱给予氧气吸入,给予药物治疗。注意心肌炎时心肌细胞对洋地黄的耐受性较差,应用洋地黄时应特别注意其毒性反应。

(2)休息与活动:反复向患者解释急性期卧床休息可减轻心脏负荷,减少心肌耗氧量,有利于心功能的恢复,防止病情恶化或转为慢性病程。患者常需卧床2～3周,待症状、体征和实验室检查恢复后,方可逐渐增加活动量。

(3)心理护理:告诉患者体力恢复需要一段时间,不要急于求成。当活动耐力有所增加时,应及时给予鼓励。对不愿意活动或害怕活动的患者,应给予心理疏导,督促患者完成范围内的活动量。

(4)病情观察:急性期严密监测患者的体温、心率、心律、血压的变化,发现心率突然变慢、血压偏低、频发期前收缩、房室传导阻滞及时报告。观察患者有无脉速、易疲劳、呼吸困难、烦躁及肺水肿的表现。

(5)活动中监测:病情稳定后,与患者及其家属一起制订并实施每天活动计划,严密监测活动时心率、心律、血压变化,若活动后出现胸闷、心悸、呼吸困难、心律失常等,应停止活动,以此作为限制最大活动量的指征。

九、健康教育

(1)讲解充分休息的必要性及心肌营养药物的作用。指导患者进食高蛋白、高维生素、易消化饮食,尤其是补充富含维生素C的食物如新鲜蔬菜、水果,以促进心肌代谢与修复,戒烟酒。

(2)告诉患者经积极治疗后多数可以痊愈,少数可留有心律失常后遗症,极少数患者在急性期因严重心律失常、急性心力衰竭和心源性休克而死亡,有部分患者演变成慢性心肌炎。

(3)积极预防感冒,避免受凉及接触传染源,恢复期每天有一定时间的户外活动,以适应环境,增强体质。

(4)积极治疗和消除细菌感染灶,如慢性扁桃体炎、慢性鼻窦炎、中耳炎等。

(5)遵医嘱按时服药,定期复查。

(6)教会患者及其家属测脉搏、节律,发现异常或有胸闷、心悸等不适应及时复诊。

(贾珊珊)

第二节 心 肌 病

心肌病是指由多种原因(遗传病因较多见)引起的以心肌结构及功能异常为主的一组心肌疾病。根据病理生理特点将心肌病分为扩张型心肌病、肥厚型心肌病、限制型心肌病、致心律失常性右心室心肌病和未分类心肌病。其中以扩张型心肌病的发病率最高,其次为肥厚型心肌病。据统计,住院的心血管病患者中,心肌病患者可占 0.6%~4.3%。本节重点阐述扩张型心肌病、肥厚型心肌病。

一、扩张型心肌病

扩张型心肌病以一侧或双侧心腔扩大,心肌收缩功能减退为主要特征,本病常伴有心律失常、充血性心力衰竭。近年来发病率呈上升趋势,病死率较高,男性多于女性(2.5∶1),是临床心肌病最常见的一种类型。

(一)病因

病因迄今未明,除特发性、家族遗传因素外,近年来认为持续病毒感染是其重要原因。病毒对心肌的直接损伤或体液细胞免疫反应所致心肌炎均可导致和诱发扩张型心肌病。此外,酒精中毒、抗癌药物、系统性红斑狼疮、嗜铬细胞瘤等因素也可引起本病。

(二)临床表现

起病缓慢,早期患者可有心脏轻度扩大而无明显症状。此后出现的临床表现以充血性心力衰竭的症状和体征为主,如活动后心悸、气短、胸闷、乏力、夜间阵发性呼吸困难、水肿、肝大等。主要体征有心浊音界向两侧扩大,常可闻及第三或第四心音,心率快时呈奔马律。多数患者合并各种类型的心律失常,部分患者可发生猝死或栓塞。

(三)辅助检查

1.X 线检查

可见心影明显增大,心胸比>50%,肺淤血征。

2.心电图检查

可见多种心律失常如室性心律失常、心房颤动、传导阻滞等。此外尚有 ST-T 改变,低电压,少数可见病理性 Q 波。

3.超声心动图检查

心脏各腔均扩大,以左心室扩大早而显著,室壁运动减弱,提示心肌收缩力下降。

4.其他检查

心导管检查和心血管造影、心脏放射性核素检查、心内膜心肌活检等。

(四)处理原则及治疗要点

因本病原因未明,尚无特殊治疗方法。目前治疗原则主要针对心力衰竭和各类心律失常。一般是限制体力活动,卧床休息,低盐饮食,应用洋地黄和利尿剂等,但需注意患者容易发生洋地黄中毒,故应慎用。近年来发现合理选用 β 受体阻滞剂,从小剂量开始,根据症状、体征调整用量,长期口服不但能控制心力衰竭而且还能延缓病情进展,对提高患者生存率有益。中药黄芪、生脉散等有抗病毒、调节免疫、改善心功能等作用,对改善症状及预后有一定作用。

二、肥厚型心肌病

肥厚型心肌病是一类由常染色体显性遗传造成的原发性心肌病,以心室壁非对称性肥厚、心室腔变小、左心室血液充盈受限、舒张期顺应性下降为特征的心肌病。临床上,根据有、无左心室流出道梗阻分为梗阻型和非梗阻型。本病为青年猝死的常见原因。

(一)病因

病因未明,本病常有明显家族史或有明显的家族聚集倾向,目前认为家族性常染色体显性遗传是主要病因。

(二)临床表现

1.症状

起病缓慢,部分患者可无自觉症状,因猝死或体检时才被发现。许多患者有心悸、胸痛、劳力性呼吸困难,伴有流出道梗阻的患者由于左心室舒张充盈不足,心排血量减低可在起立或运动时出现眩晕,甚至神志丧失等。

2.体征

心脏轻度增大,心脏冲动向左下移位,能听到第四心音。梗阻性肥厚型心肌病患者可在胸骨左缘第3~4肋间听到较粗糙的喷射性收缩期杂音,心尖部也常可闻及吹风样收缩期杂音。凡能影响心肌收缩力,改变左心室容量及射血速度的因素,均可使杂音的响度有明显变化。

(三)辅助检查

1.X线检查

心影增大多不明显,如有心力衰竭则心影明显增大。

2.心电图检查

最常见的表现为左心室肥大,可有 ST-T 改变、深而不宽的病理性 Q 波。此外,室内传导阻滞和期前收缩也常见。

3.超声心动图检查

主要的诊断手段。检查可显示室间隔的非对称性肥厚,舒张期室间隔厚度与左心室后壁厚度之比≥1.3,间隔运动低下。

4.心导管检查和心血管造影检查

左心室舒张末期压上升。心室造影显示左心室腔变小、心壁增厚。冠状动脉造影多无异常。

5.其他检查

磁共振成像检查对诊断有重要意义;心内膜心肌活检:心肌细胞畸形肥大,排列紊乱。

(四)处理原则及治疗要点

目前主张应用 β 受体阻滞剂及钙通道阻滞剂治疗,以减慢心率、降低心肌收缩力,减轻流出道梗阻。常用药物有普萘洛尔、美托洛尔和维拉帕米等。避免使用增强心肌收缩力和减少心脏容量负荷的药物,如洋地黄、硝酸类制剂等。有些肥厚型心肌病患者,随着病情进展,逐渐呈现扩张型心肌病的症状与体征。对此类患者可采用扩张型心肌病伴有心力衰竭时的治疗措施进行治疗。对药物治疗效果不佳的重症梗阻性患者可考虑采用介入或外科手术治疗,植入 DDD 型起搏器、消融或切除最肥厚部分的心肌。

三、护理评估

(一)病史

询问患者首次发病的症状及时间,是否有呼吸困难、胸闷、心悸、乏力、头晕的症状;评估患者发生心律失常时的类型和采取的治疗措施及疗效;做过的相关检查及结果等。询问患者相关疾病的家族史及遗传史;有无明确诊断的其他心血管相关疾病或与心血管相关的疾病,以及进行的相关治疗及疗效。

(二)身体状况

评估患者目前主要不适、诱发因素及加重情况;评估是否有呼吸困难、胸闷心悸、乏力、头晕的症状;评估患者的心功能情况、目前的活动量、耐受能力和自理能力;评估心脏增大程度、心脏杂音、心脏冲动位置、双肺是否闻及水泡音或哮鸣音。

(三)心理-社会状况

评估患者职业、文化程度、对疾病相关知识的了解程度。评估患者的心理状态及社会支持情况。

四、护理措施

(一)生活护理

保持病室安静、通风、温湿度适宜。减少探视,避免不良刺激。心肌病患者应限制体力活动,可减轻心脏负荷,增加心肌收缩力,改善心功能。有心力衰竭症状者应绝对卧床休息,注意照顾其饮食起居。肥厚型心肌病患者活动后有晕厥和猝死的危险,故应避免持重、屏气及剧烈的运动如跑步、球类比赛等。有晕厥史者避免独自外出活动,以免发生意外。

(二)饮食护理

宜给予低脂、低盐、高蛋白和高维生素的易消化饮食,避免进食刺激性食物。多食新鲜蔬菜和水果、少量多餐及增加粗纤维食物,防止便秘。心力衰竭时低盐饮食,限制进食含钠量高的食物。

(三)病情观察

观察胸痛的部位、性质、程度、持续时间、诱因及缓解方式,注意血压、心率、心律及心电图变化。如疼痛加重或伴有冷汗、恶心、呕吐时,应及时与医师联系。对已有严重心律失常、心绞痛及晕厥症状的患者,加强心电监护;密切观察有无脑、肺和肾等器官及周围动脉栓塞的征象。对于长期慢性心力衰竭的患者重点观察肢体的温度、色泽、感觉和运动障碍,皮肤瘀点、瘀斑及有无突发胸痛、剧烈咳嗽、咯血等;注意有无心排血量减少导致的心、脑供血不足表现。

(四)给药护理

遵医嘱用药,观察疗效及不良反应。扩张型心肌病患者,对洋地黄耐受性较差,使用时应密切观察,警惕发生中毒;应用利尿剂时,注意电解质紊乱,尤其是低血钾;应用β受体阻滞剂和钙通道阻滞剂时,注意有无心动过缓等不良反应。肥厚型心肌病患者出现心绞痛时不宜用硝酸酯类药物。

(五)对症护理

1.胸痛

嘱患者立即停止活动,卧床休息。应安慰患者,解除紧张情绪。遵医嘱使用药物,持续吸氧。

嘱其避免剧烈运动、屏气、持重、情绪激动、饱餐、寒冷等诱发因素,戒烟酒。

2.心悸、呼吸困难

停止活动,嘱患者卧床休息,以减少心肌耗氧量,休息时采用半卧位。必要时予以吸氧,根据缺氧程度、心功能状态调节氧流量。

3.晕厥

立即让患者平躺于空气流通处,将头部位置放低;松开衣领、腰带;注意肢体保暖;吸氧;做好急救准备。

(六)心理护理

应经常与患者沟通、交流,了解其心理特点,多关心体贴患者,常予以鼓励和安慰,耐心地向患者介绍有关疾病的知识、治疗方案及心理调节与康复的关系,帮助其解除顾虑,消除悲观情绪,增强治疗信心,积极配合治疗。

五、健康指导

(一)疾病知识指导

避免诱因,防寒保暖,预防发生上呼吸道感染。对无明显症状的早期患者,可从事轻体力工作,但要避免劳累。戒烟戒酒,给予高蛋白、高维生素、易消化食物,心力衰竭时给予低盐饮食。

(二)用药与随访

坚持服用抗心力衰竭、抗心律失常的药物,以延长存活年限。说明药物的名称、剂量、用法,指导患者及其家属观察药物产生的疗效及变态反应。嘱患者定期门诊随访,症状加重时立即就诊,防止病情进一步发展,甚至恶化。

(贾珊珊)

第三节 心 包 疾 病

一、疾病概述

(一)概念和特点

心包疾病种类繁多,大部分是继发性心包炎,按病因可分为特发性感染、结缔组织病、全身性疾病、代谢性疾病、肿瘤、药物反应、射线照射、外伤和医源性等。按病程进展可分为急性心包炎(伴或不伴心包积液)、慢性心包积液、粘连性心包炎、亚急性渗出性缩窄性心包炎、慢性缩窄性心包炎等。临床上以急性心包炎和慢性缩窄性心包炎最为常见。

急性心包炎是由心包脏层和壁层急性炎症,可由细菌、病毒、自身免疫、物理、化学等因素引起。心包炎是某种疾病表现的一部分或为其并发症,故常被原发病所掩盖,但也可单独存在。心包炎的尸解诊断发病率为2%～6%,而临床统计占住院患者构成为1%,说明急性心包炎极易漏诊。心包炎发病率男性多于女性,约为3:2。

慢性缩窄性心包炎是指心脏被致密厚实的纤维化或钙化心包所包围,使心室舒张期充盈受限而产生一系列循环障碍的病征。缩窄性心包炎发病率较低,发病年龄以20～30岁最多,男与女比为 2：1。

(二)相关病理生理

1.急性心包炎

心包急性炎症反应时,心包脏层和壁层出现炎性渗出,若无明显液体积聚,为纤维蛋白性心包炎。急性纤维蛋白性心包炎或少量积液不致引起心包压力升高,不影响血流动力学。但如液体迅速增多,心包无法伸展以适应其容量的变化,使心包内压力急骤上升,即可引起心脏受压,导致心室舒张期充盈受阻,并使周围静脉压升高,最终使心排血量降低,血压下降,构成急性心脏压塞的临床表现。

2.慢性缩窄性心包炎

急性心包炎后,渗出液逐渐吸收可有纤维组织增生、心包增厚粘连、壁层与脏层融合钙化,使心脏和大血管根部受限。心包缩窄使心室舒张期扩张受阻,心室舒张期充盈减少,使每搏输出量下降。为维持心排血量,心率增快,同时由于上、下腔静脉回流受阻,出现静脉压升高。长期缩窄,心肌可萎缩。

(三)病因

1.急性心包炎

过去常见病因为风湿热、结核和细菌感染性,近年来病毒感染、肿瘤、尿毒症性及心肌梗死性心包炎发病率明显增多。

(1)感染性:由病毒、细菌、真菌、寄生虫、立克次体等感染引起。

(2)非感染性:常见有急性非特异性心包炎、肿瘤、自身免疫(风湿热及其他结缔组织疾病、心肌梗死后综合征、心包切开后综合征及药物性)、代谢疾病、外伤或放射性等物理因素、邻近器官疾病。

2.缩窄性心包炎

继续于急性心包炎,以结构性最为常见,其次为急性非特异性心包炎、化脓性或创伤性心包炎后演变而来。放射性心包炎和心脏直视手术后引起者逐渐增多,少数与心包肿瘤有关,也有部分患者病因不明。

(四)临床表现

1.急性心包炎

(1)纤维蛋白性心包炎:心前区疼痛为主要症状。疼痛性质可尖锐,与呼吸运动有关,常因咳嗽、深呼吸、变换体位或吞咽而加重。疼痛部位在心前区,可放射到颈部、左肩、左臂及左肩胛骨,也可达上腹部。疼痛也可呈压榨样,位于胸骨后。

心包摩擦音是其典型体征,呈抓刮样粗糙音,与心音的发生无相关性。多位于心前区,以胸骨左缘第 3、第 4 肋间最为明显;坐位时身体前倾、深吸气或将听诊器胸件加压更容易听到。心包摩擦单可持续数小时或数天、数周,当积液增多时摩擦音消失,但如有部分心包粘连则仍可闻及。

(2)渗出性心包炎:临床表现取决于积液对心脏的压塞程度,轻者可维持正常的血流动力学,重者出现循环障碍或衰竭。

呼吸困难是心包积液最突出的症状,严重时患者呈端坐呼吸,身体前倾、呼吸浅速、面色苍白。也可因压迫气管和食管产生干咳、声音嘶哑和吞咽困难。此外还可有发冷、发热、心前区或上腹部闷胀、乏力、烦躁等症状。

心尖冲动弱或消失,心脏叩诊心浊音界扩大,心音低而遥远。大量积液时可在左肩胛骨下出现浊音及左肺受压迫所引起的支气管呼吸音,称为心包积液征。大量渗液可使收缩压降低,舒张压变化不大,故脉压变小。可累及静脉回流,出现颈静脉曲张、肝大、腹水及下肢水肿等。

(3)心脏压塞:快速心包积液可引起急性心脏压塞,表现为明显心动过速、血压下降、脉压变小和静脉压明显上升,可产生急性循环衰竭、休克等。如积液较慢可出现亚急性或慢性心脏压塞,表现为体循环静脉淤血、颈静脉曲张、静脉压升高、奇脉等。

2.缩窄性心包炎

多见于急性心包炎后 1 年内形成。常常表现为劳力性呼吸困难、疲乏、食欲缺乏、上腹胀满或疼痛。体检可见颈静脉曲张、肝大、腹水、下肢水肿、心率增快,可见 Kussmaul 征;心尖搏动不明显,心浊音界不增大,心音减低,可闻及心包叩击音。心律一般为窦性,有时可有心房颤动。脉搏细弱无力,动脉收缩压降低,脉压变小。

(五)辅助检查

1.化验室检查

取决于原发病,感染性者常有白细胞计数增加、血沉增快等炎症反应。

2.X 线检查

对渗出性心包炎有一定价值,可见心脏阴影向两侧增大,心脏搏动减弱或消失。成人液体量少于250 mL、儿童少于 150 mL 时,X 线检查难以检出。缩窄性心包炎 X 线检查示心影偏小、正常或轻度增大,左右心缘变直,主动脉弓小或难以辨识,上腔静脉常扩张,有时可见心包钙化。

3.心电图

急性心包炎时心电图可出现的异常现象包括:除 aVR 导联以外 ST 段抬高,呈弓背向下型,aVR 导联中 ST 段压低;数天后 ST 段回基线,出现 T 波低平及倒置,持续数周至数月后 T 波恢复正常;除 aVR 和 V_1 导联外 P-R 段压低,无病理性 Q 波,常常有窦性心动过速。心包积液时有 QRS 波低电压和电交替。缩窄性心包炎心电图中有 QRS 低电压,T 波低平或倒置。

4.超声心动图

对诊断心包积液简单易行,迅速可靠。对缩窄性心包炎的诊断价值较低,均为非特异表现。心脏压塞的特征:右心房及右心室舒张期塌陷,吸气时右心室内径增大,左心室内径减少,室间隔左移等。

5.磁共振显像

能清晰显示心包积液的容量和分布情况,并可分辨积液的性质,但费用高,少用。

6.心包穿刺

可证实心包积液的存在并对抽取液体做常规涂片、细菌培养和找肿瘤细胞等检查。心包穿刺的主要指征是心脏压塞和未能明确病因的渗出性心包炎。

7.心包镜及心包活检

有助于明确病因。

8.右心导管检查

对缩窄性心包炎可检查出血流动力学的改变。

(六)治疗原则

1.病因治疗

针对病因,应用抗生素、抗结核药物、化疗药物等。

2.对症治疗

呼吸困难者给予半卧位、吸氧;疼痛者应用镇痛剂,首选非甾体抗炎药。

3.心包穿刺

可解除心脏压塞和减轻大量渗液引起的压迫症状,必要时可经穿刺在心包腔内注入抗菌药物或化疗药物等。

4.心包切开引流及心包切除术等

心包切除术是缩窄性心包炎的唯一治疗措施,切开指征由临床症状、超声心动图、心脏导管等决定。

二、护理评估

(一)一般评估

1.生命体征

体温可正常,急性非特异性心包炎和化脓性心包炎可出现高热。根据心包内渗液对心脏压塞的程度不同,可出现心率增快,血压低、脉压变小、脉搏细弱或奇脉等。

2.患者主诉

有心脏压塞时有无心前区疼痛、疲乏、劳力性呼吸困难、干咳、声音嘶哑及吞咽困难等症状,缩窄性心包炎心搏量降低时患者有厌食、上腹胀满或疼痛感。

3.相关记录

体位、心前区疼痛情况(部位、性状和持续时间、影响因素等)、皮肤、出入量等记录结果。

(二)身体评估

1.头颈部

大量渗液累及静脉回流,可出现颈静脉曲张现象。

2.胸部

心前区视诊示心尖搏动不明显。纤维蛋白性心包炎时心前区可扪及心包摩擦感;当渗出液增多时心尖搏动弱,位于心浊音界左缘的内侧或不能扪及。急性渗出性心包炎时心脏叩浊音界向两侧增大,皆为绝对浊音区。缩窄性心包炎患者心浊音界不增大。心包摩擦音是纤维蛋白性心包炎的典型表现,随着心包内渗液增多心音低而遥远,大量积液时可在左肩胛骨下出现浊音及支气管呼吸音,缩窄性心包炎患者在胸骨左缘第3、第4肋间可闻及心包叩击音,发生于第二心音后 0.09~0.12 s,呈拍击性质,是舒张期充盈血流因心包的缩窄而突然受阻并引起心室壁的振动所致。

3.腹部

大量心包渗液患者可有肝大、腹水或下肢水肿等(腹水较皮下水肿出现的要早而明显)。

4.其他

呼吸困难时可出现端坐呼吸、面色苍白,可有发绀。

(三)心理-社会评估

患者在疾病治疗过程中的心理反应与需求,家庭及社会支持情况,引导患者正确配合疾病的治疗与护理。

（四）辅助检查结果评估

1.心电图

心率（律）是否有改变。

2.X线检查

肺部无明显充血现象而心影显著增大是心包积液的有力证据，可与心力衰竭相区别。

三、主要护理诊断/问题

（一）气体交换受阻

与肺淤血、肺或支气和受压有关。

（二）疼痛：胸痛

与心包炎症有关。

（三）体液过多

与渗出性、缩窄性心包炎有关。

（四）体温过高

与心包炎症有关。

（五）活动无耐力

与心排血量减少有关。

四、护理措施

（一）一般护理

协助患者取舒适卧位，出现心脏压塞的患者往往被迫采用前倾端坐位。保持环境安静，注意病室的温度和湿度，避免受凉。观察患者呼吸状况、监测血压气分析结果，患者出现胸闷气急时应给予氧气吸入。控制输液速度，防止加重心脏负荷。

（二）疼痛的护理

评估疼痛情况：疼痛的部位、性质及其变化情况，是否可闻及心包摩擦音。指导患者避免用力咳嗽、深呼吸或突然改变体位等，以免引起疼痛。使用非甾体抗炎药时应观察药物疗效及患者有无胃肠道反应、出血等不良反应。若疼痛加重，可应用吗啡类药物。

（三）用药护理

使用抗菌、抗结核、抗肿瘤、镇痛等药物时监测疗效、观察不良反应是否发生。

（四）心理护理

多关心体贴患者，使患者保持良好的情绪，积极配合治疗护理。

（五）皮肤护理

有心脏压塞症状的患者常被迫采取端坐卧位，应加强骶尾部骨隆突处皮肤的护理，可协助患者定时更换前倾角度、决不按摩、防止皮肤擦伤，预防压疮。

（六）心包穿刺术的配合和护理

1.术前护理

术前常规行心脏超声检查，以确定积液量和穿刺部位，并标记好最佳穿刺点。备齐用物，向患者说明手术的意义和必要性，解除顾虑，必要时可使用少量镇静剂；如有咳嗽，可给予镇咳药物；建立静脉通道，备好抢救药品如阿托品等，进行心电、血压监测。

2.术中配合

嘱患者避免剧烈咳嗽或深呼吸,穿刺过程中如有不适应立即告知医护人员。严格无菌操作,抽液时随时夹闭胶管,防止空气进入心包腔;抽液要缓慢,第一次抽液量不超过 100 mL,以后每次抽液量不超过 300 mL,以防急性右心室扩张。若抽出新鲜血液应立即停止抽吸,密切观察有无心脏压塞症状。记录抽液量、性状,并采集好标本送检。抽液过程中均应密切观察患者的反应和主诉,如有异常,及时处理。

3.术后护理

拔除穿刺针后,于穿刺部位处覆盖无菌纱布并固定。嘱患者休息,穿刺后 2 h 内继续心电、血压监测,密切观察生命体征。心包引流者需做好引流管护理,待每天引流量＜25 mL 时可拔除引流管。

(七)健康教育

1.疾病知识指导

嘱患者注意休息,防寒保暖,防止呼吸道感染。加强营养,进食高热量、高蛋白、高维生素的易消化食物,限制钠盐摄入。对缩窄性心包炎患者讲明行心包切除术的重要性,解除思想顾虑,配合好治疗,以利心功能恢复。术后仍应休息半年左右。

2.用药指导与病情监测

鼓励患者坚持足够疗程药物治疗(如抗结核治疗)的重要性,不可擅自停药,防止复发。注意药物的变态反应,定期检查肝肾功能,定期随访。

五、护理效果评估

(1)患者自觉症状好转,包括呼吸困难、疼痛减轻、食欲增加、活动耐力增强等。
(2)患者心排血量能满足机体需要,心排血量减少症状和肺淤血症状减轻或消失。
(3)患者体温降至正常范围。
(4)患者焦虑感减轻,情绪稳定,能复述疾病相关知识及配合治疗护理的方法。
(5)患者能配合并顺利完成心包穿刺术。
(6)患者及早发现心脏压塞征兆,预防休克发生。

(贾珊珊)

第四节 冠状动脉粥样硬化性心脏病

冠状动脉粥样硬化性心脏病是指冠状动脉粥样硬化使血管腔狭窄或阻塞,导致心肌缺血、缺氧或坏死而引起的心脏病。它和冠状动脉功能性改变即冠状动脉痉挛一起统称冠状动脉性心脏病(简称冠心病),也称缺血性心脏病。

一、概述

(一)临床分型

1979 年,世界卫生组织曾将冠心病分为 5 型:隐匿型或无症状型冠心病、心绞痛、心肌梗死、缺血性心肌病和猝死。近年来,趋向于根据发病特点和治疗原则的不同进行分类:慢性冠脉病也称慢性心肌缺血综合征,以及急性冠状动脉综合征。前者包括稳定型心绞痛、缺血性心肌病和隐匿性冠心病;后者包括不稳定型心绞痛、非 ST 段抬高型心肌梗死和 ST 段抬高型心肌梗死,也有将冠心病猝死包括在内。

(二)危险因素

1.年龄与性别

多见于 40 岁以上的中、老年人,男性多于女性,女性在绝经期后发病率增加。年龄和性别是不可改变的危险因素。

2.血脂异常

脂质代谢异常是动脉粥样硬化最重要的危险因素,常见于高胆固醇血症。血液中的脂质主要包括总胆固醇(TC)和甘油三酯(TG),脂蛋白分为乳糜微粒、极低密度脂蛋白(VLDL)、低密度脂蛋白(LDL)、中等密度脂蛋白(LDL)和高密度脂蛋白(HDL)。TC、TG、LDL 或 VLDL 增高,都被认为是危险因素。临床上,以 TC 与 LDL 增高最受关注。

3.高血压

高血压患者患病率较血压正常者高 3～4 倍,冠心病患者 60%～70%有高血压。

4.糖尿病和糖耐量异常

糖尿病患者中不仅本病发病率较非糖尿病者高出数倍,且病变进展迅速。本病患者糖耐量减低者也十分常见。

5.吸烟

吸烟可造成动脉壁氧含量不足,促进动脉粥样硬化的形成。吸烟者与不吸烟者比较,前者本病的发病率和病死率增高 2～6 倍,且与每天吸烟的支数呈正比,被动吸烟也是冠心病的危险因素。

6.其他

其他危险因素还包括:家族史;肥胖;缺少体力活动;进食过多的动物脂肪、胆固醇、糖和钠盐;A 型性格;血中同型半胱氨酸增高;胰岛素抵抗增强;血中纤维蛋白原及一些凝血因子增高;病毒、衣原体感染等。

二、稳定型心绞痛

稳定型心绞痛也称劳力性心绞痛,是在冠状动脉固定性严重狭窄基础上,由于心肌负荷的增加引起心肌急剧的、暂时的缺血缺氧的临床综合征。其典型表现为阵发性胸骨后压榨性疼痛,主要位于胸骨后部,可放射至心前区和左上肢尺侧,常发生于劳力负荷增加时,持续数分钟,休息或服用硝酸酯制剂后疼痛消失。

(一)病因

稳定型心绞痛的发病机制主要是在冠状动脉存在固定狭窄或部分闭塞的基础上发生需氧量的增加,而导致心肌血氧供需失衡。当冠状动脉狭窄或部分闭塞时,其扩张性减弱,血流量减少,对心肌的供氧量相对比较固定。一旦心脏负荷突然增加,如劳累、情绪激动、饱餐、受寒等使心脏负荷增加,心肌耗氧量突然增大时,心脏对血液的需求增加,心肌血液的供求出现矛盾时就会导致心绞痛。

(二)临床表现

1.症状

心绞痛以发作性胸痛为主要临床表现,典型疼痛的特点为以下内容。

(1)部位:主要在胸骨体中、上段之后,可波及心前区,有手掌大小范围,界限不清楚,常放射至左肩、左臂尺侧达无名指和小指,偶有或至颈、咽或下颌部。

(2)性质:胸痛多有压迫感、发闷感、紧缩感、烧灼感,呈钳夹样、挤压样,但不尖锐,不像针刺或刀割样痛,偶伴濒死的恐惧感。发作时患者常不自觉地停止原来的活动,直至症状缓解。

(3)诱因:体力劳动、情绪激动、饱餐、寒冷、吸烟、心动过速、休克等。

(4)持续时间:心绞痛一般持续数分钟至十几分钟,3~5 min 间逐渐消失,很少超过 30 min。

(5)缓解方式:一般在停止原来诱发症状的活动后即可缓解,舌下含服硝酸甘油等硝酸酯类药物也能迅速缓解。

2.体征

心绞痛不发作时一般无异常体征。心绞痛发作时常见心率增快、血压升高。心尖部听诊有时出现奔马律。

(三)辅助检查

1.实验室检查

血糖、血脂检查可以了解冠心病危险因素。

2.心电图检查

心电图检查是发现患者心肌缺血与诊断心绞痛最常用的检查方法。约有半数患者静息心电图为正常。心绞痛发作时绝大多数患者可出现暂时性心肌缺血引起的 ST 段压低($\geqslant$0.1 mV),发作缓解后恢复。有时出现 T 波倒置,在平时有 T 波持续倒置的患者,发作时可变为直立。运动负荷试验及 24 h 动态心电图监测可显著提高缺血性心电图的检出率。

3.X 线检查

心脏 X 线检查可无异常发现,若伴缺血性心肌病可见心影增大、肺淤血等。

4.放射性核素检查

利用放射性铊心肌显像所示灌注缺损提示心肌供血不足或血供消失,对心肌缺血诊断较有价值。

5.选择性冠状动脉造影检查

选择性冠状动脉造影检查可使左、右冠状动脉及主要分支得到清楚的显影,具有确诊价值。

6.其他检查

二维超声心动图可探测到缺血区心室壁的运动异常;多排螺旋 CT 冠状动脉成像(CTA)进行冠状动脉二维或三维重建,用于判断冠状动脉管腔狭窄程度和管壁钙化情况也有一定意义。

(四)处理原则及治疗要点

稳定型心绞痛的治疗原则是改善冠状动脉血供和降低心肌耗氧,同时治疗动脉粥样硬化,避免诱发因素。

1.发作时的治疗

(1)休息:发作时应立即休息,一般患者停止活动后症状即可消除。

(2)药物治疗:宜选用作用较快的硝酸酯制剂,这类药物除可扩张冠状动脉增加冠状动脉血流量外,还可扩张周围血管,减少静脉回流,减轻心脏前、后负荷和降低心肌耗氧量,从而缓解心绞痛。①硝酸甘油:0.3~0.6 mg 舌下含化,1~2 min 内显效,约 30 min 后作用消失。一般连用不超过 3 次,每次相隔 5 min。②硝酸异山梨酯:可用 5~10 mg,舌下含服,2~5 min 显效,作用持续 2~3 h。

2.缓解期的治疗

缓解期宜尽量避免各种诱发因素。药物治疗以改善预后药物和改善缺血药物为主,非药物治疗包括血管重建治疗、增强型体外反搏、运动锻炼疗法等。

(1)药物治疗。

硝酸酯制剂:能够扩张冠状动脉,增加缺血区心肌的供血。硝酸异山梨酯 5~20 mg 口服,每天 3 次,服后 0.5 h 起作用,持续 3~5 h。

β受体阻滞剂:β受体阻滞剂是通过抑制心脏 β-肾上腺素能受体,从而降低血压、减慢心率、减弱心肌收缩力,以降低心肌耗氧量,减少心绞痛发作和增加运动耐量,降低心绞痛患者病死率和心肌梗死的风险。

调血脂药物:常选用他汀类药物如洛伐他汀、辛伐他汀,他汀类药物能有效降低血清总胆固醇(TC)和低密度脂蛋白胆固醇(LDL-C),延缓斑块进展,使斑块稳定。

血管紧张素转化酶抑制剂:在稳定型心绞痛患者中,合并糖尿病、心力衰竭或左心室功能不全的高危患者应该使用血管紧张素转化酶抑制剂。常用药物有卡托普利、依那普利、福辛普利等。

钙通道阻滞剂:抑制钙离子进入细胞内,抑制心肌细胞兴奋-收缩耦联中钙离子的利用,因而抑制心肌收缩,减少氧耗;并通过扩张冠状动脉,解除冠状动脉痉挛,改善心内膜下心肌的供血;扩张周围血管、减轻心脏负荷,从而缓解心绞痛;还可以降低血液黏度,抗血小板聚集,改善心肌的微循环。常用药物有维拉帕米、硝苯地平缓释剂、地尔硫䓬等。

抗血小板药物:①长期服用阿司匹林每天 75~100 mg 和有效的降血脂治疗可促使粥样斑块稳定,减少血栓形成;②氯吡格雷主要用于支架植入术后患者。

代谢性药物:曲美他嗪 20 mg,每天 3 次,饭后口服。通过抑制脂肪酸氧化,优化心肌能量代谢,改善心肌缺血及左心功能,缓解心绞痛。可与 β受体阻滞剂等抗心肌缺血药物联用。

中医中药治疗:以活血化瘀、芳香温通、祛痰通络法最为常用,针灸和穴位按摩治疗也有一定疗效。

(2)运动锻炼疗法:合理的运动锻炼有助于促进侧支循环的建立,提高体力活动的耐受量从而减轻症状。建议稳定型心绞痛患者最好每天坚持有氧运动 30 min,每周运动不少于 5 d。

(3)冠状动脉血管重建治疗:稳定型心绞痛患者的血管重建治疗,常通过经皮冠状动脉介入治疗和冠状动脉旁路移植术。其中经皮冠状动脉介入治疗创伤小、恢复快、危险性相对较低,尤其是药物洗脱支架的出现,使其远期疗效明显提高,普遍应用于临床。

冠状动脉旁路移植术的主要目的是通过血管旁路移植绕过狭窄的冠状动脉,为缺血心肌重建血运通道,即让心脏搏出的血从主动脉经过所架的血管桥,流向狭窄或梗阻的冠状动脉远端而达到缺血的心肌,以改善心肌供血、供氧,缓解和消除心绞痛等症状,提高患者生活质量。

(4)增强型体外反搏治疗:能降低患者心绞痛发作频率,改善运动负荷试验中的心肌缺血情况,能使 75%~80% 的患者症状获得改善。对于药物治疗难以奏效又不适宜行血管重建术的难治性慢性稳定型心绞痛可试用。一般每天 1 h,12 d 为 1 个疗程。

(五)护理评估

1.病史

了解患病与诊治经过,患者有无高血压、高血脂、糖尿病等疾病,疾病发作的诱因、患者生活饮食方式等。询问患者首次发生心绞痛的时间,主要症状的特点,有无伴随症状,是否进行性加重,有无并发症,既往检查结果、治疗经过及效果。

2.身体状况

评估患者入院时的意识和精神状态、体位、生命体征;有无面色苍白、皮肤湿冷、心率增快、血压升高、痛苦表情等;有无放射痛、恶心、呕吐、心悸或呼吸困难等。查看有无心脏扩大,听诊有无心律异常,有无第三或第四心音,有无奔马律及心尖部收缩期杂音等,了解相关检查结果。

3.心理-社会状况

患者是否有紧张、烦躁不安、恐惧的情绪,评估患者的职业特点、家庭状况、个人应对方式、经济情况、生活习惯等。

(六)护理措施

1.休息与活动

心绞痛发作时应立即停止正在进行的活动,就地休息。不稳定型心绞痛者,应卧床休息,并密切观察。保持环境安静,限制探视,取得合作。

2.饮食

进食低脂、低胆固醇清淡饮食,提倡少量多餐。

3.给氧

鼻导管给氧,以增加心肌氧的供应,减轻缺血和疼痛。

4.心理护理

疼痛发作时应有专人陪伴,允许患者表达内心感受,给予心理支持,鼓励患者增强战胜疾病的信心。简明扼要地解释疾病过程与治疗配合方法,说明不良情绪会增加心肌耗氧量而不利于病情控制。

5.疼痛观察

评估患者疼痛的部位、性质、程度、持续时间,给予心电监护,描记疼痛发作时的心电图,严密监测心率、心律、血压变化,观察患者有无面色苍白、大汗、恶心、呕吐等。

6.用药护理

(1)心绞痛发作时给予患者舌下含服硝酸甘油,用药后注意观察患者胸痛变化情况,如服药后 3~5 min 仍不缓解者可重复使用,每隔 5 min 1 次,连续 3 次仍不能缓解者,应考虑急性冠状动脉综合征的可能,要及时报告医师。

(2)对于心绞痛发作频繁者,可遵医嘱给予硝酸甘油静脉滴注,但应控制滴速,并告知患者及其家属不可擅自调节滴速,以防止低血压情况的发生。

(3)部分患者用药后出现面部潮红、头部胀痛、头晕、心动过速、心悸等不适,应告知患者上述变态反应是由药物所产生的血管扩张作用所致,以解除顾虑。

(4)应用他汀类药物时,应严密监测转氨酶及肌酸激酶等生化指标,及时发现药物可能引起的肝脏损害。采用强化降脂治疗时,应注意监测药物的安全性。

7.减少或避免诱因

疼痛缓解后,与患者一起分析引起心绞痛发作的原因。保持排便通畅,切忌用力排便,以免诱发心绞痛。调节饮食,禁烟、酒。保持心境平和,改变焦躁易怒、争强好胜的性格等。

8.排便的护理

(1)评估排便情况:如排便的次数、性状,有无习惯性便秘,是否服用通便药物。

(2)指导患者采取通便措施:合理饮食及增加富含纤维素的食物如水果、蔬菜的摄入;无糖尿病者每天清晨给予蜂蜜 20 mL 加温开水同饮;适当进行腹部按摩(按顺时针方向)以促进肠蠕动。一旦出现排便困难,可使用开塞露、盐水灌肠。

(七)健康指导

1.疾病知识指导

生活方式的改变是冠心病治疗的基础。

(1)合理膳食:宜摄入低热量、低脂、低胆固醇、低盐饮食,多食蔬菜、水果和粗纤维食物如芹菜、糙米等,避免暴饮暴食,注意少量多餐。

(2)戒烟、限酒。

(3)适量运动:运动方式应以有氧运动为主,运动的强度和时间因病情和个体差异而不同,必要时需要在监测下进行。

(4)自我心理调适:调整心态,减轻精神压力,逐渐改变急躁易怒性格,保持心理平衡采取放松术或与他人交流的方式缓解压力。告知患者及其家属过劳、情绪激动、饱餐、用力排便、寒冷刺激等都是心绞痛发作的诱因,应注意尽量避免。

2.用药指导

(1)指导患者出院后遵医嘱服药,不要擅自增减药量,自我监测药物的不良反应。

(2)外出时随身携带硝酸甘油以备急需。

(3)硝酸甘油见光易分解,应放在棕色瓶内,存放于干燥处,以免潮解失效。药瓶开封后每6 个月更换 1 次,以确保疗效。

3.病情监测指导

(1)教会患者及其家属心绞痛发作时的缓解方法,胸痛发作时应立即停止活动或舌下含服硝酸甘油。如连续含服硝酸甘油 3 次仍不缓解,或心绞痛发作比以往频繁、程度加重、疼痛时间延长,应及时就医,警惕心肌梗死的发生。

(2)不典型心绞痛发作时可能表现为牙痛、肩周炎、上腹痛等,为防止误诊,可先按心绞痛发作处理并及时就医。

(3)告诉患者应定期复查心电图、血压、血糖、血脂、肝功能等。

三、急性冠状动脉综合征

急性冠状动脉综合征是一组由急性心肌缺血引起的临床综合征,主要包括不稳定型心绞痛、非 ST 段抬高型心肌梗死及 ST 段抬高型心肌梗死。急性冠状动脉综合征发病的主要病理基础多是动脉粥样硬化不稳定斑块破裂或糜烂导致冠状动脉内血栓形成。血小板激活在其发病过程中起着非常重要的作用。

(一)不稳定型心绞痛和非 ST 段抬高型心肌梗死

不稳定型心绞痛和非 ST 段抬高型心肌梗死均是由动脉粥样斑块破裂或糜烂,伴有不同程度的表面血栓形成、血管痉挛及远端血管栓塞导致的一组临床症状,合称为非 ST 段抬高型急性冠状动脉综合征。本部分主要以不稳定型心绞痛为例进行介绍。

1.病因

冠状动脉内不稳定的粥样斑块继发的病理改变,使局部的心肌血流量明显下降,如斑块内出血、斑块纤维帽出现裂隙、表面有血小板聚集和/或刺激冠状动脉痉挛,导致缺血性心绞痛。可由劳力负荷诱发,但劳力负荷终止后胸痛并不能缓解。非 ST 段抬高型心肌梗死因严重持续性心肌缺血而导致坏死,病理上出现灶性或心内膜下心肌梗死。

2.临床表现

(1)症状:不稳定型心绞痛的疼痛性质与稳定型心绞痛的疼痛性质相似,但前者程度更严重,频率更快,持续时间更长;轻微活动即可诱发,可在静息时或夜间发作;可向新的部位放射;伴随新的症状,如恶心、呕吐、大汗、心悸或呼吸困难等;休息或含服硝酸甘油可能只是暂时或部分缓解心绞痛。

(2)体征:可暂时性出现第三、第四心音,缺血发作时或发作后有时可闻及心尖区收缩期杂音(二尖瓣反流所致)。

3.辅助检查

(1)心电图检查:大多数患者胸痛发作时有一过性 ST 段(抬高或压低)和 T 波(低平或倒置)改变,其中 ST 段的动态改变(≥ 0.1 mV 的抬高或压低)是严重冠状动脉疾病的表现,可能会发生急性心肌梗死或猝死。

(2)连续心电监护:连续的心电监测可发现无症状或心绞痛发作时的 ST 段改变。连续 24 h 心电监测发现,85%~90%的心肌缺血可不伴有心绞痛症状。

(3)冠状动脉造影和其他侵入性检查:冠状动脉造影能提供详细的血管相关信息,帮助指导治疗并评价预后。在长期稳定型心绞痛基础上出现的不稳定型心绞痛患者常伴有多支冠状动脉病变,而新发作的静息心绞痛患者可能只有单支冠状动脉病变。冠脉内超声和光学相干断层显像(CT)可以精准提供斑块的分布、性质、大小和有无斑块破溃及血栓形成等更精准的粥样斑块硬化信息。

(4)心肌损伤标志物检查:心肌损伤标志物增高水平与心肌梗死范围及预后密切相关。

(5)其他检查:胸部 X 线、心脏超声和放射性核素检查的结果与稳定型心绞痛患者的结果相似,但阳性发现率更高。

4.处理原则及治疗要点

不稳定型心绞痛和非 ST 段抬高型心肌梗死是严重的、具有潜在危险的疾病,其治疗主要有两个目的:即刻缓解缺血和预防严重变态反应后果(即死亡或心肌梗死或再梗死),包括抗缺血治疗、抗血栓治疗和根据危险度分层进行有创治疗。

(1)一般处理:患者应立即卧床休息,消除紧张情绪和焦虑,保持环境安静,可以应用小剂量的镇静药和抗焦虑药物。对于有发绀、呼吸困难或其他高危表现的患者给予吸氧。同时积极处理可能引起心肌耗氧量增加的疾病,如感染、发热、甲状腺功能亢进症、贫血、低血压、心力衰竭、低氧血症、肺部感染、快速型心律失常和严重的缓慢型心律失常。维持血氧饱和度达 90% 以上。

(2)抗心肌缺血治疗:主要目的是减少心肌耗氧量(减慢心率、降低血压或减弱左心室收缩能力)或扩张冠状动脉,以缓解心绞痛发作。

硝酸酯类药物:扩张静脉,降低心脏前负荷,降低左心室舒张末压,降低心肌耗氧量,改善左心室局部和整体功能。还可扩张冠状动脉,缓解心肌缺血。心绞痛发作时,可舌下含服硝酸甘油,若无效,可静脉应用硝酸甘油或硝酸异山梨酯。

β受体阻滞剂:降低心肌耗氧量,减少心肌缺血反复发作,减少心肌梗死的发生,对改善近、远期预后均有重要作用。常用药物有美托洛尔和比索洛尔。

钙通道阻滞剂:可有效减轻心绞痛症状,作为治疗持续性心肌缺血的次选药物。钙通道阻滞剂为血管痉挛性心绞痛的首选药物,能有效降低心绞痛的发生率。

(3)抗血小板治疗。

环氧化酶抑制剂:阿司匹林可降低急性冠状动脉综合征患者的短期和长期病死率。除非有禁忌证,所有不稳定型心绞痛和非 ST 段抬高型心肌梗死患者均应尽早使用阿司匹林,首次口服非肠溶制剂或嚼服肠溶制剂 300 mg,随后75~100 mg,每天 1 次,长期维持。其主要不良反应是胃肠道反应和上消化道出血。

二磷酸腺苷受体阻滞剂:临床常用氯吡格雷,首剂可用300~600 mg,随后 75 mg,每天1次。用于不能耐受阿司匹林者长期使用,以及植入支架术后和阿司匹林联用。

(4)抗凝治疗:常规应用于中危和高危不稳定型心绞痛和非 ST 段抬高型心肌梗死患者中,常用药物包括普通肝素、低分子肝素、磺达肝癸钠和比伐芦定。

普通肝素:推荐用量为静脉注射 80 U/kg 后,以 15~18 U/(kg·h)的速度静脉滴注维持。

低分子肝素:与普通肝素相比,低分子肝素在降低心脏事件发生方面有更优或相等的疗效。常用药物包括依诺肝素、那曲肝素、达肝素等。

磺达肝癸钠:是选择性Ⅹa因子间接抑制剂。对需行经皮冠状动脉介入治疗的患者,术中需要追加普通肝素抗凝。

(5)调脂治疗:他汀类药物除了对血脂的调节作用外,远期还有抗感染、稳定斑块的作用,能降低冠状动脉疾病的病死率和心肌梗死的发病率。

(6)冠状动脉血运重建术:包括经皮冠状动脉介入治疗和冠状动脉旁路移植术。由于操作成功率提高和并发症降低,经皮冠状动脉介入治疗在不稳定型心绞痛和非 ST 段抬高型心肌梗死患者的应用增加。

(二)急性 ST 段抬高型心肌梗死

急性心肌梗死是在冠状动脉病变的基础上,发生冠状动脉血供急剧减少或中断,使相应心肌严重而持久地缺血,导致部分心肌细胞急性坏死。临床上表现为持久的胸骨后剧烈疼痛、发热、白细胞计数增加及反映心肌缺血、损伤和坏死的一系列特征性心电图进行性改变和血清心肌损伤标志物增高。常可发生恶性心律失常、心源性休克或心力衰竭,属冠心病中急性冠状动脉综合征的严重类型。

1.病因

(1)冠脉粥样硬化可造成一支或多支血管管腔狭窄和心肌血供不足。若侧支循环尚未充分建立,一旦血供急剧减少或中断,使心肌严重而持久地急性缺血达 1 h 以上,即可发生心肌梗死。

(2)促使粥样斑块破溃出血及血栓形成的诱因:①休克、脱水、出血、外科手术或严重心律失常,使心排血量骤降,冠状动脉灌流量锐减;②重体力活动、饱餐特别是进食多量高脂饮食后、情绪过分激动或血压剧升,心肌耗氧量猛增,冠状动脉供血明显不足;③晨起 6~12 时交感神经活动增加,冠状动脉张力增强。

2.临床表现

(1)先兆表现:部分患者在发病前数天有乏力,胸部不适,活动时心悸、气急、烦躁、心绞痛等前驱症状,其中以初发型心绞痛或恶化型心绞痛最为突出。心绞痛发作较以往频繁、性质较剧、持续较久、硝酸甘油疗效差、诱发因素不明显。心电图可出现 ST 段一过性显著抬高/压低，T 波倒置或增高。及时处理先兆症状，可使部分患者避免发生心肌梗死。

(2)症状：①疼痛是最先出现的症状，多发生于清晨，疼痛的性质与心绞痛相同，但诱因多不明显，且常发生于安静时，程度较重，持续时间较长，可达数小时或更长，休息和含硝酸甘油多不能缓解。患者常烦躁不安、出汗、恐惧、胸闷或有濒死感。②全身症状有发热、心动过速、白细胞计数增高和红细胞沉降率增快等，由坏死物质吸收所引起。③胃肠道症状：疼痛剧烈时常伴有频繁的恶心、呕吐和上腹胀痛，与迷走神经受坏死心肌刺激和心排血量降低组织灌注不足等有关。④心律失常多发生在起病 1～2 周，而以 24 h 内最多见，可伴乏力、头晕、晕厥等症状。⑤低血压与休克：疼痛缓解而收缩压仍低于 10.7 kPa(80 mmHg)且患者表现为烦躁不安、面色苍白、皮肤湿冷、脉细而快、大汗淋漓、尿少、神志迟钝甚至晕厥者，则为休克表现。⑥心力衰竭主要为急性左心衰竭，表现为呼吸困难、咳嗽、发绀、烦躁等症状，严重者可发生肺水肿，随后可有颈静脉曲张、肝大、水肿等右心衰竭表现。

(3)体征：心脏浊音界可正常，也可轻度至中度增大；心率多增快，少数也可减慢，心律失常；心尖区第一心音减弱，可闻及第三或第四心音奔马律；10%～20%的患者在起病第 2～3 天出现心包摩擦音；部分患者在心前区可闻及收缩期杂音；可有各种心律失常、休克或心力衰竭相关的其他体征。几乎所有的患者都有血压降低的症状。

(4)并发症包括以下几种。①乳头肌功能失调或断裂：二尖瓣乳头肌因缺血、坏死等使收缩功能发生障碍，造成不同程度的二尖瓣脱垂并关闭不全，总发生率可高达 50%。②心室壁瘤：主要见于左心室，发生率为 5%～20%。较大的室壁瘤体检时可见左侧心界扩大，心脏搏动范围较广，可有收缩期杂音。瘤内发生附壁血栓时，心音减弱。③心肌梗死后综合征：发生率约为 10%。于心肌梗死后数周至数月内出现，可反复发生，表现为心包炎、胸膜炎或肺炎，有发热、胸痛等症状，可能为机体对坏死组织的不良反应。④栓塞：发生率为 1%～6%，见于起病后 1～2 周，若由左心室附壁血栓脱落所致，则引起脑、肾、脾或四肢等动脉栓塞。由下肢静脉血栓脱落所致，则产生肺动脉栓塞。⑤心脏破裂：少见，常在 1 周内出现，多为心室游离壁破裂，造成心包积血引起急性心脏压塞而猝死。

3.辅助检查

(1)实验室检查：血常规、尿常规、肾功能、电解质、血糖、血脂、心肌酶学和血清心肌坏死标志物。

(2)影像学及其他检查：心电图检查、胸部 X 线片检查、24 h 动态血压监测、超声心动图检查、颈动脉超声检查和放射性核素检查等。

4.处理原则及治疗要点

(1)休息：急性期应绝对卧床休息，保持室内环境安静，减少不良刺激。

(2)病情监测：给予持续心电监测，除颤仪应随时处于备用状态，密切观察心率、心律、血压和心功能变化，判断病情的发展，确定抢救及治疗方案。

(3)饮食和通便：给予流质、半流质饮食，逐步过渡到普通饮食。所有急性心肌梗死患者无腹泻者均应使用缓泻剂，以防止便秘时用力排便导致心脏破裂或引起心律失常与心力衰竭。

(4)给氧治疗：急性心肌梗死 1 周内，应给予常规吸氧，一般患者可用双鼻孔导管低流量持续或间接给氧。严重左心衰竭、肺水肿合并有机械并发症者，需面罩加压给氧或气管插管并机械通气。

(5)有效镇痛:首选吗啡 2～4 mg 静脉注射或哌替啶 50～100 mg 肌内注射。

(6)心肌再灌注:起病 3～6 h,心肌再灌注包括溶栓、急性冠状动脉介入治疗、冠状动脉搭桥术。积极的治疗措施是起病 3～6 h,最多在 12 h 内,使闭塞的冠状动脉再通,恢复心肌灌注,挽救缺血心肌,缩小梗死面积,从而能改善血流动力学,保护心功能和降低泵衰竭发生率与住院病死率,而且开始越早越好。可采取以下几种疗法。①经皮冠状动脉介入治疗:有条件的医院对具备适应证的患者应尽快实施经皮冠状动脉介入治疗;②溶栓疗法:无条件实行介入治疗或因患者就诊延误、转运时间过长将会错过再灌注时机,无禁忌证应立即(接诊患者后 30 min 内)行溶栓治疗。临床上常用溶栓药物包括链激酶(SK)、尿激酶(UK)、组织型纤溶酶原激活剂(t-PA)及重组人组织型纤溶酶原激酶衍生物(rt-PA)等。

(7)抗心律失常治疗:心律失常必须及时消除,以免演变为严重心律失常甚至猝死。

(8)控制休克:出现心源性休克时,应在血流动力学监测下,采用升压药、血管扩张药、补充血容量和纠正酸中毒等抗休克处理。

5.护理评估要点

(1)病史:了解患者患病及诊治经过,评估患者首次心肌梗死发病的时间,发病时的症状如疼痛的部位、性质、程度、持续时间、诱因与缓解方式;有无恶心、呕吐、全身乏力、发热、血压异常、大汗、面色苍白等伴随症状;有无呼吸困难、晕厥、休克、心力衰竭等严重情况发生;相关检查、化验结果。

(2)身体状况:评估胸痛发作的特点,观察患者的意识与精神状态,注意有无表情痛苦、面色苍白、大汗、神志模糊、反应迟钝甚至晕厥等休克表现。观察患者的体温、脉搏、呼吸、血压有无异常。注意患者心率、心律、心音的变化,有无奔马律、心脏杂音及肺部啰音等。

(3)心理-社会状况:评估是否由于胸痛异常剧烈,患者产生了恐惧,活动耐力和自理能力下降而产生焦虑、抑郁情绪。护士应评估患者的心理状态,了解患病对其身心状态的影响程度,患者对疾病的认识程度,患者的经济状况和家人的支持程度。

6.护理措施

(1)休息与活动:急性期应住在冠心病监护室,绝对卧床休息,保持环境安静,减少探视,消除焦虑,防止不良刺激。若病情稳定无并发症,24 h 内应鼓励患者在床上进行肢体活动,如进行腹式呼吸、关节被动与主动运动。若无低血压,第 3 天就可在病房内走动;梗死后 4～5 d,逐步增加活动直至每天 3 次步行 100～150 m,逐渐过渡到室外散步,以不感到疲劳为限,但对病情不稳定及高危患者应适当延长卧床时间。

(2)给氧护理:给予鼻导管间断或持续吸氧,增加心肌氧的供应,减轻心肌缺血和疼痛。严重呼吸困难者可行面罩加压给氧或气管插管并机械通气。

(3)病情观察:持续心电、血压、呼吸、血流动力学和血氧饱和度监测,密切观察心律、心率、血压和心功能的变化。准备好抢救设备和药物,除颤仪应随时处于备用状态,以便及时抢救。

(4)饮食护理:由于患者心肌供血不足,心功能低下,心排血量减少,加上长时间卧床,胃肠蠕动减弱,消化功能不良,宜进食低脂、低胆固醇、清淡易消化的流质或半流质饮食,避免食用辛辣食物或发酵食物,以减少便秘与腹胀。进食不宜太快及过饱,以免加重心脏负担。

(5)保持大便通畅:入院后常规给予缓泻剂;若 2 d 无大便,需积极处理。排便用力易诱发心律失常、心源性休克和心力衰竭等并发症,甚至还可发生心脏破裂。排便时必须有专人看护,严密观察心电图的改变。饮食中适当增加纤维食物;避免用力排便,防止因腹内压急剧升高,反射性引起心率及冠状动脉血流量变化而发生意外。

(6)心理护理：急性心肌梗死患者心理影响巨大，表现为惊恐、忧虑、抑郁、易激惹。疼痛发作时应有专人陪伴，鼓励患者表达内心感受，给予心理支持，增强战胜疾病的信心。指导缓解紧张的放松训练方法。

(7)用药护理：迅速建立两条静脉通路，监测穿刺处有无渗药、红肿、出血、疼痛等，如发现异常及时更换穿刺部位，注意输液速度、液体出入量。保证给药途径畅通，注意遵医嘱应用药物。应用吗啡或哌替啶需注意有无呼吸抑制，应用硝酸甘油或硝酸异山梨酯需随时监测血压变化。

(8)溶栓治疗的护理：①询问患者是否有脑血管病病史、活动性出血和出血倾向、严重而未控制的高血压、近期大手术或外伤史等溶栓禁忌证；②遵医嘱迅速应用溶栓药物并观察变态反应，包括出血(皮肤黏膜出血、尿血、便血、咯血和颅内出血)、低血压[收缩压低于 12.0 kPa(90 mmHg)]和不良反应(寒战、发热、皮疹)；③溶栓过程中注意患者有无低血压，观察溶栓疗效。

(9)并发症的监测与护理。

心律失常与猝死的监测与护理：心电监测出现室性期前收缩呈频发性、多源性、二联律或三联律等变化，有可能发展为室性心动过速或心室颤动，应立即给予利多卡因 50～100 mg 稀释后静脉推注。监测电解质和酸碱平衡状况，准备好急救药品和抢救设备，如除颤仪、起搏器等，随时准备抢救。

心力衰竭的病情监测与处理：急性心肌梗死患者在起病最初几天，甚至在梗死演变期可发生心力衰竭，特别是急性左心衰竭。应严密观察患者有无呼吸困难、咳嗽、咳痰、少尿等，听诊肺部有无湿啰音；避免情绪激动、饱餐、用力排便等加重心脏负荷的因素。

(10)康复训练的监测：开始进行康复训练时，必须在护理人员的监测下进行，以不引起任何不适为度，心率增加 10～20 次/分钟为正常反应。运动时心率增加<10 次/分钟可加大运动量，进入高一阶段的训练。若运动时心率增加超过20 次/分钟，收缩压降低超过 2.0 kPa(15 mmHg)，出现心律失常或心电图 ST 段缺血型下降≥0.1 mV，则应退回到前一个运动水平。出现下列情况时应减慢运动进程或停止运动：①胸痛、心悸、气喘、头晕、恶心、呕吐等；②心肌梗死 3 周内活动时，心率变化超过 20 次/分钟或血压变化超过 2.7 kPa(20 mmHg)；③心肌梗死6 周内活动时，心率变化超过 30 次/分钟或血压变化超过 4.0 kPa(30 mmHg)。

7.健康指导

(1)饮食指导：急性心肌梗死恢复后的所有患者均应采用饮食调节，低饱和脂肪和低胆固醇饮食。指导患者避免食用黄油、蛋黄、脂肪、动物内脏、坚果、猪油、巧克力、含乙醇及咖啡因的饮料等，多食新鲜蔬菜、水果、豆制品、植物油。少食多餐，避免过饱。

(2)戒烟：向患者讲解吸烟对健康特别是对心血管方面的危害，告知戒烟方法，制定戒烟计划。每次随诊都须问诊戒烟计划执行情况。

(3)心理指导：应充分理解并指导患者正确对待自己的病情，保持乐观与平和的心情，消除因担心今后工作能力和生活质量而产生的焦虑情绪。鼓励家属和同事对患者给予理解和支持，工作、生活中避免对其施加压力，创造一个良好的身心休养环境。

(4)康复指导：建议出院后继续进行康复治疗，利于提高患者的心理健康水平和生活质量、延长存活时间。康复训练应分阶段循序渐进增加活动量，提倡小量、重复、多次运动，适当的间隔休息，可以提高运动总量而避免超负荷运动。运动中以达到患者最大心率为 60%～65%的低强度长期锻炼是安全有效的。运动方式包括步行、慢跑、打太极拳、骑自行车、游泳、做健美操等，每周运动 3～4 d,每次 10～15 min。个人卫生活动、家务劳动、娱乐活动等也对患者有益。经 2～4 个月的体力活动锻炼后,酌情恢复部分或轻体力工作,但对重体力劳动、驾驶员、高空作业及其他精神紧张或工作量过大的工种应予以避免。无并发症的患者心肌梗死后 6～8 周可恢复性生活,性生活应适度。

(5)用药指导与病情监测:指导患者严格按医嘱服药,提高服药依从性。告知患者及其家属药物的用法、作用和变态反应,教会患者定期监测血压、脉搏。若胸痛发作频繁、程度较重、时间较长,服用硝酸酯制剂疗效差时,应及时就医。教会家属心肺复苏的基本技术,定期门诊随访。

(贾珊珊)

第五节 心力衰竭

心力衰竭是由于心脏收缩机能和/或舒张功能障碍,不能将静脉回心血量充分排出心脏,造成静脉系统淤血及动脉系统血液灌注不足而出现的综合征。

一、病因

(一)基本病因

1.心肌损伤

任何大面积(大于心室面积的 40%)的心肌损伤都会导致心脏收缩及/或舒张功能的障碍。

2.心脏负荷过重

压力负荷(后负荷)过重,心脏排血阻力增大,心排血量降低,心室收缩期负荷过度,引起心室肥厚性心力衰竭;容量负荷(前负荷)过重,心脏舒张期容量增大,心排血量减低,引起心室扩张性心力衰竭。

3.机械障碍

腱索或乳头肌断裂,心室间隔穿孔,心脏瓣膜严重狭窄或关闭不全等引起的心脏机械功能衰退,导致心力衰竭。

4.心脏负荷不足

心脏负荷不足如缩窄性心包炎,大量心包积液,限制性心肌病等,使静脉血液回心受限,因而心室心房充盈不足,腔静脉及门脉系统淤血,心排血量减低。

5.血液循环容量过多

血液循环容量过多如静脉过多过快输液,尤其是在无尿少尿时超量输液,急性或慢性肾炎引起高度水钠潴留,高度水肿等均引起血液循环容量急剧膨胀而致心力衰竭。

(二)诱发因素

1.感染

感染可增加基础代谢,增加机体耗氧,增加心脏排血量而诱发心力衰竭,尤其是呼吸道感染较多见。

2.体力过劳

正常心脏在体力活动时,随身体代谢增高心脏排血量也随之增加。而有器质性心脏病患者体力活动时,心率增快,心肌耗氧量增加,心排血量减少,冠状动脉血液灌注不足,导致心肌缺血,心慌气急,诱发心力衰竭。

3.情绪激动

情绪激动促使儿茶酚胺释放,心率增快,心肌耗氧增加,动脉与静脉血管痉挛,增加心脏前后负荷而诱发心力衰竭。

4.妊娠与分娩

风湿性心脏病或先天性心脏病患者,心功能低下,在妊娠 32～34 周,分娩期及产褥期最初 3 d内心脏负荷最重,易诱发心力衰竭。

5.动脉栓塞

心脏病患者长期卧床,静脉系统长期处于淤血状态,容易形成血栓,一旦血栓脱落导致肺栓塞,加重肺循环阻力诱发心力衰竭。

6.水、钠摄入量过多

心功能减退时,肾脏排水排钠机能减弱,如果水、钠摄入量过多可引起水钠潴留,血容量扩增。

7.心律失常

心动过速可使心脏无效收缩次数增加而加重心脏负荷;心脏舒张期缩短使心室充盈受限进而降低心排血量,同时心脏氧渗透期缩短不利于心肌代谢。

8.冠脉痉挛

冠状动脉粥样硬化易发生冠脉痉挛,引起心肌缺血导致心脏收缩或舒张功能障碍。

9.药物反应

因用药或停药不当导致的心力衰竭或心力衰竭恶化不在少数。慢性心力衰竭不该停用强心剂而停用,服用过量洋地黄、利尿药或抗心律失常药,都可导致心力衰竭恶化。

二、病理生理

(一)心脏的代偿机制

正常心脏有比较充足的储备能力,以适应一般生活需要所增加的心脏负担。当心脏功能减退,心排血量降低不足以供应机体需要时,机体将同时通过神经、体液等机制进行调整,力争恢复心排血量。

(1)反射性交感神经兴奋,迷走神经抑制,代偿性心率加快及心肌收缩力加强,以维持心排血量。由于交感神经兴奋,周围血管及,小动脉收缩可使血压维持正常而不随心排血量降低而下降;小静脉收缩可使静脉回心血量增加,从而使心搏血量增加。

(2)心肌肥厚:长期的负荷加重,使心肌肥厚和心室扩张,维持心排血量。然而,扩大和肥厚的心脏虽然完成较多的工作,但它耗氧量也随之增加,可是心肌内毛细血管数量并没有相应的增加,所以扩大肥厚的心肌细胞相对的供血不足。

(3)心率增快:心率加快在一定范围内使心排血量增加,但如果心率太快则心脏舒张期显著缩短,使心室充盈不足,导致心排血量降低及静脉淤血加重。

(二)心脏的失代偿机制

当心脏储备力耗损至不能适应机体代谢的需要时,心功能便由代偿转为失代偿阶段,即心力衰竭。

心力衰竭时,心排血量相对或绝对的降低,一方面供给各器官的血流不足,引起各器官组织的功能改变,血液重新分配,首先为保证心、脑、肾血液供应,皮肤、内脏、肌肉的供血相应有较大的减少。肾血流量减少时,可使肾小球滤过率降低和肾素分泌增加,进而促使肾上腺皮质的醛固酮分泌增加,引起水、钠潴留,血容量增加,静脉和毛细血管充血和压力增加。另一方面,心脏收缩力减弱,不能完全排出静脉回流的血液,心室收缩末期残留血量增多,心室舒张末期压力升高,遂使静脉回流受阻,引起静脉淤血和静脉压力升高,从而引起外周毛细血管的漏出增加,水分渗入组织间隙引起各脏器淤血水肿;肝脏淤血时对醛固酮的灭活减少;及抗利尿激素分泌增加,肾排水量进一步减少,水、钠潴留进一步加重,这也是水肿发生和加重的原因。

根据心脏代偿功能发挥的情况及失代偿的程度,可将心力衰竭分为三度或心功能Ⅳ级。

Ⅰ级:有心脏病的客观证据,而无呼吸困难,心悸,水肿等症状。(心功能代偿期)

Ⅱ级:日常劳动并无异常感觉,但稍重劳动即有心悸,气急等症状。(心力衰竭Ⅰ度)

Ⅲ级:普通劳动亦有症状,但休息时消失。(心力衰竭Ⅱ度)

Ⅳ级:休息时也有明显症状,甚至卧床仍有症状。(心力衰竭Ⅲ度)

三、临床表现

心力衰竭在早期可仅有一侧衰竭,临床上以左心衰竭为多见,但左心衰竭后,右心也相继发生功能损害,最后导致全心力衰竭。临床表现的轻重,常依病情发展的快慢和患者的耐受能力的不同而不同。

(一)左心力衰竭

1.呼吸困难

轻症患者自觉呼吸困难,重者同时有呼吸困难和短促的征象。早期仅发生于劳动或运动时,休息后很快消失。这是由于劳动促使回心血量增加,肺淤血加重的缘故。随着病情加重,轻度劳动即感到呼吸困难,严重者休息时亦感呼吸困难,以致被迫采取半卧位或坐位,为端坐呼吸。

2.阵发性呼吸困难

多发生于夜间,故又称为阵发性夜间性呼吸困难。患者常在熟睡中惊醒,出现严重呼吸困难及窒息感,被迫坐起,咳嗽频繁,咯粉红色泡沫样痰液。轻者数分钟,重者经1～2 h逐渐停止。阵发性呼吸困难的发生原因:①睡眠时平卧位,回心血量增加,超过左心负荷的限度,加重了肺淤血。②睡眠时,膈肌上升,肺活量减少。③夜间迷走神经兴奋性增高,使冠状动脉和支气管收缩,影响了心肌的血液供应,发生支气管痉挛,降低心肌收缩性能和肺通气量,肺淤血加重。④熟睡时中枢神经敏感度降低,因此,肺淤血必须达到一定程度后方能使患者因气喘惊醒。

3.急性肺水肿

急性肺水肿是左心衰竭的重症表现,是阵发性呼吸困难的进一步发展。常突然发生,呈端坐呼吸,表情焦虑不安,频频咳嗽,咯大量泡沫状或血性泡沫性痰液,严重时可有大量泡沫样液体由鼻涌出,面色苍白,口唇青紫,皮肤湿冷,两肺布满湿啰音及哮鸣音,血压可下降,甚至休克。

4.咳嗽和咯血

咳嗽和咯血为肺泡和支气管黏膜淤血所致,多与呼吸困难并存,咯白色泡沫样黏痰或血性痰。

5.其他症状

可有疲乏无力、失眠、心悸、发绀等。严重患者脑缺氧缺血时可出现陈-施氏呼吸、嗜睡、眩晕、意识丧失、抽搐等。

6.体征

除原有心脏病体征外,可有舒张期奔马律、交替脉、肺动脉瓣区第2心音亢进。轻症肺底部可听到散在湿性啰音,重症则湿啰音满布全肺。有时可伴哮鸣音。

7.X线及其他检查

X线检查,可见左心扩大及肺淤血,肺纹理增粗。急性肺水肿时可见由肺门伸向肺野呈蝶形的云雾状阴影。心电图检查可出现心率快及左心室肥厚图形。臂舌循环时间延长(正常10~15 s),臂肺时间正常(4~8 s)。

(二)右心衰竭

1.水肿

皮下水肿是右心衰竭的典型症状。在水肿出现前,由于体内已有钠、水潴留,体液潴留达5 kg以上才出现水肿,故多只有体重增加。水肿多先见于下肢,卧床患者则在腰,背及骶部等低重部位明显,呈凹陷性水肿。重症则波及全身。水肿多于傍晚发生或加重,休息一夜后消失或减轻,伴有夜间尿量增加。这是由于夜间休息时,回心血量比白天活动时增多,心脏能将静脉回流血量排出,心室收缩末期残留血量减少,静脉和毛细血管压力有所减轻,因而水肿减轻或消退。

少数患者可出现胸腔积液和腹水。胸腔积液可同时见于左、右两侧胸腔,但以右侧较多,其原因不甚明了。由于壁层胸膜静脉回流体静脉,而脏层胸膜静脉血流入肺静脉,因而胸腔积液多见于左、右心力衰竭并存时。腹水多由心源性肝硬化引起。

2.颈静脉怒张和内脏淤血

坐位或半卧位时可见颈静脉怒张,其出现常较皮下水肿或肝大出现为早,同时可见舌下、手臂等浅表静脉异常充盈。肝大并压痛可先于皮下水肿出现。长期肝淤血,缺氧,可引起肝细胞变性、坏死,并发展为心源性肝硬化,肝功能检查异常或出现黄疸。若有三尖瓣关闭不全并存,肝脏触诊呈扩张性搏动。胃肠道淤血常引起消化不良,食欲减退,腹胀,恶心和呕吐等症状。肾淤血致尿量减少,尿中可有少量蛋白和细胞。

3.发绀

右心衰竭患者多有不同程度发绀,首先见于指端,口唇和耳郭,较单纯左心功能不全者为显著,其原因除血红蛋白在肺部氧合不全外,与血流缓慢,组织自身毛细血管中吸取较多的氧而使还原血红蛋白增加有关。严重贫血者则不出现发绀。

4.神经系统症状

神经系统可有神经过敏、失眠、嗜睡等症状。重者可发生精神错乱,可能是脑出血,缺氧或电解质紊乱等原因引起。

5.心脏及其他检查

主要为原有心脏病体征,由于右心衰竭常继发于左心衰竭的基础上,因而左、右心均可扩大。右心扩大引起了三尖瓣关闭不全时,在三尖瓣音区可听到收缩期吹风样杂音。静脉压增高。臂肺循环时间延长,因而臂舌循环时间也延长。

(三)全心力衰竭

左、右心功能不全的临床表现同时存在,但患者或以左心衰竭的表现为主或以右心衰竭的表现为主,左心衰竭肺充血的临床表现可因右心衰竭的发生而减轻。

四、护理

(一)护理要点

(1)减轻心脏负担,预防心力衰竭的发生。

(2)合理使用强心,利尿,扩血管药物,改善心功能。

(3)密切观察病情变化,及时救治急性心力衰竭。

(4)健康教育。

(二)减轻心脏负担,预防心力衰竭

休息可减少全身肌肉活动,减少氧的消耗,也可减少静脉回心血量及减慢心率,从而减轻心脏负担。根据患者病情适当安排其生活和劳动,可以尽量减轻心脏负荷。对于轻度心力衰竭患者,可仅限制其体力活动,并规定充分的午睡时间或较正常人多一些的夜间睡眠时间。较重的心力衰竭患者均应卧床休息,并尽可能使卧床休息患者的体位舒适。当心力衰竭表现有明显改善时,应尽快允许和鼓励患者逐渐恢复体力活动,恢复体力活动的速度和程度视患者心力衰竭的严重程度和发作时间的长短及患者对治疗的反应等而定。如心脏功能已完全恢复正常或接近正常,则每天可作轻度的体力活动。

饮食应少食多餐,给予低热量、多维生素、易消化食物,避免过饱,加重心脏负担。目前由于利尿剂应用方便。对钠盐限制不必过于严格,一般轻度心力衰竭患者每天摄入食盐 5 g 左右(正常人每天摄入食盐 10 g 左右),中度心力衰竭患者给予低盐饮食(含钠 2～4 g),重度心力衰竭患者给予无钠饮食。如果经一般限盐、利尿,病情未能很好控制者,则应进一步严格限盐,摄入量不超过 1 g。饮水量一般不加限制,仅在并发稀释性低钠血症者,限制每天入水量 500 mL 左右。

(三)合理使用强心药物并观察毒性反应

洋地黄类强心苷是目前治疗心力衰竭的主要药物,能直接加强心肌收缩力,增加心排血量,从而使心脏收缩末期残余血量减少,舒张末期压力下降,有利于缓解各器官的淤血,增加尿量,减慢心率。常用的给药方法:负荷量加维持量,在短期内,1～3 d 给予一定的负荷量,以后每天用维持量,适用于急性心力衰竭,较重的心力衰竭或需尽快控制病情的患者;单用维持量,近年来证实,洋地黄类药物治疗剂量的大小与其增强心肌收缩力作用呈线性关系,故对较轻的心力衰竭和易发生中毒的患者可用较小的剂量,而不采用惯用的洋地黄负荷量法,尤其是对慢性心力衰竭更适用。

洋地黄用量的个体差异大,且治疗剂量与中毒剂量较接近,故用药期间需要密切观察洋地黄的毒性反应。洋地黄毒性反应有以下几种。①消化道反应:食欲缺乏、恶心、呕吐、腹泻等。②神经系统反应:头痛、眩晕、视觉改变(黄视或绿视)。③心脏反应:可发生各种心律失常,常见的心律失常类型为:室性期前收缩,尤其是呈二联、三联或呈多源性者。其他有房性心动过速伴有房室传导阻滞,交界性心动过速,各种不同程度的房室传导阻滞,室性心动过速,心房纤维颤动等。④血清洋地黄含量:放射性核素免疫法测定血清地高辛含量＜2.0 ng/mL,或洋地黄毒苷＜20 μg/mL 为安全剂量。中毒者多数大于以上浓度。

使用洋地黄类药物时注意事项:①服药前要先了解病史,如询问已用洋地黄情况,利尿剂的使用情况及电解质浓度如何,如果存在低钾,低镁易诱发洋地黄中毒。②心力衰竭反复发作,严重缺氧,心脏明显扩大的患者对洋地黄药物耐受性差,宜小剂量使用。③询问有无合并使用增加或降低洋地黄敏感性的药物,如普萘洛尔、利血平、利尿剂、抗甲状腺药物、维拉帕米、胺碘酮、肾

上腺素等可增加洋地黄敏感性;而考来烯胺,抗酸药物,降胆固醇药及巴比妥类药则可降低洋地黄敏感性。④了解肝脏肾脏功能,地高辛主要自肾脏排泄,肾功能不全的,宜减少用量;洋地,黄毒苷经肝脏代谢胆管排泄,部分转化为地高辛。⑤密切观察洋地黄毒性反应。⑥静脉给药时应用5%～20%的 GS 溶液稀释,混匀后缓慢静推,一般不少于 10～15 min,用药时注意听诊心率及节律的变化。

(四)观察应用利尿剂后的反应

慢性心力衰竭患者,首选噻嗪类药,采用间歇用药,即每周固定服药 2～3 d,停用 4～5 d。若无效可加服氨苯蝶啶或螺内酯。如果上两药联用效果仍不理想可以呋塞米代替噻嗪类药物。急性心力衰竭或肺水肿者,首选呋塞米等快速利尿药。在应用利尿剂 1 h 后,静脉缓慢注射氨茶碱 0.25 g,可增加利尿效果。应用利尿剂后要密切观察尿量,每天测体重,准确记录 24 h 液体出入量,大量利尿者应测血压,脉搏和抽血查电解质,观察有无利尿过度引起的脱水,低血容量和电解质紊乱的表现,尤其是应用排钾利尿剂后有无乏力、恶心、呕吐、腹胀等低钾表现。对于利尿反应差者,应找出利尿不佳的原因,如了解肾脏功能情况,是否存在低血压、低血钾、低血镁或稀释性低钠血症,以及用药是否合理等。

(五)合理使用扩血管药物并观察用药反应

血管扩张剂可以扩张周围小动脉,减轻心脏排血时的阻力,而减轻心脏后负荷;又可以扩张周围静脉,减少回心血量,减轻心脏前负荷,进而改善心功能。常用的扩张静脉为主的药物有硝酸甘油、硝酸酯类及吗啡类药物;扩张动脉为主的药物有平胺唑啉、肼苯达嗪、硝苯地平;兼有扩张动脉和静脉的药物有硝普钠、哌唑嗪及卡托普利等。在开始使用血管扩张剂时,要密切观察病情和用药前后血压,心率的变化,慎防血管扩张过度,心脏充盈不足,血压下降,心率加快等不良反应。用血管扩张药注意,应从小剂量开始,用药前后对比心率,血压变化情况或床边监测血流动力学。根据具体情况,每 5～10 min 测量 1 次,若用药后血压较用药前降低 1.3～2.7 kPa,应谨慎调整药物浓度或停用。

(六)急性肺水肿的救治及护理

急性肺水肿为急性左心功能不全或急性左心衰竭的主要表现。多因突发严重的左心室排血不足或左心房排血受阻引起肺静脉及肺毛细血管压力急剧升高所致。当肺毛细血管压升高超过血浆胶体渗透压时,液体即从毛细血管漏到肺间质、肺泡甚至气道内,引起肺水肿。典型发作表现为突然严重气急,每分钟呼吸可达 30～40 次,端坐呼吸,阵阵咳嗽,面色苍白,大汗,常咯出泡沫样痰,严重者可从口腔和鼻腔内涌出大量粉红色泡沫液体。发作时心率、脉搏增快,血压在起始时可升高,以后降至正常或低于正常。两肺内可闻及广泛的水泡音和哮鸣音。心尖部可听到奔马律。

1.治疗原则

(1)减少肺循环血量和静脉回心血量。

(2)增加心搏量,包括增强心肌收缩力和降低周围血管阻力。

(3)减少血容量。

(4)减少肺泡内液体漏出,保证气体交换。

2.护理措施

(1)使患者取坐位或半卧位,两腿下垂,减少下肢静脉回流,减少回心血量。

(2)立即皮下注射吗啡 10 mg 或哌替啶 50～100 mg,使患者安静及减轻呼吸困难。但对昏迷、严重休克、有呼吸道疾病或痰液极多者忌用,年老、体衰、瘦小者应减量。

(3)改善通气-换气功能,轻度肺水肿早期高流量氧气吸入,开始是 2～3 L/min,以后逐渐增至4～6 L/min,氧气湿化瓶内加 75％乙醇或选用有机硅消泡沫剂,以降低肺泡内泡沫的表面张力,使泡沫破裂,改善通气功能。肺水肿明显出现即应作气管插管进行加压辅助呼吸,改善通气与氧的弥散,减少肺内分流,提高血氧分压。肺水肿基本控制后,可采用呼吸机间歇正压呼吸,如果动脉血氧分压＜9.31 kPa时,可改为持续正压呼吸。

(4)速给毛花苷 C 0.4 mg 或毒毛旋花子甙 K 0.25 mg,加入葡萄糖溶液中缓慢静推。

(5)快速利尿,如呋塞米 20～40 mg 或依他尼酸 25 mg 静脉注射。

(6)静脉注射氨茶碱 0.25 g 用 50％葡萄糖液 20～40 mL 稀释后缓慢注入,减轻支气管痉挛,增加心肌收缩力和促进尿液排出。

(7)氢化可的松 100～200 mg 或地塞米松 10 mg 溶于葡萄糖中静脉注射。

(七)健康教育

随着人民生活水平的不断提高,人们对生活质量的要求也越来越高。心力衰竭的转归及治愈程度将直接影响患者的生活质量,预防心力衰竭发生以保证患者的生活质量就显得更为重要。首先要避免诱发因素,如气候转换时要预防感冒,及时添加衣服;以乐观的态度对待生活,情绪平稳,不要大起大落过于激动;体力劳动不要过重;适当掌握有关的医学知识以便自我保健等。其次,对已明确心功能Ⅱ级、Ⅲ级的患者要按一般治疗标准,合理正确按医嘱服用强心、利尿、扩血、管药物,注意休息和营养,并定期门诊随访。

(贾珊珊)

第七章

神经内科护理

第一节 面神经炎

一、概念和特点

面神经炎是由茎乳孔内面神经非特异性炎症所致的周围性面瘫,又称为特发性面神经麻痹,或称贝尔麻痹,是一种最常见的面神经瘫痪疾病。

二、病理生理

其早期病理改变主要为神经水肿和脱髓鞘病变,严重者可出现轴突变性,以茎乳孔和面神经管内部分尤为显著。

三、病因与诱因

面神经炎的病因尚未完全阐明。受凉、感染、中耳炎、茎乳孔周围水肿及面神经在面神经管出口处受压、缺血、水肿等均可引起发病。

四、临床表现

(1)本病任何年龄、任何季节均可发病,男性比女性略多。一般为急性发病,常于数小时或1～3 d症状达到高峰。

(2)主要表现为一侧面部表情肌瘫痪,额纹消失,不能皱额蹙眉;眼裂闭合不能或闭合不完全;病侧鼻唇沟变浅,口角歪向健侧(露齿时更明显);吹口哨及鼓腮不能等。

(3)病初可有侧耳后麻痹或下颌角后疼痛。少数人可有茎乳孔附近及乳突压痛。面神经病变在中耳鼓室段者可出现说话时回响过度和病侧舌前2/3味觉缺失。影响膝状神经节者,除上述表现外,还出现病侧乳突部疼痛,耳郭与外耳道感觉减退,外耳道或鼓膜出现疱疹,称为Hunt综合征。

五、辅助检查

面神经传导检查对早期(起病5～7 d)完全瘫痪者的预后判断是一项有用的检查方法,肌电图(EMG)检查表现为病侧诱发的肌电动作电位 M 波波幅明显下降。若如为正常的 30％ 或以上者,则可望在 2 月内完全恢复;若为 10％～29％者,则需要 2～8 月才能恢复,且有一定程度的并发症;若仅为 10％ 以下者,则需要 6～12 月才有可能恢复,并常伴有并发症(面肌痉挛等);若病后 10 d 内出现失神经电位,则恢复时间将延长。

六、治疗

改善局部血液循环,减轻面部神经水肿,促使功能恢复。

(1)急性期应尽早使用糖皮质激素,可用泼尼松 30 mg 口服,1 次/天,或地塞米松静脉滴注 10 mg/d,疗程为 1 周左右,并用大剂量维生素 B_1、维生素 B_{12} 肌内注射,还可以采用红外线照射或超短波透热疗法。若为带状疱疹引起者,可口服阿昔洛韦 7～10 d。眼裂不能闭合者,可根据情况使用眼膏、眼罩,或缝合眼睑以保护角膜。

(2)恢复期可进行面肌的被动或主动运动训练,也可采用碘离子透入理疗、针灸、高压氧等治疗。

(3)经 2～3 个月,对自愈较差的高危患者可行面神经减压手术,以争取恢复的机会。发病后 1 年以上仍未恢复者,可考虑整容手术或面-舌下神经或面-副神经吻合术。

七、护理评估

(一)一般评估

1.生命体征

一般无特殊。体温升高常见于感染。

2.患者的主诉

(1)诱因:发病前有无受凉、感染、中耳炎。

(2)发作症状:发作时有无侧耳后麻痹或下颌角后疼痛,一侧面部表情肌瘫痪,额纹消失,不能皱额蹙眉;眼裂闭合不能或闭合不完全;病侧鼻唇沟变浅,口角歪向健侧(露齿时更明显);不能吹口哨及鼓腮。

(3)发病形式:是否急性发病,持续时间,症状的部位、范围、性质、严重程度等。

(4)既往检查、治疗经过及效果,是否有遵医嘱治疗。目前情况包括使用药物的名称、剂量、用法和有无不良反应。

3.其他

体重与身高(BMI)、体位、皮肤黏膜、饮食状况及排便情况的评估和/或记录结果。口腔卫生评估:评估患者的口腔卫生清洁程度,患侧脸颊是否留有食物残渣。疼痛的评估:使用口诉言词评分法、数字等级评定量表、面部表情测量图对疼痛程度、疼痛控制及疼痛不良作用的评估。

(二)身体评估

1.头颈部

(1)外观评估:患侧额皱纹是否浅,眼裂是否增宽。鼻唇沟是否浅,口角是否低,口是否向健侧歪斜。

(2)运动评估:让患者做皱额、闭眼、吹哨、露齿、鼓气动作,比较两侧是否相等。

(3)味觉评估:让患者伸舌,检查者以棉签或毛笔蘸少许试液(醋、盐、糖等),轻擦于舌的前部,如有味觉可以手指预定符号表示,不能伸舌和讲话。先试可疑一侧再试健侧。每种味觉试验完毕时,需用温水漱口,一般舌尖对甜、咸味最敏感,舌后部对酸味最敏感。

2.胸部

无特殊。

3.腹部

无特殊。

4.四肢

无特殊。

(三)心理-社会评估

(1)了解患者对疾病知识(特别是预后)的了解。

(2)观察患者有无心理异常的表现,患者面部肌肉出现瘫痪,自身形象改变,容易导致其焦虑和急躁的情绪。

(3)了解其患者家庭经济状况,家属及社会支持程度。

(四)辅助检查结果的评估

1.常规检查

一般无特殊,注意监测体温、血常规有无异常。

2.面神经传导检查

评估患者面神经传导功能检查有无异常。

(五)常用药物治疗效果的评估

以糖皮质激素为主要用药。

(1)服用药物的具体情况:是否餐后服用,主要剂型、剂量与持续用药时间。

(2)胃肠道反应评估:这是口服糖皮质激素最常见的不良反应,主要表现为上腹痛、恶心及呕吐等。

(3)出血评估:糖皮质激素可诱发或加剧胃和十二指肠溃疡的发生,严重时引起出血甚至穿孔。患者服药期间,应定期检测血常规和异常出血的情况。

(4)体温变化及其相关感染灶的表现:糖皮质激素对机体免疫反应有多个环节的抑制作用,削弱机体的抵抗力。容易诱发各种感染的发生,尤其是上呼吸道、泌尿道、皮肤(含肛周)的感染。

(5)神经、精神症状的评估:小剂量糖皮质激素可引起精神欣快感,而大剂量则出现兴奋、多语、烦躁不安、失眠、注意力不集中和易激动等精神症状,少数尚可出现幻觉、谵妄、昏睡等症状,也有企图自杀者,这种精神失常可迅速恶化。

八、主要护理诊断/问题

(1)身体意象紊乱:与面神经麻痹所致口角歪斜等有关。

(2)疼痛:下颌角或乳突部疼痛,与面神经病变累及膝状神经节有关。

九、护理措施

(一)心理护理

患者突然出现面部肌肉瘫痪,自身形象改变,害怕遇见熟人,不敢出现在公共场所。容易导致焦虑、急躁情绪。应观察有无心理异常的表现,鼓励患者表达对面部形象改变后的心理感受和对疾病预后担心的真实想法;告诉患者本病大多预后良好并介绍治愈病例,指导克服焦躁情绪和害羞心理,正确对待疾病,积极配合治疗;同时护士在与患者谈话时应语言柔和、态度和蔼亲切、避免任何伤害患者自尊的言行。

(二)休息与修饰指导

急性期注意休息,防风、防寒,尤其患侧耳后茎乳孔周围应予保护,预防诱发。外出时可戴口罩,系围巾,或使用其他改善自身形象的恰当修饰。

(三)饮食护理

选择清淡饮食,避免粗糙、干硬、辛辣食物,有味觉障碍的患者应注意食物的冷热度,以防烫伤口腔黏膜;指导患者饭后及时漱口,清除口腔患侧滞留食物,保持口腔清洁,预防口腔感染。

(四)预防眼部并发症

眼睑不能闭合或闭合不全者予以眼罩、眼镜遮挡及点眼药等保护,防止角膜炎、溃疡。

(五)功能训练

指导患者尽早开始面肌的主动运动与被动运动。只要患侧面部能运动,就应进行面肌功能训练,可对着镜子做皱眉、举额、闭眼、露齿、鼓腮和吹口哨等运动,每天数次,每次为 5～15 min,并辅以面肌按摩,以促进早日康复。

(六)就诊指标

受凉、感染、中耳炎后出现一侧面部表情肌瘫痪,额纹消失,不能皱额蹙眉;眼裂闭合不能或闭合不完全;病侧鼻唇沟变浅,口角歪向健侧(露齿时更明显);不能吹口哨及鼓腮及侧耳后麻痹或下颌角后疼痛,及时就医。

十、护理效果评价

(1)患者能够正确对待疾病,积极配合治疗。
(2)患者能够掌握相关疾病知识,做好外出的自我防护。
(3)患者口腔清洁舒适,无口腔异物、异味及口臭,无烫伤。
(4)患者无角膜炎、溃疡的发生。
(5)患者积极参与康复锻炼,坚持自我面肌功能训练。
(6)患者对治疗效果满意。

(孟珊珊)

第二节 偏 头 痛

偏头痛是一类发作性且常为单侧的搏动性头痛。发病率各家报告不一:Solomon 描述约占 6％的男性、18％的女性患有偏头痛,男、女之比为 1∶3;Wilkinson 的数字为约占 10％的英国人口患有偏头痛;Saper 报告在美国约有 2 300 万人患有偏头痛,其中男性占 6％,女性占 17％。偏头痛多开始于青春期或成年早期,约有 25％的患者于 10 岁前发病,55％的患者发生在 20 岁前,90％以上的患者发生于 40 岁以前。在美国,偏头痛造成的社会经济负担为 10 亿～17 亿美元。在我国也有大量患者因偏头痛而影响工作、学习和生活。多数患者有家庭史。

一、病因与发病机制

偏头痛的确切病因及发病机制仍处于讨论之中。很多因素可诱发、加重或缓解偏头痛的发作。通过物理或化学的方法,学者们也提出了一些学说。

(一)激发或加重因素

对于某些个体而言,很多外部或内部环境的变化可激发或加重偏头痛发作。

(1)激素变化:口服避孕药可增加偏头痛发作的频度;月经是偏头痛常见的触发或加重因素(周期性头痛);妊娠、性交可触发偏头痛发作(性交性头痛)。

(2)某些药物:某些易感个体服用硝苯地平、硝酸异山梨酯或硝酸甘油后可出现典型的偏头痛发作。

(3)天气变化:特别是在天气转热、多云或天气潮湿时。

(4)某些食物添加剂和饮料:最常见的是酒精性饮料,如某些红葡萄酒;奶制品、奶酪,特别是硬奶酪;咖啡;含亚硝酸盐的食物,如汤、热狗;某些水果,如柑橘类水果;巧克力(巧克力性头痛);某些蔬菜;酵母;人工甜食;发酵的腌制品,如泡菜;味精。

(5)运动:头部的微小运动可诱发偏头痛发作或使之加重,有些患者因惧怕乘车引起偏头痛发作而不敢乘车;踢足球的人以头顶球可诱发头痛(足球运动员偏头痛);爬楼梯上楼可出现偏头痛。

(6)睡眠过多或过少。

(7)一顿饭漏吃或延后。

(8)抽烟或置身于烟中。

(9)闪光、灯光过强。

(10)紧张、生气、情绪低落、哭泣(哭泣性头痛);很多女性逛商场或到人多的场合可致偏头痛发作;国外有人骑马时尽管拥挤不到一分钟,也可使偏头痛加重。

在激发因素中,剂量、联合作用及个体差异尚应考虑。如对于敏感个体,吃一片橘子可能不会引起头痛,而吃数枚橘子则可引起头痛。有些情况下,吃数枚橘子也不引起头痛发作,但如同时有月经的影响,这种联合作用就可引起偏头痛发作。有的个体在商场中待一会儿即出现偏头痛,而有的个体仅于商场中久待才出现偏头痛。

偏头痛尚有很多改善因素。有人于偏头痛发作时静躺片刻,即可使头痛缓解。有人于光线较暗淡的房间闭目而使头痛缓解。有人于头痛发作时喜以双手压迫双颞侧,以期使头痛缓解,有人通过冷水洗头使头痛得以缓解。妇女绝经后及妊娠 3 个月后偏头痛趋于缓解。

(二)有关发病机制的几个学说

1.血管活性物质

在所有血管活性物质中,5-HT 学说是学者们提及最多的一个。人们发现偏头痛发作期血小板中5-HT浓度下降,而尿中 5-HT 代谢物 5-HT 羟吲哚乙酸增加。脑干中 5-HT 能神经元及去甲肾上腺素能神经元可调节颅内血管舒缩。很多 5-HT 受体拮抗剂治疗偏头痛有效。

2.三叉神经血管脑膜反应

曾通过刺激啮齿动物的三叉神经,可使其脑膜产生炎性反应,而治疗偏头痛药物麦角、双氢麦角胺、舒马曲坦等可阻止这种神经源性炎症。在偏头痛患者体内可检测到由三叉神经所释放的降钙素基因相关肽(CGRP),而降钙素基因相关肽为强烈的血管扩张剂。双氢麦角胺、舒马曲坦既能缓解头痛,又能降低降钙素基因相关肽含量。因此,偏头痛的疼痛是由神经血管性炎症产生的无菌性脑膜炎。Wilkinson 认为三叉神经分布于涉痛区域,偏头痛可能就是一种神经源性炎症。Solomon 在复习儿童偏头痛的研究文献后指出,儿童眼肌瘫痪型偏头痛的复视源于海绵窦内颈内动脉的肿胀伴第Ⅲ对脑神经的损害。另一种解释是小脑上动脉和大脑后动脉肿胀造成的第Ⅲ对脑神经的损害,也可能为神经的炎症。

3.内源性疼痛控制系统障碍

中脑水管周围及第四脑室室底灰质含有大量与镇痛有关的内源性阿片肽类物质,如脑啡肽、β-内啡肽等。正常情况下,这些物质通过对疼痛传入的调节而起镇痛作用。虽然报告的结果不一,但多数报告显示偏头痛患者脑脊液或血浆中 β-内啡肽或其类似物降低,提示偏头痛患者存在内源性疼痛控制系统障碍。这种障碍导致患者疼痛阈值降低,对疼痛感受性增强,易于发生疼痛。鲑钙紧张素治疗偏头痛的同时可引起患者血浆 β-内啡肽水平升高。

4.自主功能障碍

自主功能障碍很早即引起了学者们的重视。瞬时心率变异及心血管反射研究显示,偏头痛患者存在交感功能低下。24 h 动态心率变异研究提示,偏头痛患者存在交感、副交感功能平衡障碍。也有学者报道偏头痛患者存在瞳孔直径不均,提示这部分患者存在自主功能异常。有人认为在偏头痛患者中的猝死现象可能与自主功能障碍有关。

5.偏头痛的家族聚集性及基因研究

偏头痛患者具有肯定的家族聚集性倾向。遗传因素最明显,研究较多的是家族性偏瘫型偏头痛及基底型偏头痛。有先兆偏头痛比无先兆偏头痛具有更高的家族聚集性。有先兆偏头痛和偏瘫发作可在同一个体交替出现,并可同时出现于家族中,基于此,学者们认为家族性偏瘫型偏头痛和非复杂性偏头痛可能具有相同的病理生理和病因。Baloh 等报告了数个家族,其家族中多个成员出现偏头痛性质的头痛,并有眩晕发作或原发性眼震,有的晚年继发进行性周围性前庭功能丧失,有的家族成员发病年龄趋于一致,如均于 25 岁前出现症状发作。

有报告,偏瘫型偏头痛家族基因缺陷与 19 号染色体标志点有关,但也有发现有的偏瘫型偏头痛家族与 19 号染色体无关,提示家族性偏瘫型偏头痛存在基因的变异。与 19 号染色体有关的家族性偏瘫型偏头痛患者出现发作性意识障碍的频度较高,这提示在各种与 19 号染色体有关的偏头痛发作的外部诱发阈值较低是由遗传决定的。Ophoff 报告 34 例与 19 号染色体有关的家族性偏瘫型偏头痛家族,在电压闸门性钙通道 α_1 亚单位基因代码功能区域存在 4 种不同的错义突变。

有一种伴有发作间期眼震的家族性发作性共济失调,其特征是共济失调。眩晕伴以发作间期眼震,为显性遗传性神经功能障碍,这类患者约有 50% 出现无先兆偏头痛,临床症状与家族性偏瘫型偏头痛有重叠,二者亦均与基底型偏头痛的典型状态有关,且均可有原发性眼震及进行性共济失调。Ophoff 报告了 2 例伴有发作间期眼震的家族性共济失调家族,存在 19 号染色体电压依赖性钙通道基因的突变,这与在家族性偏瘫型偏头痛所探测到的一样。所不同的是其阅读框架被打断,并产生一种截断的 α_1 亚单位,这导致正常情况下可在小脑内大量表达的钙通道密度的减少,由此可能解释其发作性及进行性加重的共济失调。同样的错义突变如何导致家族性偏瘫型偏头痛中的偏瘫发作尚不明。

Baloh 报告了 3 个伴有双侧前庭病变的家族性偏头痛家族。家族中多个成员经历过偏头痛性头痛、眩晕发作(数分钟),晚年继发前庭功能丧失。晚期,当眩晕发作停止,由于双侧前庭功能丧失导致平衡障碍及走路摆动。

6.血管痉挛学说

颅外血管扩张可伴有典型的偏头痛性头痛发作。偏头痛患者是否存在颅内血管的痉挛尚有争议。以往认为偏头痛的视觉先兆是由血管痉挛引起的,现在有确切的证据表明,这种先兆是由于皮层神经元活动由枕叶向额叶的扩布抑制(3 mm/min)造成的。血管痉挛更像是视网膜性偏头痛的始动原因,一些患者经历短暂的单眼失明,于发作期检查,可发现视网膜动脉的痉挛。另外,这些患者对抗血管痉挛剂有反应。与偏头痛相关的听力丧失和/或眩晕可基于内听动脉耳蜗和/或前庭分支的血管痉挛来解释。血管痉挛可导致内淋巴管或囊的缺血性损害,引起淋巴液循环损害,并最终发展成为水肿。经颅多普勒(TCD)脑血流速度测定发现,不论是在偏头痛发作期还是发作间期,均存在血流速度的加快,提示这部分患者颅内血管紧张度升高。

7.离子通道障碍

很多偏头痛综合征所共有的临床特征与遗传性离子通道障碍有关。偏头痛患者内耳存在局部细胞外钾的积聚。当钙进入神经元时钾退出。因为内耳的离子通道在维持富含钾的内淋巴和神经元兴奋功能方面是至关重要的,脑和内耳离子通道的缺陷可导致可逆性毛细胞除极及听觉和前庭症状。偏头痛中的头痛则是继发现象,这是细胞外钾浓度增加的结果。偏头痛综合征的很多诱发因素,包括紧张、月经,可能是激素对有缺陷的钙通道影响的结果。

8.其他学说

有人发现,偏头痛于发作期存在血小板自发聚集和黏度增加。另有人发现,偏头痛患者存在 TXA_2、PGI_2 平衡障碍、P 物质及神经激肽的改变。

二、临床表现

(一)偏头痛发作

Saper 在描述偏头痛发作时将其分为 5 期来叙述。需要指出的是,这 5 期并非每次发作所必备的,有的患者可能只表现其中的数期,大多数患者的发作表现为两期或两期以上,有的仅表现其中的一期。另一方面,每期特征可以存在很大不同,同一个体的发作也可不同。

1.前驱期

60%的偏头痛患者在头痛开始前数小时至数天出现前驱症状。前驱症状并非先兆,不论是有先兆偏头痛还是无先兆偏头痛均可出现前驱症状。可表现为精神、心理改变,如精神抑郁、疲乏无力、懒散、昏昏欲睡;也可情绪激动、易激惹、焦虑、心烦或欣快感等;尚可表现为自主神经症状,如面色苍白、发冷、厌食或明显的饥饿感、口渴、尿少、尿频、排尿费力、打哈欠、颈项强直、恶心、肠蠕动增加、腹痛、腹泻、心慌、气短、心率加快,对气味过度敏感等,不同患者前驱症状具有很大的差异,但每例患者每次发作的前驱症状具有相对稳定性。这些前驱症状可在前驱期出现,也可于头痛发作中,甚至持续到头痛发作后成为后续症状。

2.先兆

约有 20%的偏头痛患者出现先兆症状。先兆多为局灶性神经症状,偶为全面性神经功能障碍。典型的先兆应符合下列 4 条特征中的 3 条,即重复出现,逐渐发展,持续时间不多于 1 h,并跟随出现头痛。大多数病例先兆持续 5~20 min。极少数情况下先兆可突然发作,也有的患者于头痛期间出现先兆性症状,尚有伴迁延性先兆的偏头痛,其先兆不仅始于头痛之前,尚可持续到头痛后数小时至 7 d。

先兆可为视觉性的、运动性的、感觉性的，也可表现为脑干或小脑性功能障碍。最常见的先兆为视觉性先兆，约占先兆的90%。如闪电、暗点、单眼黑蒙、双眼黑蒙、视物变形、视野外空白等。闪光可为锯齿样或闪电样闪光、城垛样闪光。视网膜动脉型偏头痛患者眼底可见视网膜水肿，偶可见樱红色黄斑。仅次于视觉现象的常见先兆为麻痹。典型的是影响一侧手和面部，也可出现偏瘫。如果优势半球受累，可出现失语。数十分钟后出现对侧或同侧头痛，多在儿童期发病。这称为偏瘫型偏头痛。偏瘫型偏头痛患者的局灶性体征可持续7 d以上，甚至在影像学上发现脑梗死。偏头痛伴迁延性先兆和偏头痛性偏瘫以前曾被划入"复杂性偏头痛"。偏头痛反复发作后出现眼球运动障碍称为眼肌瘫痪型偏头痛。多为动眼神经麻痹所致，其次为滑车神经和展神经麻痹。多有无先兆偏头痛病史，反复发作者麻痹可经久不愈。如果先兆涉及脑干或小脑，则这种状况被称为基底型偏头痛，又称基底动脉型偏头痛。可出现头昏、眩晕、耳鸣、听力障碍、共济失调、复视，视觉症状包括闪光、暗点、黑蒙、视野缺损、视物变形。双侧损害可出现意识抑制，后者尤见于儿童。尚可出现感觉迟钝，偏侧感觉障碍等。

偏头痛先兆可不伴头痛出现，称为偏头痛等位症，多见于儿童偏头痛，有时见于中年以后。先兆可为偏头痛发作的主要临床表现而头痛很轻或无头痛；也可与头痛发作交替出现，可表现为闪光、暗点、腹痛、腹泻、恶心、呕吐、复发性眩晕、偏瘫、偏身麻木及精神心理改变。如儿童良性发作性眩晕、前庭性梅尼埃病、成人良性复发性眩晕。有跟踪研究显示，为数不少的以往诊断为梅尼埃病的患者，其症状大多数与偏头痛有关。有报告描述了一组成人良性复发性眩晕患者，年龄为7~55岁，晨起发病症状表现为反复发作的头晕、恶心、呕吐及大汗，持续数分钟至4 d不等。发作开始及末期表现为位置性眩晕，发作期间无听觉症状。发作间期几乎所有患者均无症状，这些患者眩晕发作与偏头痛有着几个共同的特征，包括可因酒精、睡眠不足、情绪紧张造成及加重，女性多发，常见于经期。

3.头痛

头痛可出现于围绕头或颈部的任何部位，可位颞侧、额部、眶部。多为单侧痛，也可为双侧痛，甚至发展为全头痛，其中单侧痛者约占2/3。头痛性质往往为搏动性痛，但也有的患者描述为钻痛。疼痛程度往往为中、重度痛，甚至难以忍受。往往是晨起后发病，逐渐发展，达高峰后逐渐缓解。也有的患者于下午或晚上起病，成人头痛大多历时4 h至3 d，而儿童头痛多历时2 h至2 d。尚有持续时间更长者，可持续数周。有人将发作持续3 d以上的偏头痛称为偏头痛持续状态。

头痛期间，不少患者伴随出现恶心、呕吐、视物不清、畏光、畏声等，喜独居。恶心为最常见伴随症状，达一半以上，且常为中、重度恶心。恶心可先于头痛发作，也可于头痛发作中或发作后出现。近一半的患者出现呕吐，有些患者的经验是呕吐后发作即明显缓解。其他自主功能障碍也可出现，如尿频、排尿障碍、鼻塞、心慌、高血压、低血压，甚至可出现心律失常。发作累及脑干或小脑者可出现眩晕、共济失调、复视、听力下降、耳鸣、意识障碍。

4.头痛终末期

此期为头痛开始减轻至最终停止这一阶段。

5.后续症状期

为数不少的患者于头痛缓解后出现一系列后续症状，表现为怠倦、困顿、昏昏欲睡。有的感到精疲力竭、饥饿感或厌食、多尿、头皮压痛、肌肉酸痛。也可出现精神心理改变，如烦躁、易怒、心境高涨或情绪低落、少语、少动等。

（二）儿童偏头痛

儿童偏头痛是儿童期头痛的常见类型。儿童偏头痛与成人偏头痛在一些方面有所不同。性别方面，发生于青春期以前的偏头痛，男女患者比例大致相等，而成人期偏头痛，女性比例大大增加，约为男性的 3 倍。

儿童偏头痛的诱发及加重因素有很多与成人偏头痛一致，如劳累和情绪紧张可诱发或加重头痛，为数不少的儿童可因运动而诱发头痛，儿童偏头痛患者可有睡眠障碍，而上呼吸道感染及其他发热性疾病在儿童比成人更易使头痛加重。

在症状方面，儿童偏头痛与成人偏头痛亦有区别。儿童偏头痛持续时间常较成人短。偏瘫型偏头痛多在儿童期发病，成年期停止，偏瘫发作可从一侧到另一侧，这种类型的偏头痛常较难控制。反复的偏头痛发作可造成永久性神经功能缺损，并可出现病理征，也可造成认知障碍。基底动脉型偏头痛，在儿童也比成人常见，表现闪光、暗点、视物模糊、视野缺损，也可出现脑干、小脑及耳症状，如眩晕、耳鸣、耳聋、眼球震颤。在儿童出现意识恍惚者比成人多，尚可出现跌倒发作。有些偏头痛儿童尚可仅出现反复发作性眩晕，而无头痛发作。一个平时表现完全正常的儿童可突然恐惧、大叫、面色苍白、大汗、步态蹒跚、眩晕、旋转感，并出现眼球震颤，数分钟后可完全缓解，恢复如常，称之为儿童良性发作性眩晕，属于一种偏头痛等位症。这种典型眩晕发作始于4 岁以前，可每天数次发作，其后发作次数逐渐减少，多数于 7～8 岁后不再发作。与成人不同，儿童偏头痛的前驱症状常为腹痛，有时可无偏头痛发作而代之以腹痛、恶心、呕吐、腹泻，称为腹型偏头痛等位症。在偏头痛的伴随症状中，儿童偏头痛出现呕吐较成人更加常见。

儿童偏头痛的预后较成人偏头痛好。6 年后约有一半儿童不再经历偏头痛，约 1/3 的偏头痛得到改善。而始于青春期以后的成人偏头痛常持续几十年。

三、诊断与鉴别诊断

（一）诊断

偏头痛的诊断应根据详细的病史做出，特别是头痛的性质及相关的症状非常重要。如头痛的部位、性质、持续时间、疼痛严重程度、伴随症状及体征、既往发作的病史、诱发或加重因素等。

对于偏头痛患者应进行细致的一般内科查体及神经科检查，以除外症状与偏头痛有重叠、类似或同时存在的情况。诊断偏头痛虽然没有特异性的实验室指标，但有时给予患者必要的实验室检查非常重要，如血、尿、脑脊液及影像学检查，以排除器质性病变。特别是中年或老年期出现的头痛，更应排除器质性病变。当出现严重的先兆或先兆时间延长时，有学者建议行颅脑 CT 或MRI 检查。也有学者提议当偏头痛发作每月超过 2 次时，应警惕偏头痛的原因。

国际头痛协会（IHS）头痛分类委员会制定了一套头痛分类和诊断标准，这个旧的分类与诊断标准在世界范围内应用了 20 余年，至今我国尚有部分学术专著仍在沿用或参考这个分类。此后，国际头痛协会头痛分类委员会制定了新的关于头痛、脑神经痛及面部痛的分类和诊断标准。目前临床及科研多采用这个标准。本标准将头痛分为 13 个主要类型，包括了总数 129 个头痛亚型。其中常见的头痛类型为偏头痛、紧张型头痛、丛集性头痛和慢性发作性偏头痛，而偏头痛又被分为 7 个亚型（表 7-1～表 7-4）。这 7 个亚型中，最主要的两个亚型是无先兆偏头痛和有先兆偏头痛，其中最常见的是无先兆偏头痛。

表 7-1 偏头痛分类

无先兆偏头痛

有先兆偏头痛

 偏头痛伴典型先兆

 偏头痛伴迁延性先兆

 家族性偏瘫型偏头痛

 基底动脉型偏头痛

 偏头痛伴急性先兆发作

眼肌瘫痪型偏头痛

视网膜型偏头痛

可能为偏头痛前驱或与偏头痛相关联的儿童期综合征

 儿童良性发作性眩晕

 儿童交替性偏瘫

偏头痛并发症

 偏头痛持续状态

 偏头痛性偏瘫

不符合上述标准的偏头痛性障碍

表 7-2 国际头痛协会(1988)关于无先兆偏头痛的定义

无先兆偏头痛

诊断标准:

1.至少 5 次发作符合第 2~4 项标准

2.头痛持续 4~72 h(未治疗或没有成功治疗)

3.头痛至少具备下列特征中的 2 条

 (1)位于单侧

 (2)搏动性质

 (3)中度或重度(妨碍或不敢从事每天活动)

 (4)因上楼梯或类似的日常体力活动而加重

4.头痛期间至少具备下列 1 条

 (1)恶心和/或呕吐

 (2)畏光和畏声

5.至少具备下列 1 条

 (1)病史、体格检查和神经科检查不提示器质性障碍

 (2)病史和/或体格检查和/或神经检查确实提示这种障碍(器质性障碍),但被适当的观察所排除

 (3)这种障碍存在,但偏头痛发作并非在与这种障碍有密切的时间关系上首次出现

表 7-3　国际头痛协会(1988)关于有先兆偏头痛的定义

有先兆偏头痛

先前用过的术语:经典型偏头痛,典型偏头痛;眼肌瘫痪型、偏身麻木型、偏瘫型、失语型偏头痛

诊断标准:

1.至少 2 次发作符合第 2 项标准

2.至少符合下列 4 条特征中的 3 条

(1)1 个或 1 个以上提示局灶大脑皮质或脑干功能障碍的完全可逆性先兆症状

(2)至少 1 个先兆症状逐渐发展超过 4 min,或 2 个或 2 个以上的症状接着发生

(3)先兆症状持续时间不超过 60 min,如果出现 1 个以上先兆症状,持续时间可相应增加

(4)继先兆出现的头痛间隔期在 60 min 之内(头痛尚可在先兆前或与先兆同时开始)

3.至少具备下列 1 条

(1)病史:体格检查及神经科检查不提示器质性障碍

(2)病史和/或体格检查和/或神经科检查确实提示这障碍,但通过适当的观察被排除

(3)这种障碍存在,但偏头痛发作并非在与这种障碍有密切的时间关系上首次出现

有典型先兆的偏头痛

诊断标准:

1.符合有先兆偏头痛诊断标准,包括第 2 项全部 4 条标准

2.有 1 条或 1 条以上下列类型的先兆症状

(1)视觉障碍

(2)单侧偏身感觉障碍和/或麻木

(3)单侧力弱

(4)失语或非典型言语困难

表 7-4　国际头痛协会(1988)关于儿童偏头痛的定义

1.至少 5 次发作符合第(1)、(2)项标准

(1)每次头痛发作持续 2～48 h

(2)头痛至少具备下列特征中的 2 条

位于单侧

搏动性质

中度或重度

可因常规的体育活动而加重

2.头痛期间内至少具备下列 1 条

(1)恶心和/或呕吐

(2)畏光和畏声

　　国际头痛协会的诊断标准为偏头痛的诊断提供了一个可靠的、可量化的诊断标准,对于临床和科研的意义是显而易见的,有学者特别提到其对于临床试验及流行病学调查有重要意义。但

临床上有时遇到患者并不能完全符合这个标准,对这种情况学者们建议随访及复查,以确定诊断。

由于国际头痛协会的诊断标准掌握起来比较复杂,为了便于临床应用,国际上一些知名的学者一直在探讨一种简单化的诊断标准。其中 Solomon 介绍了一套简单标准,符合这个标准的患者 99％符合国际头痛协会关于无先兆偏头痛的诊断标准。这套标准较易掌握,供参考。

(1)具备下列 4 条特征中的任何 2 条,即可诊断无先兆偏头痛:①疼痛位于单侧;②搏动性痛;③恶心;④畏光或畏声。

(2)另有 2 条附加说明:①首次发作者不应诊断;②应无器质性疾病的证据。

在临床工作中尚能遇到患者有时表现为紧张型头痛,有时表现为偏头痛性质的头痛,为此有学者查阅了国际上一些临床研究文献后得到的答案是,紧张型头痛和偏头痛并非是截然分开的,其临床上确实存在着重叠,故有学者提出二者可能是一个连续的统一体。有时遇到有先兆偏头痛患者可表现为无先兆偏头痛,同样,学者们认为二型之间既可能有不同的病理生理,又可能是一个连续的统一体。

(二)鉴别诊断

偏头痛应与下列疼痛相鉴别。

1.紧张型头痛

紧张型头痛又称肌收缩型头痛。临床特点:头痛部位较弥散,可位于前额、双颞、顶、枕及颈部。头痛性质常呈钝痛,头部压迫感、紧箍感,患者常述犹如戴着一个帽子。头痛常呈持续性,可时轻时重。多有头皮、颈部压痛点,按摩头颈部可使头痛缓解,多有额、颈部肌肉紧张。多少伴有恶心、呕吐。

2.丛集性头痛

丛集性头痛又称组胺性头痛、Horton 综合征,表现为一系列密集的、短暂的、严重的单侧钻痛。与偏头痛不同,丛集性头痛的部位多局限并固定于一侧眶部、球后和额颞部。发病时间常在夜间,并使患者痛醒。发病时间固定,起病突然而无先兆,开始可为一侧鼻部烧灼感或球后压迫感,继之出现特定部位的疼痛,常疼痛难忍,并出现面部潮红,结膜充血、流泪、流涕、鼻塞。为数不少的患者出现 Horner 征,可出现畏光,不伴恶心、呕吐。诱因可为发作群集期饮酒、兴奋或服用扩血管药引起。发病年龄常较偏头痛晚,平均为 25 岁,男、女之比约为4:1,罕见家族史。治疗包括:非甾体抗炎药;激素治疗;睾丸素治疗;吸氧疗法(国外介绍为100％氧,8～10 L/min,共10～15 min,仅供参考);麦角胺咖啡因或双氢麦角碱睡前应用,对夜间头痛特别有效;碳酸锂疗效尚有争议,但多数介绍其有效,但中毒剂量有时与治疗剂量很接近,曾有老年患者(精神患者)服一片致昏迷者,建议有条件者监测血锂水平,不良反应有胃肠道症状、肾功能改变、内分泌改变、震颤、眼球震颤、抽搐等;其他药物尚有钙通道阻滞剂、舒马曲坦等。

3.痛性眼肌麻痹

痛性眼肌麻痹又称 Tolosa-Hunt 综合征,是一种以头痛和眼肌麻痹为特征,涉及特发性眼眶和海绵窦的炎性疾病。病因可为颅内颈内动脉的非特异性炎症,也可能涉及海绵窦。常表现为球后及眶周的顽固性胀痛、刺痛,数天或数周后出现复视,并可有第Ⅲ、Ⅳ、Ⅵ脑神经受累表现,间隔数月数年后复发,需行血管造影以排除颈内动脉瘤。糖皮质激素治疗有效。

4.颅内占位所致头痛

占位早期,头痛可为间断性或晨起为重,但随着病情的发展,多成为持续性头痛,进行性加重,可出现颅内高压的症状与体征,如头痛、恶心、呕吐、视盘水肿,并可出现局灶症状与体征,如精神改变。偏瘫、失语、偏身感觉障碍、抽搐、偏盲、共济失调、眼球震颤等,典型者鉴别不难。但需注意,也有表现为十几年的偏头痛,最后被确诊为巨大血管瘤者。

四、防治

(一)一般原则

偏头痛的治疗策略包括两个方面:对症治疗和预防性治疗。对症治疗的目的在于消除、抑制或减轻疼痛及伴随症状。预防性治疗用来减少头痛发作的频度及减轻头痛严重性。对偏头痛患者是单用对症治疗还是同时采取对症治疗及预防性治疗,要具体分析。一般说来,如果头痛发作频度较小,疼痛程度较轻,持续时间较短,可考虑单纯选用对症治疗。如果头痛发作频度较大,疼痛程度较重,持续时间较长,对工作、学习、生活影响较明显,则在给予对症治疗的同时,给予适当的预防性治疗。总之,既要考虑到疼痛对患者的影响,又要考虑到药物不良反应对患者的影响,有时还要参考患者个人的意见。Saper 的建议是每周发作 2 次以下者单独给予药物性对症治疗,而发作频繁者应给予预防性治疗。

不论是对症治疗还是预防性治疗均包括两个方面,即药物干预和非药物干预。

非药物干预方面,强调患者自助。嘱患者详细记录前驱症状、头痛发作与持续时间及伴随症状,找出头痛诱发及缓解的因素,并尽可能避免。如避免某些食物,保持规律的作息时间、规律饮食。不论是在工作日,还是周末抑或假期,坚持这些方案对于减轻头痛发作非常重要,接受这些建议对 30% 的患者有帮助。另有人倡导有规律的锻炼,如长跑等,可能有效地减少头痛发作。认知和行为治疗,如生物反馈治疗等,已被证明有效,另有患者于头痛时进行痛点压迫,于凉爽、安静、暗淡的环境中独处,或以冰块冷敷均有一定效果。

(二)药物对症治疗

偏头痛对症治疗可选用非特异性药物治疗,包括简单的止痛药,非甾体抗炎药及麻醉剂。对于轻、中度头痛,简单的镇痛药及非甾体抗炎药常可缓解头痛的发作。常用的药物有脑清片、对乙酰氨基酚、阿司匹林、萘普生、吲哚美辛、布洛芬、罗通定等。麻醉药的应用是严格限制的,Saper 提议主要用于严重发作,其他治疗不能缓解,或对偏头痛特异性治疗有禁忌或不能忍受的情况下应用。偏头痛特异性 5-HT 受体拮抗剂主要用于中、重度偏头痛。偏头痛特异性 5-HT 受体拮抗剂结合简单的止痛剂,大多数头痛可得到有效的治疗。

5-HT 受体拮抗剂治疗偏头痛的疗效是肯定的。麦角胺咖啡因既能抑制去甲肾上腺素的再摄取,又能拮抗其与 β 肾上腺素受体的结合,于先兆期或头痛开始后服用 1 片,常可使头痛发作终止或减轻。如效不显,于数小时后加服 1 片,每天不超过 4 片,每周用量不超过 10 片。该药缺点是不良反应较多,并且有成瘾性,有时剂量会越来越大。常见不良反应为消化道症状、心血管症状,如恶心、呕吐、胸闷、气短等。孕妇,有心肌缺血、高血压、肝肾疾病者等忌用。

麦角碱衍生物酒石酸麦角胺,舒马曲坦和双氢麦角胺为偏头痛特异性药物,均为 5-HT 受体拮抗剂。这些药物作用于中枢神经系统和三叉神经中受体介导的神经通路,通过阻断神经源性炎症而起到抗偏头痛作用。

酒石酸麦角胺主要用于中、重度偏头痛,特别是当简单的镇痛治疗效果不足或不能耐受时。其有多项作用:既是 $5-HT_{1A}$、$5-HT_{1B}$、$5-HT_{1D}$ 和 $5-HT_{1F}$ 受体拮抗剂,又是 α-肾上腺素受体拮抗剂,通过刺激动脉平滑肌细胞 5-HT 受体而产生血管收缩作用,它可收缩静脉容量性血管、抑制交感神经末端去甲肾上腺素再摄取。作为 5-HT$_1$ 受体拮抗剂,它可抑制三叉神经血管系统神经源性炎症,其抗偏头痛活性中最基础的机制可能在此,而非其血管收缩作用。其对中枢神经递质的作用对缓解偏头痛发作亦是重要的。给药途径有口服、舌下及直肠给药。生物利用度与给药途径关系密切。口服及舌下含化吸收不稳定,直肠给药起效快,吸收可靠。为了减少过多应用导致麦角胺依赖性或反跳性头痛,一般每周应用不超过 2 次,应避免大剂量连续用药。

Saper 总结酒石酸麦角胺在下列情况下慎用或禁用:年龄 55～60 岁(相对禁忌);妊娠或哺乳;心动过缓(中至重度);心室疾病(中至重度);胶原-肌肉病;心肌炎;冠心病,包括血管痉挛性心绞痛;高血压(中至重度);肝、肾损害(中至重度);感染或高热;败血症;消化性溃疡性疾病;周围血管病;严重瘙痒。另外,该药可加重偏头痛造成的恶心、呕吐。

舒马曲坦亦适用于中、重度偏头痛发作。作用于神经血管系统和中枢神经系统,通过抑制或减轻神经源性炎症而发挥作用。曾有人称舒马曲坦为偏头痛治疗的里程碑。皮下用药 2 h,约80% 的急性偏头痛有效。尽管 48 h 内 40% 的患者重新出现头痛,这时给予第 2 剂仍可达到同样的有效率。口服制剂的疗效稍低于皮下给药,起效亦稍慢,通常在 4 h 内起效。皮下用药后 4 h给予口吸制剂不能预防再出现头痛,但对皮下用药后 24 h 内出现的头痛有效。

舒马曲坦具有良好的耐受性,其不良反应通常较轻和短暂,持续时间常在 45 min 以内。包括注射部位的疼痛、耳鸣、面红、烧灼感、热感、头晕、体重增加、颈痛及发音困难。少数患者于首剂时出现非心源性胸部压迫感,仅有很少患者于后续用药时再出现这些症状。罕见引起与其相关的心肌缺血。

Saper 总结应用舒马曲坦注意事项及禁忌证:年龄超过 55～60 岁(相对禁忌证);妊娠或哺乳;缺血性心肌病(心绞痛、心肌梗死病史、记录到的无症状性缺血);不稳定型心绞痛;高血压(未控制);基底型或偏瘫型偏头痛;未识别的冠心病(绝经期妇女,男性＞40 岁,心脏病危险因素如高血压、高脂血症、肥胖、糖尿病、严重吸烟及强阳性家族史);肝肾功能损害(重度);同时应用单胺氧化酶抑制剂或单胺氧化酶抑制剂治疗终止后 2 周内;同时应用含麦角胺或麦角类制剂(24 h内),首次剂量可能需要在医师监护下应用。

酒石酸双氢麦角胺的效果超过酒石酸麦角胺。大多数患者起效迅速,在中、重度发作特别有用,也可用于难治性偏头痛。与酒石酸麦角胺有共同的机制,但其动脉血管收缩作用较弱,有选择性收缩静脉血管的特性,可静脉注射、肌内注射及鼻腔吸入。静脉注射途径给药起效迅速。肌内注射生物利用度达 100%。鼻腔吸入的绝对生物利用度 40%,应用酒石酸双氢麦角胺后再出现头痛的频率较其他现有的抗偏头痛剂小,这可能与其半衰期长有关。

酒石酸双氢麦角胺较酒石酸麦角胺具有较好的耐受性、恶心和呕吐的发生率及程度非常低,静脉注射最高,肌内注射及鼻吸入给药低。极少成瘾和引起反跳性头痛。通常的不良反应包括胸痛、轻度肌痛、短暂的血压上升。不应给予有血管痉挛反应倾向的患者,包括已知的周围性动脉疾病,冠状动脉疾病(特别是不稳定性心绞痛或血管痉挛性心绞痛)或未控制的高血压。注意事项和禁忌证同酒石酸麦角胺。

(三)药物预防性治疗

偏头痛的预防性治疗应个体化,特别是剂量的个体化。可根据患者体重,一般身体情况、既往用药体验等选择初始剂量,逐渐加量,如无明显不良反应,可连续用药 2～3 d,无效时再加用其他药物。

1.抗组织胺药物

苯噻啶为一有效的偏头痛预防性药物。可每天 2 次,每次 0.5 mg 起,逐渐加量,一般可增加至每天 3 次,每次 1.0 mg,最大量不超过 6 mg/d。不良反应为嗜睡、头晕、体重增加等。

2.钙通道阻滞剂

氟桂利嗪,每晚 1 次,每次 5～10 mg,不良反应有嗜睡、锥体外系反应、体重增加、抑郁等。

3.β 受体阻滞剂

普萘洛尔,开始剂量 3 次/天,每次 10 mg,逐渐增加至 60 mg/d,也有介绍 120 mg/d,心率<60 次/分钟者停用。哮喘、严重房室传导阻滞者禁用。

4.抗抑郁剂

阿米替林每天 3 次,每次 25 mg,逐渐加量。可有嗜睡等不良反应,加量后不良反应明显。氟西汀每片 20 mg,每晨 1 片,饭后服,该药初始剂量及有效剂量相同,服用方便,不良反应有睡眠障碍、胃肠道症状等,常较轻。

5.其他

非甾体抗炎药,如萘普生;抗惊厥药,如卡马西平、丙戊酸钠等;舒必剂、硫必利;中医中药(辨证施治、辨经施治、成方加减、中成药)等皆可试用。

(四)关于特殊类型偏头痛

与偏头痛相关的先兆是否需要治疗及如何治疗,目前尚无定论。通常先兆为自限性的、短暂的,大多数患者于治疗尚未发挥作用时可自行缓解。如果患者经历复发性、严重的、明显的先兆,考虑舌下含化尼非地平,但头痛有可能加重且疗效亦不肯定。给予舒马曲坦及酒石酸麦角胺的疗效亦尚处观察之中。

(五)关于难治性、严重偏头痛性头痛

这类头痛主要涉及偏头痛持续状态,头痛常不能为一般的门诊治疗所缓解。患者除持续的进展性头痛外尚有一系列生理及情感症状,如恶心、呕吐、腹泻、脱水、抑郁、绝望,甚至自杀倾向。用药过度及反跳性依赖、戒断症状常促发这些障碍。这类患者常需收入急症室观察或住院,以纠正患者存在的生理障碍,如脱水等;排除伴随偏头痛出现的严重的神经内科或内科疾病;治疗纠正药物依赖;预防患者于家中自杀。应注意患者的生命体征,可做心电图检查。药物可选用酒石酸双氢麦角胺、舒马曲坦、阿片类及止吐药,必要时亦可谨慎给予氯丙嗪等。可选用非肠道途径给药,如静脉用药或肌内注射给药。一旦发作控制,可逐渐加入预防性药物治疗。

(六)关于妊娠妇女的治疗

Schulman 建议给予地美罗注射剂或片剂,并应限制剂量。还可应用泼尼松,其不易穿过胎盘,在妊娠早期不损害胎儿,但不宜应用太频繁。如欲怀孕,最好尽最大可能不用预防性药物并避免应用麦角类制剂。

(七)关于儿童偏头痛

儿童偏头痛用药的选择与成人有很多重叠,如止痛药物、钙通道阻滞剂、抗组胺药物等,但也有人质疑酒石酸双麦角胺药物的疗效。如能确诊,重要的是对儿童及其家长进行安慰,使其对本病有一个全面的认识,以缓解由此带来的焦虑,对治疗当属有益。

五、护理

(一)护理评估

1.健康史

（1）了解头痛的部位、性质和程度：询问是全头疼还是局部头疼，是搏动性头疼还是胀痛、钻痛，是轻微痛、剧烈痛还是无法忍受的疼痛。偏头疼常描述为双侧颞部的搏动性疼痛。

（2）头疼的规律：询问头疼发病的急缓，是持续性还是发作性，起始与持续时间，发作频率，激发或缓解的因素，与季节、气候、体位、饮食、情绪、睡眠、疲劳等的关系。

（3）有无先兆及伴发症状：如头晕、恶心、呕吐、面色苍白、潮红、视物不清、闪光、畏光、复视、耳鸣、失语、偏瘫、嗜睡、发热、晕厥等。典型偏头疼发作常有视觉先兆和伴有恶心、呕吐、畏光。

（4）既往史与心理社会状况：询问患者的情绪、睡眠、职业情况及服药史，了解头疼对日常生活、工作和社交的影响，患者是否因长期反复头疼而出现恐惧、忧郁或焦虑心理。大部分偏头疼患者有家族史。

2.身体状况

检查意识是否清楚，瞳孔是否等大等圆、对光反射是否灵敏；体温、脉搏、呼吸、血压是否正常；面部表情是否痛苦，精神状态怎样，眼睑是否下垂、有无脑膜刺激征。

3.主要护理问题及相关因素

（1）偏头疼：与发作性神经血管功能障碍有关。

（2）焦虑：与偏头疼长期、反复发作有关。

（3）睡眠形态紊乱：与头疼长期反复发作和/或焦虑等情绪改变有关。

(二)护理措施

1.避免诱因

告知患者可能诱发或加重头疼的因素，如情绪紧张、进食某些食物、饮酒、月经来潮、用力性动作等；保持环境安静、舒适、光线柔和。

2.指导减轻头疼的方法

如指导患者缓慢深呼吸，听音乐，练气功，生物反馈治疗，引导式想象，冷、热敷及理疗，按摩，指压止痛法等。

3.用药护理

告知患者止痛药物的作用与不良反应，让其了解药物依赖性或成瘾性的特点，如大量使用止痛剂，滥用麦角胺咖啡因可致药物依赖。指导患者遵医嘱正确服药。

（孟珊珊）

第三节 脑 卒 中

脑血管病（cerebral vascular disease，CVD）是一组由脑血管发生血液循环障碍而引起的脑功能障碍的疾病。脑卒中又称中风或脑血管意外，是一组以急性起病、局灶性或弥漫性脑功能缺失为共同特征的脑血管病，通常是指脑出血、脑梗死、蛛网膜下腔出血。脑卒中主要是由于血管壁异常、血栓、栓塞及血管破裂等所造成的神经功能障碍性疾病。我国脑卒中呈现高发病率、高复发率、高致残率、高死亡率的特点。据世界卫生组织调查结果显示,我国脑卒中发病率高于世界平均水平。世界卫生组织 MONICA 研究表明,我国的脑卒中发生率正以每年 8.7% 的速率上升。我国居民第三次死因调查报告显示,脑血管病已成为国民第一位的死因。我国脑卒中的死亡率高于欧美国家 4～5 倍,是日本的 3.5 倍,甚至高于泰国、印度等发展中国家。MONICA 研究也表明,脑卒中病死率为 20%～30%。世界卫生组织对中国脑卒中死亡的人数进行了预测,如果死亡率维持不变,到 2030 年,我国每年将有近 400 万人口死于脑卒中;如果死亡率增长 1%,到 2030 年,我国每年将有近 600 万人口死于脑卒中。我国现幸存脑卒中患者近 700 万,其中致残率高达 75%,约有 450 万患者不同程度地丧失了劳动能力或生活不能自理。脑卒中复发率超过 30%,5 年内再次发生率达 54%。

一、脑出血的护理评估

脑出血(intra cerebral hemorrhage,ICH)是指原发于脑内动脉、静脉和毛细血管的病变出血,以动脉出血为多见,血液在脑实质内积聚形成脑内血肿。脑内出血临床病理过程与出血量和部位有关。小量出血时,血液仅渗透在神经纤维之间,对脑组织破坏较少;出血量较大时,血液在脑组织内积聚形成血肿,血肿的占位效应压迫外周脑组织,撕裂神经纤维间的横静脉使血肿进一步增大,血液成分特别是凝血酶、细胞因子 IL-1、TNF-α、血红蛋白的溶出等致使血肿外周的脑组织可在数小时内形成明显脑水肿、缺血和点状的微出血,血肿进一步扩大,导致邻近组织受压移位以致形成脑疝。脑内血肿和脑水肿可向内压迫脑室使之移位,向下压迫丘脑、下丘脑,引起严重的自主神经功能失调症状。幕上血肿时,中脑受压的危险性很大;小脑血肿时,延髓易于受下疝的小脑扁桃体压迫。脑内血肿可破入脑室或蛛网膜下腔,形成继发性脑室出血和继发性蛛网膜下腔出血。

(一)病因分析

高血压动脉硬化是自发性脑出血的主要病因,高血压患者约有 1/3 的概率发生脑出血,而 93.91% 脑出血患者中有高血压病史。其他还包括脑淀粉样血管病、动脉瘤、动脉-静脉畸形、动脉炎、血液病等。

(二)临床观察

高血压性脑出血以 50 岁左右高血压患者发病最多。由于与高血压的密切关系以致在年轻高血压患者中,个别甚至仅 30 多岁也可发生。脑出血虽然在休息或睡眠中也会发生,但通常是在白天情绪激动、过度用力等体力或脑力活动紧张时即刻发病。除有头昏、头痛、工作效率差、鼻出血等高血压症状外,平时身体一般情况常无特殊。脑出血发生前常无预感。极个别患者在出血前数小时或数天诉有瞬时或短暂意识模糊、手脚动作不便或说话含糊不清等脑部症状。高血压性脑出血常突然发生,起病急骤,往往在数分钟到数小时内病情发展到高峰(图 7-1)。

1.壳核出血

大脑基底节为最常见的出血部位,约占脑出血的 60%。由于损伤到内囊故称为内囊出血。除具有脑出血的一般症状外,内囊出血的患者常有头和眼转向出血病灶侧,呈"凝视病灶"状和"三偏"症状,即偏瘫、偏身感觉障碍和偏盲。

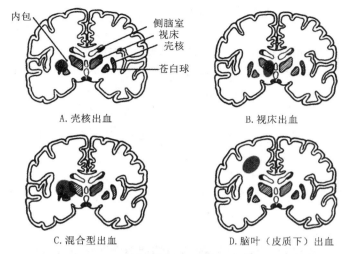

图 7-1 高血压性脑出血

（1）偏瘫：出血病灶对侧的肢体偏瘫，瘫痪侧鼻唇沟较浅，呼气时瘫侧面颊鼓起较高。瘫痪肢体由弛缓性瘫痪逐渐转为痉挛性瘫痪，上肢呈屈曲内收，下肢强直，腱反射转为亢进，可出现踝阵挛，病理反射阳性，呈典型上运动神经元性偏瘫。

（2）偏身感觉障碍：出血灶对侧偏身感觉减退，用针刺激肢体、面部时无反应或反应较另一侧迟钝。

（3）偏盲：在患者意识状态能配合检查时还可发现病灶对侧同向偏盲，主要是由于经过内囊的视放射受累所致。

另外，主侧大脑半球出血可伴有失语症，脑出血患者亦可发生顶叶综合征，如体象障碍（偏瘫无知症、幻多肢、错觉性肢体移位等）、结构性失用症、地理定向障碍等。记忆力、分析理解、计算等智能活动往往在脑出血后明显减退。

2.脑桥出血

患者常突然起病，出现剧烈头痛、头晕、眼花、坠地、呕吐、复视、吞咽困难、一侧面部发麻等症状。起病初意识可部分保留，但常在数分钟内进入深度昏迷。出血往往先自一侧脑桥开始，表现为交叉性瘫痪，即出血侧面部瘫痪和对侧上下肢弛缓性瘫痪。头和两眼转向非出血侧，呈"凝视瘫肢"状。脑桥出血常迅速波及两侧，出现两侧面部和肢体均瘫痪，肢瘫大多呈弛缓性。少数呈痉挛性或呈去脑强直。双侧病理反射呈阳性。头和两眼位置回到正中，两侧瞳孔极度缩小。这种"针尖样"瞳孔见于1/3的脑桥出血患者，为特征性症状，系由于脑桥内交感神经纤维受损所致。脑桥出血常阻断下丘脑对体温的正常调节而使体温急剧上升，呈持续高热状态。由于受脑干呼吸中枢的影响常出现不规则呼吸，可于早期就出现呼吸困难。脑桥出血后，如两侧瞳孔散大、对光反射消失、呼吸不规则、脉搏和血压失调、体温不断上升或突然下降，则提示病情危重。

3.小脑出血

小脑出血多发生在一侧小脑半球，可导致急性颅内压增高，脑干受压，甚至发生枕大孔疝。起病急骤，少数病情凶险异常，可即刻出现神志深度昏迷，短时间内呼吸停止；多数患者于起病时神志清楚，常诉一侧后枕部剧烈头痛和眩晕，呕吐频繁，发音含糊；瞳孔往往缩小，两眼球向病变对侧同向凝视，病变侧肢体动作共济失调，但瘫痪可不明显，可有脑神经麻痹症状、颈项强直等。

病情逐渐加重,意识渐趋模糊或昏迷,呼吸不规则。

4.脑室出血

脑室出血(intraventricular hemorrhage,IVH)多由于大脑基底节处出血后破入侧脑室,以致血液充满整个脑室和蛛网膜下腔系统。小脑出血和脑桥出血也可破入第四脑室,这种情况极其严重。意识往往在 1～2 h 陷入深度昏迷,出现四肢抽搐发作或四肢瘫痪。双侧病理反射呈阳性。四肢常呈弛缓性瘫痪,所有腱反射均引不出,可阵发出现强直性痉挛或去脑强直状态。呕吐咖啡色残渣样液体,高热、多汗和瞳孔极度缩小,呼吸深沉带有鼾声,后转为浅速和不规则。

(三)辅助检查

1.CT 检查

CT 检查可显示血肿部位、大小、形态,是否破入脑室,血肿外周有无低密度水肿带及占位效应、脑组织移位等。24 h 内出血灶表现为高密度,边界清楚(图 7-2)。48 h 以后,出血灶高密度影外周出现低密度水肿带。

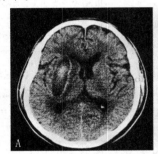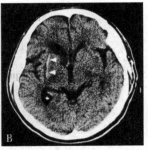

图 7-2　壳核外囊型脑出血的演变 CT

注:脑出血发病 40 d 后 CT 平扫(图 7-2A)显示右侧壳核外囊区有一个卵圆形低密度病灶,其中心密度略高,同侧侧脑室较对侧略小。2.5 个月后复查 CT(图 7-2B)平扫可见原病灶部位呈裂隙状低密度,为后遗脑软化灶,并行伴有条状血肿壁纤维化高密度(白箭头),同侧侧脑室扩大

2.DSA

脑血管 DSA 对颅内动脉瘤、脑血管畸形等的诊断均有重要价值(图 7-3)。颈内动脉造影正位像可见大脑前、中动脉间距在正常范围,豆纹动脉外移。

3.MRI

MRI 具有比 CT 更高的组织分辨率,且可直接多方位成像,无颅骨伪影干扰,又具有血管流空效应等特点,使对脑血管疾病的显示率及诊断准确性,比 CT 更胜一筹。CT 能诊断的脑血管疾病,MRI 均能做到;而对发生于脑干、颞叶和小脑等的血管性疾病,MRI 比 CT 更佳;对脑出血、脑梗死的演变过程,MRI 比 CT 显示更完整;对 CT 较难判断的脑血管畸形、烟雾病等,MRI比 CT 更敏感。

4.TCD

多普勒超声检查最基本的参数为血流速度与频谱形态。血流速度增加可表示高血流量、动脉痉挛或动脉狭窄;血流速度减慢则可能是动脉近端狭窄或循环远端阻力增高的结果。

(四)内科治疗

(1)静脉补液:静脉给予生理盐水或乳酸 Ringer 溶液静脉滴注,维持正常的血容量。

(2)控制血糖:既往有糖尿病病史和血糖＞200 mg/L 者应给予胰岛素。低血糖者最好给予10％～20％葡萄糖静脉输液,或静脉推注 50％葡萄糖溶液纠正。

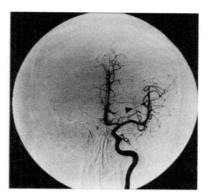

图 7-3 内囊出血 DSA

（3）血压的管理：有高血压病史的患者，血压水平应控制在平均动脉压（mean arterial pressure,MAP)17.3 kPa(130 mmHg)以下。颅内压(ICP)监测增高的患者,脑灌注压(cerebral perfusion pressure,CPP)[CPP＝(MAP－ICP)]应保持＞9.3 kPa(70 mmHg)。刚手术后的患者应避免平均动脉压＞14.7 kPa(110 mmHg)。心力衰竭、心肌缺血或动脉内膜剥脱,血压＞26.7/14.7 kPa(200/110 mmHg)者,应控制平均动脉压为 17.3 kPa(130 mmHg)以下。

（4）控制体温：体温＞38.5 ℃的患者及细菌感染者,给予退烧药及早期使用抗生素。

（5）维持体液平衡。

（6）禁用抗血小板和抗凝治疗。

（7）降颅压治疗：甘露醇(0.25～0.5 g/kg 静脉滴注),每隔 6 h 给药 1 次。通常每天的最大量是 2 g/kg。

（8）纠正凝血异常：常用药物如华法林、鱼精蛋白、6-氨基己酸、凝血因子Ⅷ和新鲜血小板。

（五）手术治疗

1.开颅血肿清除术

对基底节区出血和皮层下出血,传统手术为开颅血肿清除。壳核出血一般经颞叶中回切开入路。1972 年 Suzuki 提倡经侧裂入路,以减少颞叶损害。对脑室积血较多者可经额叶前角或经侧脑室三角区入路清除血肿,并行脑室外引流术。传统开颅术因时间较长,出血较多,手术常需全麻,术后并发症较多,易发生肺部感染及上消化道出血,而使年龄较大、心肺功能较差的患者失去手术治疗的机会。其优点在于颅压高、有脑疝的患者可同时行去骨片减压术。

2.颅骨开窗血肿清除术

颅骨开窗血肿清除术用于壳核出血、皮层下出血及小脑出血。壳核出血在患侧颞部做一向前的弧形皮肤切口,分开颞肌,颅骨钻孔后扩大骨窗至 3 cm×3 cm 大小,以星形剪开脑膜,手术宜在显微镜下进行,既可减小皮层切开及脑组织切除的范围,还能窥清出血点。在颞中回做 1.5 cm 皮层切开,用窄脑压板轻轻牵开脑组织,见血肿后用吸引器小心吸除血块,其内侧壁为内囊方向不易出血,应避免压迫或电灼,而血肿底部外侧常见豆纹动脉出血点,用银夹夹闭或用双极电凝止血,其余地方出血常为静脉渗血,用吸收性明胶海绵片压迫即可止血。小脑出血如血肿不大,无扁桃体疝者也可在患侧枕外隆凸水平下 2 cm,正中旁开 3 cm 为中心做皮肤切口,钻颅后咬除枕鳞部成为直径 3 cm 骨窗即可清除小脑出血。该手术方法简单、快捷、失血较少,在局麻下也可完成,所以术后意识恢复较快、并发症特别是肺部感染相对减少,即使高龄、一般情况差的患者也可承受该手术。

3.钻颅血肿穿刺引流术

多采用 CT 引导下立体定向穿刺加引流术。现主要有 3 种方法:以 CT 示血肿中心为靶点,局麻下颅骨钻孔行血肿穿刺,首次抽吸量一般达血肿量的 $1/3\sim1/2$,然后注入尿激酶 6 000 U,经 $6\sim12$ h 再次穿刺及注药,或同时置入硅胶引流管做引流,以避免反复穿刺而损伤脑组织。Niizuma 用此方法治疗除脑干外的其他各部位出血 175 例,半年后随访优良率达 86%,死亡率11%。优点在于操作简单、安全、局麻下能完成,同时应用尿激酶可较全清除血肿,高龄或危重患者均可采用,但在出血早期因血肿无液化效果不好。

4.椎颅血肿碎吸引流术

椎颅血肿碎吸引流术以 CT 示血肿中心为靶点,局麻下行椎颅血肿穿刺,置入带螺旋绞丝的穿刺针于血肿中心,在负压吸引下将血块粉碎吸出,根据吸除量及 CT 复查结果,血肿清出量平均可达 70%。此法简单易行,在急诊室和病床旁均可施行,高龄及危重患者也可应用。但有碎吸过度损伤脑组织及再出血的危险,一般吸出量达血肿量的 $50\%\sim70\%$ 即应终止手术。

5.微创穿刺冲洗尿激酶引流术

微创穿刺冲洗尿激酶引流术是使用带锥颅、穿刺、冲洗引流为一体的穿刺管,将其置入血肿中心后用含尿激酶、肝素的生理盐水每天冲洗 1 次的引流术,现已有许多医院应用。

6.脑室外引流术

单纯脑室出血和脑内出血破入脑室无开颅指征者,可行脑室外引流术。一般行双额部钻孔引流,1980 年 Suzuki 提出在双侧眶上缘、中线旁开 3 cm 处分别钻孔,置管行外引流,因放入引流管与侧脑室体部大致平行,可引流出后角积血。也有人主张双侧置管,一管做冲洗另一管用于引流,或注入尿激酶加速血块的溶解。

7.脑内镜辅助血肿清除术

颅骨钻孔或小骨窗借助脑内镜在直视下清除血肿,其对脑组织的创伤小,清除血肿后可以从不同角度窥清血肿壁。

二、蛛网膜下腔出血的护理评估

颅内血管破裂后血液流入蛛网膜下腔时,称为蛛网膜下腔出血(subarachnoid hemorrhage,SAH)。自发性蛛网膜下腔出血可由多种病因所致,临床表现为急骤起病的剧烈头痛、呕吐、意识障碍、脑膜刺激征和血性脑脊液,占脑卒中的 $10\%\sim15\%$。其中半数以上是先天性颅内动脉瘤破裂所致,其余是由各种其他的病因所造成的。

(一)病因分析

引起蛛网膜下腔出血的病因很多,在 SAH 的病因中以动脉瘤破裂占多数,达 76%,动-静脉畸形占 $6\%\sim9\%$,动-静脉畸形合并动脉瘤占 $2.7\%\sim22.8\%$。较常见的如下:①颅内动脉瘤及动-静脉畸形的破裂。②高血压、动脉硬化引起的动脉破裂。③血液病,如白血病、血友病、恶性贫血等。④颅内肿瘤,原发者有胶质瘤、脑膜瘤等;转移者有支气管性肺癌等。⑤血管性变态反应,如多发性结节性动脉炎、系统性红斑狼疮等。⑥脑与脑膜炎症,包括化脓性、细菌性、病毒性、结核性等。⑦抗凝治疗的并发症。⑧脑血管闭塞性疾病引起的出血性脑梗死。烟雾病常以蛛网膜下腔出血为主要表现。⑨颅内静脉的血栓形成。⑩妊娠并发症。

(二)临床观察

蛛网膜下腔出血任何年龄均可发病,以青壮年多见,最常见的表现为颅内压增高症状、意识障碍、脑膜刺激征、脑神经损伤症状、肢体活动障碍或癫痫等。

1.出血前症状及诱因

部分患者于数天或数周前出现头痛、头昏、动眼神经麻痹或颈强直等先驱症状,又称前兆渗漏。其产生与动脉瘤扩大压迫邻近结构有关(图7-4)。只有1/3的患者是在活动状态下发病,如解大小便、弯腰、举重、咳嗽、生气等。

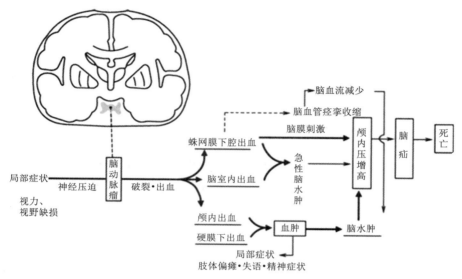

图 7-4 动脉瘤破裂

2.出血后观察

由于脑血管突然破裂,起病多很急骤。患者突感头部劈裂样剧痛,分布于前额、后枕或整个头部,并可延及颈、肩、背、腰及两腿部。伴有面色苍白、全身出冷汗、恶心、呕吐。半数以上的患者出现不同程度的意识障碍。轻者有短暂的神志模糊,重者则昏迷逐渐加深。有的患者意识始终清醒,但表现为淡漠、嗜睡,并有畏光、胆小、怕响、拒动,有的患者出现谵妄、木僵、定向及记忆障碍、幻觉及其他精神症状。有的患者伴有部分性或全身性癫痫发作。起病初期,患者血压上升,经1~2 d逐渐恢复至原有水平,脉搏明显加快,有时节律不齐,呼吸无显著改变。起病24 h后可逐渐出现发热、脉搏不稳、血压波动、多汗、皮肤黏膜充血、腹胀等。重症患者立即陷入深昏迷,伴有去大脑强直发作及脑疝形成,可很快导致死亡。老年患者临床表现常不典型,头痛多不明显,而精神症状和意识障碍则较多见。

3.护理查体

颈项强直明显,凯尔尼格征及布鲁津斯基征阳性。往往发病1~2 d出现,是蛛网膜下腔出血最常见的体征。眼底检查可见视盘外周、视网膜前的玻璃体下出血。

(三)辅助检查

1.CT 检查

利用血液浓缩区判定动脉瘤的部位。急性期(1周内)多数可见脑沟、脑池或外侧裂中有高密度影。在蛛网膜下腔高密度区中出现局部特高密度影者,可能为破裂的动脉瘤。脑表面出现局部团块影像者,可能为脑血管畸形。

2.DSA 检查

脑血管 DSA 是确定颅内动脉瘤、脑血管畸形等的"金标准"。一般选在发病后 3 d 内或 3 周后。

3.脑脊液检查

脑脊液压力一般均增高,多为均匀一致的血性脑脊液。

4.血液检查

监测血糖、血脂等化验检查。

5.MRI 检查

急性期不宜显示病变,亚急性期 T_1 加权像上蛛网膜下腔呈高信号,MRI 对超过 1 周的蛛网膜下腔出血有重要价值。

三、脑梗死的护理评估

(一)疾病概述

脑梗死是指局部脑组织(包括神经细胞、胶质细胞和血管)由于血液供应缺乏而发生的坏死。引起脑梗死的根本原因如下:供应脑部血液的颅外或颅内动脉中发生闭塞性病变而未能获得及时、充分的侧支循环,使局部脑组织的代谢需要与可能得到的血液供应之间发生超过一定限度的供不应求现象所致。

血液供应障碍的原因,有以下 3 个方面。

1.血管病变

最重要而常见的血管病变是动脉粥样硬化和在此基础上发生的血栓形成。其次是高血压病伴发的脑小动脉硬化。其他还有血管发育异常,如先天性动脉瘤和脑血管畸形可发生血栓形成,或出血后导致邻近区域的血供障碍、脉管炎,如感染性的风湿热、结核病和国内已极罕见的梅毒等所致的动脉内膜炎等。

2.血液成分改变

血管病变处内膜粗糙,使血液中的血小板易于附着、积聚及释放更多的五羟色胺等化学物质;血液成分中脂蛋白、胆固醇、纤维蛋白原等含量的增高,可使血液黏度增高和红细胞表面负电荷降低,致血流速度减慢;及血液病如白血病、红细胞增多症、严重贫血等和各种影响血液凝固性增高的因素均使血栓形成易于发生。

3.血流速度改变

脑血流量的调节受到多种因素的影响。血压的改变是影响局部血流量的重要因素。当平均动脉压低于 9.3 kPa(70 mmHg)和高于 24.0 kPa(180 mmHg)时,由于血管本身存在的病变,血管狭窄,自动调节功能失调,局部脑组织的血供即将发生障碍。

一些全身性疾病如高血压、糖尿病等可加速或加重脑动脉粥样硬化,亦与脑梗死的发生密切相关。通常临床上诊断为脑梗死或脑血栓形成的患者中,大多数是动脉粥样硬化血栓形成性脑梗死,简称为动脉硬化性脑梗死。

此外,导致脑梗死的另一类重要病因是脑动脉的栓塞即脑动脉栓塞性脑梗死,简称为脑栓塞。脑栓塞患者供应脑部的血管本身多无病变,绝大多数的栓子来源于心脏。

(二)动脉硬化性脑梗死的护理评估

动脉粥样硬化血栓形成性脑梗死简称动脉硬化性脑梗死,是供应脑部的动脉系统中的粥样硬化和血栓形成使动脉管腔狭窄、闭塞,导致急性脑供血不足所引起的局部脑组织坏死。临床上常表现为偏瘫、失语等突然发生的局灶性神经功能缺失。

1.病因分析

动脉硬化性脑梗死的基本病因是动脉粥样硬化,最常见的伴发病是高血压,两者之间虽无直接的病因联系,但高血压常使动脉粥样硬化的发展加速、加重。动脉粥样硬化是可以发生在全身各处动脉管壁的非炎症性病变。其发病原因与脂质代谢障碍和内分泌改变有关,确切原因尚未阐明。

脑动脉的粥样硬化和全身各处的动脉粥样硬化相同,主要改变是动脉内膜深层的脂肪变性和胆固醇沉积,形成粥样硬化斑块及各种继发病变,使管腔狭窄甚至闭塞。管腔狭窄需达80%～90%方才影响脑血流量。硬化斑块本身并不引起症状。如病变逐渐发展,则内膜分裂、内膜下出血(动脉本身的营养血管破裂所致)和形成内膜溃疡。内膜溃疡处易发生血栓形成,使管腔进一步变狭窄或闭塞;硬化斑块内容物或血栓的碎屑可脱入血流形成栓子。

2.临床观察

脑动脉粥样硬化性发展较同样程度的冠状动脉粥样硬化一般在年龄方面晚 10 年,60 岁以后动脉硬化性脑梗死发病率增高,男性较女性稍多。高脂肪饮食者血胆固醇高而高密度脂蛋白胆固醇偏低时,易有动脉粥样硬化形成。在高血压、糖尿病、吸烟、红细胞增多症患者中,均有较高发病率。

动脉硬化性脑梗死占卒中的 60%～80%。本病起病较其他脑卒中稍慢些,常在数分钟到数小时、半天,甚至一两天达到高峰。数天到 1 周内逐渐加重到高峰极为少见。不少患者在睡眠中发生。约占小半数的患者以往经历过短暂脑缺血发作。

起病时患者可有轻度头痛,可能由于侧支循环血管代偿性扩张所致。头痛常以缺血侧头部为主,有时可伴眼球后部疼痛。动脉硬化性脑梗死发生偏瘫时意识常很清楚。如果起病时即有意识不清,要考虑椎-基底动脉系统脑梗死。大脑半球较大区域梗死、缺血、水肿可影响间脑和脑干的功能,而在起病后不久出现意识障碍。

脑的局灶损害症状主要根据受累血管的分布而定。如颈动脉系统动脉硬化性脑梗死的临床表现主要为病变对侧肢体瘫痪或感觉障碍;主侧半球病变常伴不同程度的失语、非主侧半球病变伴偏瘫无知症,患者的两眼向病灶侧凝视。如病灶侧单眼失明伴对侧肢体运动或感觉障碍,为颈内动脉病变无疑。颈内动脉狭窄或闭塞可使整个大脑半球缺血造成严重症状,也可仅表现为轻微症状。这种变异极大的病情取决于前、后交通动脉,眼动脉,脑浅表动脉等侧支循环的代偿功能状况。如瘫痪和感觉障碍限于面部和上肢,以大脑中动脉供应区缺血的可能性为大。大脑前动脉的脑梗死可引起对侧的下肢瘫痪,但由于大脑前交通动脉的侧支循环供应,这种瘫痪亦可不发生。大脑后动脉供应大脑半球后部、丘脑及上脑干,脑梗死可出现对侧同向偏盲,如病变在主侧半球时除皮质感觉障碍外还可出现失语、失读、失写、失认和顶叶综合征。椎-基底动脉系统动脉硬化性脑梗死主要表现为眩晕、眼球震颤、复视、同向偏盲、皮质性失明、眼肌麻痹、发音不清、吞咽困难、肢体共济失调、交叉性瘫痪或感觉障碍、四肢瘫痪。可有后枕部头痛和程度不等的意识障碍。

3.辅助检查

(1)血生化、血流变学检查、心电图等。

(2)CT 检查:早期多正常,经 24~48 h 出现低密度灶(图 7-5)。

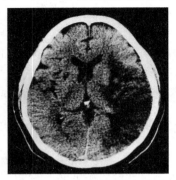

图 7-5　CT 左侧颞顶叶大片状低密度梗死灶

(3)MRI:急性脑梗死及伴发的脑水肿,在 T_1 加权像上均为低信号,T_2 加权像上均为高信号,如伴出血,T_1 加权像上可见高信号区(图 7-6)。

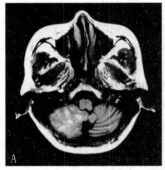 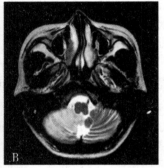

图 7-6　小脑出血性梗死

注:小脑出血性梗死发病 4 dMRI 平扫横断 T_1 加权像(A)可见右侧小脑半球脑沟消
失,内部混杂斑点状高信号;T_2 加权像(B)显示右侧小脑半球为均匀高信号

(4)TCD 和颈动脉超声检查:发现有血管高度狭窄或局部血流异常。

(5)脑脊液检查多正常。

4.防治

患动脉粥样硬化者应摄取低脂饮食,多吃蔬菜和植物油,少吃胆固醇含量丰富的食物和动物内脏、蛋黄及动物油等。如伴有高血压、糖尿病等,应重视对该病的治疗。注意防止可能引起血压骤降的情况,如降压药物过量、严重腹泻、大出血等。生活要有规律,注意劳逸结合、避免身心过度疲劳。经常进行适当的保健体操,加强心血管的应激能力。对已有短暂性脑缺血发作者,应积极治疗。这是防止发生动脉硬化性脑梗死的重要环节。

(三)脑栓塞的护理评估

由于异常的物体(固体、液体、气体)沿血液循环进入脑动脉或供应脑的颈部动脉,造成血流阻塞而产生脑梗死,称为脑栓塞,亦属于缺血性卒中。脑栓塞占卒中发病率的 10%~15%。2/3 的患者的复发均发生在第一次发病后的 1 年之内。

1.病因分析

脑栓塞的栓子来源可分为心源性、非心源性、来源不明性三大类。

2.临床观察

脑栓塞的起病年龄不一。因多数与心脏病尤其是风湿性心脏病有关,所以发病年龄以中青年居多。起病急骤,大多数并无任何前驱症状。起病后常于数秒钟或很短时间内症状发展到高峰。个别患者可在数天内呈阶梯式进行性恶化,由反复栓塞所致,脑栓塞可仅发生在单一动脉,也可广泛多发,因而临床表现不一。除颈内动脉栓塞外患者一般并不昏迷。一部分患者可在起病时有短暂的意识模糊、头痛或抽搐。神经系统局灶症状突然发生,并限于一个动脉支的分布区。约 4/5 的患者栓塞发生在脑底动脉环前半部的分布区,因而临床表现为面瘫、上肢单瘫、偏瘫、失语、局灶性抽搐等颈内动脉-大脑中动脉系统病变的表现。偏瘫也以面部和上肢为重,下肢较轻。感觉和视觉可能有轻度影响。但一般不明显。抽搐大多数为局限性,如为全身性大发作,则提示梗死范围广泛,病情较重。1/5 的患者脑栓塞发生在脑底部动脉环的后半部的分布区,可出现眩晕、复视、共济失调、交叉性瘫痪等椎-基底动脉系统病变的表现。

3.辅助检查

(1)血生化、血流变学检查等。

(2)CT 检查:一般经 24~48 h 出现低密度灶。病程中如低密度区中有高密度影,则提示为出血性梗死。

(3)颈动脉和主动脉超声检查可发现有不稳定斑块。

(4)TCD 栓子检测可发现脑血流中有过量的栓子在。

(5)脑脊液检查:感染性梗死者脑脊液中的白细胞增加,出血性梗死者可见红细胞。脂肪栓塞时,可见脂肪球。

(6)心电图:有心房颤动。必要时做超声心动图检查。

4.治疗

防治心脏病是防治脑栓塞的一个重要环节。一旦发生脑栓塞,其治疗原则上与动脉硬化性脑梗死相同。患者应取左侧卧位。右旋糖酐、扩血管药物、激素均有一定作用。由于风湿性二尖瓣病变等心源性脑栓塞的充血性梗死区极易出血,故抗凝治疗必须慎用。

四、短暂性脑缺血发作的护理评估

短暂性脑缺血发作(transient ischemic attacks,TIA)是指颈内动脉系统或椎-基底动脉系统的短暂性血液供应不足,表现为突然发作的局限性神经功能缺失,在数秒钟、数分钟及数小时,最长不超过 24 h 完全恢复,而不留任何症状和体征,常反复发作。该定义是在 20 世纪 50 年代提出来的。随着临床脑卒中的研究,尤其是缺血性卒中起病早期溶栓治疗的应用,国内外有关 TIA 的时限提出争议。最近美国 TIA 工作组推荐的定义为:TIA 是由于局部脑组织或者视网膜缺血,引起短暂的神经功能异常发作,典型的临床症状持续不超过 1 h,没有临床急性梗死的证据。一旦出现持续的临床症状或者临床症状虽很短,但是已经出现典型的影像学异常就应该诊断为脑梗死而不是 TIA。

(一)病因分析

主动脉弓、颈总动脉和颅内大血管动脉粥样斑块脱落,是引起动脉至动脉微栓塞最常见的原因。

(二)临床观察

TIA 发作好发于中年以后,50~70 岁多见,男性多于女性。起病突然,历时短暂,症状和体征出现后迅速达高峰,持续时间为数秒至数分钟、数小时,24 h 内完全恢复正常而无后遗症。各个患者的局灶性神经功能缺失症状常按一定的血管支配区而反复刻板地出现,多则一日数次,少则数周、数月甚至数年才发作 1 次,椎-基底动脉系统 TIA 发作较频繁。根据受累的血管不同,临床上将 TIA 分为两大类:颈内动脉系统和椎-基底动脉系统 TIA。

1.颈内动脉系统 TIA

症状多样,以大脑中动脉支配区 TIA 最常见。常见的症状可有患侧上肢和/或下肢无力、麻木、感觉减退或消失,亦可有失语、失读、失算、书写障碍,偏盲较少见,瘫痪通常以上肢和面部较重。短暂的单眼失明是颈内动脉分支眼动脉缺血的特征性症状,为颈内动脉系统 TIA 所特有。如果发作性偏瘫伴有瘫痪对侧的短暂单眼失明或视觉障碍,则临床上可诊断为失明侧颈内动脉短暂性脑缺血发作。上述症状可单独或合并出现。

2.椎-基底动脉系统 TIA

椎-基底动脉系统 TIA 有时仅表现为头昏、眼花、走路不稳等含糊症状而难以诊断,局灶性症状以眩晕为最常见,一般不伴有明显的耳鸣。若有脑干、小脑受累的症状如复视、构音障碍、吞咽困难、交叉性或双侧肢体瘫痪等感觉障碍、共济失调,则诊断较为明确,大脑后动脉供血不足可表现为皮质性盲和视野缺损。倾倒发作为椎-基底动脉系统 TIA 所特有,患者突然双下肢失去张力而跌倒,而无可觉察的意识障碍,患者可即刻站起,此乃双侧脑干网状结构缺血所致。枕后部头痛、猝倒,特别是在急剧转动头部或上肢运动后发作,上述症状均提示椎-基底动脉系统供血不足并有颈椎病、锁骨下动脉盗血征等存在的可能。

3.共同症状

症状既可见于颈内动脉系统,亦可见于椎-基底动脉系统。这些症状包括构音困难、同向偏盲等。发作时单独表现为眩晕(伴或不伴恶心、呕吐)、构音困难、吞咽困难、复视者,最好不要轻易诊断为 TIA,应结合其他临床检查寻找确切的病因。上述两种以上症状合并出现,或交叉性麻痹伴运动、感觉、视觉障碍及共济失调,即可诊断为椎-基底动脉系统 TIA 发作。

4.发作时间

TIA 的时限短暂,持续 15 min 以下,一般不超过 30 min,少数也可达 12~24 h。

(三)辅助检查

1.CT 和 MRI 检查

多数无阳性发现。恢复几天后,MRI 检查可有缺血改变。

2.TCD 检查

了解有无血管狭窄及动脉硬化程度。椎-基底动脉供血不足患者早期发现脑血流量异常。

3.单光子发射计算机断层扫描

单光子发射计算机断层扫描(singlephoton emission computed tomography,SPECT)脑血流灌注显像可显示血流灌注减低区。发作和缓解期均可发现异常。

4.其他

血生化检查血液成分或流变学检查等。

（四）临床治疗

1.抗血小板聚集治疗

阿司匹林是治疗 TIA 首选的抗血小板药物。对服用阿司匹林仍有 TIA 发作者，可改用噻氯匹定或氯吡格雷。

2.抗凝治疗

肝素或低分子肝素。

3.危险因素的干预

控制高血压、糖尿病；治疗冠状动脉性疾病和心律不齐、充血性心力衰竭、瓣膜性心脏病；控制高脂血症；停用口服避孕药；终止吸烟；减少饮酒；适量运动。

4.外科治疗

对于颈动脉狭窄达 70％以上的患者可做颈动脉内膜剥脱术。颅内动脉狭窄的血管内支架治疗正受到重视，但对 TIA 预防效果正在评估中。

五、脑卒中的常见护理问题

（一）意识障碍

患者出现昏迷，说明患者病情危重，而正确判断患者意识状态，给予适当的护理，则可以防止不可逆的脑损伤。

（二）气道阻塞

分泌物及胃内容物的吸入造成气道阻塞或通气不足可引起低氧血症及高碳酸血症，导致心肺功能的不稳定，缺氧加重脑组织损伤。

（三）肢体麻痹或畸形

大脑半球受损时，对侧肢体的运动与感觉功能便发生了障碍，再加上脑血管疾病初期，肌肉呈现张力弛缓的现象，紧接着会发生肌肉痉挛，若发病初期未给予适当的良肢位摆放，则肢体关节会有僵硬、挛缩的现象，将导致肢体麻痹或畸形。

（四）语言沟通障碍

左侧大脑半球受损时，因语言中枢的受损部位不同而产生感觉性失语、表达性失语或两者兼有，因而与患者间会发生语言沟通障碍的问题。

（五）吞咽障碍

因口唇、颊肌、舌及软腭等肌肉的瘫痪，食物团块经口腔向咽部及食管入口部移动困难，食管入口部收缩肌不能松弛，食管入口处开大不全等阻碍食物团块进入食管，导致食物易逆流入鼻腔及误入气管。吞咽障碍可致营养摄入不足。

（六）恐惧、绝望、焦虑

脑卒中患者在卒中突然发生后处于急性心理应激状态，由于生理的、社会的、经济的多种因素，可引起患者一系列心理变化：害怕病治不好而恐惧；对疾病的治疗无信心，自己会成为一个残疾的人而绝望；来自对工作、家庭等的忧虑，担心自己并不会好，成为家庭和社会的负担。

（七）知觉刺激不足

由于中枢神经的受损，在神经传导上，可能在感觉刺激传入时会发生障碍，以致知觉刺激无法传达感受，尤其是感觉性失语症的患者，会失去语言讯息的刺激感受。此外，患者由于一侧肢体麻痹，因此所感受的触觉刺激也减少，常造成知觉刺激不足。

(八)并发症

1.神经源性肺水肿

脑卒中引起下丘脑功能紊乱,中枢交感神经兴奋,释放大量儿茶酚胺,使外周血管收缩,血液从高阻的体循环向低阻的肺循环转移,肺血容量增加,肺毛细血管压力升高而诱发肺水肿;中枢神经系统的损伤导致体内血管活性物质大量释放,使肺毛细血管内皮和肺泡上皮通透性增高,肺毛细血管流体静压增高,致使动-静脉分流,加重左心负担,出现左心功能衰竭而加重肺部淤血;颅内高压引起的频繁呕吐,患者昏迷状态下误吸入酸性胃液,可使肺组织发生急性损伤,引起急性肺水肿。由于脑卒中,呼吸中枢处于抑制状态,支气管敏感部位的神经反应性及敏感性降低,咳嗽能力下降,不能有效排出过多的分泌物而流入肺内造成肺部感染。平卧、床头角度过低增加向食管反流及分泌物逆流入呼吸道的机会。

2.发热

体温升高的原因包括体内产热增加、散热减少和下丘脑体温调节中枢功能异常。脑卒中患者发热的原因可分为感染性和非感染性。

3.压疮

由于脑卒中患者发生肢体瘫痪或长期卧床而容易发生压疮,临床又叫压迫性溃疡。它是脑卒中患者的严重并发症之一。

4.应激性溃疡

脑卒中患者常因颅内压增高,下丘脑及脑干受损而引起上消化道应激性溃疡出血。多在发病后 7~15 d,也有发病后数小时就发生大量呕血而致患者死亡者。

5.肾功能损害

由于脑损伤使肾血管收缩,肾血流减少,造成肾皮质损伤,肾小管坏死;另外脑损伤神经体液调节紊乱直接影响肾功能;脑损伤神经体液调节紊乱,心肺功能障碍,造成肾缺血、缺氧;脑损伤神经内分泌调节功能紊乱,肾素-血管紧张素分泌增加,肾缺血加重。加之使用脱水药,肾血管和肾小管的细胞膜通透性改变,易出现肾缺血、坏死。

6.便失禁

脑卒中引起上运动神经元或皮质损害,可出现粪嵌塞伴溢出性便失禁。长期粪嵌塞,直肠膨胀感消失和外括约肌收缩无力导致粪块外溢;昏迷、吞咽困难等原因导致营养不良及低蛋白血症,肠道黏膜水肿,容易发生腹泻。

7.便秘

便秘是由于排便反射被破坏、长期卧床、脱水治疗、摄食减少、排便动力不足、焦虑及抑郁所致。

8.尿失禁

脑卒中可直接导致高反射性膀胱或 48 h 内低张力性膀胱;当皮质排尿中枢损伤,不能接收和发出排尿信息,出现不择时间和地点的排尿,表现为尿失禁。由于脑桥水平以上的中枢抑制解除,膀胱表现为高反射性,或者脑休克导致膀胱表现为低反射性,引起膀胱-骶髓反射弧的自主控制功能丧失,导致尿失禁;长期卧床导致耻骨尾骨肌和尿道括约肌松弛,使患者在没有尿意的情况下而发生尿液流出。

9.下肢深静脉血栓

下肢深静脉血栓(deepvein thrombosis,DVT)是指血液在下肢深静脉系统的不正常凝结,若未得到及时诊治可导致下肢深静脉致残性功能障碍。有资料显示卧床 2 周的发病率明显高于卧床 3 d 的患者。严重者血栓脱落可继发致命性肺栓塞（pulmonary embolism，PE）。

六、脑卒中的护理目标

（1）抢救患者生命，保证气道通畅。

（2）摄取足够营养。

（3）预防并发症。

（4）帮助患者达到自我照顾。

（5）指导患者及其家属共同参与。

（6）稳定患者的健康和保健。

（7）帮助患者达到期望。

七、脑卒中的护理措施

（一）脑卒中的院前救护

发生脑卒中时要启动急救医疗服务体系，以使患者得到快速救治，并能在关键的时间窗内获得有益的治疗。脑卒中处理的要点可记忆为 7"D"：检诊（Detection）、派送（Dispatch）、转运（Delivery）、收入急诊（Door）、资料（Data）、决策（Decision）、药物（Drug）。前 3 个"D"是基本生命支持阶段，后 4 个"D"是进入医院脑卒中救护急诊绿色通道流程。在脑卒中紧急救护中护理人员起着重要的作用。

1.分诊护士职责

（1）鉴别下列症状、体征为脑血管常见症状，需分诊至神经内科：①身体一侧或双侧，上肢、下肢或面部出现无力、麻木或瘫痪。②单眼或双眼突发视物模糊，或视力下降，或视物成双。③言语表达困难或理解困难。④头晕目眩、失去平衡，或任何意外摔倒，或步态不稳。⑤头痛（通常是严重且突然发作）或头痛的方式意外改变。

（2）出现下列危及生命的情况时，迅速通知神经内科医师，并将患者护送至抢救室：①意识障碍。②呼吸、循环障碍。③脑疝。

（3）对极危重患者监测生命体征：意识、瞳孔、血压、呼吸、脉搏。

2.责任护士职责

（1）生命体征监测。

（2）开辟静脉通道，留置套管针。

（3）采集血标本：血常规、血生化（血糖、电解质、肝肾功能）、凝血四项。

（4）行心电图（ECG）检查。

（5）静脉输注第一瓶液体：生理盐水或林格液。

3.护理员职责

（1）对佩戴绿色通道卡片者，一对一地负责患者。

（2）运送患者行头颅 CT 检查。

（3）对无家属陪同者，必要时送血、尿标本。

(二)院中护理

1.观察病情变化,防止颅内压增高

(1)患者急性期要绝对卧床休息,避免不必要的搬动,保持环境安静。出血性卒中患者应将床头抬高30°,缺血性卒中患者可平卧。意识障碍者头偏向一侧,如呼吸道有分泌物应立即协助吸出。

(2)评估颅内压变化,密切观察患者生命体征、意识和瞳孔等变化,评估患者吞咽、感觉、语言和运动等情况。

(3)了解患者思想情况,防止过度兴奋、情绪激动。对癫痫、偏瘫和有精神症状的患者,应加用床挡或适当约束,防止坠床发生意外。感觉障碍者,保暖时注意防止烫伤。患者应避免用力咳嗽、用力排便等,保持大便通畅。

(4)若有发热,应设法控制患者的体温。

2.评估吞咽情况,给予营养支持

(1)暂禁食:首先评价患者吞咽和胃肠功能情况,如是否有呕吐、腹胀、排便异常、未排气及肠鸣音异常、应激性溃疡出血量在100 mL以上者,必要时应暂禁食。

(2)观察脱水状态:很多患者往往会出现相对脱水状态,脱水所致血细胞比容和血液黏稠度增加,血液明显减少,使动脉血压降低。护理者可通过观察颈静脉搏动的强或弱、外周静脉的充盈度和末梢体温来判断患者是否出现脱水状态。

(3)营养支持:在补充营养时,应尽量避免静脉内输液,以免增加缺血性脑水肿的蓄积作用,最好的方法是鼻饲法。多数吞咽困难患者需要2周左右的营养支持。有误吸危险的患者,则需将管道末端置于十二指肠。有消化道出血的患者应暂停鼻饲,可改用胃肠外营养。经口腔进食的患者,要给予高蛋白、高维生素、低盐、低脂、富有纤维素的饮食,还可多吃含碘的食物。

(4)给予鼻饲喂养预防误吸护理:评估胃管的深度和胃潴留量。鼻饲前查看管道在鼻腔外端的长度,嘱患者张口查看鼻饲管是否盘卷在口中。用注射器注入10 mL空气,同时在腹部听诊,可听到气过水声;或鼻饲管中抽吸胃内容物,表明鼻饲管在胃内。无肠鸣音或胃潴留量过100～150 mL应停止鼻饲。抬高床头30°呈半卧位减少反流,通常每天喂入总量以2 000～2 500 mL为宜,天气炎热或患者发热和出汗多时可适当增加。可喂入流质饮食,如牛奶、米汤、菜汁、西瓜水、橘子水等,药品要研成粉末。在鼻饲前后和注药前后,应冲洗管道,以预防管道堵塞。对于鼻饲患者,要注意固定好鼻饲管。躁动患者的手要适当加以约束。

(5)喂食注意:对面肌麻痹的患者,喂食时应将食物送至口腔健侧近舌根处。进食时宜采用半卧位、颈部向前屈的姿势,这样既可以利用重力使食物容易吞咽,又可减少误吸。每口食物量要从少量开始,逐步增加,寻找合适的"一口量"。进食速度应适当放慢,出现食物残留口腔、咽部而不能完全吞咽情况时,应停止喂食并让患者重复多次吞咽动作或配合给予一些流质来促进残留食物吞入。

3.心脏损害的护理

心脏损害是脑卒中引起的循环系统并发症之一,大都在发病1周左右发生,如心电图显示心肌缺血、心律不齐和心力衰竭等,故护理者应经常观察心电图变化。在患者应用脱水剂时,应注意尿量和血容量,避免脱水造成血液浓缩或入量太多加重心脏负担。

4.应激性溃疡的护理

应注意患者的呕吐物和大便的性状,鼻饲患者于每天喂食前应先抽取胃液观察,同时定期检查胃中潜血及酸碱度。腹胀者应注意肠鸣音是否正常。

5.泌尿系统并发症的护理

对排尿困难的患者,尽可能避免导尿,可用诱导或按摩膀胱区的方法以助患者排尿。患者由于限制活动,处于某些妨碍排尿的位置;也可能是由于失语不能表达所致。护理者应细心观察,主动询问,定时给患者便器,在可能情况下尽量取直立姿势解除排尿困难。

(1)尿失禁的男患者可用阴茎套连接引流尿袋,每天清洁会阴部,以保持会阴部清洁舒适。

(2)女性尿失禁患者,留置导尿管虽然影响患者情绪,但在急性期内短期的应用是必要的,因为它明显增加了患者的舒适感并减少了压疮发生的机会。

(3)留置导尿管期间要每天进行会阴部护理。密闭式集尿系统除因阻塞需要冲洗外,集合系统的接头不可轻易打开。应定时查尿常规,必要时做尿培养。

6.压疮的护理

可因感染引起骨髓炎、化脓性关节炎、蜂窝织炎,甚至迅速通过表浅组织引起败血症等,这些并发症往往严重威胁患者的生命。

(1)压疮好发部位:多在受压和缺乏脂肪组织保护、无肌肉包裹或肌层较薄的骨骼隆突处,如枕骨粗隆、耳郭、肩胛部、肘部、脊椎体隆突处、髋部、骶尾部、膝关节的内外侧、内外踝、足跟部等处。

(2)压疮的预防措施:①压疮的预防要求做到"七勤",勤翻身、勤擦洗、勤按摩、勤换洗、勤整理、勤检查、勤交代。定时变换体位,每1~2 h翻身1次。如皮肤干燥且有脱屑者,可涂少量润滑剂,以免干裂出血。另外还应监测患者的清蛋白指标。②患者如有大、小便失禁,呕吐及出汗等情况,应及时擦洗干净,保持干燥,及时更换衣服、床单,褥子应柔软、干燥、平整。③对肢体瘫痪的卧床患者,配备气垫床以达到对患者整体减压的目的,气垫床使用时应注意根据患者的体重调节气垫床充其量。骨骼隆突易受压处,放置海绵垫或棉圈、软枕、气圈等,以防受压水肿、肥胖者不宜用气圈,以软垫更好,或软枕置于腿下,并抬高肢体,变换体位,更为重要。可疑压疮部位使用减压贴保护。④护理患者时动作要轻柔,不可拖拽患者,以防止关节牵拉、脱位或外周组织损伤。翻身后要仔细观察受压部位的皮肤情况,有无将要发生压疮的迹象,如皮肤呈暗红色。检查鼻管、尿管、输液管等是否脱出、折曲或压在身下。取放便盆时,动作更轻巧,防止损伤皮肤。

7.下肢深静脉血栓的护理

长期卧床者,首先在护理中应帮助他们减少形成静脉血栓的因素,例如,抬高下肢20°~30°,下肢远端高于近端,尽量避免膝下垫枕,过度屈髋,影响静脉回流。另外,肢体瘫痪者应增加患肢活动量,并督促患者在床上主动屈伸下肢做跖屈和背屈运动,内、外翻运动,足踝的"环转"运动;被动按摩下肢腿部比目鱼肌和腓肠肌,下肢应用弹力长袜,以防止血液滞留。还应减少在下肢输血、输液,并注意观察患肢皮温、皮色,倾听患者疼痛主诉,因为下肢深静脉是静脉血栓形成的好发部位,鼓励患者深呼吸及咳嗽和早期下床活动。

8.发热的护理

急性脑卒中患者常伴有发热,主要分为感染性发热、中枢性发热、吸收热和脱水热。

(1)感染性发热:多在急性脑卒中后数天开始,体温逐渐升高,常不规则,伴有呼吸、心率增快,白细胞总数升高。应做细菌培养,应用有效抗生素治疗。

(2)中枢性发热:是病变侵犯了下丘脑,患者的体温调节中枢失去调节功能,导致的发热。主要表现为两种情况:其一是持续性高热,发病数小时后体温升高至39 ℃~40 ℃,持续不退,躯干和肢体近端大血管处皮肤灼热,四肢远端厥冷,肤色灰暗,静脉塌陷等,患者表现深昏迷、去大脑强直(一种病理性体征)、阵挛性或强直性抽搐、无汗、肢体发凉,患者常在 $1\sim2$ d 死亡。其二是持续性低热,患者表现为昏迷、阵发性大汗、血压不稳定、呼吸不规则、血糖升高、瞳孔大小多变,体温多在 37 ℃～38 ℃。对中枢性发热患者的治疗主要是采用对病因进行治疗,同时给予物理降温,如乙醇擦浴、头置冰袋或冰帽等。但应注意缺血性脑卒中患者禁用物理降温法,可行人工冬眠疗法。

物理降温:①乙醇、温水擦浴。可通过在皮肤上蒸发,吸收而带走机体大量的热;②冰袋降温。冰袋可放置在前额或体表大血管处(如颈部、腋下、腹股沟、腘窝等处);③冰水灌肠。要保留 30 min 后再排出,便后30 min 测量体温。

人工冬眠疗法:冬眠法分冬眠Ⅰ号和冬眠Ⅱ号,应用人工冬眠疗法可降低组织代谢,减少氧的消耗,并增强脑组织对创伤和缺氧的耐受力,减轻脑水肿和降低颅内压,改善脑缺氧,有利于损伤后的脑细胞功能恢复。

人工冬眠疗法的注意事项:①用药前应测量体温、脉搏、呼吸和血压。②注入冬眠药 0.5 h 内不宜翻身和搬动患者,防止直立性低血压。③用药 0.5 h,患者进入冬眠状态后,方可行物理降温,因镇静降温作用较强。④冬眠期间,应严密观察生命体征变化及神经系统的变化,如有异常及时报告医师处理。冬眠期间每 2 小时测量生命体征 1 次,并详细记录,警惕颅内血肿引起脑疝。结束冬眠仍应每 4 小时测体温 1 次,保持观察体温的连贯性。⑤冬眠期间应加强基础护理,防止并发症发生。⑥减少输液量,并注意水、电解质和酸碱平衡。⑦停止冬眠药物和物理降温时,首先停止物理降温,然后逐渐停用冬眠药,以免引起寒战或体温升高,如有体温不升者要适当保暖,增加盖被和热水袋保温。

(3)吸收热:是脑出血或蛛网膜下腔出血时,红细胞分解后吸收而引起的反应热。常在患者发病后 $3\sim10$ d 发生,体温多为 37.5 ℃左右。吸收热一般不需特殊处理,但要观察记录液体出入量并加强生活护理。

(4)脱水热:是由于应用脱水剂或补水不足,使血浆渗透压明显升高,脑组织严重脱水,脑细胞和体温调节中枢受损导致的发热。患者表现体温升高,意识模糊,皮肤黏膜干燥,尿少或比重高,血清钠升高,血细胞比容增高。治疗给予补水或静脉输入 5% 葡萄糖溶液,待缺水症状消失后,根据情况补充电解质。

9.介入治疗的护理

神经介入治疗是指在 X 线下,经血管途径借助导引器械(针、导管、导丝)递送特殊材料进入中枢神经系统的血管病变部位,如各种颅内动脉瘤、颅内动静脉畸形、颈动脉狭窄、颈动脉海绵窦瘘、颅内血管狭窄及其他脑血管病。治疗技术分为血管成形术(血管狭窄的球囊扩张、支架植入)、血管栓塞术(固体材料栓塞术、液体材料栓塞术、可脱球囊栓塞术、弹簧圈栓塞术等)、血管内药物灌注(超选择性溶栓、超选择性化疗、局部止血)。广义的神经介入治疗还包括经皮椎间盘穿刺髓核抽吸术、经皮穿刺椎体成形术、微创穿刺电刺激等,以及在影像仪器定位下进行和神经功能治疗有关的各种穿刺、活检技术等。相比常规开颅手术的优点:血管内治疗技术具有创伤小,恢复快,疗效好的特点(图7-7)。

在护理上应做到如下。

(1)治疗前护理:①遵医嘱查血、尿、便常规,血型及生化,凝血四项和出、凝血时间等。②准备好物品。注射泵,监护仪器,药品如甘露醇等。③建立可靠的静脉通路(套管针),尽量减少患者的穿刺,防止出血及瘀斑。④须手术者术前手术区域备皮,沐浴,更衣。遵医嘱局麻4～6 h,全麻 9～12 h 前,需禁食、水、药。遵医嘱给予留置导尿管。监测生命体征,遵医嘱给术前药。⑤心理护理。术前了解患者思想动态,减轻心理负担,创造安静的修养环境,使患者得到充分休息。

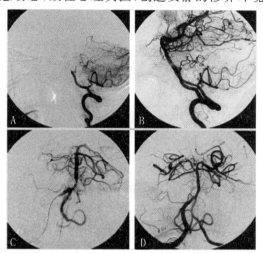

图 7-7 神经介入治疗
A.大脑后动脉栓塞;B.大脑后动脉栓塞溶栓治疗后;C.大脑
基底动脉不全栓塞;D.大脑基底动脉栓塞溶栓治疗后

(2)治疗中护理:①密切观察给药时间及患者的病情变化,遵医嘱调节好给药的速度及浓度,并做好详细记录,以利于了解病情。②注意血压的变化,溶栓过程中每 15 分钟测量 1 次,如出现异常应及时处理。③患者如在溶栓过程中出现烦躁、意识障碍加重、瞳孔异常等生命体征的改变,并伴有鼻出血和四肢肌力瘫痪加重等各种异常反应时,应及时通知医师停止溶栓。④患者如在用药过程中出现寒战、高热等不良反应时,应停止溶栓。⑤护理者应准确、熟练地遵医嘱给药。

(3)治疗后护理:①神经系统监测。严密观察病情变化,如意识、瞳孔、生命体征、感觉、运动、语言等。特别是血压、心率的异常变化。②行腹股沟穿刺者穿刺区加压包扎制动 24 h,观察有无出血及血肿。避免增加腹压动作,咳嗽时用手压迫穿刺部位,防止出血。观察穿刺肢体皮肤的色泽、温度,15 min 测量1次足背动脉搏动共 2 h。保持动脉鞘通畅,防止脱落。鼓励患者多饮水,增加血容量,促进造影剂的排泄。③注意观察四肢的肌力,防止血栓再形成而引起的偏瘫、偏身感觉障碍。④24 h 监测出血时间、凝血时间、凝血酶原时间、纤维蛋白原,防止血栓再形成。⑤应用抗凝药前进行凝血功能和肝、肾功能测定。用肝素初期应每小时测定出、凝血时间,稳定后可适当延长。注意观察穿刺处、切口是否渗血过多或有无新的渗血,有无皮肤、黏膜、消化道、泌尿道出血,反复检查大便潜血及尿中有无红细胞。⑥用肝素时主要观察 APTT,为正常的 1.5～2.5 倍;用华法林时主要监测 AT,应降至正常的 20%～50%。注意观察药物的其他不良反应,肝素注意有无变态反应如荨麻疹、哮喘、发热、鼻炎等;注意华法林有无皮肤坏死、有无脱发、皮疹、恶心、腹泻等不良反应。⑦使用速避凝皮下注射时应选择距肚脐 4.5～5.0 cm 处的皮下脂肪环行注射,并捏起局部垂直刺入,拔出后应按压片刻。注射前针头排气时要避免肝素挂在针头外面,造成皮下组织微小血管出血。⑧术后遵医嘱行颈动脉超声,观察支架的位置及血流情况。

(孟珊珊)

第八章

神经外科护理

第一节　颅内压增高

颅内压增高是由于颅内任何一种主要内容物(血液、脑脊液、脑组织)容积增加或者有占位性病变时,其所增加的容积超过代偿限度所致。正常人侧卧位时,测定颅内压(ICP)为 $0.8\sim1.8$ kPa $(6.0\sim13.5$ mmHg$)$,>2.0 kPa(15 mmHg)为颅内压增高,$2.0\sim2.6$ kPa(15~20 mmHg)为轻度增高,$2.6\sim5.3$ kPa(20~40 mmHg)为中度增高,>5.3 kPa(>40 mmHg)为重度增高。

一、病因与发病机制

引起颅内压增高的疾病很多,但发生颅内压增高的主要因素如下。

(一)脑脊液增多

(1)分泌过多:如脉络丛乳头状瘤。

(2)吸收减少:如交通性脑积水,蛛网膜下腔出血后引起蛛网膜粘连。

(3)循环交通受阻:如脑室及脑中线部位的肿瘤引起的梗阻性脑积水或先天性脑畸形。

(二)脑血液增多

(1)脑外伤后<24 h的脑血管扩张、充血,以及呼吸道梗阻,呼吸中枢衰竭引起的二氧化碳蓄积,高碳酸血症和丘脑下部、鞍区或脑干部位手术,使自主神经中枢或血管运动中枢受刺激引起的脑血管扩张充血。

(2)颅内静脉回流受阻。

(3)出血。

(三)脑容积增加

正常情况下颅内容积除颅内容物体积外有$8\%\sim10\%$的缓冲体积即代偿容积。因此颅内容积很大,但代偿调节作用很小。常见脑水肿如下。①血管源性脑水肿:多见于颅脑损伤、脑肿瘤、脑手术后。②细胞毒性脑水肿:多见于低氧血症,高碳酸血症,脑缺血和缺氧。③渗透性脑水肿:常见于严重电解质紊乱(Na^+丢失)渗透压降低,水中毒。

(四)颅内占位病变

常见于颅内血肿、颅内肿瘤、脑脓肿和脑寄生虫等。

二、临床表现

(一)头痛

头痛是颅内压增高最常见的症状,有时是唯一的症状。可呈持续性或间歇性,当用力、咳嗽、负重,早晨清醒时和较剧烈活动时加重,其原因是颅内压增高使脑膜、血管或神经受挤压、牵扯或炎症变化的刺激所致。急性和重度的颅内压增高可引起剧烈的头痛并常伴喷射性呕吐。

(二)恶心呕吐

多数颅内压增高患者都伴有恶心、不思饮食,重度颅内压增高可引起喷射性呕吐,呕吐之后头痛随之缓解,小儿较成人多见,其原因是迷走神经中枢和神经受刺激所引起。

(三)视力障碍和眼底变化

长期颅内压增高,使视神经受压,眼底静脉回流受阻。引起视神经萎缩造成视力下降、模糊和复视,眼底视盘水肿,严重者出现失明和眼底出血。

头痛、恶心呕吐、视盘水肿为颅内压增高的三大主要症状。

(四)意识障碍

意识障碍是反映脑受压的可靠及敏感指标,当大脑皮质、脑干网状结构广泛受压和损害即可出现意识障碍。颅内压增高早期患者可出现烦躁、嗜睡和定向障碍等意识不清的表现,晚期则出现朦胧和昏迷。末期出现深昏迷。梗阻性脑积水所引起的颅内压增高一般无意识障碍。

(五)瞳孔变化

由于颅内压不断增高而引起脑移位,中脑和脑干移位压迫和牵拉动眼神经可引起瞳孔对光反射迟钝。瞳孔不圆,瞳孔忽大忽小,一侧瞳孔逐渐散大,光反射消失;末期出现双侧瞳孔散大、固定。

(六)生命体征变化

颅内压增高,早期一般不会出现生命体征变化,急性或重度的颅内压增高可引起血压增高,脉压增大,呼吸、脉搏减慢综合征。随时有呼吸骤停及生命危险。常见于急性脑损伤患者,而脑肿瘤患者则很少出现血压升高。

(七)癫痫发作

约有 20% 的颅内压增高患者发生癫痫,为局限性癫痫小发作,如口角、单侧上、下肢抽搐,或癫痫大发作,大发作时可引起呼吸道梗阻,加重脑缺氧、脑水肿而加剧颅内压增高。

(八)颅内高压危象(脑疝形成)

1.颞叶钩回疝

幕上肿瘤、水肿、血肿引起急剧的颅内压力增高,挤压颞叶向小脑幕裂孔或下方移位,同时压迫动眼神经、大脑后动脉和中脑,使脑干移位,产生剧烈的头痛、呕吐,血压升高,呼吸、脉搏减慢、不规则。很快进入昏迷,一侧瞳孔散大,光反射消失,对侧肢体偏瘫,去脑强直。此时若未进行及时的降颅压处理则会出现呼吸停止,双侧瞳孔散大、固定、血压下降、心跳停止。

2.枕骨大孔疝

枕骨大孔疝又称小脑扁桃体疝,主要是幕下肿瘤、血肿、水肿致颅内压力增高,挤压小脑扁桃体进入压力偏低的枕骨大孔,压迫延脑和颈 1~2 颈髓,患者出现剧烈头痛、呕吐、呼吸不规则、血压升高、心跳缓慢,随之很快出现昏迷、瞳孔缩小或散大、固定、呼吸停止。

三、护理

(一)护理目标

(1)了解引起颅内压增高的原因,及时对症处理。

(2)通过监测及早发现病情变化,避免意识障碍发生。

(3)颅内压得到控制,脑疝危象得以解除。

(4)患者主诉头痛减轻,自觉舒适,头脑清醒,睡眠改善。

(5)体液恢复平衡,尿比重在正常范围,无脱水症状和体征。

(二)护理措施

(1)观察神志、瞳孔变化1次/小时。如出现神志不清及瞳孔改变,预示颅内压力增高,需及时报告医师进行降颅内压处理。

(2)观察头痛的程度,有无伴随呕吐对剧烈头痛应及时对症降颅压处理。

(3)监测血压、脉搏、呼吸每1～2 h 1次,观察有无呼吸、脉搏慢,血压高即"两慢一高"征。

(4)保持呼吸道通畅:呼吸道梗阻时,因患者呼吸困难,可致胸腔内压力增高、$PaCO_2$增高致脑血管扩张、脑血流量增多进而使颅内压增高。护理时应及时清除呼吸道分泌物和呕吐物。抬高床头15°～30°,持续或间断吸氧,改善脑缺氧,减轻脑水肿。

(5)如脱水治疗的护理:应用高渗性脱水剂,使脑组织间的水分通过渗透作用进入血循环再由肾脏排出,可达到降低颅内压的目的。常用20%甘露醇250 mL,15～30 min内滴完,2～4次/天;呋塞米20～40 mg,静脉或肌内注射,2～4次/天。脱水治疗期间,应准确记录24 h出入液量,观察尿量、色,监测尿素氮和肌酐含量,注意有无水电解质紊乱和肝肾功能损害。脱水药物应严格按医嘱执行,并根据病情及时调整脱水药物的用量。

(6)激素治疗的护理:肾上腺皮质激素通过稳定血-脑屏障,预防和缓解脑水肿,改善患者症状。常用地塞米松5～10 mg,静脉注射;或氢化可的松100 mg静脉注射,1～2次/天;由于激素有引起消化道应激性溃疡出血、增加感染机会等不良反应,故用药的同时应加强观察,预防感染,避免发生并发症。

(7)颅内压监护。①监护方法:颅内压监护有植入法和导管法两种。植入法:将微型传感器植入颅内,传感器直接与颅内组织(硬脑膜外、硬脑膜下、蛛网膜下腔、脑实质等)接触而测压。导管法:以引流出的脑脊液或生理盐水充填导管,将传感器(体外传感器)与导管相连接,借导管内的液体与传感器接触而测压。两种方法的测压原理均是利用压力传感器将压力转换为与颅内压力大小成正比的电信号,再经信号处理装置将信号放大后记录下来。植入法中的硬脑膜外法及导管法中的脑室法优点较多,使用较广泛。②颅内压监护的注意事项:监护的零点参照点一般位于外耳道的位置,患者需平卧或头抬高10°～15°;监护前注意记录仪与传感器的零点核正,并注意大气压改变而引起的"零点飘移";脑室法时在脑脊液引流期间每4～6小时关闭引流管测压,了解颅内压真实情况;避免非颅内情况而引起的颅内压增高,如出现呼吸不畅、躁动、高热或体位不舒适、尿潴留时应及时对症处理;监护过程严格无菌操作,监护时间以72～96 h为宜,防止颅内感染。③颅内压监护的优点:颅内压增高早期,由于颅内容积代偿作用,患者无明显颅内压增高的临床表现,而颅内压监护时可发现颅内压提高和基线不平稳;较重的颅内压升高[ICP>5.3 kPa(40 mmHg)]时,颅内压监护基线水平与临床症状出现及其严重程度一致;有些患者临床症状好转,但颅内压逐渐上升,预示迟发性(继发性)颅内血肿的形成;根据颅内压监护使用脱水剂,可以避免盲目使用脱水剂及减少脱水剂的用量,减少急性肾衰竭及电解质紊乱等并发症的发生。

(8)降低耗氧量:对严重脑挫裂伤、轴索损伤、脑干损伤的患者进行头部降温,降低脑耗氧量。有条件者行冬眠低温治疗。①冬眠低温的目的:降低脑耗氧量,维持脑血流和脑细胞能量代谢,减轻乳酸堆积,降低颅内压;保护血-脑屏障功能,抑制白三烯 B_4 生成及内源性有害因子的生成,减轻脑水肿反应;调节脑损伤后钙调蛋白酶Ⅱ活性和蛋白激酶活力,保护脑功能;当体温降至30 ℃,脑的耗氧量约为正常的 55%,颅内压力较降温前低 56%。②降温方法:根据医嘱首先给予足量冬眠药物,如冬眠Ⅰ号合剂(包括氯丙嗪、异丙嗪及哌替啶)或冬眠Ⅱ号合剂(哌替啶、异丙嗪、双氢麦角碱),待自主神经充分阻滞,御寒反应消失,进入昏睡状态后,方可加用物理降温措施。物理降温方法可采用头部戴冰帽,在颈动脉、腋动脉、肱动脉、股动脉等主干动脉表浅部放置冰袋,此外还可采用降低室温、减少被盖、体表覆盖冰毯等方法。降温速度以每小时下降 1 ℃为宜,体温降至肛温 33 ℃～34 ℃,腋温 31 ℃～33 ℃较为理想。体温过低易诱发心律失常、低血压、凝血障碍等并发症;体温>35 ℃,则疗效不佳。③缓慢复温:冬眠低温治疗一般为 3～5 d,复温应先停物理降温,再逐步减少药物剂量或延长相同剂量的药物维持时间直至停用;加盖被毯,必要时用热水袋复温,严防烫伤;复温不可过快,以免出现颅内压"反跳"、体温过高或中毒等。④预防并发症:定时翻身拍背、吸痰,雾化吸入,防止肺部感染;低温使心排血量减少,冬眠药物使外周血管阻力降低,在搬动患者或为其翻身时,动作应轻稳,以防发生直立性低血压;观察皮肤及肢体末端,冰袋外加用布套,并定时更换部位,定时局部按摩,以防冻伤。

(9)防止颅内压骤然升高:对烦躁不安的患者查明原因,对症处理,必要时给予镇静剂,避免剧烈咳嗽和用力排便;控制液体摄入量,成人每天补液量<2 000 mL,输液速度应控制在 30～40 滴/分钟;保持病室安静,避免情绪紧张,以免血压骤升而增加颅内压。

(李明涛)

第二节 脑 脓 肿

一、疾病的基本概论

脑脓肿为颅内严重感染性疾病,是以化脓性细菌侵入颅内引起。常见的致病菌包括金黄色葡萄球菌、溶血性链球菌及厌氧链球菌,有时也可由产气荚膜杆菌的感染引起。外伤性脑脓肿早期表现为头疼、发热、颅内压增高及局限性神经功能障碍等症状,脓肿形成之后,临床表现为颅内高压,头痛、嗜睡等症状,或伴有癫痫发作外。如果脓肿位于重要脑功能区,则常伴有局部神经缺损体征,有助于脓肿位置定位。

脑脓肿是一种严重的颅内感染,会造成头痛、嗜睡、颅内高压等症状,同时伴有颅内压增高。

(一)发病机制

(1)外伤后,伤口处理不当,头皮污垢引起感染,通过导血管侵入颅内,引起脑脓肿发生。头皮缺损,颅骨外漏、骨膜下血肿感染等,若感染没有及时控制也会通过导血管侵入颅内或者直接侵入颅内造成感染。

（2）开放性损伤或火器性外伤后，清创不及时、不彻底，有异物或碎骨片存留与脑内，一段时间（多数为数周内，少数可达到几年甚至更长）后形成脓肿。

（3）颅腔与感染区或污染区（如鼻窦、中耳）沟通。

（4）脑膨出直接感染引起。

（二）临床病理生理

脑脓肿形成主要分为3个阶段。

1.急性脑膜炎阶段

细菌侵入脑实质后发生急性局限性炎症，病灶可存在炎性细胞浸润，局部脑组织产生液化坏死，引起大范围水肿等病理变化。持续1周左右。

2.化脓阶段

脑实质坏死灶液化形成脓液，继而扩大形成脓腔。根据病灶个数分为单发脓腔和多发脓腔。

3.脓肿包裹形成阶段

脓液周围纤维组织，网状内皮细胞，以及星形细胞构成脓肿包膜，包膜开始于感染后2～3周，包膜形成时间与细菌种类、对抗生素敏感程度、机体抵抗力等有关。一般包膜形成时间越长，包膜越厚。完整包膜分为三层：内层为化脓性渗出物、肉芽组织和增生的胶质细胞等；中层为纤维结缔组织；外层为病灶周围脑组织反应区。

（三）危险因素

脓肿侵犯脑组织，出现头痛、呕吐、颅内压增高等症状，常伴有局部神经缺损体征，严重时甚至出现脑疝及脓肿破裂。

二、临床表现

（一）全身感染症状

患者多有全身不适、发热、头痛、呕吐等急性脑炎或脑膜炎表现。表现一般在2～3周间症状减轻，少数可持续2～3月。当脓肿包膜形成后，患者体温大多正常或低热，但患者颅内压增高或脑功能缺损症状逐渐加重。脑脓肿进入局限阶段。临床上可出现一个潜伏期，潜伏期长短可由数天到数月甚至数年。在潜伏期内患者可有头痛、消瘦等症状。由于大剂量抗生素的使用，潜伏期往往比较长。

（二）颅内压增高症状

症状贯穿脑脓肿始终，患者常伴有不同程度的头痛，疼痛可为持续性并阵发性加剧，多清晨较重或用力时加重，可出现呕吐，尤其是小脑脓肿患者多呈喷射性呕吐。患者可伴有不同程度的精神和意识障碍，烦躁、嗜睡甚至昏迷，昏迷多见于危重患者。多数患者出现视盘水肿。颅内压增高常引起生命体征的改变，呈库欣反应。

（三）脑局灶定位症状和体征

常在外伤所致的脑功能障碍的基础上，使已有的症状逐渐加重或出现新的症状和体征。若为额叶脓肿时变现为精神症状和人格改变。幕上脓肿可表现为不同形式的癫痫发作。颞叶脓肿表现为中枢性面瘫，同向偏盲。左侧表现为感觉性失语，顶叶脓肿可有深浅感觉等。顶枕区和左颞顶脓肿可出现命令性失语。颅后窝脓肿可出现眼球震颤、吞咽困难等。

（四）脑疝形成或脓肿破溃

脑疝形成或脓肿破溃是脑脓肿患者两大严重危象。颅压增高导致脑疝形成，与其他颅内占位性病变(如颅内血肿)所致的脑疝相似,脓肿溃破为脓肿内压力骤然升高导致,脓液流入蛛网膜下腔或脑室内引起急性化脓性脑膜炎或脑室炎,患者突然出现高热、昏迷、抽搐、外周血白细胞剧增,脑脊液常呈脓汁样,若抢救不及时,会常致患者死亡。

三、相关检查

(一)实验室检查

1.腰椎穿刺与脑脊液检查

脓肿时腰椎穿刺表现为脑脊液压力增高。脑脓肿早期的颅内压常稍高,脑脊液中白细胞数增多,一般在$(5\sim10)\times10^8$/L 范围。脑脊液蛋白含量大多增加至 $2\sim4$ g/L 或更高。糖和氯化物含量大致正常。腰椎穿刺术一般认为,腰椎穿刺对脑脓肿的诊断价值不大,同时腰椎穿刺可能诱发脑疝和脑脓肿破裂的危险,因此必要进行腰椎穿刺鉴别诊断时才可使用,但必须谨慎进行。

2.脓液检查和细菌培养

脓液的检查和培养可以了解感染的类型,药敏试验对选择抗生素有指导作用。

3.外周血象

有 $70\%\sim90\%$ 的脑脓肿患者红细胞沉降率加快。C 反应蛋白增加,可凭此与脑肿瘤相鉴别。

(二)影像学检查

1.X 线片检查

急性颅骨改变不明显,慢性脑脓肿可显示颅内压增高的骨质改变或松果体向对侧移位。X 线片可显示颅内是否存在碎骨片和金属异物。

2.颅脑 CT 扫描

脑脓肿的 CT 表现依脓肿发展阶段而异。急性脑膜脑炎阶段病灶表现为低密度区或混合密度区。脓肿形成后初期仍表现为低密度或混合密度占位性病灶,但增强扫描在低密度周围可呈轻度强化,表现为完整的不规则的浅淡环状强化。脓肿壁形成后,其低密度边缘密度较高,少数可显示脓肿壁,增强扫描可见完整、厚度均一的环状强化,周围有明显不规则的脑水肿和占位效应,低密度区为坏死脑组织和脓液,如产气杆菌感染,可呈现气体与液平面,如为多房性,低密度区内可呈现一个或多个间隔。CT 不仅可以确定脓肿的存在、位置、大小、数目、形状和周围脑组织水肿情况而且可帮助确定治疗手段。

3.头颅 MRI 检查

急性脑炎期,T_1加权像上表现信号不清的低信号区,T_2加权像上为片状高信号影,有占位征,此期须与胶质瘤和转移瘤相鉴别。增强扫描比 CT 扫描更能早期显示脑炎期。当包膜形成完整后,T_1显示高信号影,有时尚可见到圆形点状血管流空影。通常注射 Gd-DTPA 后 $5\sim15$ min 即可出现异常对比增强。延迟扫描增强度可向外进一步扩大,为脓肿周围血-脑脊液屏障的破坏。头颅 MRI 比 CT 对脑组织水含量变化更敏感,因此对坏死、液化和水肿的分辨率更强,能够更好地诊断脑脓肿。

四、基本诊断

(一)诊断

根据患者病史及体征结合 CT、MRI、X 线等检查手段,通过比对检查结果做出判断。

（二）鉴别诊断

1.化脓性脑膜炎

化脓性脑膜炎多起病急剧,神经系统的局灶定位体征不明显,颅脑 CT 扫描有助于鉴别。

2.硬膜外和硬膜下脓肿

二者多合并发生,通过 CT 或 MRI 可鉴别。

3.脑肿瘤

需仔细询问病史,结合各种化验及影像学手段才能进一步鉴别。

五、治疗

（一）药物治疗

1.抗生素

主要是根据抗生素对细菌的敏感程度,以及血-脑屏障通透性选择。首选对细菌的敏感程度高、血-脑屏障通透性强的药物。未能确定细菌时选择血-脑屏障通透性强的广谱性抗菌药物。常用药物包括青霉素、链霉素、庆大霉素、磺胺嘧啶及头孢菌素等。一般采用静脉给药,根据病情必要时亦可采用鞘内、脑室和脓腔内注射。

2.降颅压药物

脑脓肿伴有颅内高压症状,根据颅压选择方案降低颅内压,缓解颅内压增高的症状,预防发生脑疝,常用脱水药物有高渗性脱水剂如甘露醇、甘油溶液,利尿药物如呋塞米、依他尼酸等。用药同时应注意肾功能、酸碱和水及电解质平衡的检查。

（二）手术治疗

1.脑脓肿穿刺术

该法简单、安全,对脑组织损伤小,适用于老人、小孩等不能耐受开颅手术者;脑深部和重要功能区脓肿患者;多房性脑脓肿或有异物者不适用。

2.快速钻颅脑脓肿穿刺术

单房性脓肿常用方法,有时为了抢救或在紧急情况下,在床边即可操作,做好定位后,直接快速钻颅,钻颅完成后,穿刺针穿刺脓肿。吸出脓液后其他步骤同上。

3.脓肿切开导管引流术

脓肿切开导管引流术适用于脓肿位置过浅,并且与周围组织粘连紧密或者靠近功能区的患者;不适用于脓肿切除的患者、通过穿刺又无法取出异物的患者。

4.颅脑脓肿切除术

颅脑脓肿切除术适用于脑脓肿和多房性脓肿,以及含有异物的脓肿和多次穿刺无效的脓肿。也可用于时间较长,包膜较厚的脓肿。同时发生破溃或者脑疝的情况下应行急症手术。脓肿切除术需要注意避免损伤重要功能区。

（三）术后处理

（1）术后继续抗感染治疗,防止脓肿复发及感染扩散。

（2）注意纠正水、电解质和酸碱平衡。

（3）防治并发症。

六、术前护理常规

（1）执行外科术前护理常规。

（2）病情观察：观察体温、脉搏、呼吸、血压、意识的变化。早期感染侵入颅内，呈持续性高热，遵医嘱给予抗生素，体温过高者给予药物或物理降温。颅内压增高者出现脉搏、血压、意识的改变，应及时观察并记录，预防脑疝。

（3）颅内压增高者，执行颅内压增高护理常规。

（4）饮食护理：给予高维生素、高蛋白、易消化的饮食。

七、术后护理常规

（1）执行外科术后护理常规。

（2）执行全身麻醉后护理常规。

（3）执行术后疼痛护理常规。

（4）病情观察：密切观察患者意识、瞳孔、生命体征、肢体活动变化及有无展神经麻痹、脑病灶症状等，并记录。必要时通知医师，对症处理。

（5）遵医嘱给予抗生素，若出现高热，及时给予药物或物理降温。

（6）脓腔引流护理：①根据切开部位取合理卧位，抬高床头15°～30°，引流瓶（袋）应至少低于脓腔30 cm。②术后24 h，创口周围初步形成粘连后可进行囊内冲洗，先用生理盐水缓慢注入腔内，再轻轻抽出，注意不可过分加压，冲洗后注入抗菌药物，然后夹闭引流管2～4 h。③脓腔闭合时拔管。继续用脱水剂降低颅内压。患者长期高热，消耗热量明显，应注意加强营养，必要时给予支持疗法。

（李明涛）

第三节 脑 疝

当颅腔内某分腔有占位性病变时，该分腔的压力大于邻近分腔，脑组织由高压力区向低压力区移位，致脑组织、血管及脑神经等结构受压或移位，出现相应的临床表现，称为脑疝。脑疝是颅内压增高的危象和死亡的主要原因。治疗脑疝的关键在于及时发现和处理。处理原则包括快速降低颅内压和手术去除病因。

一、脑疝的解剖学基础

颅腔内部空间被硬脑膜形成的大脑镰及小脑幕分隔成幕上左右两个腔及幕下一个腔；幕上左右两个腔容纳左右大脑半球，幕下的腔容纳脑桥、延髓及小脑。大脑镰下的镰下孔容纳着联结左右大脑的胼胝体等结构，左右大脑半球活动度较大；中脑在小脑幕切迹裂孔中通过，外侧面有颞叶的钩回、海马回紧邻包绕环抱。发自大脑脚内侧的动眼神经环绕着大脑脚外侧向后沿着小脑幕切迹走行进入海绵窦的外侧壁经眶上裂出颅。颅腔与脊髓腔经后颅窝的枕骨大孔相通，延髓下端通过枕骨大孔与椎管中的脊髓相连。小脑蚓椎体下部两侧的小脑扁桃体位于延髓下端的背面，下缘与枕骨大孔后缘紧密相邻。

二、脑疝的名词解释

颅内病变所致的颅内压增高达到一定程度时,可使一部分脑组织移位,通过颅内硬脑膜结构或颅腔骨性结构形成的结构间隙,如大脑镰下缘、小脑幕切迹边缘、枕骨大孔,移位的脑组织被挤压到压力较低的位置,即为脑疝。脑疝是颅脑损伤、颅内占位性病变或脑积水等伤、病发展过程中的一种紧急而严重的情况,疝出的脑组织压迫脑干等重要结构或生命中枢,如发现不及时或救治不力,往往导致严重后果,临床必须给予足够重视。

根据脑疝发生的部位及所疝出的脑组织部位不同,脑疝可分为小脑幕切迹疝(又名颞叶钩回疝)、枕骨大孔疝(又名小脑扁桃体疝)、大脑镰(下)疝(又名扣带回疝)、小脑幕切迹上疝(小脑蚓疝)。上述脑疝可以单独发生,也可以同时或相继发生。

三、小脑幕切迹疝

(一)病因及发病机制

当幕上一侧占位性病变不断增长引起颅内压增高时,脑干和患侧大脑半球向对侧移位;半球上部由于有大脑镰限制导致其移位较轻,而半球底部近中线结构如颞叶的海马沟回等则移位较明显,可疝入脚间池,形成小脑幕切迹疝,使患侧的动眼神经、脑干、后交通动脉及大脑后动脉受到挤压和牵拉。

(二)病理

1.动眼神经损害

(1)颞叶钩回疝入脚间池内,直接压迫动眼神经及其营养血管。

(2)颞叶钩回先压迫位于动眼神经上方的大脑后动脉,再使夹在大脑后动脉与小脑上动脉之间的动眼神经受压。

(3)脑干受压下移时,动眼神经受牵拉。

(4)脑干受压,动眼神经核和邻近部位发生缺血、水肿或出血。

2.脑干变化

小脑幕切迹疝使中脑直接受压,脑干下移引起供血障碍,向上累积下丘脑,向下影响脑桥乃至延髓。

(1)中脑受颞叶钩回疝挤压时,前后径变长,横径变短,疝出的脑组织首先挤压同侧大脑脚,导致临床症状和体征发生在同侧(患侧)。继续发展则可累及整个中脑。脑干下移时使脑干纵行变形,严重时发生扭曲。如果是脑内出血性疾病,因为出血的速度快、出血量大则可导致疝出的脑组织首先挤压对侧大脑脚,导致临床症状和体征发生在对侧(健侧)。

(2)小脑幕切迹疝引起脑干缺血或出血的原因可能有 2 种。①脑干受压,静脉回流不畅、瘀滞,以致破裂出血。②因基底动脉受大脑后动脉、后交通动脉和颈内动脉牵拉固定作用,导致脑干下移程度远较基底动脉下移为甚,造成中脑和脑桥上部旁中区的动脉受到牵拉,引起血管痉挛或脑干内的小动脉破裂出血,导致脑干出血,并继发水肿和软化。

3.脑脊液循环障碍

中脑周围的脑池是脑脊液循环的必经之路,小脑幕切迹疝可以使该部位脑池阻塞,导致脑脊液向幕上回流障碍。脑干受压、变形、扭曲时,可引起中脑导水管梗阻,使被阻塞导水管以上的脑室系统扩大,形成脑积水,颅内压进一步增高。

4.疝出的脑组织的改变

疝出的脑组织如不能及时还纳,可因血液回流障碍而发生充血、水肿甚至嵌顿,跟严重的压迫脑干。

5.枕叶梗死

后交通动脉或大脑后动脉直接受压、牵张,可引起枕叶脑梗死。

(三)临床表现

1.颅内压增高

表现为头痛剧烈并逐渐加重,与进食无关频繁喷射性呕吐,随着头痛进行性加重伴有躁动不安,提示病情加重;急性脑疝患者视盘水肿可有可无。

2.意识障碍

随着病情进展,患者逐渐出现意识障碍,由嗜睡、朦胧到浅昏迷、昏迷,对外界的刺激反应迟钝或消失,系脑干网状结构上行激活系统受累的结果。

3.瞳孔变化

最初由于动眼神经受刺激可有时间短暂的患侧瞳孔变小,对光反应迟钝,但多不易被发现。以后随着动眼神经麻痹,该侧瞳孔逐渐散大,对光反射迟钝、消失,并有患侧上睑下垂,眼球斜视,说明动眼神经背侧部的副交感神经纤维已经受损。晚期如果脑疝进行性恶化,影响脑干血供时,由于脑干内动眼神经核功能丧失,则双侧瞳孔散大,直接和间接对光反应均消失,眼球固定不动,此时患者多处于濒死状态。

4.锥体束征

由于患侧大脑脚受压,出现对侧肢体力弱或瘫痪,肌张力增高,腱反射亢进,病理反射阳性。有时患侧快速出血性疾病导致脑干被推向对侧,在患侧脑干尚未受压前导致健侧大脑脚与小脑幕切迹游离缘相挤压,造成脑疝同侧的锥体束征,需引起注意,避免导致病变定侧定位错误。脑疝进展时可致双侧肢体自主活动消失,严重时出现去脑强直发作,这是脑干严重受损的信号。

5.生命体征改变

患者表现为血压升高,脉搏有力,呼吸深慢,体温上升。到晚期,由于脑干受压,生命中枢功能紊乱而逐渐衰竭,呼吸不规则,出现潮式或叹息样病理呼吸,脉弱,血压忽高忽低,大汗淋漓或汗闭,面色潮红或苍白;体温可高达 41 ℃以上,体温不升或体温下降;最后呼吸循环衰竭致呼吸停止,血压下降,继而心跳也停止,患者临床死亡。

(四)辅助检查

1.CT 检查

头部 CT 扫描在小脑幕切迹疝诊断上中线移位程度及小脑幕切迹附近结构改变有助于病情判断。

2.MRI 检查

对神经组织结构显像优于 CT,有助于病情判断。

(五)诊断及鉴别诊断

根据临床表现及 CT 或 MRI 影像资料进行定位及定性诊断和鉴别诊断。

(六)治疗及预后

根据典型的临床表现,小脑幕切迹疝的诊断较容易,但临床上因发现不及时或处理不当而酿成严重后果甚至死亡的病例并不鲜见,尤其是瞳孔变化初期不易被发现,医护人员应该予以关注。

脑疝的紧急处理措施：维持呼吸道通畅；立即经静脉推注20％甘露醇250～500 mL；病变性质和部位明确者，立即手术切除病变；尚不明确者，尽快检查头部 CT 确诊后手术或做姑息性减压术，如颞肌下减压术，单侧或双侧去大骨瓣减压术，部分脑叶切除内减压术等；对有脑积水的患者，立即穿刺侧脑室做脑脊液外引流，待病情缓解后再开颅切除病变或做脑室-腹腔分流术。

经上述处理后，疝出的脑组织多可自行还纳，表现为散大的瞳孔逐渐回缩，患者意识好转。但也有少数患者症状不改善，估计疝出的脑组织已经嵌顿，术中可用脑压板将颞叶底面轻轻上抬或切开小脑幕，使嵌顿的脑组织得到解放，并解除其对脑干的压迫。

脑疝早期如经及时抢救大多数预后良好，晚期预后较差形成植物生存状态甚或死亡。

四、枕骨大孔疝

(一)病因及发病机制

颅内压增高时，因后颅窝出现压力梯度，颅内脑脊液经枕骨大孔向椎管内移动，颅内蛛网膜下腔和脑池体积逐渐缩小，导致两侧小脑扁桃体及邻近小脑组织也逐步下移，随脑脊液的移动经枕骨大孔疝入到颈椎椎管内，称为枕骨大孔疝或小脑扁桃体疝。多发生于后颅窝占位性病变，也见于小脑幕切迹疝晚期。

枕骨大孔疝又可分为慢性和急性疝出两种：前者见于长期颅内压增高或后颅窝占位病变的患者，症状较轻；后者多突然发生或在慢性疝出的基础上因某些诱因，如腰穿、排便用力使疝出程度加重，延髓生命中枢遭受急性压迫而功能衰竭，患者常迅速死亡。

(二)病理

枕骨大孔疝的病理改变：①慢性延髓受压，患者可无明显症状或症状轻微；急性延髓受压常很快引起生命中枢衰竭，危及生命。②脑脊液循环障碍，由于第四脑室正中孔梗阻引起脑积水和小脑延髓池阻塞所致的脑脊液循环障碍，均可使颅内压进一步升高，脑疝程度加重。③疝出的脑组织，即小脑扁桃体发生充血、水肿或出血，使延髓和颈髓上端受压加重。④慢性疝出的扁桃体可与周围结构粘连。

(三)临床表现

1.枕下疼痛、项强或强迫头位

疝出的脑组织压迫牵拉颈上部神经根，或因枕骨大孔区脑膜或血管壁的敏感神经末梢受牵拉，可引起枕下部疼痛，颈硬及局部压痛。为避免延髓受压加重，机体发生保护性或反射性颈肌痉挛，患者保持头部固定维持在适当位置而呈强迫头位。

2.颅内压增高

表现为剧烈头痛、频繁呕吐、慢性脑疝患者多有视盘水肿。

3.后组颅神经受累

由于脑干下移，后组颅神经受牵拉，或因脑干受压，出现眩晕、听力减退、轻度吞咽困难、饮食呛咳等症状。

4.生命体征改变

慢性脑疝者生命体征变化不明显；急性脑疝者生命体征改变显著，迅速出现呼吸和循环功能障碍，先呼吸减慢、脉搏细速、血压下降，很快出现潮式呼吸和呼吸停止，如不采取措施，不久心跳也停止。与小脑幕切迹疝相比，枕骨大孔疝的特点是：生命体征变化出现较早，瞳孔改变和意识障碍出现较晚,患者常可突然呼吸停止,昏迷而死亡。

5.其他

部分病例可出现眼震及小脑体征;锥体束征多数阳性;意识保持不变,很少有瞳孔变化。

(四)辅助检查

同小脑幕切迹疝。

(五)诊断及鉴别诊断

同小脑幕切迹疝。

(六)治疗及预后

枕骨大孔疝治疗原则与小脑幕切迹疝基本相同。凡有枕骨大孔疝症状而诊断已经明确者,应尽早手术切除责任病变;症状明显且有脑积水的应及时做脑室穿刺并给予脱水剂,然后手术切除病变;对呼吸骤停的患者,立即做气管插管呼吸机辅助呼吸,同时行脑室穿刺外引流脑脊液,静脉推注脱水剂,并紧急开颅清除原发责任病灶;术中将枕骨大孔后缘和寰椎后弓切除,硬脑膜敞开或扩大修补,以解除小脑扁桃体疝的压迫。若扁桃体与周围结构粘连,可试行粘连松解;必要时可在软膜下切除水肿、出血的小脑扁桃体,亦可电凝烧灼小脑扁桃体软膜下极使之向上段收缩,以减轻对延髓和颈髓上段的压迫及疏通脑脊液循环通路。

五、常见护理诊断/问题

(一)有脑组织灌注无效的危险

脑组织灌注无效与颅内压增高、脑疝有关。

(二)潜在并发症

呼吸、心搏骤停。

六、护理措施

脑疝确诊后应立即采取降低颅内压的措施,为紧急手术争取时间。

(一)快速降低颅内压

一旦出现脑疝,应立即给予脱水治疗,以缓解病情,争取时间。遵医嘱快速静脉输注甘露醇、甘油果糖、呋塞米、地塞米松等药物,并观察脱水治疗的效果。

(二)保持呼吸道通畅

立即给予氧气吸入,并保持呼吸道通畅。对呼吸功能障碍者,配合医师行气管插管和人工气囊辅助呼吸。

(三)观察病情

密切观察意识、生命体征、瞳孔及肢体活动等变化。

(四)紧急术前准备

协助医师尽快完善有关术前检查,做好急诊手术准备,尽快手术去除原发病。

(1)若难以确诊或虽确诊但病变无法切除,可通过脑脊液分流术、侧脑室外引流术或病变侧颞肌下、枕肌下减压术等降低颅内压,挽救生命。

(2)对于呼吸骤停的枕骨大孔疝,应立即做好钻颅术准备,进行脑室穿刺,缓慢放出脑脊液,使颅内压慢慢降低,然后行脑室引流,同时静脉滴注高渗脱水剂,以达到迅速降低颅内压的目的。

（五）心搏骤停的急救

若病情恶化并出现心搏骤停时，应即刻心肺复苏。

其他护理措施见本章其他相关内容。

七、健康教育

指导患者避免颅内压增高的因素，如情绪剧烈波动、便秘、剧烈咳嗽、发热、呼吸道梗阻及癫痫发作。

八、关键点

（1）密切观察患者的生命体征、瞳孔、意识状态、神经系统症状和体征是早期发现脑疝的关键护理措施。

（2）颅内压增高者禁忌高压灌肠，避免诱发脑疝。

（3）有明显颅内压增高者，禁做腰椎穿刺，避免引发脑疝。

（李明涛）

第四节 脑 膜 瘤

一、疾病概述

脑膜瘤占颅内肿瘤的 19.2%，男、女比例为 1:2。一般为单发，多发脑膜瘤偶尔可见，好发部位依次为矢状窦旁、大脑镰、大脑凸面，其次为蝶骨嵴、鞍结节、嗅沟、小脑脑桥角与小脑幕等部位，生长在脑室内者很少，也可见于硬膜外。其他部位偶见。依肿瘤组织学特征，将脑膜瘤分为 5 种类型，即内皮细胞型、成纤维细胞型、血管瘤型、化生型和恶性型。

（一）临床表现

1.慢性颅压增高症状

因肿瘤生长较慢，当肿瘤达到一定体积时才引起头痛、呕吐及视力减退等，少数呈急性发病。

2.局灶性体征

因肿瘤呈膨胀性生长，患者往往以头疼和癫痫为首发症状。根据肿瘤位置不同，还可以出现视力、视野、嗅觉或听觉障碍及肢体运动障碍等。老年患者尤以癫痫发作为首发症状多见，颅压增高症状多不明显。

（二）辅助检查

1.头颅 CT 扫描

典型的脑膜瘤 CT 扫描显示脑实质外圆形或类圆形高密度，或等密度肿块，边界清楚，含类脂细胞者呈低密度，周围水肿带较轻或中度，且有明显对比增强效应。瘤内可见钙化、出血或囊变，瘤基多较宽，并多与大脑镰、小脑幕或颅骨内板相连，其基底较宽，密度均匀一致，边缘清晰，瘤内可见钙化。增强后可见肿瘤明显增强，可见脑膜尾征。

2.MRI 扫描

同时进行 CT 和 MRI 的对比分析,方可得到较正确的定性诊断。

3.脑血管造影

脑血管造影可显示瘤周呈抱球状供应血管和肿瘤染色。同时造影技术也为术前栓塞供应动脉,减少术中出血提供了帮助。

(三)鉴别诊断

需同脑膜瘤鉴别的肿瘤因部位而异,幕上脑膜瘤应与胶质瘤、转移瘤鉴别,鞍区脑膜瘤应与垂体瘤鉴别,桥小脑角脑膜瘤应与听神经瘤鉴别。

(四)治疗

1.手术治疗

手术切除脑膜瘤是最有效的治疗手段,应力争全切除,对受肿瘤侵犯的脑膜和颅骨,亦应切除之,以求达到根治。

(1)手术原则:控制出血,保护脑功能,争取全切除。对无法全切除的患者,则可行肿瘤次全切除或分次手术,以免造成严重残疾或死亡。

(2)术前准备:①肿瘤血运极丰富者可术前行肿瘤供应血管栓塞以减少术中出血。②充分备血,手术开始时做好快速输血准备。③鞍区肿瘤和颅压增高明显者,术前数天酌用肾上腺皮质激素和脱水治疗。④有癫痫发作史者,需术前应用抗癫痫药物、预防癫痫发作。

(3)术后并发症。①术后再出血:术后密切观察神志瞳孔变化,定期复查头部 CT 早期处理。②术后脑水肿加重:对于影响静脉窦和粗大引流静脉的肿瘤切除后应用脱水药物和激素预防脑水肿加重。③术后肿瘤残余和复发:需定期复查并辅以立体定向放射外科治疗等防止肿瘤复发。

2.立体定向放射外科治疗

因其生长位置,有 $17\%\sim50\%$ 的脑膜瘤做不到全切,另外还有少数恶性脑膜瘤也无法全切。肿瘤位于脑深部重要结构难以全切除者,如斜坡、海绵窦区、视丘下部或小脑幕裂孔区脑膜瘤,应同时行减压性手术,以缓冲颅压力,剩余的瘤体可采用 γ 刀或 X 刀治疗,亦可达到很好效果。

3.放疗或化疗

恶性脑膜瘤在手术切除后,需辅以化疗或放疗,防止肿瘤复发。

4.其他治疗

其他治疗包括激素治疗、分子生物学治疗、中医治疗等。

二、护理

(一)入院护理

(1)入院常规护理;常规安全防护教育;常规健康指导。

(2)指导患者合理饮食,保持大便通畅。

(3)指导患者肢体功能锻炼;指导患者语言功能锻炼。

(4)结合患者的个体情况,每 1~2 h 协助患者翻身,保护受压部位皮肤;如局部皮肤有压红,可缩短翻身的间隔时间,受压部位应予软枕垫高减压。

(二)术前护理

(1)每 1~2 h 巡视患者,观察患者的生命体征、意识、瞳孔、肢体活动,如有异常及时通知医师。

（2）了解患者的心理状态，向患者讲解疾病的相关知识，介绍同种疾病手术成功的例子，增强患者治疗信心，减轻焦虑、恐惧心理。

（3）根据医嘱正确采集标本，进行相关检查。

（4）术前落实相关化验、检查报告的情况，如有异常立即通知医师。

（5）根据医嘱进行治疗、处置，注意观察用药后反应。

（6）注意并发症的观察和处理。

（7）指导患者练习深呼吸及有效咳嗽；指导患者练习床上大小便。

（8）指导患者修剪指（趾）甲、剃胡须，女性患者勿化妆及涂染指（趾）甲。

（9）指导患者戒烟、戒酒。

（10）根据医嘱正确备血（复查血型），行药物过敏试验。

（11）指导患者术前 12 h 禁食，8 h 禁饮水，防止术中呕吐导致窒息；术前晚进半流质饮食，如米粥、面条等。

（12）指导患者保证良好的睡眠，必要时遵医嘱使用镇静催眠药。

（三）手术当日护理

1.送手术前

（1）术晨为患者测量体温、脉搏、呼吸、血压；如有发热、血压过高、女性月经来潮等情况均应及时报告医师，以确定是否延期手术。

（2）协助患者取下义齿、项链、耳钉、手链、发夹等物品，并交给家属妥善保管。

（3）皮肤准备（剃除全部头发及颈部毛发、保留眉毛）后，更换清洁的病员服。

（4）遵医嘱术前用药，携带术中用物，平车护送患者入手术室。

2.术后回病房

（1）每 15～30 min 巡视患者，注意观察患者的生命体征、意识、瞳孔、肢体活动等，如异常及时通知医师。

（2）注意观察切口敷料有无渗血。

（3）密切观察引流液的颜色、性状、量等情况并记录，妥善固定引流管，引流袋置于头旁枕上或枕边，高度与头部创腔保持一致，保持引流管引流通畅，活动时注意引流管不要扭曲、受压，防止脱管。

（4）观察留置导尿管患者尿液的颜色、性状、量，会阴护理每天 2 次。

（5）术后 6 h 内给予去枕平卧位，6 h 后可床头抬高，麻醉清醒的患者可以协助床上活动，保证患者舒适。

（6）保持呼吸道通畅。

（7）若患者出现不能耐受的头痛，及时通知医师，遵医嘱给予止痛药物，并密切观察患者的生命体征、意识、瞳孔等变化。

（8）精神症状患者的护理：加强患者安全防护，上床档，需使用约束带的患者，应告知家属并取得同意，定时松解约束带，按摩受约束的部位，24 h 有家属陪护，预防自杀倾向，同时做好记录。

（9）术后 24 h 内禁食水，可行口腔护理，每天 2 次。清醒患者可口唇覆盖湿纱布，保持口腔湿润。

（10）结合患者的个体情况，每 1～2 h 协助患者翻身，保护受压部位皮肤；如局部皮肤有压红,可缩短翻身的间隔时间,受压部位应予软枕垫高减压。

（四）术后护理

1.术后第1至第3天

（1）每1～2 h巡视患者,注意观察患者的生命体征、意识、瞳孔、肢体活动等,如发现有头痛、恶心、呕吐等颅内压增高症状及时通知医师。

（2）注意观察切口敷料有无渗血。

（3）密切观察引流液的颜色、性状、量等情况并记录,妥善固定引流管,并保持引流管引流通畅,不可随意放低引流袋,以保证创腔内有一定的液体压力。若引流袋放低,会导致创腔内液体引出过多,创腔内压力下降,脑组织迅速移位,撕破大脑上静脉,从而引发颅内血肿。医师根据每天引流液的量调节引流袋的高度。

（4）观察留置导尿管患者尿液的颜色、性状、量,会阴护理每天2次。

（5）术后引流管放置3～4 d,引流液由血性脑脊液转为澄清脑脊液时,即可拔管,避免长时间带管形成脑脊液漏。拔除引流管后,注意观察患者的生命体征、意识、瞳孔等变化,切口敷料有无渗血、渗液及皮下积液等,如有异常及时通知医师。

（6）加强呼吸道的管理,鼓励深呼吸及有效咳嗽、咳痰,如痰液黏稠不易咳出可遵医嘱予雾化吸入,必要时吸痰。

（7）术后24 h如无恶心、呕吐等麻醉后反应,可遵医嘱进食,由流质饮食逐步过渡到普通饮食,积极预防便秘的发生。

（8）指导患者床上活动,床头摇高,逐渐坐起,逐渐过渡到床边活动（做好跌倒风险评估）,家属陪同。活动时以不疲劳为宜。

（9）指导患者进行肢体功能锻炼;进行语言功能锻炼。

（10）做好生活护理,如洗脸、刷牙、喂饭、大小便等,定时协助患者翻身,保护受压部位皮肤,预防压疮的发生。

2.术后第4天至出院日

（1）每1～2 h巡视患者,注意观察患者的生命体征、意识、瞳孔、肢体活动等,如发现有头痛、恶心、呕吐等颅内压增高症状及时通知医师;注意观察切口敷料有无渗血。

（2）指导患者注意休息,病室内活动,活动时以不疲劳为宜。对高龄、活动不便、体质虚弱等可能发生跌倒的患者及时做好跌倒或坠床风险评估。

（五）出院指导

1.饮食指导

指导患者进食高热量、高蛋白、富含纤维素、维生素丰富、低脂肪、低胆固醇食物,如蛋、牛奶、瘦肉、新鲜鱼、蔬菜、水果等。

2.用药指导

有癫痫病史者遵医嘱按时、定量口服抗癫痫药物。不可突然停药、改药及增减药量,以避免加重病情。

3.康复指导

对肢体活动障碍者,户外活动须有专人陪护,防止意外发生,鼓励患者对功能障碍的肢体需经常做主动和被动运动,防止肌肉萎缩。

（李明涛）

第九章

普外科护理

第一节 甲状腺功能亢进症

一、疾病概述

(一)概念

甲状腺功能亢进简称甲亢,是由于各种原因导致甲状腺素分泌过多而引起的以全身代谢亢进为主要特征的内分泌疾病。根据发病原因可分为:①原发性甲亢。最常见,腺体呈弥漫性肿大,两侧对称,常伴有突眼,又称为"突眼性甲状腺肿"。患者年龄一般为20~40岁,男、女之比约为1∶4。②继发性甲亢。较少见,患者先有结节性甲状腺肿多年,以后才出现甲状腺功能亢进症状。腺体肿大呈结节状,两侧多不对称,无突眼,容易发生心肌损害,患者年龄多在40岁以上。③高功能腺瘤。少见,腺体内有单个自主性高功能结节,其外周的甲状腺组织萎缩。

(二)相关病理生理

甲亢的病理学改变为甲状腺腺体内血管增多、扩张、淋巴细胞浸润。滤泡壁细胞多呈高柱状并发生增生,形成突入滤泡腔内的乳头状体,滤泡腔内的胶体含量减少。

(三)病因与诱因

原发性甲亢的病因迄今尚未完全阐明。目前多数认为原发性甲亢是一种自身免疫性疾病,患者血中有两类刺激甲状腺的自身抗体:一类抗体的作用与促甲状腺素(TSH)相似,能刺激甲状腺功能活动,但作用时间较 TSH 持久,称为"长效甲状腺激素";另一类为"甲状腺刺激免疫球蛋白"。两类物质均属 G 类免疫球蛋白,都能抑制 TSH,且与 TSH 受体结合,从而增强甲状腺细胞的功能,分泌大量甲状腺激素,即 T_3 和 T_4。

(四)临床表现

典型的表现有高代谢群、甲状腺肿及眼征三大主要症状。

1.甲状腺激素分泌过多症候群

患者性情急躁、容易激动、失眠、双手颤动、怕热、多汗;食欲亢进但消瘦、体重减轻;心悸、脉快有力,脉搏常在 100 次/分钟以上,休息及睡眠时仍快,脉压增大;可出现内分泌功能紊乱,如月经失调、停经、易疲劳等。其中脉搏增快及脉压增大尤为重要,常可作为判断病情严重程度和治疗效果的重要标志。

2.甲状腺肿

甲状腺多呈对称性、弥漫性肿大;由于腺体内血管扩张、血流加速,触诊可扪及震颤,听诊可闻及杂音。

3.眼征

突眼是眼征中重要且较特异的体征之一,可见双侧眼裂增宽、眼球突出、内聚困难、瞬目减少等突眼征。

(五)辅助检查

1.基础代谢率测定

用基础代谢率测定器测定,较可靠。也可根据脉压和脉搏计算。计算公式:基础代谢率(%)=(脉搏+脉压)-111。基础代谢率正常值为±10%,增高至20%~30%为轻度甲亢,30%~60%为中度甲亢,60%以上为重度甲亢。注意该计算方法不适用于心律不齐者。

2.甲状腺摄^{131}I率测定

正常甲状腺 24 h 内摄取^{131}I 的量为进入人体总量的 30%~40%,吸^{131}I 高峰在 24 h 后。如果 2 h 内甲状腺摄^{131}I 量超过进入人体总量的 25%,或在 24 h 内超过进入人体总量的 50%,且摄^{131}I 高峰提前出现,都提示有甲亢。

3.血清中 T_3 和 T_4 含量测定

甲亢时血清 T_3 可高于正常值 4 倍,而血清 T_4 仅为正常值的 2.5 倍,所以 T_3 的增高对甲亢的诊断较 T_4 更为敏感。

(六)治疗原则

1.非手术治疗

严格按医嘱服药治疗。

2.手术治疗

甲状腺大部切除术仍是目前治疗中度以上甲亢最常用而有效的方法。

(1)手术适应证:①继发性甲亢或高功能腺瘤;②中度以上的原发性甲亢,经内科治疗无明显疗效;③腺体较大伴有压迫症状,或胸骨后甲状腺肿伴甲亢;④抗甲状腺药物或^{131}I 治疗后复发者;⑤坚持长期用药有困难者。另外,甲亢可引起妊娠患者流产、早产,而妊娠又可加重甲亢;因此,凡妊娠早、中期的甲亢患者具有上述指征者,仍应考虑手术治疗。

(2)手术禁忌证为青少年患者;症状较轻者;老年患者或有严重器质性疾病不能耐受手术者。

二、护理评估

(一)一般评估

1.健康史

患者一般资料,如年龄、性别;询问患者是否曾患有结节性甲状腺肿或其他免疫系统的疾病;有无甲状腺疾病的用药或手术史并了解患者发病的过程及治疗经过;有无甲亢疾病的家族史。

2.生命体征

患者心悸、脉快有力,脉搏常在 100 次/分钟以上,休息及睡眠时仍快,脉压增大。

3.患者主诉

睡眠状况;有无疲倦、乏力、咳嗽与心慌气短等症状。

4.相关记录

甲状腺肿大的情况；体重；饮食、皮肤、情绪等记录结果。

(二)身体评估

1.术前评估

术前评估包括：①患者有无自觉乏力、多食、消瘦、怕热、多汗、急躁易怒及排便次数增多等异常改变。②甲状腺多呈弥漫性肿大，可有震颤或血管杂音。③伴有眼征者眼球可向前突出。④病情严重变化时可出现甲亢危象。

2.术后评估

了解麻醉和手术方法、手术经过是否顺利、术中出血情况；了解术后生命体征、切口及引流情况等；观察是否出现甲状腺危象、呼吸困难和窒息、喉返神经损伤、喉上神经损伤和手足抽搐等并发症。

(三)心理-社会评估

患者主要表现为敏感、急躁易怒、焦虑，处理日常生活事件能力下降，家庭人际关系紧张。患者也可因甲亢所致突眼、甲状腺肿大等外形改变，产生自卑心理。部分老年患者可表现为抑郁、淡漠，重者可有自杀行为。

(四)辅助检查阳性结果评估

包括基础代谢率测定、甲状腺摄[131]I率测定及血清中 T_3 和 T_4 含量测定的结果，以助判断病情。

(五)治疗效果的评估

1.非手术治疗评估要点

评估患者服药治疗后的效果，如心率、基础代谢率的变化等。

2.手术治疗评估要点

监测患者生命体征、切口、引流等，观察是否出现甲状腺危象、呼吸困难和窒息、喉返神经损伤、喉上神经损伤和手足抽搐等并发症。根据病情、手术情况及术后病理检查结果，评估预后状况。

三、主要护理诊断

(一)营养失调

营养低于机体需要量，与基础代谢率增高有关。

(二)有受伤危险

有受伤危险与突眼造成眼角不能闭合、有潜在的角膜溃疡、感染而致失明的可能有关。

(三)潜在并发症

(1)窒息与呼吸困难：与全麻未醒、手术刺激分泌物增多误入气管，术后出血压迫气管有关。

(2)甲状腺危象：与术前准备不充分、甲亢症状未能很好控制及手术应激有关。

(3)手足抽搐：与术中误切甲状旁腺，术后出现低血钙有关。

(4)神经损伤：与手术操作误伤神经有关。

四、主要护理措施

(一)术前护理

1.完善各项术前检查

对甲亢或甲状腺巨大肿块患者应行颈部透视或摄片、心脏检查、喉镜检查和基础代谢率测定等,了解气管受压或移位情况及心血管、声带功能和甲亢的程度。

2.提供安静舒适的环境

保持环境安静、舒适,减少活动,避免体力消耗,尽可能限制会客,避免过多外来刺激,对精神紧张或失眠者遵医嘱给予镇静剂,保证患者充足的睡眠。

3.加强营养,满足机体代谢需要

给予高热量、高蛋白、富含维生素的食物;鼓励多饮水以补充出汗等丢失的水分。忌用对中枢神经有兴奋作用的咖啡、浓茶等刺激性饮料。每周测体重一次。

4.术前药物准备的护理

通过药物降低基础代谢率,以满足手术的必备条件,是甲亢患者术前准备的重要环节。常用的方法:①碘剂。术前准备开始即可服用,碘剂能抑制甲状腺素的释放,使腺体充血减少而缩小变硬,有利于手术。常用复方碘化钾溶液,每天 3 次,口服,第 1 天每次 3 滴,第 2 天每次 4 滴,以后每天逐次增加 1 滴至每次 16 滴,然后维持此剂量至手术。②抗甲状腺药物。先用硫脲类药物,通过抑制甲状腺素的合成,以控制甲亢症状;待甲亢症状基本控制后,再改服碘剂 1~2 周,然后行手术治疗。少数患者服用碘剂 2 周后症状改善不明显,可同时服用硫脲类药物,待甲亢症状基本控制后,再继续单独服用碘剂 1~2 周后手术。③普萘洛尔。为缩短术前准备时间,可单独使用或与碘剂合用,每 6 小时口服 1 次,每次 20~60 mg,连服 4~7 d 脉搏降至正常水平时,即可施行手术。最后一次服用应在术前 1~2 h,术后继续口服 4~7 d。此外,术前禁用阿托品,以免引起心动过速。

术前准备成功的标准:患者情绪稳定,睡眠好转,体重增加,脉搏稳定在每分钟 90 次以下,脉压恢复正常,基础代谢率在 20% 以下,腺体缩小变硬。

5.突眼护理

对于原发性甲亢突眼患者要注意保护眼睛,卧床时头部垫高,减轻眼部肿胀;眼睑闭合不全者,可戴眼罩,睡眠前用抗生素眼膏涂眼,防止角膜干燥、溃疡。

6.颈部术前常规准备

术前戒烟,教会患者深呼吸、有效咳嗽及咳痰方法;对患者进行颈过伸体位训练,以适应手术时体位改变;术前 12 h 禁食,4 h 禁水。床旁备引流装置、无菌手套、拆线包及气管切开包等急救物品。

(二)术后护理

1.体位

取平卧位,血压平稳后给予半卧位。

2.饮食

麻醉清醒病情平稳后,协助患者主动饮少量温水,若无不适,鼓励其进食流质,但不可过热,逐步过渡为半流质及软食。

3.病情观察

病情观察包括:①术后密切监测患者的生命体征,尤其是呼吸、脉搏变化;②观察患者有无声音嘶哑、误吸、呛咳等症状;③妥善固定颈部引流管,保持引流通畅,观察并记录引流液的量、颜色及性状;④保持创面敷料清洁干燥,注意渗液流向肩背部,及时通知医师并配合处理。

4.用药护理

继续服用碘剂,每天3次,每次10滴,共1周左右;或由每天3次,每次16滴开始,逐日每次减少1滴,至每次3~5滴为止。年轻患者术后常规口服甲状腺素,每天30~60 mg,连服6~12个月,预防复发。

5.颈部活动指导

术后床上变换体位时注意保护颈部;术后第2天床上坐起,或弯曲颈部时,将手放于颈后支撑头部重量,并保持头颈部于舒适位置,减少因震动而引起的疼痛;手术2~4 d后,进行点头、仰头、伸展和左右旋转等颈部活动,防止切口挛缩。逐渐增加活动范围和活动量。

(三)术后并发症的观察及护理

1.呼吸困难和窒息

多发生于术后48 h内,是术后最危急的并发症。表现为进行性呼吸困难、烦躁、发绀,甚至窒息;可有颈周肿胀、切口渗出鲜血等。常见原因和处理:①切口内血肿压迫气管。立即拆线,敞开切口,清除血肿,如呼吸仍无改善则吸氧、气管切开,再急送手术室止血。②喉头水肿。由于手术创伤、气管插管引起。先用激素静脉滴注,无效者行气管切开。③痰液阻塞气道,有效吸痰。④气管塌陷。气管壁长期受肿大的甲状腺压迫,气管软化所致。行气管切开术。⑤双侧喉返神经损伤,气管切开。

2.喉返神经损伤

大多数是由于术中不慎将喉返神经切断、缝扎、钳夹或牵拉过度而致永久性或暂时性损伤;少数由于血肿或瘢痕组织压迫或牵拉而致。前者在术中立即出现症状,后者在术后数小时或数天才出现症状。切断、缝扎会引起永久性损伤,钳夹、牵拉过度、血肿压迫所引起的多数为暂时性,一般经3~6个月理疗可恢复或好转。单侧喉返神经损伤引起声音嘶哑,可由健侧声带过度地向患侧内收而代偿。双侧喉返神经损伤导致双侧声带麻痹,可引起失声、呼吸困难,甚至窒息,应立即行气管切开。

3.喉上神经损伤

喉上神经外支损伤可使环甲肌瘫痪,引起声带松弛、声调降低;内支损伤可使喉部黏膜感觉丧失,患者进食、特别是饮水时容易发生误咽、呛咳。应协助患者取坐位进半流质饮食,一般于术后数天可恢复正常。

4.手足抽搐

术中甲状旁腺被误切、挫伤或其血液供应受累可引起甲状旁腺功能低下,血钙降低,神经肌肉的应激性提高。症状一般出现在术后1~2 d,轻者面部、口唇或手足部针刺感、麻木感或强直感,经2~3周症状消失。严重者面肌和手足持续性痉挛、疼痛,频繁发作,每次持续10~20 min或更长,甚至可发生喉和膈肌痉挛,引起窒息死亡。护理措施:①抽搐发作时,立即静脉注射10%葡萄糖酸钙或5%氯化钙10~20 mL。②症状轻者,可口服葡萄糖酸钙或乳酸钙;症状重或长期不恢复者,加服维生素D_3,以促进钙在肠道内的吸收。③每周测血钙和尿钙1次。④限制肉类、乳类和蛋类等高磷食品,多吃绿叶蔬菜、豆制品和海味等高钙低磷食物。

5.甲状腺危象

甲状腺危象是甲亢的严重并发症,死亡率为 20%～30%。其发生可能与术前准备不充分、甲亢症状未能很好控制及手术应激有关。主要表现为术后 12～36 h 间高热(>39 ℃)、脉搏细速(>120 次/分钟)、大汗、烦躁不安、谵妄甚至昏迷,常伴有呕吐、腹泻。若处理不及时或不当可迅速发展为昏迷、虚脱、休克甚至死亡。甲亢患者基础代谢率降至正常范围再实施手术,是预防甲状腺危象的关键。

护理措施:①碘剂。口服复方碘化钾溶液 3～5 mL,紧急时将 10%碘化钠 5～10 mL 加入 10%葡萄糖溶液 500 mL 中静脉滴注,以降低血液中甲状腺素水平。②激素治疗。给予氢化可的松 200～400 mg/d,分次静脉滴注,以拮抗过量甲状腺素的反应。③镇静剂。常用苯巴比妥钠 100 mg 或冬眠Ⅱ号半量,6～8 h 肌内注射一次。④肾上腺素能阻滞剂。可用利血平 1～2 mg 肌内注射或胍乙啶 10～20 mg 口服,还可用普萘洛尔 5 mg 加入 5%～10%葡萄糖溶液 100 mL 中静脉滴注,以降低外周组织对肾上腺素的反应。⑤降温。物理或药物降温,使患者体温维持在 37 ℃左右。⑥静脉滴注大量葡萄糖溶液补充能量。⑦吸氧,以减轻组织缺氧。⑧心力衰竭者,遵医嘱应用洋地黄类制剂。⑨保持病室安静,避免刺激。

(四)心理护理

有针对性与患者沟通,了解其心理状态,满足患者需要,消除其顾虑和恐惧心理,避免情绪激动。

(五)健康教育

(1)鼓励患者早期下床活动,但注意保护头颈部。拆线后教会患者做颈部活动,促进功能恢复,防止瘢痕挛缩;声音嘶哑者,指导患者做发音训练。讲解有关甲状腺术后并发症的临床表现和预防措施。

(2)用药指导:讲解甲亢术后继续服药的重要性并督促执行。如将碘剂滴在饼干、面包等固体食物上同服,既能保证剂量准确,又能避免口腔黏膜损伤。

(3)出院康复指导:注意休息,保持心情愉快;加强颈部活动,防止瘢痕粘连;定期门诊复查,术后第 3、第 6、第 12 个月复诊,以后每年 1 次,共 3 年;若出现心悸、手足震颤、抽搐等情况及时就诊。

五、护理效果评估

(1)患者是否出现甲状腺危象,或已发生的危象能否得到及时发现和处理。

(2)患者营养需要是否得到满足。

(3)患者术后能否有效咳嗽,保持呼吸道通畅。

(4)患者术后生命体征是否平稳,是否出现各种并发症;一旦发生,能否及时发现和处理。

(陈焕银)

第二节　甲状腺腺瘤

一、疾病概述

(一)概念

甲状腺腺瘤是最常见的甲状腺良性肿瘤。病理分为滤泡状腺瘤和乳头状囊性腺瘤,临床以前者多见。

(二)相关病理生理

1.滤泡状腺瘤

滤泡状腺瘤是最常见的一种甲状腺良性肿瘤,根据其腺瘤实质组织的构成分类如下。

(1)胚胎型腺瘤:由实体性细胞巢和细胞条索构成,无明显的滤泡和胶体形成。瘤细胞多为立方形,体积不大,细胞大小一致。胞质少,嗜碱性,边界不甚清;胞核大,染色质多,位于细胞中央。间质很少,多有水肿。包膜和血管不受侵犯。

(2)胎儿型腺瘤:主要由体积较小而均匀一致的小滤泡构成。滤泡可含或不含胶质。滤泡细胞较小,呈立方形,胞核染色深,其形态、大小和染色可有变异。滤泡分散于疏松结缔组织中,间质内有丰富的薄壁血管,常见出血和囊性变。

(3)胶性腺瘤:又称巨滤泡性腺瘤,最多见,瘤组织由成熟滤泡构成,其细胞形态和胶质含量皆和正常甲状腺相似。但滤泡大小悬殊,排列紧密,亦可融合成囊。

(4)单纯性腺瘤:滤泡形态和胶质含量与正常甲状腺相似。但滤泡排列较紧密,呈多角形,间质很少。

(5)嗜酸性腺瘤:又称 Hurthle 细胞瘤。瘤细胞大,呈多角形,胞质内含嗜酸颗粒,排列成条或成簇,偶成滤泡或乳头状。

2.乳头状腺瘤

良性乳头状腺瘤少见,多呈囊性,故又称乳头状囊腺病。甲状腺腺瘤中,具有乳头状结构者有较大的恶性倾向,良性乳头状腺瘤少见,多呈囊性,故又称乳头状囊腺瘤。乳头由单层立方或低柱状细胞覆于血管及结缔组织来构成,细胞形态和正常静止期的甲状腺上皮相似,乳头较短,分支较少,有时见乳头中含有胶质细胞。乳头突入大小不等的囊腔内,腔内有丰富的胶质。瘤细胞较小,形态一致,无明显多形性和核分裂象。甲状腺腺瘤中,具有乳头状结构者有较大的恶性倾向。

3.不典型腺瘤

不典型腺瘤比较少见,腺瘤包膜完整,质地坚韧,切面细腻而无胶质光泽。镜下细胞丰富,密集,常呈片块状、巢状排列,结构不规则,多不形成滤泡。间质甚少。细胞具有明显的异形性,形状、大小不一致,可呈长方形、梭形;胞核也不规则,染色较深,亦可见有丝分裂象,故常疑为癌变,但无包膜、血管及淋巴管浸润。

4.甲状腺囊肿

根据内容物不同可分为胶性囊肿、浆液性囊肿、坏死性囊肿、出血性囊肿。

5.功能自主性甲状腺腺瘤

瘤实质区可见陈旧性出血、坏死、囊性变、玻璃样变、纤维化、钙化。瘤组织边界清楚,外周甲状腺组织常萎缩。

(三)病因与诱因

甲状腺腺瘤的病因未明,可能与性别、遗传因素、射线照射、TSH 过度刺激有关,也可能与地方性甲状腺肿疾病有关。

1.性别

甲状腺腺瘤在女性的发病率为男性的 5～6 倍,提示可能性别因素与发病有关,但目前没有发现雌激素刺激肿瘤细胞生长的证据。

2.癌基因

甲状腺腺瘤中可发现癌基因 c-myc 的表达。腺瘤中还可发现癌基因 H-ras 第12、第13、第61 密码子的活化突变和过度表达。高功能腺瘤中还可发现 TSH-G 蛋白腺嘌呤环化酶信号传导通路所涉及蛋白的突变,包括 TSH 受体跨膜功能区的胞外和跨膜段的突变和刺激型 GTP 结合蛋白的突变。上述发现均表明腺瘤的发病可能与癌基因有关,但上述基因突变仅见于少部分腺瘤中。

3.家族性肿瘤

甲状腺腺瘤可见于一些家族性肿瘤综合征中,包括多发性错构瘤综合征和 Catney 联合体病等。

4.外部射线照射

幼年时期头、颈、胸部曾经进行过 X 线照射治疗的人群,其甲状腺癌发病率约增高 100 倍,而甲状腺腺瘤的发病率也明显增高。

5.TSH 过度刺激

在部分甲状腺腺瘤患者可发现其血 TSH 水平增高,可能与其发病有关。实验发现,TSH 可刺激正常甲状腺细胞表达前癌基因 c-myc,从而促使细胞增生。

(四)临床表现

甲状腺腺瘤可发生于任何年龄,但以青年女性多见;多数无自觉症状,往往在无意中发现颈前区肿块;大多为单个,无痛;包膜感明显,可随吞咽移动。肿瘤增长缓慢,一旦肿瘤内出血或囊变,体积可突然增大,且伴有疼痛和压痛,但过一时期又会缩小,甚至消失。少数增大的肿瘤逐渐压迫外周组织,引起气管移位,但气管狭窄罕见;患者会感到呼吸不畅,特别是平卧时为甚。胸骨后的甲状腺腺瘤压迫气管和大血管后可引起呼吸困难和上腔静脉压迫症。少数腺瘤可因钙化斑块使瘤体变得坚硬。典型的甲状腺腺瘤很容易作出临床诊断,甲状腺功能检查一般正常;核素扫描常显示温结节,但如有囊变或出血就显示冷结节。自主性高功能甲状腺腺瘤可表现不同程度的甲亢症状。

(五)辅助检查

1.甲状腺功能检查

血清 TT_3、FT_3、TT_4、FT_4、TSH 均正常。自主性高功能甲状腺腺瘤患者血清 TT_3、FT_3、TT_4、FT_4 增高,TSH 降低。

2.X 线检查

如腺瘤较大,颈胸部 X 线检查可见气管受压移位,部分患者可见瘤体内钙化等。

3.核素扫描

90％的腺瘤不能聚集放射性锝或碘,核素扫描多显示为"冷结节",少数腺瘤有聚集放射性碘的能力,核素扫描示"温结节";自主性高功能腺瘤表现为放射性浓聚的"热结节";腺瘤发生出血、坏死等囊性变时则均呈"冷结节"。

4.B超检查

对诊断甲状腺腺瘤有较大价值,超声波下腺瘤和外周组织有明显界限,有助于辨别单发或多发,囊性或实性。

5.甲状腺穿刺活检

甲状腺穿刺活检有助于诊断,特别在区分良恶性病变时有较大价值,但属创伤性检查,不易常规进行。

(六)治疗原则

1.非手术治疗

能抑制垂体 TSH 的分泌,减少 TSH 对甲状腺腺瘤的刺激,从而使腺瘤逐渐缩小,甚至消失。从小剂量开始,逐渐加量。可用左甲状腺素 $50\sim150~\mu g/d$ 或干甲状腺片 $40\sim120~mg/d$,治疗 $3\sim4$ 个月。适于多发性结节或温结节、热结节等单结节患者。如效果不佳,应考虑手术治疗。

2.手术治疗

甲状腺腺瘤有癌变可能的患者、或引起甲亢者,应行手术切除腺瘤。伴有甲亢的高功能腺瘤,需要先用抗甲状腺药物控制甲亢,待甲状腺功能正常后,行腺瘤切除术,可使甲亢得到治愈。

对于甲状腺腺瘤,手术切除是最有效的治疗方法,无论肿瘤大小,目前多主张做患侧腺叶切除或腺叶次全切除而不宜行腺瘤摘除术。其原因是临床上甲状腺腺瘤和某些甲状腺癌特别是早期甲状腺癌难以区别。另外约 25％的甲状腺腺瘤为多发,临床上往往仅能查到较大的腺瘤,单纯腺瘤摘除会遗留小的腺瘤,日后造成复发。因甲状腺腺瘤有引起甲亢(发生率约为 20％)和恶变(发生率约为 10％)的可能,故应早期行包括腺瘤的患侧,甲状腺大部或部分(腺瘤小)切除。切除标本必须立即行冷冻切片检查,以判定有无恶变。

二、护理评估

(一)术前评估

1.健康史

患者是否曾患有结节性甲状腺肿或伴有其他自身免疫性疾病;有无甲状腺疾病的用药或手术史;近期有无感染、劳累、精神刺激或创伤等应激因素。

2.身体状况

(1)局部:①肿块与吞咽运动的关系;②肿块的大小、形状、质地和活动度;③肿块的生长速度;④颈部有无肿大淋巴结。

(2)全身:①有无压迫症状,如声音嘶哑、呼吸困难、吞咽困难等;②有无骨和肺转移征象;③有无腹泻、心悸、脸面潮红和血清钙降低等症状;④有无其他内分泌腺体的增生。

(3)辅助检查:包括基础代谢率、甲状腺摄^{131}I率测定、血清 T_3、T_4 含量、同位素扫描、B超等检查结果。

3.心理-社会状况

(1)心理状态:患者常在无意中发现颈部肿块,病史短且突然,因而担忧肿块的性质和预后,表现为焦虑不安;故需了解和评估患者患病后的情绪和心理变化。

(2)认知程度:①对甲状腺疾病的认知态度;②对手术的接受程度;③对术后康复知识的了解程度。

(二)术后评估

1.术中情况

了解麻醉方式、手术方式及病灶处理情况、术中出血与补液情况。

2.术后情况

(1)评估患者呼吸道是否通畅、生命体征是否平稳、神志是否清楚和切口、引流情况等。

(2)了解患者是否出现术后并发症,如呼吸困难和窒息、喉返神经损伤、喉上神经损伤、手足抽搐和甲状腺危象等。

三、主要护理诊断

(一)营养失调

营养低于机体需要量,与基础代谢率增高有关。

(二)有受伤危险

与突眼造成眼角不能闭合、有潜在的角膜溃疡、感染而致失明的可能有关。

(三)潜在并发症

(1)窒息与呼吸困难:与全麻未醒、手术刺激分泌物增多误入气管,术后出血压迫气管有关。

(2)甲状腺危象:与术前准备不充分、甲亢症状未能很好控制及手术应激有关。

(3)手足抽搐:与术中误切甲状旁腺,术后出现低血钙有关。

(4)神经损伤:与手术操作误伤神经有关。

四、主要护理措施

(一)术前护理

充分而完善的术前准备和护理是保证手术顺利进行和预防术后并发症的关键。

1.休息和心理护理

多与患者交谈,消除其顾虑和恐惧;对精神过度紧张或失眠者,适当应用镇静剂或安眠药物,使其处于接受手术的最佳身心状态。

2.配合术前检查

除常规检查外,还包括颈部超声、心电图检查、喉镜检查、测定基础代谢率。

3.用药护理

术前通过药物降低基础代谢率是甲亢患者术前准备的重要环节。

(1)单用碘剂:常用的碘剂是复方碘化钾溶液,每天 3 次口服,第 1 天每次 3 滴,第 2 天每次 4 滴,依此逐天递增至每次 16 滴止,然后维持此剂量。经 2～3 周待甲亢症状得到基本控制(患者情绪稳定,睡眠好转,体重增加,脉搏<90 次/分钟,脉压恢复正常,基础代谢率+20% 以下),便可进行手术。碘剂的作用在于抑制蛋白水解酶,减少甲状腺球蛋白的分解,逐渐抑制甲状腺素的释放,有助于避免术后甲状腺危象的发生。但因碘剂只能抑制甲状腺素的释放,而不能抑制甲状腺素的合成,一旦停服,贮存于甲状腺滤泡内的甲状腺球蛋白大量分解,使甲亢症状重新出现,甚至加重。因此,凡不准备手术治疗的甲亢患者均不宜服用碘剂。

（2）硫脲类药物加用碘剂：先用硫脲类药物，待甲亢症状基本控制后停药，再单独服用碘剂1～2周后再行手术。因硫脲类药物能使甲状腺肿大充血，手术时极易发生出血，增加手术风险；而碘剂能减少甲状腺的血流量，减少腺体充血，使腺体缩小变硬，因此服用硫脲类药物后必须服用碘剂。

（3）碘剂加用硫脲类药物后再单用碘剂：少数患者服碘剂2周后症状改善不明显，可加服硫脲类药物，待甲亢症状基本控制，停用硫脲类药物后再继续单独服用碘剂经1～2周手术。在此期间应严密观察用药的效果与不良反应。

（4）普萘洛尔单用或合用碘剂：对于不能耐受碘剂或合并应用硫脲类药物，或对此两类药物无反应的患者，主张与碘剂合用或单用普萘洛尔作术前准备，每6小时服药1次，每次为20～60 mg，一般服用经4～7 d脉搏即降至正常水平，由于普萘洛尔半衰期不到8 h，故最末一次服用须在术前1～2 h，术后继续口服4～7 d，术前不用阿托品，以免引起心动过速。

4.饮食护理

给予高热量、高蛋白质和富含维生素的均衡饮食，加强营养支持，纠正负氮平衡；给予足够的液体摄入以补充出汗等所丢失的水分。但有心脏疾病患者应避免大量摄水，以防水肿和心力衰竭。禁用对中枢神经有兴奋作用的浓茶、咖啡等刺激性饮料，戒烟、酒。勿进食增加肠蠕动及易导致腹泻的富含纤维的食物。

5.突眼护理

突眼者注意保护眼睛，经常滴眼药水，外出戴墨镜或使用眼罩以避免强光、风沙及灰尘的刺激。睡前用抗生素眼膏涂眼，并覆盖油纱或使用眼罩，以免角膜过度暴露后干燥受损，发生溃疡。

6.其他措施

术前教会患者头低肩高体位练习，指导患者深呼吸，学会有效咳嗽的方法，患者接往手术室后备麻醉床、引流装置、无菌手套、拆线包及气管切开包等。

（二）术后护理

（1）体位和引流：平卧位，血压平稳后半卧位以利于呼吸和引流，引流管24～48 h拔出。

（2）病情观察：密切观察生命指征；观察伤口渗血情况；了解患者的发音和吞咽情况；判断有无呼吸困难、声音嘶哑、音调降低、误咽、呛咳等。

（3）保持呼吸道通畅，预防肺部并发症。

（4）饮食：术后6 h后可进少量温或凉流质，禁忌过热饮食，以免诱发手术部位血管扩张。

（三）术后并发症的观察及护理

1.呼吸困难和窒息

多发生于术后48 h内，是术后最危急的并发症。表现为进行性呼吸困难、烦躁、发绀，甚至窒息；可有颈周肿胀、切口渗出鲜血等。常见原因和处理：①切口内血肿压迫气管。立即拆线，敞开切口，清除血肿，如呼吸仍无改善则吸氧、气管切开，再急送手术室止血。②喉头水肿。由于手术创伤、气管插管引起。先用激素静脉滴注，无效者行气管切开。③痰液阻塞气道，有效吸痰。④气管塌陷。气管壁长期受肿大的甲状腺压迫，气管软化所致。行气管切开术。⑤双侧喉返神经损伤，气管切开。

2.喉返神经损伤

大多数是由于术中不慎将喉返神经切断、缝扎、钳夹或牵拉过度而致永久性或暂时性损伤；少数由于血肿或瘢痕组织压迫或牵拉而致。前者在术中立即出现症状，后者在术后数小时或数天才出现症状。切断、缝扎会引起永久性损伤,钳夹、牵拉过度、血肿压迫所引起的多数为暂时性,一般经 3～6 个月理疗可恢复或好转。单侧喉返神经损伤引起声音嘶哑,可由健侧声带过度地向患侧内收而代偿。双侧喉返神经损伤导致双侧声带麻痹,可引起失声、呼吸困难,甚至窒息,应立即行气管切开。

3.喉上神经损伤

喉上神经外支损伤可使环甲肌瘫痪,引起声带松弛、声调降低;内支损伤可使喉部黏膜感觉丧失,患者进食、特别是饮水时容易发生误咽、呛咳。应协助患者取坐位进半流质饮食,一般于术后数天可恢复正常。

4.手足抽搐

术中甲状旁腺被误切、挫伤或其血液供应受累可引起甲状旁腺功能低下,血钙降低,神经肌肉的应激性提高。症状一般出现在术后 1～2 d 间,轻者面部、口唇或手足部针刺感、麻木感或强直感,经 2～3 周症状消失。严重者面肌和手足持续性痉挛、疼痛,频繁发作,每次持续 10～20 min 或更长,甚至可发生喉和膈肌痉挛,引起窒息死亡。护理措施:①抽搐发作时,立即静脉注射 10％葡萄糖酸钙或 5％氯化钙 10～20 mL。②症状轻者,可口服葡萄糖酸钙或乳酸钙;症状重或长期不恢复者,加服维生素 D_3,以促进钙在肠道内的吸收。③每周测血钙和尿钙 1 次。④限制肉类、乳类和蛋类等高磷食品,多吃绿叶蔬菜、豆制品和海味等高钙低磷食物。

5.甲状腺危象

甲状腺危象是甲亢的严重并发症,死亡率为 20％～30％。其发生可能与术前准备不充分、甲亢症状未能很好控制及手术应激有关。主要表现为术后 12～36 h 间高热(＞39 ℃)、脉搏细速(＞120 次/分钟)、大汗、烦躁不安、谵妄甚至昏迷,常伴有呕吐、腹泻。若处理不及时或不当可迅速发展为昏迷、虚脱、休克甚至死亡。甲亢患者基础代谢率降至正常范围再实施手术,是预防甲状腺危象的关键。

护理措施:①碘剂。口服复方碘化钾溶液 3～5 mL,紧急时将 10％碘化钠 5～10 mL 加入 10％葡萄糖溶液 500 mL 中静脉滴注,以降低血液中甲状腺素水平。②激素治疗。给予氢化可的松 200～400 mg/d,分次静脉滴注,以拮抗过量甲状腺素的反应。③镇静剂。常用苯巴比妥钠 100 mg 或冬眠Ⅱ号半量,6～8 h 肌内注射一次。④肾上腺素能阻滞剂。可用利血平 1～2 mg 肌内注射或胍乙啶 10～20 mg 口服,还可用普萘洛尔 5 mg 加入 5％～10％葡萄糖溶液 100 mL 中静脉滴注,以降低外周组织对肾上腺素的反应。⑤降温。物理或药物降温,使患者体温维持在 37 ℃左右。⑥静脉滴注大量葡萄糖溶液补充能量。⑦吸氧,以减轻组织缺氧。⑧心力衰竭者,遵医嘱应用洋地黄类制剂。⑨保持病室安静,避免刺激。

(四)健康教育

1.自我护理指导

指导患者保持精神愉快和心境平和,劳逸结合,适当休息和活动。

2.用药指导

说明甲亢术后继续服药的重要性并督促执行。

3.复诊指导

患者出院后定期至门诊复查,以了解甲状腺功能,若出现心悸、手足震颤、抽搐等症状时及时就诊。

五、护理效果评估

(1)患者是否出现甲状腺危象,或已发生的危象能否得到及时发现和处理。

(2)患者营养需要是否得到满足。

(3)患者术后能否有效咳嗽,保持呼吸道通畅。

(4)患者术后生命体征是否平稳,是否出现各种并发症;一旦发生,能否及时发现和处理。

(陈焕银)

第三节 甲状腺癌

一、疾病概述

(一)概念

甲状腺肿瘤主要包括甲状腺腺瘤和甲状腺癌。甲状腺腺瘤是最常见的甲状腺良性肿瘤,多见于40岁以下的女性。按形态学可分为滤泡状和乳头状囊性腺瘤两种。滤泡状甲状腺腺瘤较常见,腺瘤有完整的包膜。甲状腺癌是最常见的甲状腺恶性肿瘤,约占全身恶性肿瘤的1%。

(二)相关病理生理

甲状腺是人体最大的内分泌腺体,位于甲状软骨下方、气管两旁,分左、右两叶,中央为峡部。甲状腺由两层被膜包裹:内层被膜叫甲状腺固有被膜,很薄,紧贴腺体并形成纤维束伸入到腺实质内;外层包绕并固定于气管和环状软骨上,可随吞咽动作上、下移动。两层被膜之间有疏松的结缔组织、甲状腺动、静脉及淋巴、神经和甲状旁腺。

甲状腺的血液供应十分丰富,主要来自两侧的甲状腺上、下动脉。甲状腺上、下动脉的分支之间,以及其分支与咽喉部、气管和食管动脉的分支间,都有广泛的吻合、沟通,故手术结扎两侧甲状腺上、下动脉后,残留的腺体及甲状旁腺仍有足够的血液供应。甲状腺有三条主要的静脉,即甲状腺上、中、下静脉。甲状腺上、中静脉流入颈内静脉,甲状腺下静脉流入无名静脉。甲状腺的淋巴液汇入颈深部淋巴结。支配甲状腺的神经来自迷走神经,主要有喉返神经和喉上神经。喉返神经位于甲状腺背侧的气管食管沟内,支配声带运动;喉上神经的内支(感觉支)分布于喉黏膜上,外支(运动支)支配环甲肌,使声带紧张。

甲状腺的主要功能是合成、贮存和分泌甲状腺素。甲状腺素分为三碘甲状腺原氨酸(T_3)和四碘甲状腺原氨酸(T_4)两种。甲状腺素的主要作用是参与人体的物质和能量代谢,促进蛋白质、脂肪和碳水化合物的分解,促进人体生长发育和组织分化等。甲状腺功能的调节主要依靠丘脑-垂体-甲状腺轴控制系统和甲状腺自身进行调节。

甲状腺癌除髓样癌来源于滤泡旁降钙素分泌细胞外,其他均起源于滤泡上皮细胞。按肿瘤的病理可分为如下几种类型。

1.乳头状腺癌

乳头状腺癌约占成人甲状腺癌的70%和儿童甲状腺癌的全部,30～45岁女性多见,属低度恶性,可较早出现颈部淋巴结转移,但预后较好。

2.滤泡状腺癌

滤泡状腺癌约占甲状腺癌的 15％,50 岁左右中年人多见,属中度恶性,可经血运转移至肺和骨,预后不如乳头状腺癌。

3.未分化癌

未分化癌占甲状腺癌的 5％～10％,多见于 70 岁左右老年人,属高度恶性,可早期发生颈部淋巴结转移,或侵犯喉返神经、气管、食管,并常经血液转移至肺、骨等处,预后很差。

4.髓样癌

髓样癌仅占甲状腺癌的 7％,常有家族史,中度恶性,较早出现淋巴结转移,也可经血行转移至肺和骨,预后不如乳头状腺癌,但较未分化癌好。

(三)病因与诱因

甲状腺肿瘤的病因与诱因尚不完全清楚,有研究表明与甲状腺的功能失调及患者的情绪有关。

(四)临床表现

腺体内出现单个、固定、表面凹凸不平、质硬的肿块是各型甲状腺癌的共同表现。随着肿物逐渐增大,肿块随吞咽上下移动度减少。晚期常压迫气管、食管或喉返神经而出现呼吸困难、吞咽困难和声音嘶哑;压迫颈交感神经节引起霍纳综合征(表现为患侧上睑下垂、眼球内陷、瞳孔缩小、同侧头面部潮红无汗);颈丛浅支受侵时可有耳、枕、肩等部位的疼痛。髓样癌组织可产生激素样活性物质,如 5-羟色胺和降钙素,患者可出现腹泻、心悸、颜面潮红和血钙降低等症状。局部转移常在颈部出现硬而固定的淋巴结,远处转移多见于扁骨(颅骨、胸骨、椎骨、骨盆)和肺。

(五)辅助检查

1.实验室检查

除常规生化和三大常规外,测定甲状腺功能和血清降钙素有助于髓样癌的诊断。

2.放射性^{131}I 或^{99m}Tc 扫描

甲状腺腺瘤多为温结节,若伴有囊内出血时可为冷结节或凉结节,边缘一般较清晰。甲状腺癌为冷结节,边缘一般较模糊。

3.细胞学检查

细针穿刺结节并抽吸、涂片行病理学检查,确诊率可高达 80％。

4.B 超检查

可显示结节位置、大小、数量及与邻近组织的关系。

5.X 线检查

颈部正侧位片,可了解有无气管移位或狭窄、肿块钙化及上纵隔增宽等。胸部及骨骼摄片可了解有无肺及骨转移。

(六)治疗原则

1.非手术治疗

未分化癌一般采用放疗。

2.手术治疗

(1)因甲状腺腺瘤有 20％引起甲亢和 10％发生恶变的可能,故原则上应早期手术治疗,即包括腺瘤的患侧甲状腺大部或部分切除术,术中行快速冰冻切片病理检查。

(2)除未分化癌外,其他类型甲状腺癌均应行甲状腺癌根治术,手术范围包括患侧甲状腺及峡部全切除、对侧大部切除,有淋巴结转移时应行同侧颈淋巴结清扫,并辅以核素、甲状腺素和外放射等治疗。

二、护理评估

(一)一般评估

1.健康史

患者一般资料,如年龄、性别;询问患者是否曾患有结节性甲状腺肿或伴有其他免疫系统疾病;了解有无家族史及既往史等。

2.生命体征

一般体温、脉搏、血压正常。少数患者有呼吸困难。

3.患者主诉

包块有无疼痛;睡眠状况;有无疲倦、乏力、咳嗽与心慌气短等症状。

4.相关记录

甲状腺肿块的大小、形状、质地、活动度;颈部淋巴结的情况;体重;饮食、皮肤等记录结果。

(二)身体评估

1.术前评估

了解甲状腺肿块的大小、形状、质地、活动度;肿块生长速度;颈部有无肿大淋巴结;患者有无呼吸困难、声音嘶哑、吞咽困难、霍纳综合征等;有无远处转移,如骨和肺的转移征象;腹泻、心悸、颜面潮红和血钙降低等症状。

2.术后评估

了解麻醉和手术方法、手术经过是否顺利、术中出血情况;了解术后生命体征、切口及引流情况等;观察是否出现呼吸困难和窒息、喉返神经损伤、喉上神经损伤和手足抽搐等并发症。

(三)心理-社会评估

(1)术前患者情绪是否稳定。

(2)是否了解甲状腺疾病的相关知识。

(3)能否掌握康复知识。

(4)了解家庭经济承受能力等。

(四)辅助检查阳性结果评估

(1)了解放射性^{131}I或^{99m}Tc扫描结果,以判断温结节和冷结节。

(2)了解生化和三大常规、甲状腺功能和血清降钙素、B超、X线、心电图、细胞学等结果,判断是否有影响手术效果的因素存在。

(五)治疗效果的评估

1.非手术治疗评估要点

放疗后是否出现并发症,如放射性皮炎、骨髓抑制引起的白细胞计数下降等。

2.手术治疗评估要点

评估要点包括:①术后患者的生命体征是否平稳;切口及引流情况;有无急性呼吸困难及喉上神经或喉返神经损伤;有无甲状旁腺损伤等。②根据病情、手术情况及术后病理检查结果,评估预后状况。

三、主要护理诊断

(一)焦虑

焦虑与担心肿瘤的性质、手术及预后有关。

(二)疼痛

疼痛与手术创伤、肿块压迫或肿块囊内出血有关。

(三)清理呼吸道无效

清理呼吸道无效与全麻未醒、手术刺激分泌物增多及切口疼痛有关。

(四)潜在并发症

(1)窒息：与全麻未醒、手术刺激分泌物增多误入气管有关。

(2)呼吸困难：与术后出血压迫气管有关。

(3)手足抽搐：与术中误切甲状旁腺，术后出现低血钙有关。

(4)神经损伤：与手术操作误伤神经有关。

四、主要护理措施

(一)术前护理

1.术前准备

指导、督促患者练习手术时的体位：将软枕垫于肩部，保持头低位（过仰后伸位）。术前晚给予镇静类药物，保证患者充分休息和睡眠。若患者行颈部淋巴结清扫术，术前 1 d 剃去其耳后毛发。

2.心理护理

让患者及其家属了解所患肿瘤的性质，讲解有关知识，帮助患者以平和的心态接受手术。

3.床旁准备气管切开包

甲状腺手术，尤其行颈淋巴结清扫术者，床旁必须备气管切开包。肿块较大、长期压迫气管的患者，术后可能出现气管软化塌陷而引起窒息，或因术后出血引流不畅而淤积颈部，局部迅速肿胀，患者呼吸困难等都需立即配合医师行气管切开及床旁抢救或拆除切口缝线，清除血肿。

(二)术后护理

1.体位

取平卧位，血压平稳后给予半卧位。

2.饮食

麻醉清醒病情平稳后，协助患者主动饮少量温水，若无不适，鼓励其进食流质，但不可过热，逐步过渡为半流质及软食。

3.病情观察

术后密切监测患者的生命体征，尤其是呼吸、脉搏变化；观察患者有无声音嘶哑、误吸、呛咳等症状；妥善固定颈部引流管，保持引流通畅，观察并记录引流液的量、颜色及性状；保持创面敷料清洁干燥，注意渗液流向肩背部，及时通知医师并配合处理。

(三)术后并发症的观察及护理

1.呼吸困难和窒息

多发生于术后 48 h 内，是术后最危急的并发症。表现为进行性呼吸困难、烦躁、发绀，甚至窒息;可有颈周肿胀、切口渗出鲜血等。常见原因和处理:①切口内血肿压迫气管。立即拆线,敞开切口,清除血肿,如呼吸仍无改善则吸氧、气管切开,再急送手术室止血。②喉头水肿。由于手术创伤、气管插管引起。先用激素静脉滴注,无效者行气管切开。③痰液阻塞气道,有效吸痰。④气管塌陷。气管壁长期受肿大的甲状腺压迫,气管软化所致。行气管切开术。⑤双侧喉返神经损伤,气管切开。

2.喉返神经损伤

大多数是由于术中不慎将喉返神经切断、缝扎、钳夹或牵拉过度而致永久性或暂时性损伤;少数由于血肿或瘢痕组织压迫或牵拉而致。前者在术中立即出现症状,后者在术后数小时或数天才出现症状。切断、缝扎会引起永久性损伤,钳夹、牵拉过度、血肿压迫所引起的多数为暂时性,一般经3～6个月理疗可恢复或好转。单侧喉返神经损伤引起声音嘶哑,可由健侧声带过度地向患侧内收而代偿。双侧喉返神经损伤导致双侧声带麻痹,可引起失声、呼吸困难,甚至窒息,应立即行气管切开。

3.喉上神经损伤

喉上神经外支损伤可使环甲肌瘫痪,引起声带松弛、声调降低;内支损伤可使喉部黏膜感觉丧失,患者进食、特别是饮水时容易发生误咽、呛咳。应协助患者取坐位进半流质饮食,一般于术后数天可恢复正常。

4.手足抽搐

术中甲状旁腺被误切、挫伤或其血液供应受累可引起甲状旁腺功能低下,血钙降低,神经肌肉的应激性提高。症状一般出现在术后1～2 d间,轻者面部、口唇或手足部针刺感、麻木感或强直感,经2～3周症状消失。严重者面肌和手足持续性抽搐、疼痛,频繁发作,每次持续10～20 min或更长,甚至可发生喉和膈肌痉挛,引起窒息死亡。护理措施:①抽搐发作时,立即静脉注射10%葡萄糖酸钙或5%氯化钙10～20 mL。②症状轻者,可口服葡萄糖酸钙或乳酸钙;症状重或长期不恢复者,加服维生素D_3,以促进钙在肠道内的吸收。③每周测血钙和尿钙1次。④限制肉类、乳类和蛋类等高磷食品,多吃绿叶蔬菜、豆制品和海味等高钙低磷食物。

(四)健康教育

(1)指导患者头颈部活动练习,如头后仰及左右旋转运动,以促进颈部的功能恢复,防止切口瘢痕挛缩。颈淋巴结清扫术者,斜方肌可有不同程度损伤,切口愈合后还需进行肩关节的功能锻炼,持续至出院后3个月。

(2)指导患者遵医嘱服用甲状腺素片等药物替代治疗,以满足机体对甲状腺素的需要,抑制促甲状腺激素的分泌,预防肿瘤复发。

(3)出院后定期复诊,学会自行检查颈部。若出现颈部肿块或淋巴结肿大等应及时就诊。

五、护理效果评估

(1)患者焦虑程度是否减轻,情绪是否稳定。

(2)患者疼痛是否得到有效控制。

(3)患者生命体征平稳,有无发生并发症;或已发生的并发症是否得到及时诊治。

(4)患者能否保持呼吸道通畅。

(陈焕银)

第四节 急性乳腺炎

一、疾病概述

(一)概念

急性乳腺炎是乳腺的急性化脓性感染。多发生于产后 3～4 周的哺乳期妇女,以初产妇最常见。主要致病菌为金黄色葡萄球菌,少数为链球菌。

(二)相关病理生理

急性乳腺炎开始时局部出现炎性肿块,数天后可形成单房或多房性的脓肿。表浅脓肿可向外破溃或破入乳管自乳头流出;深部脓肿不仅可向外破溃,也可向深部穿至乳房与胸肌间的疏松结缔组织中,形成乳房后脓肿。感染严重者,还可并发脓毒血症。

(三)病因与诱因

1.乳汁淤积

乳汁是细菌繁殖的理想培养基,引起乳汁淤积的主要原因:①乳头发育不良(过小或凹陷)妨碍哺乳;②乳汁过多或婴儿吸乳过少导致乳汁不能完全排空;③乳管不通(脱落上皮或衣服纤维堵塞),影响乳汁排出。

2.细菌入侵

当乳头破损时,细菌沿淋巴管入侵是感染的主要途径。细菌也可直接侵入乳管,上行至腺小叶而致感染。细菌主要来自婴儿口腔、母亲乳头或外周皮肤。多数发生于初产妇,因其缺乏哺乳经验;也可发生于断奶时,6 个月以后的婴儿已经长牙,易致乳头损伤。

(四)临床表现

1.局部表现

初期患侧乳房红、肿、胀、痛,可有压痛性肿块,随病情发展症状进行性加重,数天后可形成单房或多房性的脓肿。脓肿表浅时局部皮肤可有波动感和疼痛,脓肿向深部发展可穿至乳房与胸肌间的疏松结缔组织中,形成乳房后脓肿和腋窝脓肿,并出现患侧腋窝淋巴结肿大、压痛。局部表现可有个体差异,应用抗生素治疗的患者,局部症状可被掩盖。

2.全身表现

感染严重者,可并发败血症,出现寒战、高热、脉快、食欲减退、全身不适、白细胞计数上升等症状。

(五)辅助检查

1.实验室检查

白细胞计数及中性粒细胞比例增多。

2.B超检查

确定有无脓肿及脓肿的大小和位置。

3.诊断性穿刺

在乳房肿块波动最明显处或压痛最明显的区域穿刺,抽出脓液可确诊脓肿已经形成。脓液应做细菌培养和药敏试验。

(六)治疗原则

主要原则为控制感染,排空乳汁。脓肿形成以前以抗菌药治疗为主,脓肿形成后,需及时切开引流。

1.非手术治疗

(1)一般处理:①患乳停止哺乳,定时排空乳汁,消除乳汁淤积。②局部外敷,用25％硫酸镁湿敷,或采用中药蒲公英外敷,也可用物理疗法促进炎症吸收。

(2)全身抗菌治疗:原则为早期、足量应用抗生素。针对革兰阳性球菌有效的药物,如青霉素、头孢菌素等。由于抗生素可被分泌至乳汁,故避免使用对婴儿有不良影响的抗菌药,如四环素、氨基苷类、磺胺类和甲硝唑。如治疗后病情无明显改善,则应重复穿刺以了解有无脓肿形成,或根据脓液的细菌培养和药敏试验结果选用抗生素。

(3)中止乳汁分泌:患者治疗期间一般不停止哺乳,因停止哺乳不仅影响婴儿的喂养,且提供了乳汁淤积的机会。但患侧乳房应停止哺乳,并以吸乳器或手法按摩排出乳汁,局部热敷。若感染严重或脓肿引流后并发乳瘘(切口常出现乳汁)需回乳,常用方法:①口服溴隐亭1.25 mg,每天2次,服用7~14 d;或口服己烯雌酚1~2 mg,每天3次,2~3 d。②肌内注射苯甲酸雌二醇,每次2 mg,每天1次,至乳汁分泌停止。③中药炒麦芽,每天60 mg,分2次煎服或芒硝外敷。

2.手术治疗

脓肿形成后切开引流。于压痛、波动最明显处先穿刺抽吸取得脓液后,于该处切开放置引流,脓液做细菌培养及药物敏感试验。脓肿切开引流时注意:①切口一般呈放射状,避免损伤乳管引起乳瘘;乳晕部脓肿沿乳晕边缘做弧形切口;乳房深部较大脓肿或乳房后脓肿,沿乳房下缘做弧形切口,经乳房后间隙引流。②分离多房脓肿的房间隔以利引流。③为保证引流通畅,引流条应放在脓腔最低部位,必要时另加切口作对口引流。

二、护理评估

(一)一般评估

1.生命体征

评估是否有体温升高,脉搏加快。急性乳腺炎患者通常有发热,可有低热或高热;发热时呼吸、脉搏加快。

2.患者主诉

询问患者是否为初产妇,有无乳腺炎、乳房肿块、乳头异常溢液等病史;询问有无乳头内陷;评估有无不良哺乳习惯,如婴儿含乳睡觉、乳头未每天清洁等;询问有无乳房胀痛,浑身发热、无力、寒战等症状。

3.相关记录

体温、脉搏、皮肤异常等记录结果。

(二)身体评估

1.视诊

乳房皮肤有无红、肿、破溃、流脓等异常情况;乳房皮肤红肿的开始时间、位置、范围、进展情况。

2.触诊

评估乳房乳汁淤积的位置、范围、程度及进展情况;乳房有无肿块,乳房皮下有无波动感,脓肿是否形成,脓肿形成的位置、大小。

（三）心理-社会评估

评估患者心理状况,是否担心婴儿喂养与发育、乳房功能及形态改变。

（四）辅助检查阳性结果评估

患者血常规检查示血白细胞计数及中性粒细胞比例升高提示有炎症的存在;根据 B 超检查的结果判断脓肿的大小及位置,诊断性穿刺后方可确诊脓肿形成;根据脓液的药物敏感试验选择抗生素。

（五）治疗效果的评估

1.非手术治疗评估要点

应用抗生素是否有效,乳腺炎症是否得到控制,患者体温是否恢复正常;回乳措施是否起效,乳汁淤积情况有无改善,患者乳房肿胀疼痛有无减轻或加重;患者是否了解哺乳卫生和预防乳腺炎的知识,情绪是否稳定。

2.手术治疗评估要点

手术切开排脓是否彻底;伤口愈合情况是否良好。

三、主要护理诊断

（一）疼痛

疼痛与乳汁淤积、乳房急性炎症使乳房压力显著增加有关。

（二）体温过高

体温过高与乳腺急性化脓性感染有关。

（三）知识缺乏

与不了解乳房保健和正确哺乳知识有关。

（四）潜在并发症

乳瘘。

四、主要护理措施

（一）对症处理

定时测患者体温、脉搏、呼吸、血压,监测白细胞计数及分类变化,必要时做血培养及药物敏感试验。密切观察患者伤口敷料引流、渗液情况。

（1）高热者,给予冰袋、乙醇擦浴等物理降温措施,必要时遵医嘱应用解热镇痛药;脓肿切开引流后,保持引流通畅,定时更换切口敷料。

（2）缓解疼痛:①患乳暂停哺乳,定时用吸乳器吸空乳汁。若乳房肿胀过大,不能使用吸乳器,应每天坚持用手揉挤乳房以排空乳汁,防止乳汁淤积。②用乳罩托起肿大的乳房以减轻疼痛。③疼痛严重时遵医嘱给予止痛药。

（3）炎症已经发生:①消除乳汁淤积用吸乳器吸出乳汁或用手顺乳管方向加压按摩,使乳管通畅。②局部热敷,每次 20～30 min,促进血液循环,利于炎症消散。

(二)饮食与运动

给予高蛋白、高维生素、低脂肪食物,保证足量水分摄入。注意休息,适当运动,劳逸结合。

(三)用药护理

遵医嘱早期使用抗菌药,根据药物敏感试验选择合适的抗菌药,注意评估患者有无药物不良反应。

(四)心理护理

观察了解患者心理状况,给予必要的疾病有关的知识宣教,抚慰其紧张急躁情绪。

(五)健康教育

1.保持乳头和乳晕清洁

每次哺乳前后清洁乳头,保持局部干燥清洁。

2.纠正乳头内陷

妊娠期每天挤捏、提拉乳头。

3.养成良好的哺乳习惯

定时哺乳,每次哺乳时让婴儿吸净乳汁,如有淤积及时用吸乳器或手法按摩排出乳汁;培养婴儿不含乳头睡眠的习惯;注意婴儿口腔卫生,及时治疗婴儿口腔炎症。

4.及时处理乳头破损

乳晕破损或皲裂时暂停哺乳,用吸乳器吸出乳汁哺乳婴儿;局部用温水清洁后涂以抗菌药软膏,待愈合后再行哺乳;症状严重时及时诊治。

五、护理效果评估

(1)患者的乳汁淤积情况有无改善,是否学会正确排出淤积乳汁的方法,是否坚持每天挤出已经淤积的乳汁,回乳措施是否产生效果,乳房胀痛有无逐渐减轻。

(2)患者乳房皮肤的红肿情况有无好转,乳房皮肤有无溃烂,乳房肿块有无消失或增大。

(3)患者应用抗生素后体温有无恢复正常,炎症有无消退,炎症有无进一步发展为脓肿。

(4)患者脓肿有无及时切开引流,伤口愈合情况是否良好。

(5)患者是否了解哺乳卫生和预防乳腺炎的知识,焦虑情绪是否改善。

(陈焕银)

第五节　乳腺囊性增生病

乳腺囊性增生病也称慢性囊性乳腺病,或称纤维囊性乳腺病,是乳腺间质的良性增生。增生可发生于腺管周围,并伴有大小不等的囊肿形成;也可发生在腺管内而表现为上皮的乳头样增生,伴乳管囊性扩张;另一类型是小叶实质增生。本病是妇女的常见病之一,多发生于 30~50 岁妇女,临床特点是乳房胀痛、乳房肿块及乳头溢液。

一、病因病理

本病的症状常与月经周期有密切关系,且患者多有较高的流产率。一般多认为其发病与卵巢功能失调有关,可能是黄体素的减少及雌激素的相对增多,致使两者比例失去平衡,使月经前的乳腺增生变化加剧,疼痛加重,时间延长,月经后的"复旧"也不完全,日久就形成了乳腺囊性增生病。主要病理改变是导管、腺泡及间质的不同程度的增生;病理类型可分为乳痛症型(生理性的单纯性乳腺上皮增生症)、普通型腺病小叶增生症型、纤维腺病型、纤维化型和囊肿型(即囊肿性乳腺上皮增生症),各型之间的病理改变都有不同程度的移行。

二、临床表现

乳房胀痛和肿块是本病的主要症状,其特点是部分患者具有周期性。疼痛与月经周期有关,往往在月经前疼痛加重,月经来潮后减轻或消失,有时整个月经周期都有疼痛,部分患者可伴有月经紊乱或既往有卵巢或子宫病史。体检发现一侧或两侧乳腺有弥漫性增厚,可局限于乳腺的一部分,也可分散于整个乳腺;肿块呈颗粒状、结节状或片状,大小不一,质韧而不硬;增厚区与周围乳腺组织分界不明显,与皮肤无粘连。少数患者可有乳头溢液,本病病程较长,发展缓慢。

三、治疗

主要是对症治疗,绝大多数患者不需要外科手术治疗。一般首选具有疏肝理气、调和冲任、软坚散结及调整卵巢功能的中药或中成药,如逍遥散等。由于本病有少数可发生癌变,确诊后应注意密切观察、随访。乳房胀痛严重,肿块较多、较大者,可酌情应用维生素 E 及激素类药物。在治疗过程中还应注意情志疏导,配合应用局部外敷药物、激光局部照射、磁疗等方法也有一定疗效。

四、护理评估

(一)健康史和相关因素
本病的发生与内分泌失调有关。一是体内雌、孕激素比例失调,黄体素分泌减少、雌激素量增多导致乳腺实质增生过度和复旧不全;二是部分乳腺实质中女性雌激素受体的质与量的异常,导致乳腺各部分发生不同程度的增生。

(二)身体状况
1.临床表现
(1)乳房疼痛特点是胀痛,具有周期性,常于月经来潮前疼痛发生或加重,月经来潮后减轻或消失,有时整个月经周期都有疼痛。
(2)乳房肿块一侧或双侧乳腺有弥漫性增厚,可呈局限性改变,对位于乳房外上象限,轻度触痛;也可分散于整个乳腺。肿块呈结节状或片状,大小不一。质韧而不硬,增厚区与周围乳腺组织分界不明显。
(3)乳头溢液少数患者可有乳腺溢液,呈黄绿色或血性,偶有无色浆液。
2.辅助检查
钼靶 X 线摄片、B 型超声波或组织病理学检查等均有助于本病的诊断。
(三)处理原则
主要是观察、随访和对症治疗。
1.非手术治疗
主要是观察和药物治疗。观察期间可用中医中药调理,或口服乳康片、乳康宁等;抗雌激素治疗仅在症状严重时采用,可口服他莫昔芬。由于本病有恶变可能,应嘱患者每隔 2~3 个月到医院复查,有对侧乳腺癌或有乳腺癌家族史者应密切随访。

2.手术治疗

若肿块周围乳腺组织局灶性增生较为明显、形成孤立肿块,或 B 超、钼靶 X 线摄片发现局部有沙粒样钙化灶者,应尽早手术切除肿块并做病理学检查。

五、常见护理诊断问题

疼痛与内分泌失调致乳腺实质过度增生有关。

六、护理措施

(一)减轻疼痛

(1)解释疼痛发生的原因,消除患者的思想顾虑,保持心情舒畅。

(2)用宽松胸罩托起乳房。

(3)遵医嘱服用中药调理或其他对症治疗药物。

(二)定期复查

遵医嘱定期复查,以便及时发现恶性变。

(三)乳腺增生的日常护理

为预防乳腺疾病,成年女性每月都要自检。月经正常的妇女,月经来潮后第 2~11 天是检查的最佳时间。下向介绍几种自检的方法。

1.对镜向照法

面对镜子,将双臂高举过头,观察乳房的形状和轮廓有无变化,皮肤有无异常(主要是有无红肿、皮疹、浅静脉曲张、发肤皱褶、橘皮样改变等),观察乳头是含在同一水平线上,是否有抬高、回缩、凹陷等现象,用拇指和食指轻轻挤捏乳头,检查是否有异常分泌物从乳头溢出,乳晕颜色是否改变。

2.平卧触摸法

平卧,右臂高举过头,并在右肩下垫一小枕头,使右侧乳房变平。左手四指并拢,用指端掌而检查乳房各部位是否有肿块或其他变化。

3.淋浴检查法

淋浴时,因皮肤湿润更易发现问题,用一手指指端掌面慢慢滑动,仔细检查乳房的各个部位及腋窝处是否有肿块。

(陈焕银)

第六节　乳腺良性肿瘤

一、乳腺纤维腺瘤

(一)疾病概述

乳腺纤维腺瘤是乳腺疾病中最常见的良性肿瘤,可发生于青春期后的任何年龄,多在 20~

30 岁之间。其发生与雌激素刺激有关,所以很少发生在月经来潮前或绝经期后的妇女。单侧或双侧均可发生。少数可发生恶变,一般为单发,但有 15%～20% 的病例可以多发。

1.病因

本病产生的原因是小叶内纤维细胞对雌激素的敏感性异常增高,可能与纤维细胞所含雌激素受体的量或质的异常有关。

2.临床表现

除肿块外,患者常无明显自觉症状。肿块增大缓慢,质似硬橡皮球的弹性感,表面光滑,易于推动。

3.治疗原则

手术切除是治疗纤维腺瘤唯一有效的方法。

4.护理要点

(1)心理护理向患者介绍疾病的性质及治疗方法,打消患者的顾虑,消除其紧张恐惧心理,积极配合治疗。

(2)完善术前准备。

(3)术后注意生命体征的观察。

(4)术后伤口护理注意保护切口,观察切口有无渗血渗液。

(5)术后管路护理保持创腔引流通畅,妥善固定引流管,观察引流液的颜色、性质及量。

(二)健康教育

1.术前健康教育

(1)饮食指导:患者应合理饮食,加强营养,宜进食富含蛋白质、维生素、易消化的食物,增强机体抵抗力。

(2)呼吸道准备:吸烟者需戒烟,进行深呼吸、咳嗽等练习。

(3)饮食与营养:合理饮食,加强营养,食富含蛋白质、维生素且易消化的食物,增强机体抵抗力。

(4)术前一天准备:术区备皮。术前一天晚 10:00 后禁食、禁水。

(5)手术当天晨准备:术晨监测生命体征,若患者体温升高或女患者月经来潮,及时通知医师;高血压、糖尿病患者需口服药物者,术日晨 6:00 饮 5 mL 温水将药物吞服;协助患者更衣,检查活动性义齿是否取下,避免佩戴手表及饰物。

2.术后健康教育

(1)患者清醒后取半卧位,生命体征稳定,无头晕等不适,应早期下床活动。

(2)病情观察给予鼻导管吸氧 3 L/min,应用心电监护仪监测心率、血压及血氧饱和度情况。

(3)伤口护理注意保护切口,观察敷料是否干燥,如有大量渗血及时通知医师给予处理,术后第二天即可佩戴文胸,以减轻切口张力。

(4)管路护理保持创腔引流管通畅,妥善固定。连接空针者,护士会定时抽吸引流液。

(5)并发症的预防和护理观察伤口局部有无渗血、渗液,伤口周围有无瘀斑,患者应体会有无胀痛的感觉,保持引流的通畅,有异常及时通知医师。

(6)心理护理保持心情开朗,学会自我调整,积极参加社会活动。

3.出院健康教育

(1)休息与运动:注意劳逸结合,通常术后 1 周即可参加轻体力劳动。

（2）饮食指导：饮食合理搭配，进高蛋白、高热量、富含维生素的饮食。

（3）康复指导：保持切口敷料干燥，特别在夏季要避免出汗，1周后切口愈合良好方可沐浴，定期进行乳房自检。

（4）复诊须知：1周复诊检查切口愈合情况。

二、乳管内乳头状瘤

乳管内乳头状瘤多见于40～50岁妇女，本病恶变率为6％～8％，75％发生在大乳管近乳头的壶腹部，瘤体很小，且有很多壁薄的血管，容易出血。

（一）临床表现

一般无自觉症状，乳头溢出血性液为主要表现。因瘤体小，常不能触及；偶可在乳晕区扪及质软、可推动的小肿块，轻压此肿块，常可见乳头溢出血性液。

（二）治疗原则及要点

诊断明确者以手术治疗为主，行乳腺区段切除并作病理学检查，若有恶变应施行根治性手术。

（三）护理措施

（1）告之患者乳头溢液的病因、手术治疗的必要性，解除患者的思想顾虑。

（2）术后保持切口敷料清洁干燥，按时回院换药。

（3）定期回院复查。

（陈焕银）

第七节　乳　腺　癌

一、疾病概述

乳腺癌是起源于乳腺小叶、导管的恶性肿瘤。

（一）病因

乳腺癌的病因至今尚未明确，可能与多种因素有关。

（1）性别：女性、男性比例＝135∶1。

（2）年龄：20岁后发病率迅速上升，45～50岁较高，绝经后发病率继续上升。

（3）生育史：月经初潮年龄早、绝经年龄晚、不孕及初次足月产的年龄与发病均有关。

（4）家族史：一级亲属中有乳腺癌病史者，发病危险性是普通人群的2～3倍。

（5）内分泌雌酮及雌二醇与乳腺癌的发病有直接关系。

（6）乳腺良性疾病：乳腺小叶上皮高度增生或不典型增生可能与发病有关。

（7）环境因素及生活方式与乳腺癌的发病有一定关系。

（8）营养过剩、肥胖、高脂肪饮食可增加发病机会。

（二）临床表现

根据疾病进程，表现不同，常见表现如下。

1.早期表现

患侧乳房出现无痛、单发的小肿块,肿块质硬,表面不光滑,与周围组织分界不清,在乳房内不易被推动。随肿瘤增大,可出现"酒窝征""橘皮样改变"等。

2.中晚期表现

肿块侵及胸膜、胸肌,固定于胸壁不易推动,皮肤可破溃形成溃疡,转移至肺、骨、肝时,可出现相应的症状。

(三)治疗原则

手术治疗是乳腺癌的主要治疗方法,还有辅助化学药物、内分泌、放射治疗及生物治疗。

二、护理要点

(一)乳腺癌患者术前护理

1.术前心理疏导

乳腺癌手术是大手术,需要在全麻下进行,常见的手术方式有乳腺癌改良根治术,单纯乳房切除+腋窝淋巴结清扫,乳房皮下腺体切除+假体植入等,无论哪种手术方式对患者都有较大创伤,患者术前存在不同程度的焦虑、紧张、恐惧心理,而疾病本身引起的心理压力超过了手术本身,患者处于两难境地,一方面不做手术生命受到威胁,另一方面做手术又恐惧术后胸部变形,乳房缺如会影响家庭生活与社会交往。因此医护人员及亲属都应多体贴患者、关心患者,努力换位思考,耐心倾听患者的诉说,加强心理疏导,特别是患者丈夫及亲属的心理疏导,对帮助患者树立战胜疾病的信心与勇气很重要,鼓励患者用接纳的心态对待手术,通过医护人员良好的言行使患者感到被支持、被理解、被尊重,增强正性情绪,以良好的心态接受手术。

2.术前准备

乳腺癌术前常规行乳房、锁骨上下、腋窝淋巴结彩超检查,三大常规、肝肾功能、出凝血时间等检验检查,腹部 B 超、胸部 X 摄片及心电图检查,必要时行乳房 X 线摄片或钼靶摄片检查,乳房磁共振检查,术前一天在核医学科注入示踪剂,术中行前哨淋巴结探测。多数患者术前需行多个疗程新辅助化疗,特别是阿霉素类药对心脏毒性反应较大,因此应观察患者临床表现,必要时行超声心动图检查,总之术前准备要充分,要全面评估患者,确保手术安全。术前一天做好皮肤准备:强调乳腺腔镜手术主要采取腋窝入路手术,其次经乳晕入路,故要保持腋窝、乳房周围皮肤清洁、无腋毛和汗毛;进行乳房切除二期假体植入需行皮瓣转移者,做好供皮区(常选择腹部、大腿区域皮肤)皮肤准备。训练患者在床上大小便,以便术后卧床时能适应。训练腹式呼吸,女性一般采用的是胸式呼吸,但手术部位在胸部,故需训练腹式呼吸,以减少胸式呼吸对手术的干扰,保证手术顺利完成。做好饮食宣教工作,术前鼓励患者多进高蛋白、高热量、高维生素和富含膳食纤维的饮食,为术后创面愈合创造有利条件并保持术后大便通畅,术前一天晚 24:00 后禁食,可少量饮水,术前 4 h 禁饮。

(二)乳腺癌患者术后护理

1.病情观察

乳腺癌手术是大手术,在全麻下完成,手术时间较长,故术后需严密观察病情。虽术后回病房时患者已清醒,但仍采取患者去枕平卧,头侧向一边的卧位方式,以防发生呕吐时误吸而引起窒息。术后常规持续低流量(1~2 L/min)吸氧,持续心电监护、血压及脉搏氧饱和度监测 12~24 h,保持呼吸道通畅,观察皮肤、口唇颜色。部分患者术后血压低于正常水平,但患者无主观不适,尿量、心率也处于正常范围,这种情况主要是麻醉药物所致,麻醉药中的肌松剂在松弛全身肌肉的同时也扩张了外周血管,使部分血液滞留在外周血管,随着肌张力的逐渐恢复,血压也会逐渐恢复到正常范围,必要时再使用多巴胺升高血压。术后患者只要在监护条件下,并且脉搏氧饱和度在90%以上,患者可以入睡。偶尔患者脉搏氧饱和度低于90%主要是患者处于深睡状态使舌后坠或氧饱和度插件接触不良引起,可以呼叫患者、鼓励患者做深呼吸、适当变换头部位置,检查电源、氧饱和度插件,使氧饱和度维持在90%以上。术后心率持续超过100次/分钟,但患者无心慌、口渴等主观症状,血压、尿量、氧饱和度也在正常范围,可暂不处理。如果心率超过120次/分钟,则须抽血查电解质,检查皮下有无积血,适当加快输液速度,必要时使用M受体阻断剂如普萘洛尔等以减慢心率。由于麻醉肌松剂及镇痛泵的应用,使术后患者多有恶心、呕吐表现,一般在夜间和凌晨容易出现,可能也与副交感神经兴奋性增高有关,因此,患者术后6~8 h间最好不进食,为润湿咽喉部和食管,可少量饮水,次日晨开始进清淡流质或半流质饮食,逐步过渡到普食。

2.伤口敷料观察

观察伤口敷料有无渗血渗液,乳房是软组织、体表器官,乳腺手术后需在切口处覆盖棉垫,腋窝处填塞棉垫,外层以绷带包扎,一方面压迫止血,另一方面使皮瓣紧贴胸壁、腋窝,以减少皮下积血、积液的发生。由于乳腺手术是体表手术,出血主要以伤口敷料渗血渗液为表现形式,应观察其颜色、性质、渗出范围,用画线标记法标出渗出范围,小范围(直径5 cm)浆液性或淡血性渗出,不作特殊处理,渗出范围不断扩大,渗出液为鲜红色,则说明伤口有活动性出血,需打开敷料检查出血点,必要时再次手术清创止血。

3.患侧上肢远端血循环或皮瓣血循环观察

一方面,乳腺癌手术,特别是行腋窝淋巴结清扫的患者,术中有可能损伤淋巴管或静脉而引起术后患侧上肢肿胀,术后也需用棉垫覆盖胸壁切口,棉垫填塞腋窝,外用绷带加压包扎胸壁和腋窝,使皮瓣紧贴胸壁和腋窝,防止皮下积血积液。但另一方面,也会影响静脉血和淋巴液回流、甚至动脉供血,轻者表现为患肢远端肿胀,重者表现为患肢上臂内侧出现张力性毛细血管紫癜或患肢远端肿胀明显、皮肤颜色变深、动脉搏动减弱。因此,术后需用软枕垫高患肢,肩上臂制动,有利于静脉血和淋巴液回流。观察患肢远端皮肤颜色、手指活动度、脉搏搏动情况,若皮肤呈青紫色伴皮肤温度降低、脉搏不能扪及,提示腋部血管受压,应及时调整绷带或胸带的松紧度;若患者手指远端感觉稍迟钝、上臂包扎处疼痛难忍并出现了紫癜或张力性水泡也说明包扎过紧,应适当松解绷带或胸带;若绷带或胸带松脱,应及时加压包扎。乳房皮下腺体切除+假体植入术、保留乳头乳晕的乳癌小切口手术包扎时通常将乳头乳晕暴露在外,以便观察乳头乳晕皮肤颜色及血运情况,避免碰撞、压迫,如乳头部位皮肤出现发紫、肿胀,说明静脉血回流障碍,须松解绷带。行乳房皮下腺体切除+假体植入术后,由于乳房皮肤薄、血运差,乳房容易发生缺血、坏死,应观察乳房皮肤有无水肿、颜色有无变化,并注意乳房皮肤保暖,避免局部受压,同时也要观察再造乳房形态,避免乳房假体滑动、上移,避免剧烈活动。

4.伤口引流管护理

乳腺癌手术患者术后均置有伤口引流管,及时引流皮瓣下的渗血渗液,使皮瓣紧贴创面,避免皮下积血积液、皮瓣感染、坏死,促进伤口愈合。根据手术部位深浅、创伤大小,出血多少而选择不同的负压引流方式,常用的有一次性注射器行负压吸引、一次性负压引流、中心负压吸引、高负压引流。如乳房手术较表浅、出血范围较小,术毕放置硅胶小管径引流管(内径为0.2 cm),术后接一次性注射器行负压吸引;而全麻腔镜乳腺手术患者,由于乳房切口小、创伤小、出血少,术毕安置乳胶管,术后多数接一次性负压引流袋[最大负压 5.2 kPa(39 mmHg)]、一次性负压引流球[最大负压 5.9 kPa(44 mmHg)],患者携带方便,特别是一次性负压引流球容易计量。传统乳腺癌根治术或乳腺癌改良根治术患者术后大多接中心负压吸引瓶[负压调节 26.7~53.2 kPa(200~400 mmHg)]或高负压引流瓶[最大负压 80.0 kPa(600 mmHg)],前者使患者活动受限,后者不影响患者活动。应妥善固定引流管,衔接引流装置,确保有效负压、引流通畅,嘱咐患者在入睡、翻身、起床、活动时避免引流管牵拉、扭曲、折叠、脱落,并保持引流管处于功能位置,防止逆行感染。经常挤压伤口引流管,根据引流情况及时或 24 h 更换注射器、引流袋(球)或中心负压吸引瓶,高负压引流瓶没有负压时才更换。观察引流液的量、颜色、性质,一般中心负压吸引或高负压引流瓶术后 24 h 引流液在 100~200 mL,呈暗红色,以后逐渐减少。乳腺癌术后患者,在术后 5~7 d 当引流量少于 10 mL 或引流袋(球、瓶)内几乎没有引流液,检查皮瓣无积液、创面紧贴皮肤则具备了拔管指征。若拔管后仍有皮下积液,可在严格消毒后抽液并局部加压包扎或重新放置引流管。

5.并发症防治

乳腺癌术后的主要并发症有患侧上肢肿胀、皮下积液、皮瓣坏死、气胸。患侧上肢肿胀:与患侧腋窝淋巴结切除后上肢淋巴回流不畅或头静脉被结扎、腋静脉栓塞、局部积液或感染等因素导致回流障碍有关。患者术后出现患肢肿胀,其主要防治措施是抬高患侧上肢,目前多采用术后卧床时软枕垫高患侧上肢,下床活动时用健侧手托扶或吊带(三角巾)托扶患侧前臂;自患肢远端开始推拿、按摩前臂上臂、肩背部,进行手握拳、放松运动、肘部伸屈运动,肿胀严重者戴弹力袖;禁止在患侧上肢测血压、抽血、输液、注射;必要时抗生素治疗。腔镜辅助下的腋窝淋巴结清扫,借助腔镜显像系统的放大功能,使手术解剖清晰,可以确认和保留腋窝重要的血管神经结构,最大限度地避免对腋窝血管淋巴管和神经的损伤,因而术后出现患侧上肢肿胀和疼痛等并发症较少。患者出现皮下积液与患者体质或绷带包扎力度不够有关,因而要注意术后绷带包扎伤口的力度要适宜,不能过早活动肩关节,需他人扶持时只能扶健侧,以免摆动腋窝淋巴结;出现皮下积液时则需延长伤口引流时间,必要时严格消毒抽液后再包扎或重新放置伤口引流管。皮瓣坏死与手术方式及患者体质有关,如皮瓣厚薄不均、皮瓣太薄、损伤了皮下血管、乳房太大、中央区易缺血,故要求手术操作要熟练,缩短手术时间,减少超声刀、电刀的长时间使用,绷带包扎伤口不宜过紧,一旦发现过紧征象则松绑;出现皮瓣坏死则需清除坏死皮瓣必要时植皮。乳腺癌扩大根治术、乳腺癌改良根治术+内乳淋巴链切除均有可能损伤胸膜而导致气胸发生,术后观察患者有无心慌、胸闷、呼吸困难,必要时行胸腔闭式引流,做好胸腔闭式引流护理。

(三)乳腺癌患者术后心理康复指导

乳腺癌是目前严重威胁妇女身心健康的重大疾病,其发病率在逐年上升,特别是在大中型城市,乳腺癌已跃居女性恶性肿瘤发病率之首。乳腺癌患者在经历了从术前化疗到手术的过程中,也经历了否认、愤怒、接纳的心理过程,也从沮丧、绝望、痛苦中逐渐得到平复,一方面需要患者具备一定的信心和勇气,另一方面也需要家庭、医护人员提供情感支持和社会支持。乳腺癌患者在完成住院期间的全部治疗后,就要从患者角色转换成社会人角色,即可以从事一般家务劳动或感兴趣的工作、学习及其他的活动,这样可以分散注意力、淡忘不良认知,有利于疾病康复。外表可通过佩戴义乳、乳房重建、使用假发、戴帽子等方式弥补女性美的缺陷。在伤口拆线后即可佩戴义乳,佩戴义乳不仅是形体美的需要,还可纠正斜肩、凹胸、预防颈椎倾斜、畸形等发生。患者若不能正确面对乳房切除后外观改变的现实,不能调整好心态就会发生抑郁症。因此可采取多种方式帮助患者调整心态,采取积极的应对方式,鼓励患者参加社会活动,同他人建立良好的人际关系,增强自信心,快乐生活。如:与性格开朗、乐观向上的乳腺癌患者个别谈心受到启发;听勇于与病魔搏斗的乳腺癌患者的现身说法受到震撼;还可参加乳腺癌病友联谊会,得到知识、信息和情感支持、社会支持。乳腺病友联谊会是一项以关注乳腺癌患者身心健康,促进乳腺癌患者身心康复的公益活动,是对乳腺癌患者进行社会支持的具体体现,通过此项活动,使乳腺癌患者感到被关心、被理解、被尊重、被支持,增强了乳腺癌患者战胜疾病的信心和勇气,提高了乳腺癌患者生存质量,使乳腺癌患者能勇敢面对,快乐生活。因此,乳腺癌病友联谊会对促进乳腺癌患者术后康复发挥了积极作用。

(四)乳腺癌患者术后患肢功能康复指导

乳腺癌术后患肢功能障碍,主要表现为上肢肿胀,肩关节运动受限,肌力低下,运动后迅速出现疲劳及精细运动功能障碍,其程度取决于手术方式、放化疗的差异及功能锻炼等。通过术后康复训练,使机体肌肉代偿、瘢痕组织延长,静脉和淋巴液回流加强,促进患者身心康复。患者在不同阶段有不同的训练要领,专业护士指导、家属参与、患者坚持,按照正确的方法循序渐进地进行锻炼才能达到预期的康复效果。通常将术后康复训练分为 3 个阶段:第一阶段指手术当天至拔出伤口引流管前,应特别重视第一阶段的锻炼即早期锻炼,对患者后期功能康复起到事半功倍的效果。医师片面嘱咐患者术后"不要动",主要担心患者不会正确动,怕动后引起伤口出血、皮下积液、皮瓣愈合不良,所以需要专业护士对患者进行功能康复指导。主要有患者术毕返回病房后,垫高患肢,肩上臂制动,经 6~8 h 协助患者活动手指关节、腕关节和肘关节。术后第 1 天开始帮助患者行患肢前臂、上臂的推拿、按摩、肩背部按摩及肩部穴位按压,每天 3~4 次,每次 10~15 min,以达到疏经活络、促进血循环目的,从而减轻患者患肢及肩背部酸痛麻木感,也有利于患者睡眠。术后第 1 天或第 2 天开始帮助患者捂住伤口,嘱咐患者用患肢手轻轻拍打对侧肩背部,触摸对侧耳廓及同侧耳廓,患侧上肢反手到背部,手背手心轮流触摸健侧肩胛骨,每天 3~4 次,每次 5~6 个轮回,以活动肩关节,防止肩韧带粘连,肩关节僵直。第二阶段指拔出伤口引流管至伤口拆线前,通常在术后 5~7 d,主要是增大患肢肩关节的运动幅度,鼓励患者用患侧手洗脸、刷牙、进食等,专业护士用手捂住患者伤口或患者用自己健侧手捂住伤口后,患肢逐渐外展、上举肩关节触摸患侧头顶,借助墙壁支撑缓慢上移患肢。第三阶段指伤口拆线后,乳腺癌患者手术切口大,术后皮瓣紧贴胸肋骨,局部血循环较差,因此要求间断拆线,一般需要 1~1.5 个月,应根据患者伤口愈合情况加大动作幅度和锻炼范围,伤口未拆完线时仍捂住伤口,上举患肢摸对侧耳朵,做肩关节的内旋外展的划圈运动。伤口全部拆线后,双手协同运动,做耸肩、伸展、扩胸、上举、拉吊环等运动,可按功能康复操要求进行局部与全身运动。乳腺癌术后患者只要一开始就坚持正确锻炼,一般经 1~1.5 个月患肢运动幅度、运动范围就可达到或接近正常人水平。

(五)乳腺癌患者化疗期间的护理

化疗是乳腺癌综合治疗中的重要环节,新辅助化疗是近年来乳腺癌治疗的一大进展,新辅助化疗也称术前化疗,术前全身治疗。新辅助化疗的目的是降低肿瘤细胞增殖活力,使瘤体缩小;减少术中肿瘤转移扩散机会;估计化疗敏感性,以便选择后续化疗药物,而术后化疗目的是防止复发和转移。乳腺癌化疗周期长,一般术前行 2~6 个疗程化疗,术后还要行 4~6 个疗程化疗,每个疗程持续 3~8 d 不等,且一个化疗周期为 21 d,因此,要做好乳腺癌化疗期间护理。

1.化疗药输注过程中的注意事项

根据患者肿瘤临床分期、病理类型、经济承受能力选择不同的化疗方案,常用的化疗方案有

CMF(环磷酰胺＋甲氨蝶呤＋氟尿嘧啶)、CEF(环磷酰胺＋表柔比星或吡柔比星＋氟尿嘧啶)、AT(表柔比星＋紫杉醇或多西他赛)、TG(紫杉醇＋吉西他滨)。当出现乳腺癌术后复发时需解救治疗,常用的化疗方案有 NE(长春瑞滨＋吉西他滨)、NT(长春瑞滨＋紫杉醇)、TG(紫杉醇＋吉西他滨)。在配制化疗药时应注意正确配制,如表柔比星、长春瑞滨、吉西他滨、环磷酰胺、氟尿嘧啶只能注入 0.9%氯化钠注射液中,吡柔比星只能注入 5%葡萄糖注射液或注射用水中,紫杉醇既可注入 0.9%氯化钠注射液也可注入 5%葡萄糖注射液或 5%葡萄糖氯化钠注射液中,多西他赛可注入 0.9%氯化钠注射液或 5%葡萄糖注射液中。在输注化疗药前,应了解不同化疗药的输注速度,有的化疗药要求输注速度要快,如表柔比星、吡柔比星、长春瑞滨输注速度为100～120 滴/分钟,环磷酰胺输注速度为 80～100 滴/分钟;有的化疗药要求输注速度要慢,如紫杉醇、多西他赛、吉西他滨的输注速度为 40～60 滴/分钟。

2.化疗不良反应的观察与护理

化疗是乳腺癌综合治疗中的重要环节,对预防或减少全身转移发挥着重要作用,大多数乳腺癌患者手术前后需要化疗,化疗药物在发挥治疗作用的同时也带来了不良反应,常见的有胃肠道反应、骨髓抑制、头发脱落、肝肾毒性反应、神经毒性反应、口腔黏膜炎等。

(1)胃肠道反应:常见的胃肠道反应有厌食、恶心、呕吐、便秘、腹泻,以化疗药阿霉素、氟尿嘧啶、环磷酰胺多见。出现反应的时间、程度与患者体质有关,一般患者在用药后 3～4 h 出现,应嘱咐患者化疗期间多饮水,减轻药物对消化道黏膜的刺激,有利于毒素排泄。化疗前后 1 h 不进食,化疗期间以少油腻、易消化、刺激小、含维生素多的食物为宜,鼓励少食多餐,只要对麻辣食物有食欲,也可少量食用。适当使用镇吐剂,化疗前 30 min 肌内注射甲氧氯普胺或静脉输入格雷司琼、托烷司琼等药物,必要时加用镇静剂如异丙嗪、地塞米松等减轻胃肠道反应。有的抗癌药物的神经毒性,也可使肠蠕动变慢,鼓励患者多饮水,多食新鲜蔬菜、水果、进纤维素多食物以增强肠蠕动,同时也鼓励患者适当运动,养成良好的排便习惯,严重便秘者,给予开塞露通便或甘油灌肠。出现腹泻,应观察其量、颜色、性质,并密切观察全身表现、电解质情况,防止水电解质紊乱,要进行补液、对症、支持治疗。

(2)骨髓抑制:化疗药物的主要危险是骨髓抑制,化疗过程中常见,且引起的后果较为严重,如白细胞低下可导致抵抗力下降,诱发全身性感染或肠源性感染而对患者生命造成威胁,因此必须高度重视。化疗期间每 3～5 d 监测一次血常规,了解白细胞情况,当白细胞计数低于$4.0×10^9$/L,血小板计数下降至$10×10^{12}$/L时,停止化疗,行保护性隔离,防止交叉感染。尤其是当白细胞计数低于 $1.0×10^9$/L 时,则下达病重医嘱,患者最好入住单人间病室,严格控制陪伴与探视人员,医护人员进入病室戴口罩。保持室内整洁、空气清新,每晚病室用循环风紫外线灯空气消毒 1 次,湿式扫床,消毒液擦地每周 2 次,严格无菌操作,患者用物经消毒处理后方可使用。观察患者有无出血倾向,如牙龈、鼻出血,皮肤瘀斑,血尿及便血等。保持室内适宜的温度及湿度,患者的鼻黏膜和口唇部可涂液状石蜡防止干裂,静脉穿刺时慎用止血带,注射完毕时压迫针眼 5 min,严防利器损伤患者皮肤,及时皮下注射升白细胞药物,并按时监测白细胞。

(3)肝、肾、神经毒性反应:化疗药有时会引起肝功能损害导致患者转氨酶升高,因此要注意监测肝功能变化。环磷酰胺可引起出血性膀胱炎,化疗过程中应注意观察尿量、颜色及性质变化,24 h 尿量≥2 000 mL,嘱多饮水,每天≥1 500 mL,必要时给予呋塞米 20～40 mg 静脉注射,以促进排尿,排出化疗代谢产物。抗癌药物的神经毒性体现在中老年患者应用紫杉醇时常出现四肢神经末梢感觉异常,肢端麻木,为减轻症状,可口服维生素 B_1 或复合 B 族维生素,注意肢体保暖,化疗结束后症状逐渐消失。

(4)口腔黏膜炎、脱发:某些化疗药物,尤其是大剂量使用时常引起严重的口腔炎、口腔糜烂、坏死。化疗期间嘱患者多饮水以减轻药物对黏膜的毒性刺激,保持口腔清洁,1:5 000呋喃西林液漱口,每天4次。发生口腔炎后用3%过氧化氢漱口,给予西瓜霜等局部治疗,嘱患者不要使用牙刷,而用棉签轻轻擦洗口腔牙齿,涂药前先轻轻除去坏死组织,反复冲洗,溃疡者可用甲紫或紫草油涂抹患处。给予无刺激性软食,因口腔疼痛而致进食困难者给予2%普鲁卡因含漱,止痛后再进食。化疗药另一常见不良反应就是脱发,常见于阿霉素、紫杉醇的反应,应让患者了解这一可逆性反应,化疗结束后头发可再生,化疗前也可头颅置冰帽,以减轻脱发,但临床较少用。

3.化疗性静脉炎或皮下渗漏的防治

化疗药对血管刺激性大小取决于pH、渗透压大小,pH在6.0～8.0时对血管内膜刺激小、pH<4.1时血管内膜改变明显、pH>8.0时血管内膜粗糙,容易形成血栓。渗透压越高,对血管刺激性越大,当药物渗透压>600 mOsm/L时可在24 h内造成化学性静脉炎。化疗药物,故从外周静脉输入该药物时可导致化疗性静脉炎或皮肤渗漏坏死发生,因此主张从大血管特别是中心静脉输入化疗药。虽然颈外静脉相对较粗,血流量大,回心快,可迅速稀释化疗药物,减少静脉炎发生,但浅静脉留置针留置时间最多72～96 h,留置时间相对较短,不能满足多个疗程化疗的需要。由于乳腺癌患者中年女性偏多,皮下脂肪较厚,血管不易显现,导致PICC操作难度较大;而锁骨下静脉穿刺置入CVC风险较大,也影响医师手术操作,因此,采用颈内静脉穿刺插管,既解决乳腺癌患者手术后输液部位的限制及手术前后多个疗程化疗的问题,又预防或减少静脉炎、皮肤渗漏发生,减轻患者痛苦,确保化疗顺利进行,由于颈内静脉是深静脉,血管粗大,血流速度快,药物很快被稀释,故化疗药物不会与血管壁接触,患者在输化疗药期间无疼痛、麻木等感觉,不影响休息和活动,护理得当,颈内静脉可长时间保留直到完成全部疗程的化疗。

表柔比星的pH为4.0～5.5,长春瑞滨的pH为3.5～5.5,这些呈酸性化疗药从外周静脉输入时,会造成对血管刺激,引起血管痉挛、局部供血减少,导致组织缺血缺氧、使血管内膜通透性增加,从而导致静脉炎发生或药物渗漏至皮下,引起皮肤皮下组织坏死或发生更严重后果,因此发生化疗药渗漏,必须早期、及时、正确处理,才能避免严重后果发生。在输注化疗药过程中一旦发现有渗漏,立即停止化疗药输入,保留输液针头,回抽针头及血管内药液,回抽的血及液体量以3～5 mL为宜,然后注入生理盐水10 mL后拔出针头,并压迫穿刺部位3 min以上,以防药液外渗。必要时遵医嘱用2%利多卡因100 mg、地塞米松5 mg加入生理盐水10 mL中配制成封闭液,将其1/2量从原静脉通路缓慢注入静脉血管内,以保护血管内皮,然后把注射针头从血管内轻轻退入皮下,边退针边推注剩余的1/2封闭液,这样可使封闭液更易接近外渗的细胞毒药物。同时还要进行皮下封闭,即用2%利多卡因100 mg、地塞米松5 mg加入生理盐水5 mL中,沿外渗边缘做环形皮下封闭,封闭范围要大于渗漏区,深度至渗漏区底部,注射时应抽回血,对于轻度渗漏者,第1天封闭2次,每次间隔6～8 h,第2天、第3天视情况封闭1～2次;对于渗漏严重者,第1天封闭3～4次,第2天、第3天各2次,每次间隔6～8 h。

发生化疗药渗漏时还要进行局部冰敷和湿敷。冰敷可使局部血管收缩,减少化疗药物吸收、减轻渗漏,应早期进行,即在局部封闭后24 h内间断冰敷,每次冰敷时间为15～30 min,间隔时间为1～2 h,第2天、第3天可每天敷4～5次,禁止热敷,阿霉素类等强刺激化疗药1个月内禁止热敷,也不要用热水洗手或烤火。湿敷对局部皮肤有消炎消肿作用,且高渗葡萄糖和维生素B_{12}还可给损伤组织的修复提供能量及营养,可将50%葡萄糖20 mL、25%硫酸镁10 mL、维生素

B$_{12}$ 500 μg 混合液浸湿于纱布上,将纱布完全覆盖于渗漏处皮肤,持续湿敷 2 d 以上。此外渗漏局部也可中药外敷或涂喜疗妥、激素类软膏。

(六)出院健康教育

1.休息与运动

生活规律,作息正常,注意劳逸结合,患肢功能恢复后可适当运动如打太极拳、做操,以不疲劳为宜。

2.饮食指导

可选用易消化的高蛋白、丰富维生素饮食(如野生鸽子、黑鱼、瘦肉等)及各种新鲜蔬菜、水果等。动物性雌激素相对高的食品应慎用,如蜂王浆及其制品、胎盘及其制品、花粉及其制品及未知成分的保健品。

3.康复指导

根据切口愈合情况循序渐进地进行患肢功能锻炼,最终使患肢能轻松抬高绕过头顶摸对侧耳廓,做好患肢终身保护。

4.用药指导

需要长期服药的患者一定要坚持按时服药。

5.心理指导

调整良好的心态,保持心情开朗,学会自我调整,积极参加社会活动。

6.复诊须知

术后第 1 年到第 2 年,每 3 个月随访一次;第 3 年到第 5 年,每半年随访一次;5 年以后,每年随访一次,直至终身。保管门诊病历,随访时带好相应资料。

(陈焕银)

第八节　肝　脓　肿

一、细菌性肝脓肿

当全身性细菌感染,特别是腹腔内感染时,细菌侵入肝脏,如果患者抵抗力弱,可发生细菌性肝脓肿。细菌可以从下列途径进入肝脏。①胆道:细菌沿着胆管上行,是引起细菌性肝脓肿的主要原因。包括胆石、胆囊炎、胆道蛔虫、其他原因所致胆管狭窄与阻塞等。②肝动脉:体内任何部位的化脓性病变,细菌可经肝动脉进入肝脏。如败血症、化脓性骨髓炎、痈、疖等。③门静脉:已较少见,如坏疽性阑尾炎、细菌性痢疾等,细菌可经门静脉入肝。④肝开放性损伤:细菌可直接经伤口进入肝,引起感染而形成脓肿。细菌性肝脓肿的致病菌多为大肠埃希菌、金黄色葡萄球菌、厌氧链球菌等。肝脓肿可以是单个脓肿,也可以是多个小脓肿,数个小脓肿可以融合成为一个大脓肿。

(一)护理评估

1.健康史

注意询问有无胆道感染和胆道疾病、全身其他部位的化脓性感染特别是肠道的化脓性感染、肝脏外伤病史。是否有肝脓肿病史,是否进行过系统治疗。

2.身体状况

通常继发于某种感染性先驱疾病,起病急,主要症状为骤起寒战、高热、肝区疼痛和肝大。体温可高达 39 ℃～40 ℃,多表现为弛张热,伴有大汗、恶心、呕吐、食欲缺乏。肝区疼痛多为持续性钝痛或胀痛,有时可伴有右肩牵涉痛,右下胸及肝区叩击痛,增大的肝有压痛。肝前下缘比较表浅的脓肿,可有右上腹肌紧张和局部明显触痛。巨大的肝脓肿可使右季肋区呈饱满状态,甚至可见局限性隆起,局部皮肤可出现凹陷性水肿。严重时或并发胆道梗阻者,可出现黄疸。

3.心理-社会状况

细菌性肝脓肿起病急剧,症状重,如果治疗不彻底容易反复发作转为慢性,并且细菌性肝脓肿极易引起严重的全身性感染,导致感染性休克,患者产生焦虑。

4.辅助检查

(1)血液检查:化验检查白细胞计数及中性粒细胞增多,有时出现贫血。肝功能检查可出现不同程度的损害和低蛋白血症。

(2)X 线胸腹部检查:右叶脓肿可见右膈肌升高,运动受限;肝影增大或局限性隆起;有时伴有反应性胸膜炎或胸腔积液。

(3)B 超:在肝内可显示液平段,可明确其部位和大小,阳性诊断率在 96% 以上,为首选的检查方法。必要时可做 CT 检查。

(4)诊断性穿刺:抽出脓液即可证实本病。

(5)细菌培养:脓液细菌培养有助于明确致病菌,选择敏感的抗生素,并与阿米巴性肝脓肿相鉴别。

5.治疗要点

(1)全身支持疗法:给予充分营养,纠正水和电解质及酸碱平衡失调,必要时少量多次输血和血浆以纠正低蛋白血症,增强机体抵抗力。

(2)抗生素治疗:应使用大剂量抗生素。由于肝脓肿的致病菌以大肠埃希菌、金黄色葡萄球菌和厌氧性细菌最为常见,在未确定病原菌之前,可首选对此类细菌有效的抗生素,然后根据细菌培养和抗生素敏感试验结果选用有效的抗生素。

(3)经皮肝穿刺脓肿置管引流术:适用于单个较大的脓肿。在 B 型超声引导下进行穿刺。

(4)手术治疗:对于较大的单个脓肿,估计有穿破可能,或已经穿破胸腹腔;胆源性肝脓肿;位于肝左外叶脓肿,穿刺易污染腹腔;慢性肝脓肿,应施行经腹切开引流。病程长的慢性局限性厚壁脓肿,也可行肝叶切除或部分肝切除术。多发性小脓肿不宜行手术治疗,但对其中较大的脓肿,也可行切开引流。

(二)护理诊断及合作性问题

1.营养失调

低于机体需要量,与高代谢消耗或慢性消耗病程有关。

2.体温过高

其与感染有关。

3.急性疼痛

其与感染及脓肿内压力过高有关。

4.潜在并发症

急性腹膜炎、上消化道出血、感染性休克。

(三)护理目标

患者能维持适当营养,维持体温正常,疼痛减轻;无急性腹膜炎休克等并发症发生。

(四)护理措施

1.术前护理

(1)病情观察,配合抢救中毒性休克。

(2)高热护理:保持病室空气新鲜、通风、温湿度合适,物理降温。衣着适量,及时更换汗湿衣。

(3)维持适当营养:对于非手术治疗和术前的患者,给予高蛋白、高热量饮食,纠正水、电解质平衡失调和低蛋白血症。

(4)遵医嘱正确应用抗生素。

2.术后护理

(1)经皮肝穿刺脓肿置管引流术术后护理:术前做术区皮肤准备,协助医师进行穿刺部位的准确定位。术后向医师询问术中情况及术后有无特殊观察和护理要求。患者返回病房后,观察引流管固定是否牢固,引流液性状,引流管道是否密闭。术后第二天或数天开始进行脓腔冲洗,冲洗液选用等渗盐水(或遵医嘱加用抗生素)。冲洗时速度缓慢,压力不宜过高,估算注入液与冲出液的量。每次冲洗结束后,可遵医嘱向脓腔内注入抗生素。待到引流出或冲洗出的液体变清澈,B型超声检查脓腔直径小于 2 cm 即可拔管。

(2)切开引流术术后护理:切开引流术术后护理遵循腹部手术术后护理的一般要求。除此之外,每天用生理盐水冲洗脓腔,记录引流液量,少于 10 mL 或脓腔容积小于 15 mL,即考虑拔除引流管,改凡士林纱布引流,致脓腔闭合。

3.健康指导

为了预防肝脓肿疾病的发生,应教育人们积极预防和治疗胆道疾病,及时处理身体其他部位的化脓性感染。告知患者应用抗生素和放置引流管的目的和注意事项,取得患者的信任和配合。术后患者应加强营养和提高抵抗力,定期复查。

(五)护理评价

患者是否能维持适当营养,体温是否正常;疼痛是否减轻,有无急性腹膜炎、上消化道出血、感染性休克等并发症发生。

二、阿米巴性肝脓肿

阿米巴性肝脓肿是阿米巴肠病的并发症,阿米巴原虫从结肠溃疡处经门静脉血液或淋巴管侵入肝内并发脓肿。常见于肝右叶顶部,多数为单发性。原虫产生溶组织酶,导致肝细胞坏死、液化组织和血液、渗液组成脓肿。

(一)护理评估

1.健康史

注意询问有无阿米巴痢疾病史。

2.身体状况

阿米巴性肝脓肿有着与细菌性肝脓肿相似的表现,两者的区别详见表 9-1。

表 9-1　细菌性肝脓肿与阿米巴性肝脓肿的鉴别

鉴别要点	细菌性肝脓肿	阿米巴性肝脓肿
病史	继发于胆道感染或其他化脓性疾病	继发于阿米巴痢疾后
症状	病情急骤严重,全身中毒症状明显,有寒战、高热	起病较缓慢,病程较长,可有高热,或不规则发热、盗汗
血液化验	白细胞计数及中性粒细胞可明显增加。血液细菌培养可阳性	白细胞计数可增加,如无继发细菌感染液细菌培养阴性。血清学阿米巴抗体检查阳性
粪便检查	无特殊表现	部分患者可找到阿米巴滋养体或结肠溃面(乙状结肠镜检)黏液或刮取涂片可找阿米巴滋养体或包囊
脓液	多为黄白色脓液,涂片和培养可发现细菌	大多为棕褐色脓液,无臭味,镜检有时可到阿米巴滋养体。若无混合感染,涂片和培养无细菌
诊断性治疗	抗阿米巴药物治疗无效	抗阿米巴药物治疗有好转
脓肿	较小,常为多发性	较大,多为单发,多见于肝右叶

3.心理-社会状况

由于病程长,忍受较重的痛苦,担忧预后或经济拮据等原因,患者常有焦虑、悲伤或恐惧反应。

4.辅助检查

基本同细菌性肝脓肿。

5.治疗要点

阿米巴性肝脓肿以非手术治疗为主。应用抗阿米巴药物,加强支持疗法纠正低蛋白、贫血等,无效者穿刺置管闭式引流或手术切开引流,多可获得良好的疗效。

(二)护理诊断及合作性问题

(1)营养失调:低于机体需要量,与高代谢消耗或慢性消耗病程有关。

(2)急性疼痛:与脓肿内压力过高有关。

(3)潜在并发症:合并细菌感染。

(三)护理措施

1.非手术疗法和术前护理

(1)加强支持疗法:给予高蛋白、高热量和高维生素饮食必要时少量多次输新鲜血、补充丙种球蛋白,增强抵抗力。

(2)正确使用抗阿米巴药物,注意观察药物的不良反应。

2.术后护理

除继续做好非手术疗法护理外,重点做好引流的护理。宜用无菌水封瓶闭式引流,每天更换消毒瓶,接口处保持无菌,防止继发细菌感染。如果继发细菌感染,需使用抗生素。

(李绍红)

第九节 胆 石 症

一、疾病概述

(一)概念

胆石症是指胆管系统任何部位发生的结石,包括发生在胆囊和胆管内的结石,是胆管系统的最普遍疾病。其发病率随年龄增长而增高。在我国,胆石症已由以胆管的胆色素结石为主转变为胆囊的胆固醇结石为主,胆石症的患病率为 0.9%～10.1%,平均为 5.6%;男、女比例为1:2.57。近 20 年来,随着影像学(B 型超声、CT 及 MRI 等)检查的普及,在自然人群中,胆石症的发病率达 10%左右,国内尸检结果报告,胆石症的发生率为 7%。随着生活水平的提高及饮食习惯的改变,胆石症的发生率有逐年增高的趋势,我国的胆结石以胆管的胆色素结石为主逐渐转变为以胆囊的胆固醇结石为主。

(二)相关病理生理

多年来的研究已证明,胆石是在多种因素影响下,经过一系列病理生理过程而形成的。这些因素包括胆汁成分的改变、过饱和胆汁或胆固醇呈过饱和状态、胆汁囊泡及胆固醇单水晶体的沉淀、促成核因子与抗成核因子的失调、胆囊功能异常、氧自由基的参与及胆管细菌、寄生虫感染等。部分胆管结石并不引起后果。一般胆石引起胆囊炎、结石嵌顿或阻塞胆管是重要和常见的后果。小的胆囊结石可移动到胆囊管、胆总管而使其发生堵塞,还可到达十二指肠内胆总管的末端。

(三)胆石的成因

胆石的成因非常复杂,迄今仍未完全明确,可能是多种因素综合作用的结果。有大量的研究探讨并从不同的侧面阐述了胆石的成因,提出了诸如胆固醇过饱和学说、β-葡萄糖醛酸苷酶学说、胆红素钙沉淀-溶解平衡学说等。随着生物医学的不断发展,人们对胆石形成诱因的认识也在不断深入。主要归纳为以下几个方面。

1.胆管感染

各种原因所致胆汁滞留,细菌或寄生虫侵入胆管而致感染。细菌产生的 β-葡萄糖醛酸酶和磷脂酶能水解胆汁中的脂质,使可溶性的结合胆红素水解为游离胆红素,后者与钙结合形成胆红素钙,促使胆色素结石形成。

2.胆管异物

胆汁中的脱落上皮、炎症细胞、寄生虫残体和虫卵可构成胆红素钙结石的核心。胆管手术后的手术线结或 Oddi 括约肌功能紊乱时,食物残渣随肠内容物反流入胆管成为结石形成的核心。

3.胆管梗阻

胆管梗阻引起胆汁淤滞,胆汁排出受阻,为胆红素钙的析出、沉淀、成核、聚积成石做了时间上的准备。其中的胆色素在细菌的作用下分解为非结合性胆红素,形成胆色素结石。

4.代谢因素

胆汁内的主要成分为胆盐、磷脂酰胆碱和胆固醇。正常情况下,保持相对高的浓度而又成溶解状态,3 种成分按一定比例组成。胆固醇一旦代谢失调,如回肠切除术后,胆盐的肝肠循环被破坏,三种成分聚合点落在 ABC 曲线范围外,即可使胆固醇呈过饱和状态并析出、沉淀、结晶,从而形成胆固醇结石。此外,胆汁中的某些成核因子(如糖蛋白、黏蛋白和 Ca^{2+} 等)有明显的促成核作用,缩短了成核时间,促进结石的生长。

5.胆囊功能异常

胆囊排空障碍,淤胆是胆囊结石形成的动力学机制,为结石生长提供了充足的时间和空间。

6.其他

雌激素会影响肝内葡萄糖醛酸胆红素的形成,使非结合胆红素增高,而雌激素又影响胆囊排空,引起胆汁淤滞,促发结石形成。绝经后用雌激素者,胆结石发病率明显增高;遗传因素与胆结石的成因有关。

(四)胆石的分类

从胆石含有的化学成分的种类来看,所有的胆石都大致相同:有胆固醇、胆红素、糖蛋白、脂肪酸、胆汁酸、磷脂等有机物,碳酸盐、磷酸盐等无机盐,以及钙、镁、铜、铁等十余种金属元素。但不同的结石中,各种化学成分的含量却差别甚大。

(1)根据结石的主要成分将常见的结石分为三大类:胆固醇结石、胆色素结石和混合性结石。其中以胆固醇结石最为多见。其他少见的结石有:以脂肪酸盐为主要成分的脂肪酸盐结石、以蛋白质为主要成分的蛋白结石。①胆固醇结石:主要成分是胆固醇。成石诱因为脂类代谢紊乱。结石质坚,色白或浅黄。80%胆固醇结石位于胆囊内。小结石可通过胆囊管降入胆总管成为继发性胆总管结石;肝内胆管结石中虽然也有胆固醇结石,但极罕见。②胆色素结石:分为棕色胆色素结石和黑色胆色素结石两个亚类,主要成分都是胆红素的化合物,包括胆红素酸与钙等金属离子形成的盐和螯合型高分子聚合物。③混合型结石。

(2)根据胆石在胆管中的位置分类,可分为:①胆囊结石,指位于胆囊内的结石,其中 70% 以上是胆固醇结石;②肝外胆管结石;③肝内胆管结石。其中胆囊结石约占结石总数的 50%。

(五)胆囊结石

1.概念

胆囊结石是指发生在胆囊内的结石,常与急性胆囊炎并存。是胆管系统的常见病、多发病。在我国,其患病率为 7%~10%,其中有 70%~80% 的胆囊结石为胆固醇结石,约有 25% 为胆色素结石。多见于女性,男女比例为 1:(2~3)。40 岁以后发病率随着年龄增长呈增高的趋势,随着年龄增长性别差异逐渐缩小,老年男女发病比例基本相等。

2.病因

对胆囊结石,尤其是胆固醇结石成因的研究一度成为胆管外科的热点。研究表明,胆囊结石的形成不仅有多种生物学因素的影响,遗传因素和环境因素也是不可忽视的条件。胆囊结石是综合性因素作用的结果,主要与胆汁中胆固醇过饱和、胆固醇成核过程异常及胆囊功能异常有关。这些因素引起胆汁的成分和理化性质发生变化,使胆汁中的胆固醇呈过饱和状态,沉淀析出、结晶而形成结石。胆囊结石有明显的"4F 征",即 female(女性)、forty(40 岁)、fat(肥胖)、fertile(多产次)。此外,相关疾病也与胆石症的发生有关,如肝硬化患者的胆石症患病率高于非肝硬化患者;糖尿病患者的胆石症患病率也明显增高;多数胆囊结石含有胆固醇部分,而胆固醇饱和指数与血脂有关,故胆囊结石与血清总胆固醇水平呈正相关;胃切除术后,患者容易并发胆石症。

3.病理生理

饱餐、进食油腻食物后胆囊收缩,或睡眠时体位改变致结石移位并嵌顿于胆囊颈部,导致胆汁排出受阻,胆囊强烈收缩而发生胆绞痛。结石长时间持续嵌顿和压迫胆囊颈部,或排入并嵌顿于胆总管,临床可出现胆囊炎、胆管炎或梗阻性黄疸,称为 Mirizzi 综合征。较小的结石可经过胆囊管排入胆总管,形成继发性胆管结石。进入胆总管的结石在通过胆总管下端时可损伤 Oddi 括约肌或嵌顿于壶腹部引起胆源性胰腺炎;较大结石可经胆囊十二指肠瘘进入小肠引起个别患者发生胆石性肠梗阻。此外,结石及炎症反复刺激胆囊黏膜可诱发胆囊癌。若胆囊结石长期嵌顿而未合并感染时,积聚于胆囊胆汁中的胆色素被胆囊膜吸收,加上胆囊分泌的黏性物质而形成胆囊积液,积液呈无色透明,称为白色胆汁。

4.临床表现

部分单发或多发的胆囊结石,在胆囊内自由存在,不易发生嵌顿,很少产生症状,被称为无症状胆囊结石。约30%的胆囊结石患者可终身无临床症状。仅于体检或手术时发现的结石称为静止性结石。单纯性胆囊结石,未合并梗阻或感染时,在早期常无临床症状,大多数是在常规体检、手术或尸体解剖中偶然发现,或仅有轻微的消化系统症状被误认为是胃病而没有及时就诊。当结石嵌顿时,则可出现明显症状和体征。

(1)症状:①胆绞痛为典型的首发症状,表现为突发的右上腹、阵发性剧烈绞痛。临床症状也可在几小时后自行缓解。常发生于饱餐、进食油腻食物后或睡眠时,是由于油腻饮食后胆囊素大量分泌,胆囊平滑肌痉挛,收缩功能增强,引起胆囊内压力增高;加之胆汁酸刺激胆囊黏膜,胆囊壁充血、水肿、炎性物质渗出,导致急性胆囊炎发生;或由于睡眠时体位改变,导致结石移位并嵌顿于胆囊颈部,胆汁不能通过胆囊颈和胆囊管排出,导致胆囊内压力增高,胆囊强烈收缩所致。有部分患者可以在几小时后临床症状自行缓解。如果胆囊结石嵌顿持续不缓解,胆囊继续增大、积液,甚至合并感染,从而进展为急性胆囊炎。如果治疗不及时,少部分患者可以进展为急性化脓性胆囊炎或胆囊坏疽,严重时可发生胆囊穿孔,临床后果严重。多数患者有右肩部、肩胛部或背部放射性疼痛,常伴有恶心、呕吐、厌油、腹胀等消化不良症状。②消化道症状主要表现为上腹部或右上腹部闷胀不适、饱胀、嗳气、恶心、呕吐、厌食、呃逆等非特异性的消化道症状。大多数患者仅在进食后,特别是进食油腻食物后,胃肠道症状更明显,服用治"胃病"药物多可缓解,易被误诊。

(2)体征:①腹部体征有时可在右上腹部触及肿大的胆囊。可有右上腹胆囊区压痛,若继发感染,右上腹部可有明显压痛、肌紧张或反跳痛。检查者将左手平放于患者右肋部,拇指置于右腹直肌外缘与肋弓交界处,嘱患者缓慢深吸气,使肝脏下移,若患者因拇指触及肿大的胆囊引起疼痛而突然屏气,称为 Murphy 征阳性。②胆囊结石形成 Mirizzi 综合征时黄疸明显。黄疸时常有尿色变深、粪色变浅。

5.辅助检查

(1)腹部超声是胆囊结石病首选的诊断方法,特异性高、诊断准确率高达96%以上。

(2)口服胆囊造影胆囊显影率很高,可达80%以上,故可发现胆囊内,甚至肝外胆管内有无结石存在。但由于显影受到较多因素的影响,故诊断胆囊结石的准确率仅为50%~60%。

(3)CT 或 MRI 检查:经 B 型超声波检查未能发现病变时,可进一步作 CT 或 MRI 检查。CT 扫描对含钙的结石敏感性很高,常可显示直径为 2 mm 的小结石,CT 扫描诊断胆石的准确率可达80%~90%。平扫即可显示肝内胆管总肝管、胆总管及胆囊内的含钙量高的结石;经口服或静脉注射造影剂后,CT 可显示胆色素性结石和混合性结石,亦能显示胆囊内的泥沙样结石。CT 扫描对单纯胆固醇性结石有时易发生漏诊。近年来 MRI 诊断技术已逐渐应用于临床,其对胆石的诊断正确率也很高。由于 CT 或 MRI 检查的费用较昂贵,所以一般不作为首选的检查方法。

6.主要处理原则

胆囊结石治疗的历史较长、方法较多,但仍以外科手术治疗为主。胆石症的治疗目的在于缓解症状、消除结石、减少复发、避免并发症的发生。急性发作期宜先行非手术治疗,待症状控制后,进一步检查,明确诊断;如病情严重,非手术治疗无效,应在初步诊断的基础上及时进行手术治疗。

(1)非手术治疗:①适应证,初次发作的青年患者;经非手术治疗症状迅速缓解者;临床症状不典型者;发病已逾 3 d,无紧急手术指征且在非手术治疗下症状有消退者。合并严重心血管疾病不能耐受手术的老年患者。②常用的非手术疗法主要包括卧床休息、禁饮食、低脂饮食或胃肠减压、输液、纠正水电解质和酸碱平衡紊乱、合理使用抗生素、解痉止痛和支持对症处理。有休克应加强抗休克的治疗,如吸氧、维持血容量、及时使用升压药物等。还可采用溶石疗法、排石疗法、体外冲击波碎石治疗等。

(2)手术治疗:①适应证,胆囊造影时胆囊不显影;结石直径超过 2 cm;胆囊萎缩或瓷样胆囊;B 超提示胆囊局限性增厚;病程超过 5 年,年龄在 50 岁以上的女性患者;结石嵌顿于颈部或胆囊管;慢性胆囊炎,结石反复发作引起临床症状;无症状,但结石已充满整个胆囊。②胆囊切除术是胆囊结石治疗的首选方法。但对无症状的胆囊结石,一般无须立即手术切除胆囊,只需观察和随诊。根据病情选择经腹或腹腔镜作胆囊切除术。继发胆管感染的患者,最好是待控制急性感染发作和缓解症状后再择期手术治疗。

(六)胆管结石

1.概念

胆管结石为发生在肝内、外胆管的结石。又分为原发性和继发性胆管结石。原发于胆囊的结石迁徙到肝外胆管,称继发性胆管结石;不是来自胆囊,而是直接在肝外胆管生成的结石,称原发性胆管结石。因此,凡是不伴有胆囊结石者可确认为原发性胆管结石。但伴有胆囊结石的胆管结石是原发性还是继发性,要具体分析。肝内胆管结石无论是否合并胆囊结石,均为原发性胆管结石。

2.病因

胆管结石的主要原因包括胆汁淤滞、细菌感染和脂类代谢异常。肝外胆管结石的形成除上述原因外,胆管内异物,如虫卵和蛔虫的尸体亦可成为结石的核心;胆囊内结石或肝内胆管结石在某些因素作用下进入肝外胆管(左右肝管汇合部以下)引起肝外胆管结石。

3.病理生理

胆管结石所致的病理生理改变与结石的部位、大小及病史的长短有关。胆管结石可引起胆管不同程度的梗阻,梗阻可使近端胆管呈现不同程度的扩张、管壁增厚、胆汁滞留在胆管内;胆管壁的充血、水肿进一步加重梗阻,使之从不完全梗阻变为完全性梗阻而出现梗阻性黄疸。胆管的完全性梗阻可激发化脓性感染,引起急性梗阻性化脓性胆管炎;脓液在胆管内积聚,使胆管内压力继续升高,当胆管内压力超过1.96 kPa(20 cmH$_2$O)时,细菌和毒素可随胆汁逆流入血,引起脓毒血症;当感染致胆管壁坏死、破溃,甚至形成胆管与肝动脉或门静脉瘘时,可并发胆管大出血。

胆管的梗阻和化脓性感染可造成肝细胞损害,甚至肝细胞坏死或形成肝源性肝脓肿;长期梗阻和/或反复发作可引起胆汁性肝硬化和门脉高压症。当结石嵌顿于胆总管壶腹部时,可造成胰液排出受阻甚至发生逆流而引起胆源性急、慢性胰腺炎。

肝内胆管结石可局限于一叶或一段肝内,也可弥漫分布于所有肝内胆管,临床以左叶及右叶肝内胆管结石多见。其基本病理生理改变为结石导致的肝内胆管狭窄或扩张、胆管炎及肝纤维组织增生、肝硬化、萎缩,甚至癌变。

4.分类

根据胆管结石发病的病因,胆管结石可分为原发性胆管结石和继发性胆管结石。在胆管内形成的结石称为原发性胆管结石,以胆色素结石和混合性结石多见。胆管内结石来自胆囊结石者,称为继发性胆管结石,以胆固醇结石多见。根据结石所在的部位,胆管结石可分为肝外胆管结石和肝内胆管结石。肝管分叉部以下的胆管结石为肝外胆管结石,肝管分叉部以上的胆管结石为肝内胆管结石。

5.临床表现

临床表现取决于胆管有无梗阻、感染及其程度。当结石阻塞胆管并继发感染时,典型的表现是反复发作的腹痛、寒战高热和黄疸,称为查科三联征。

(1)肝外胆管结石:①腹痛多为剑突下或右上腹部阵发性绞痛,或持续性疼痛、阵发性加剧,呈阵发性刀割样,疼痛常向右肩背部放射。这是由于结石下移嵌顿于胆总管下端或壶腹部,刺激胆管平滑肌,引起Oddi括约肌痉挛收缩和胆管高压所致。②寒战、高热是结石阻塞胆管并继发感染后引起的全身性中毒症状。由于胆管梗阻,胆管内压升高,感染随胆管逆行扩散,细菌和毒素通过肝窦入肝静脉进入体循环,引起菌血症或毒血症。多发生于剧烈腹痛后,体温可高达39 ℃～40 ℃,呈弛张热热型,伴有寒战。③黄疸是胆管梗阻后胆红素逆流入血所致。胆管结石嵌于 Vater 壶腹部不缓解,经1～2 d即可出现黄疸。患者首先表现为尿黄,接着出现巩膜黄染,然后出现皮肤黄染伴瘙痒。黄疸的程度取决于梗阻的程度及是否继发感染,若梗阻不完全或结石有松动,则黄疸程度轻,且呈波动性;若为完全性梗阻,则黄疸呈进行性加深。若梗阻性黄疸长期未得到解决,将会导致严重的肝功能损害。部分患者结石嵌顿不重,阻塞的胆管近端扩张,胆石可漂移上浮,或小结石通过壶腹部排入十二指肠,使上述症状缓解。间歇性黄疸是肝外胆管结石的特点。④消化道症状多数患者有恶心、腹胀、嗳气、厌食油腻食物等。

(2)肝内胆管结石:常与肝外胆管结石并存,其临床表现与肝外胆管结石相似。一般没有肝外胆管结石那样典型和严重。位于周围胆管的小结石平时可无症状。当胆管梗阻和感染仅发生在部分肝叶、段胆管时,患者可无症状或仅有轻微的肝区和患侧背部胀痛。位于Ⅱ、Ⅲ级胆管的结石平时只有肝区不适或轻微疼痛。结石位于Ⅰ、Ⅱ级胆管或整个肝内胆管充满结石,患者会有肝区胀痛,常无胆绞痛,一般无黄疸。若一侧肝内胆管结石合并感染而未能及时治疗,并发展为叶、段胆管积脓或肝脓肿时,则出现寒战、高热、轻度黄疸,甚至休克,称为急性梗阻性化脓性胆管炎(acute obstructive suppurative cholangitis,AOSC)。1983 年,我国胆管外科学组建议将原AOSC 改称为急性重症胆管炎(acute cholangitis of sever type,ACST),因为,胆管梗阻引起的急性化脓性胆管炎并非全部表现为 AOSC,还有一部分表现为没有休克的轻型急性化脓性胆管炎,而且后者为多数。因此,目前在我国,AOST 一词已逐渐被废弃,被更能反映实际病因、病例特点的 ACST 替代。患者可由于长时间发热、消耗而出现消瘦、体弱等表现。部分患者可有肝大、肝区压痛和叩痛等体征。

6.辅助检查

(1)实验室检查：血常规检查可见血白细胞计数和中性粒细胞比例明显升高；血清胆红素、转氨酶和碱性磷酸酶升高。尿液检查示尿胆红素升高，尿胆原降低甚至消失，粪便检查示粪中尿胆原减少。高热时血细菌培养阳性，以大肠埃希菌最多见，厌氧菌感染也属常见。

(2)影像学检查：B超诊断肝内胆管结石的准确率可达100%。检查可显示胆管内结石影，提示胆石存在的部位、胆管有无扩张、有无肝萎缩。同时可提供是否合并肝硬化、脾大、门脉高压及肝外胆管结石等信息。PTC、ERCP或MRCP等检查可显示梗阻部位、程度、结石大小和数量等。

7.处理原则

处理原则以手术治疗为主。原则为解除胆管梗阻或狭窄，取净结石，去除感染灶。肝内胆管结石的治疗难度明显高于肝外胆管结石。胆管术后常放置T引流管。主要目的是：①引流胆汁和减压，防止因胆汁排出受阻导致胆总管内压力增高、胆汁外漏而引起胆汁性腹膜炎。②引流残余结石，使胆管内残余结石，尤其是泥沙样结石通过T管排出体外。③支撑胆管，防止胆总管切口瘢痕狭窄、管腔变小、粘连狭窄等。④经T管溶石或造影等。

此外，术后注意调整水、电解质及酸碱失衡，合理应用抗生素，注意保护肝功能。

二、护理评估

（一）一般评估

1.生命体征(T、P、R、Bp)

胆石症患者如与细菌感染并存，可出现体温偏高，疼痛刺激可能会导致心率加快、呼吸频率加快、血压上升，应监测生命体征的变化。还要注意评估患者的神志、皮肤色泽、肢端循环、尿量等，以判断有无休克的发生。

2.患者主诉

腹痛、腹胀、恶心等不适症状，发病及诊治经过等。

3.相关记录

体重、体位、饮食、面容与表情、皮肤、出入量等。

（二）身体评估

1.视诊

面部表情、皮肤黏膜颜色(黄疸、贫血)、体态、体位、腹部外形等。

2.触诊

(1)腹部触诊：腹壁紧张度、压痛与反跳痛、腹腔内包块。

(2)胆囊触诊：胆囊肿大、Murphy征等。

3.叩诊

胆囊叩击痛(胆囊炎的重要体征)。

4.听诊

一般无特殊。

（三）心理-社会评估

患者在疾病治疗过程中的心理反应与需求，家庭及社会支持情况，引导患者正确配合疾病的治疗与护理。

(四)辅助检查阳性结果评估

1.实验室检查

胆管结石血常规检查可见血白细胞计数和中性粒细胞比例明显升高；血清胆红素、转氨酶和碱性磷酸酶升高，凝血酶原时间延长。尿液检查示尿胆红素升高，尿胆原降低甚至消失，粪便检查示粪中尿胆原减少。

2.影像学检查

胆囊结石 B 超检查可显示胆囊内结石影；胆管结石可显示胆管内结石影，近端胆管扩张。PTC、ERCP 或 MRCP 等检查可显示梗阻部位、程度、结石大小和数量等。

(五)治疗效果的评估

1.非手术治疗评估要点

生命体征平稳、疼痛缓解。

2.手术治疗评估要点

(1)患者自觉症状：有无腹痛、恶心、呕吐的情况。

(2)生命体征稳定，无腹部疼痛（术后伤口疼痛除外）。

(3)腹部及全身体征：腹部无阳性体征、肠鸣音恢复正常、皮肤无黄染及瘙痒等不适。

(4)伤口愈合情况：一期愈合。

(5)T 管引流的评估：引流液色泽正常、引流量逐渐减少。

(6)结合辅助检查：如胆管造影无结石残留或结合 B 超检查判断。

三、主要护理诊断(问题)

(一)疼痛

疼痛与胆囊结石突然嵌顿、胆汁排空受阻致胆囊强烈收缩及手术后伤口疼痛有关。

(二)体温过高

体温过高与细菌感染致急性胆囊炎或胆管结石梗阻导致急性胆管炎有关。

(三)知识缺乏

知识缺乏与缺乏胆石症和腹腔镜手术相关知识、引流管及饮食保健知识有关。

(四)有体液不足的危险

体液不足与恶心、呕吐及感染性休克有关。

(五)营养失调

营养低于机体需要量与胆汁流动途径受阻有关。

(六)焦虑

焦虑与手术及不适有关。

(七)潜在并发症

(1)术后出血：与术中结扎血管线脱落、肝断面渗血及凝血功能障碍有关。

(2)胆瘘：与胆管损伤、胆总管下端梗阻、T 管引流不畅等有关。

(3)胆管感染：与腹部切口及多种置管(引流管、导尿管、输液管)有关。

(4)胆管梗阻：与手术及引流不畅有关。

(5)水、电解质平衡紊乱：与患者恶心、呕吐、体液补充不足有关。

(6)皮肤受损：与胆管梗阻、胆盐沉积致皮肤黄疸、瘙痒及术后胆汁渗漏有关。

四、主要护理措施

(一)减轻或控制疼痛

根据疼痛的程度,采取非药物或药物方法止痛。

1.加强观察

观察疼痛的程度、性质;发作的时间、诱因及缓解的相关因素;与饮食、体位、睡眠的关系;腹膜刺激征及 Murphy 征是否阳性等,为进一步治疗和护理提供依据。

2.卧床休息

协助患者采取舒适体位,指导其有节律的深呼吸,达到放松和减轻疼痛的效果。

3.合理饮食

根据病情指导患者进食清淡饮食,忌食油腻食物;病情严重者予以禁食、胃肠减压,以减轻腹胀和腹痛。

4.药物止痛

对诊断明确的剧烈疼痛者,可遵医嘱通过口服、注射等方式给予消炎利胆、解痉或止痛药,以缓解疼痛。

(二)降低体温

根据患者的体温情况,采取物理降温和/或药物降温的方法尽快降低患者的体温。遵医嘱应用足量有效的抗菌药,以有效控制感染,恢复患者正常体温。

(三)营养支持

对于梗阻未解除的禁食患者,通过胃肠外途径补充足够的热量、氨基酸、维生素、水、电解质等,以维持良好的营养状态。对梗阻已解除、进食量不足者,指导和鼓励患者进食高蛋白、高碳水化合物、高维生素和低脂饮食。

(四)皮肤护理

1.提供相关知识

胆管结石患者常因胆管梗阻致胆汁淤滞、胆盐沉积而引起皮肤瘙痒等,应告知患者相关知识,不可用手抓挠,防止抓破皮肤。

2.保持皮肤清洁

可用温水擦洗皮肤,减轻瘙痒。瘙痒剧烈者,遵医嘱使用外用药物和/或其他药物治疗。

3.注意引流管周围皮肤的护理

若术后放置引流管,应注意其周围皮肤的护理。若引流管周围见胆汁样渗出物,应及时更换被胆汁浸湿的敷料,局部皮肤涂氧化锌软膏,防止胆汁刺激和损伤皮肤。

(五)心理护理

关心体贴患者,使患者保持良好情绪,减轻焦虑,安心接受治疗与护理。

(六)并发症的预防与护理

1.出血的预防和护理

术后早期出血的原因多由于术中结扎血管线脱落、肝断面渗血及凝血功能障碍所致,应加强预防和观察。

(1)卧床休息:对于肝部分切除术后的患者,术后应卧床 3～5 d,以防过早活动致肝断面出血。

(2)改善和纠正凝血功能:遵医嘱予以维生素 K 110 mg 肌内注射,每天 2 次,以纠正凝血机制障碍。

(3)加强观察:术后早期若患者腹腔引流管内引流出血性液增多,每小时 100 mL,持续 3 h 以上,或患者出现腹胀、腹围增大,伴面色苍白、脉搏细速、血压下降等表现时,提示患者可能有腹腔内出血,应立即报告医师,并配合医师进行相应的急救和护理。治疗上如经积极的保守治疗效果不佳,则应及时采用介入治疗或手术探查止血。

2.胆瘘的预防和护理

胆管损伤、胆总管下端梗阻、T 管引流不畅等均可引起胆瘘。

(1)加强观察:术后患者若出现发热、腹胀、腹痛等腹膜炎的表现,或患者腹腔引流液呈黄绿色胆汁样,常提示患者发生胆瘘。应及时与医师联系,并配合进行相应处理。

(2)妥善固定引流管:无论是腹腔引流管还是 T 管,均应用缝线或胶布将其妥善固定于腹壁,避免将管道固定在床上,以防患者在翻身或活动时被牵拉而脱出,T 管引流袋挂于床旁应低于引流口平面。对躁动及不合作的患者,应采取相应的防护措施,防止脱出。

(3)保持引流通畅:避免腹腔引流管或 T 管扭曲、折叠及受压,定期从引流管的近端向远端挤捏,以保持引流通畅,术后 5~7 d 间,禁止加压冲洗引流管。

(4)观察引流情况:定期观察并记录引流管引出胆汁的量、颜色及性质。正常成人每天分泌胆汁的量为 800~1 200 mL,呈黄绿色、清亮、无沉渣、有一定黏性。术后 24 h 内引流量为 300~500 mL,恢复进食后,每天可有 600~700 mL,以后逐渐减少至每天 200 mL 左右。术后 1~2 d 胆汁的颜色可呈淡黄色、混浊状,以后逐渐加深、清亮。若胆汁突然减少甚至无胆汁引出,提示引流管阻塞、受压、扭曲、折叠或脱出,应及时查找原因和处理;若引出胆汁量较多,常提示胆管下端梗阻,应进一步检查,并采取相应的处理措施。

3.感染的预防和护理

(1)采取合适体位:病情允许时应采取半坐或斜坡卧位,以利于引流和防止腹腔内渗液积聚于膈下而发生感染;平卧时引流管的远端不可高于腋中线,坐位、站立或行走时不可高于腹部手术切口,以防止引流液和/或胆汁逆流而引起感染。

(2)加强皮肤护理:每天清洁、消毒腹壁引流管口周围皮肤,并覆盖无菌纱布,保持局部干燥,防止胆汁浸润皮肤而引起炎症反应。

(3)加强引流管护理:定期更换引流袋,并严格执行无菌技术操作。

(4)保持引流通畅:避免腹腔引流管或 T 管扭曲、折叠和滑脱,以免胆汁引流不畅、胆管内压力升高而致胆汁渗漏和腹腔内感染。

(七)T 管拔管的护理

若 T 管引流出的胆汁色泽正常,且引流量逐渐减少,可在术后 10 d 左右,试行夹管 1~2 d,夹管期间应注意观察病情,患者若无发热、腹痛、黄疸等症状,可经 T 管做胆管造影,如造影无异常发现,在持续开放 T 管 24 h 充分引流造影剂后,再次夹管 2~3 d,患者仍无不适时即可拔管。拔管后残留窦道可用凡士林纱布填塞,1~2 d 可自行闭合。若胆管造影发现有结石残留,则需保留 T 管 6 周以上,再做取石或其他处理。

五、护理效果评估

(1)患者自觉症状好转(腹痛等不适消失),食欲增加。

（2）疾病愈合良好，无并发症发生。

（3）患者对疾病的心理压力得到及时的调适与干预。

（4）患者依从性较好，并对疾病的治疗和预防有一定的了解。

（张东霞）

第十节　胆　囊　炎

一、疾病概述

（一）概念

胆囊炎是指发生在胆囊的细菌性和/或化学性炎症。根据发病的缓急和病程的长短分为急性胆囊炎、慢性胆囊炎和慢性胆囊炎急性发作 3 类。约 95% 的急性胆囊炎患者合并胆囊结石，称为急性胆石性胆囊炎；未合并胆囊结石者，称为急性非结石性胆囊炎。胆囊炎的发病率很高，仅次于阑尾炎。年龄多见于 35 岁以后，以 40～60 岁为高峰。女性发病率约为男性的 4 倍，肥胖者多于其他体型者。

（二）病因

1.急性胆囊炎

急性胆囊炎是外科常见急腹症，其发病率居于炎性急腹症的第二位，仅次于急性阑尾炎，女性居多。急性胆囊炎的病因复杂，胆囊结石和细菌感染是引发急性胆囊炎的两大重要因素，主要包括以下几点。

（1）胆道阻塞：由于结石阻塞或嵌顿于胆囊管或胆囊颈，导致胆汁排出受阻，胆汁潴留，其中水分吸收而胆汁浓缩，胆汁中的胆汁酸刺激胆囊黏膜而引起水肿、炎症，甚至坏死。90%～95% 的急性胆囊炎与胆石有关，在少数情况下，胰液从胰管和胆总管共同的腔道中反流，也可进入胆囊产生化学性刺激。结石亦可直接损伤受压部位的胆囊黏膜引起炎症。此外，胆囊颈或胆囊管腔的狭窄，或受到管外肿块的压迫也可以导致阻塞。胆管和胆囊颈结石嵌塞是引起急性胆囊炎重要的诱因。

（2）细菌入侵：急性胆囊炎时胆囊胆汁的细菌培养阳性率可高达 80%～90%，包括需氧菌与厌氧菌感染，其中大肠埃希菌最为常见。细菌多来源于胃肠道，致病菌通过胆道逆行、直接蔓延或经血液循环和淋巴途径入侵胆囊。结石压迫局部囊壁的静脉，使静脉回流受阻而淤血、出血，以至坏死而引起炎症。

（3）化学性刺激：胆汁酸、逆流的胰液和溶血卵磷脂，对细胞膜有毒性作用和损伤作用。

（4）病毒感染：乙肝病毒可以侵犯许多组织和器官，可以在胆管上皮中复制，对胆道系统有直接的侵害作用。

（5）胆囊的血流灌注量不足：如休克和动脉硬化等，可引起胆囊黏膜的局灶性坏死。

（6）其他：严重创伤、烧伤后、严重过敏、长期禁食或与胆囊无关的大手术等导致的内脏神经功能紊乱时发生急性胆囊炎。

2.慢性胆囊炎

大多继发于急性胆囊炎,是急性胆囊炎反复发作的结果。有较多的病例直接由化学刺激引起。胆囊结石或有阻塞常伴有慢性胆囊炎,这些原因不去除,浓缩胆汁长期刺激可造成慢性炎症。结石和慢性胆囊炎的关系尤为密切,约95%的慢性胆囊炎有胆石存在和反复急性发作的病史。

(三)病理生理

1.急性胆囊炎

(1)急性结石性胆囊炎:当结石致胆囊管梗阻时,胆汁淤积,胆囊内压力升高、胆囊肿大、黏膜充血、水肿,渗出增多;镜下可见血管扩张和炎性细胞浸润,称为急性单纯性胆囊炎。若梗阻未解除或炎症未控制,病情继续发展,病变可累及胆囊壁的全层,胆囊壁充血、水肿加重,出现瘀斑或脓苔,部分黏膜坏死脱落,甚至浆膜液有纤维素和脓性渗出物;镜下可见组织中有广泛的中性粒细胞浸润,黏膜上皮脱落,即为急性化脓性胆囊炎;还可引起胆囊积脓。若梗阻仍未解除,胆囊内压力继续升高,胆囊壁张力增高,导致血液循环障碍时,胆囊组织除上述炎性改变外,整个胆囊呈片状缺血坏死;镜下见胆囊黏膜结构消失,血管内外充满红细胞,即为急性坏疽性胆囊炎。若胆囊炎症继续加重,积脓增多,胆囊内压力增高,在胆囊壁的缺血、坏死或溃疡处极易造成穿孔,会引起胆汁性腹膜炎,穿孔部位常在颈部和底部,如胆囊坏疽穿孔发生过程较慢,周围粘连包裹,则形成胆囊周围脓肿。

(2)急性非结石性胆囊炎:病理过程与急性结石性胆囊炎基本相同,但急性非结石性胆囊炎更容易发生胆囊坏疽和穿孔,约75%的患者发生胆囊坏疽,15%的患者出现胆囊穿孔。

2.慢性胆囊炎

慢性胆囊炎是胆囊炎症和结石的反复刺激,胆囊壁炎性细胞浸润和纤维组织增生,胆囊壁增厚,可与周围组织粘连,甚至出现胆囊萎缩,失去收缩和浓缩胆汁的功能。可分为慢性结石性胆囊炎和慢性非结石性胆囊炎两大类,前者占本病的70%～80%,后者占20%～30%。

(四)临床表现

1.急性胆囊炎

(1)症状。①腹痛:多数患者有上腹部疼痛史,表现为右上腹阵发性绞痛,常在饱餐、进食油腻食物后或夜间发作,疼痛可放射至右肩及右肩胛下。②消化道症状:患者腹痛发作时常伴恶心、呕吐、厌食等消化道症状。③发热或中毒症状:根据胆囊炎症反应程度的不同,患者可出现不同程度的体温升高和脉搏加速。

(2)体征。①腹部压痛:早期可有右上腹压痛或叩痛。胆囊化脓坏疽时可扪及肿大的胆囊,可有不同程度和不同范围的右上腹压痛,或右季肋部叩痛,墨菲(Murphy)征常为阳性,伴有不同程度的肌紧张,如胆囊张力大时更加明显。腹式呼吸可因疼痛而减弱,常显吸气性抑制。②黄疸:有10%～25%的患者可出现轻度黄疸,多见于胆囊炎症反复发作合并Mirizzi综合征的患者。

2.慢性胆囊炎

临床症状常不典型,主要表现为上腹部饱胀不适、厌食油腻和嗳气等消化不良的症状,以及右上腹和肩背部隐痛。多数患者曾有典型的胆绞痛病史。体检可发现右上腹胆囊区压痛或不适感,Murphy征可呈弱阳性,如胆囊肿大,右上腹肋下可及光滑圆性肿块。在并发胆道急性感染时可有寒战、发热等。

（五）辅助检查

1.急性胆囊炎

（1）实验室检查：血常规检查可见血白细胞计数和中性粒细胞比例升高；部分患者可有血清胆红素、转氨酶、AKP（碱性磷酸酶）和淀粉酶升高。

（2）影像学检查：B超检查可显示胆囊肿大，胆囊壁增厚，大部分患者可见胆囊内有结石光团。^{99m}Tc-EHIDA检查，急性胆囊炎时胆囊常不显影，但不作为常规检查。

2.慢性胆囊炎

B超检查是慢性胆囊炎首选的辅助检查方法，可显示胆囊增大，胆囊壁增厚，胆囊腔缩小或萎缩，排空功能减退或消失，并可探知有无结石。此外，CT、MRI、口服胆囊造影、腹部X线平片等也是重要的检查手段。

（六）主要处理原则

主要为手术治疗，手术时机和手术方式取决于患者的病情。

1.非手术治疗

（1）适应证：诊断明确、病情较轻的急性胆囊炎患者；老年人或伴有严重心血管疾病不能耐受手术的患者。在非手术治疗的基础上积极治疗各种并发症，待患者一般情况好转后再考虑择期手术治疗。作为手术前准备的一部分。

（2）常用的非手术治疗措施：主要包括禁饮食和/或胃肠减压、纠正水电解质和酸碱平衡紊乱、控制感染、使用消炎利胆及解痉止痛药物、全身支持、对症处理，还可以使用中药、针刺疗法等。在非手术治疗期间，若病情加重或出现胆囊坏疽、穿孔等并发症应及时进行手术治疗。

2.手术治疗

（1）急诊手术适应证：①发病在48～72 h间者。②经非手术治疗无效且病情加重者。③合并胆囊穿孔、弥漫性腹膜炎、急性梗阻性化脓性胆管炎、急性坏死性胰腺炎等严重并发症者。④其余患者可根据具体情况择期手术。

（2）手术方式。①胆囊切除术：根据病情选择开腹或腹腔镜行胆囊切除术。手术过程中遇到下列情况应同时作胆总管切开探查加T管引流术。患者有黄疸史；胆总管内扪及结石或术前B超提示肝总管、胆总管结石；胆总管扩张，直径＞1 cm者；胆总管内抽出脓性胆汁或有胆色素沉淀者；患者合并有慢性复发性胰腺炎者。②胆囊造口术：目的是减压和引流胆汁。主要用于年老体弱，合并严重心、肺、肾等内脏器官功能障碍不能耐受手术的患者，或局部炎症水肿、粘连严重导致局部解剖不清者。待病情稳定、局部炎症消退后再根据患者情况决定是否行择期手术治疗。

二、护理评估

（一）术前评估

1.健康史及相关因素

（1）一般情况：患者的年龄、性别、职业、居住地及饮食习惯等。

（2）发病的病因和诱因：腹痛的病因和诱因，腹痛发生的时间，是否与饱餐、进食油腻食物及夜间睡眠改变体位有关。

（3）腹痛的性质：是否为突发性腹痛，疼痛的性质是绞痛、隐痛、阵发性或持续性疼痛，有无放射至右肩背部或右肩胛下等。

（4）既往史：有无胆石症、胆囊炎、胆道蛔虫病史；有无胆道手术史；有无消化性溃疡及类似疼痛发作史；有无用药史、过敏史及腹部手术史。

2.身体评估

（1）全身：患者有无寒战、发热、恶心、呕吐；有无面色苍白等贫血现象；有无黏膜和皮肤黄染等；有无体重减轻；有无意识及神经系统的其他改变等。

（2）局部：腹痛的部位是位于右上腹还是剑突下，有无全腹疼痛；有无压痛、肌紧张及反跳痛；能否触及胆囊及胆囊肿大的程度，Murphy 征是否阳性等。

（3）辅助检查：血常规检查中白细胞计数及中性粒细胞比例是否升高；血清胆红素、转氨酶、AKP 及淀粉酶有无升高；B 超是否观察到胆囊增大或结石影；^{99m}Tc-EHIDA 检查胆囊是否显影；心、肺、肾等器官功能有无异常。

3.心理-社会评估

了解患者及其家属在疾病治疗过程中的心理反应与需求，家庭及社会支持情况，心理承受程度及对治疗的期望等，引导患者正确配合疾病的治疗与护理。

（二）术后评估

1.手术中情况

了解手术的方式和手术范围，如是胆囊切除还是胆囊造口术，是开腹还是腹腔镜；术中有无行胆总管探查，术中出血量及输血、补液情况；有无留置引流管及其位置和目的。

2.术后病情

术后生命体征及手术切口愈合情况；T 管及其他引流管引流情况，包括引流液的量、颜色、性质等；对老年患者尤其要评估其呼吸及循环功能等状况。

3.心理-社会评估

患者及其家属对术后和术后康复的认知和期望。

三、主要护理诊断(问题)

（1）疼痛：与胆囊结石突然嵌顿、胆汁排空受阻致胆囊强烈收缩或继发胆囊感染、术后伤口疼痛有关。

（2）有体液不足的危险：与恶心、呕吐、不能进食和手术前后需要禁食有关。

（3）潜在并发症：胆囊穿孔、感染等。

四、护理措施

（一）减轻或控制疼痛

根据疼痛的程度，采取非药物或药物方法止痛。

1.卧床休息

协助患者采取舒适体位，指导其有节律的深呼吸，达到放松和减轻疼痛的效果。

2.合理饮食

病情较轻且决定采取非手术治疗的急性胆囊炎患者，指导其清淡饮食，忌食油腻食物；病情严重需急诊手术的患者予以禁食和胃肠减压，以减轻腹胀和腹痛。

3.药物止痛

对诊断明确的剧烈疼痛者，可遵医嘱通过口服、注射等方式给予消炎利胆、解痉或止痛药，以缓解疼痛。

4.控制感染

遵医嘱及时合理应用抗生素。通过控制胆囊炎症,减轻胆囊肿胀和胆囊压力达到减轻疼痛的效果。

(二)维持体液平衡

对于禁食患者,根据医嘱经静脉补充足够的热量、氨基酸、维生素、水、电解质等,以维持水、电解质及酸碱平衡。对能进食、进食量不足者,指导和鼓励其进食高蛋白、高碳水化合物、高维生素和低脂饮食,以保持良好的营养状态。

(三)并发症的预防和护理

1.加强观察

严密观察患者的生命体征变化,了解腹痛的程度、性质、发作的时间、诱因及缓解的相关因素和腹部体征的变化。若腹痛进行性加重,且范围扩大,出现压痛、反跳痛、肌紧张等,同时伴有寒战、高热的症状,提示胆囊穿孔或病情加重。

2.减轻胆囊内压力

遵医嘱应用敏感抗菌药,以有效控制感染,减轻炎性渗出,达到减少胆囊内压力、预防胆囊穿孔的目的。

3.及时处理胆囊穿孔

一旦发生胆囊穿孔,应及时报告医师,并配合做好紧急手术的准备。

五、护理评价

(1)患者腹痛得到缓解,能叙述自我缓解疼痛的方法。

(2)患者在禁食期间得到相应的体液补充。

(3)患者没有发生胆囊穿孔或能及时发现和处理已发生的胆囊穿孔。

(4)疾病愈合良好,无并发症发生。

(5)患者对疾病的心理压力得到及时的调适与干预。依从性较好,并对疾病的治疗和预防有一定的了解。

(李绍红)

第十一节　胃十二指肠溃疡

一、胃溃疡和十二指肠溃疡

胃十二指肠溃疡是指发生于胃十二指肠黏膜的局限性圆形或椭圆形的全层黏膜缺损。因溃疡的形成与胃酸、胃蛋白酶的消化作用有关,故又称为消化性溃疡。纤维内镜技术的不断完善、新型制酸剂和抗幽门螺杆菌药物的合理应用使得大部分患者经内科药物治疗可以痊愈,需要外科手术的溃疡患者显著减少。外科治疗主要用于溃疡穿孔、溃疡出血、瘢痕性幽门梗阻、药物治疗无效及恶变的患者。

(一)病因与发病机制

胃十二指肠溃疡病因复杂,是多种因素综合作用的结果。其中最为重要的是幽门螺杆菌感染、胃酸分泌异常和黏膜防御机制的破坏,某些药物及其他因素也参与胃十二指肠溃疡的发病。

1.幽门螺杆菌(Hp)感染

幽门螺杆菌(Hp)感染与消化性溃疡的发病密切相关。90%以上的十二指肠溃疡患者与近70%的胃溃疡患者检出 Hp 感染,Hp 感染者发展为消化性溃疡的累积危险率为15%～20%。Hp 可分泌多种酶,部分 Hp 还可产生毒素,使细胞发生变性反应,损伤组织细胞。Hp 感染破坏胃黏膜细胞与胃黏膜屏障功能,损害胃酸分泌调节机制,引起胃酸分泌增加,最终导致胃十二指肠溃疡。幽门螺杆菌被清除后,胃十二指肠溃疡易被治愈且复发率低。

2.胃酸分泌过多

溃疡只发生在经常与胃酸相接触的黏膜。胃酸过多的情况下,会激活胃蛋白酶,可使胃、十二指肠黏膜发生自身消化。十二指肠溃疡可能与迷走神经张力及兴奋性过度增高有关,也可能与壁细胞数量的增加及壁细胞对胃泌素、组胺、迷走神经刺激敏感性的增高有关。

3.黏膜屏障损害

非甾体抗炎药(NSAIDs)、肾上腺皮质激素、胆汁酸盐、乙醇等均可破坏胃黏膜屏障,造成氢离子(H^+)逆流入黏膜上皮细胞,引起胃黏膜水肿、出血、糜烂,甚至溃疡。长期使用 NSAIDs 者,胃溃疡的发生率显著增加。

4.其他因素

其他因素包括遗传、吸烟、心理压力和咖啡因等。遗传因素在十二指肠溃疡的发病中起一定作用。O 型血者患十二指肠溃疡的概率显著高于其他血型者。

正常情况下,酸性胃液对胃黏膜的侵蚀作用和胃黏膜的防御机制处于相对平衡状态。如平衡受到破坏,侵害因子的作用增强、胃黏膜屏障等防御因子的作用减弱,胃酸、胃蛋白酶分泌增加,最终导致消化性溃疡。

(二)临床表现

典型消化性溃疡的表现为节律性和周期性发作的腹痛,与进食有关,且病程较慢。

1.症状

(1)十二指肠溃疡:主要表现为上腹部或剑突下的疼痛,有明显的节律性,与进食密切相关,常表现为餐后延迟痛(餐后 3～4 h发作),进食后腹痛能暂时缓解,服制酸药物能止痛。饥饿痛和夜间痛是十二指肠溃疡的特征性症状,与胃酸分泌过多有关,疼痛多为烧灼痛或钝痛,程度不一。腹痛具有周期性发作的特点,好发于秋冬季。十二指肠溃疡每次发作时,症状持续数周后缓解,间歇 1～2 个月再发。若间歇期缩短,发作期延长,腹痛程度加重,则提示溃疡病变加重。

(2)胃溃疡:腹痛是胃溃疡的主要症状,多于餐后 0.5～1.0 h 开始疼痛,持续 1～2 h,进餐后疼痛不能缓解,有时反而加重,服用抗酸药物疗效不明显。疼痛部位在中上腹偏左,但腹痛的节律性不如十二指肠溃疡明显。胃溃疡经抗酸治疗后常容易复发,除易引起大出血、急性穿孔等严重并发症外,约有 5% 的胃溃疡可发生恶变,其他症状还有反酸、嗳气、恶心、呕吐、食欲缺失,病程迁延可致消瘦、贫血、失眠、心悸及头晕等。

2.体征

溃疡活动期剑突下或偏右部位有一固定的局限性压痛,十二指肠溃疡压痛点在脐部偏右上方,胃溃疡压痛点位于剑突与脐的正中线或略偏左部位。缓解期无明显体征。

(三)实验室及其他检查

1.内镜检查

胃镜检查是诊断胃十二指肠溃疡的首选检查方法,可明确溃疡部位,并可经活检做病理学检查及幽门螺杆菌检测。

2.X 线钡餐检查

X 线钡餐检查可在胃十二指肠部位显示一周围光滑、整齐的龛影或见十二指肠壶腹部变形。上消化道大出血时不宜行钡餐检查。

(四)治疗要点

无严重并发症的胃十二指肠溃疡一般均采取内科治疗,外科手术治疗主要针对胃十二指肠溃疡的严重并发症。

1.非手术治疗

(1)一般治疗:包括养成生活规律、定时进餐的良好习惯,避免过度劳累及精神紧张等。

(2)药物治疗:包括根除幽门螺杆菌、抑制胃酸分泌和保护胃黏膜的药物。

2.手术治疗

(1)适应证包括以下两种。十二指肠溃疡外科治疗:外科手术治疗的主要适应证包括十二指肠溃疡急性穿孔、内科无法控制的急性大出血、瘢痕性幽门梗阻及经内科治疗无效的十二指肠溃疡,即顽固性溃疡。胃溃疡的外科治疗:胃溃疡外科手术治疗的适应证包括以下 5 种。①8~12 周抗幽门螺杆菌措施在内的严格内科治疗,溃疡不愈合或短期内复发。②胃溃疡急性大出血、溃疡穿孔及溃疡穿透至胃壁外。③溃疡巨大(直径＞2.5 cm)或高位溃疡。④胃十二指肠复合型溃疡。⑤溃疡不能除外恶变或已经恶变。

(2)手术方式包括胃大部切除术和胃迷走神经切断术两种。

1)胃大部切除术。这是治疗胃十二指肠溃疡的首选术式。胃大部切除术治疗溃疡的原理:①切除胃窦部,减少 G 细胞分泌的胃泌素所引起的体液性胃酸分泌。②切除大部分胃体,减少分泌胃酸、胃蛋白酶的壁细胞和主细胞数量。③切除溃疡本身及溃疡的好发部位。胃大部切除的范围是胃远侧2/3~3/4,包括部分胃体、胃窦部、幽门和十二指肠壶腹部的近胃部分。

胃大部切除术后胃肠道重建的基本术式包括胃十二指肠吻合或胃空肠吻合。术式包括以下3 种。①毕(Billrorh)Ⅰ式胃大部切除术:在胃大部切除后将残胃与十二指肠吻合(图 9-1),多适用于胃溃疡。其优点是重建后的胃肠道接近正常解剖生理状态,胆汁、胰液较少反流入残胃,术后因胃肠功能紊乱而引起的并发症亦较少;缺点是有时为避免残胃与十二指肠吻合口的张力过大致切除胃的范围不够,增加了术后溃疡的复发机会。②毕(Billrorh)Ⅱ式胃大部切除术:切除远端胃后,缝合关闭十二指肠残端,将残胃与空肠行断端侧吻合(图 9-2),适用于各种胃及十二指肠溃疡,特别是十二指肠溃疡。十二指肠溃疡切除困难时,可行溃疡旷置。优点是即使胃切除较多,胃空肠吻合口张力也不致过大,术后溃疡复发率低;缺点是吻合方式改变了正常的解剖生理关系,术后发生胃肠道功能紊乱的可能性较毕Ⅰ式大。③胃大部切除后胃空肠 Roux-en-Y 吻合术:胃大部切除后关闭十二指肠残端,在距十二指肠悬韧带 10~15 cm 处切断空肠,将残胃和远端空肠吻合,据此吻合口以下 45~60 cm处将空肠与空肠近侧断端吻合。此法临床应用较少,但有防止术后胆汁、胰液进入残胃的优点。

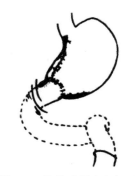

图 9-1 毕Ⅰ式胃大部切除术

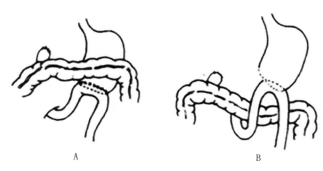

图 9-2 毕Ⅱ式胃大部切除术

2)胃迷走神经切断术。此手术方式临床已较少使用。迷走神经切断术治疗溃疡的原理:①阻断迷走神经对壁细胞的刺激,消除神经性胃酸分泌;②阻断迷走神经引起的促胃泌素的分泌,减少体液性胃酸分泌。可分为 3 种类型:迷走神经干切断术、选择性迷走神经切断术、高选择性迷走神经切断术。

(五)常见护理诊断/问题

1.焦虑、恐惧

焦虑、恐惧与对疾病缺乏了解,担心治疗效果及预后有关。

2.疼痛

疼痛与胃十二指肠黏膜受侵蚀及手术后创伤有关。

3.潜在并发症

出血、感染、十二指肠残端破裂、吻合口瘘、胃排空障碍、消化道梗阻及倾倒综合征等。

(六)护理措施

1.术前护理

(1)心理护理:关心、了解患者的心理和想法,告知有关疾病治疗和手术的知识、手术前和手术后的配合,耐心解答患者的各种疑问,消除患者的不良心理,使其能积极配合疾病的治疗和护理。

(2)饮食护理:一般择期手术患者饮食宜少食多餐,给予高蛋白、高热量、高维生素等易消化的食物,忌酸辣、生冷、油炸、浓茶、烟酒等刺激性食品。营养状况较差或不能进食者常伴有贫血、低蛋白血症,术前应给予静脉输液,补充足够的热量,必要时补充血浆或全血,以改善患者的营养状况,提高其对手术的耐受力。术前 1 d 进流质饮食,术前 12 h 禁食、水。

（3）协助患者做好各种检查及手术前常规准备，做好健康教育，如教会患者深呼吸、有效咳嗽、床上翻身及肢体活动方法等。

（4）术日晨留置胃管，必要时遵医嘱留置胃肠营养管，并铺好麻醉床，备好吸氧装置，综合心电监护仪等。

2.术后护理

（1）病情观察。术后严密观察患者生命体征的变化，每 30 min 测量 1 次生命体征，直至血压平稳，如病情较重，仍需每 1～2 h 测量 1 次，或根据医嘱给予心电监护。同时观察患者神志、体温、尿量及伤口渗血、渗液情况。并且注意有无内出血、腹膜刺激征及腹腔脓肿等迹象，发现异常及时通知医师给予处理。

（2）体位。患者去枕平卧，头后仰偏向一侧，麻醉清醒、血压平稳后改半卧位，以保持腹部松弛，减少切口缝合处张力，减轻疼痛和不适，以利腹腔引流，也有利于呼吸和循环。

（3）引流管护理。十二指肠溃疡术后，患者常留有胃管、尿管及腹腔引流管等。护理时应注意：①妥善固定各种引流管，防止松动和脱出，并做好标识，一旦脱出后不可自行插回。②保持引流通畅、持续有效，防止引流管受压、扭曲及折叠等，可经常挤捏引流管以防堵塞。如若堵塞，可在医师指导下用生理盐水冲洗引流管。③密切观察并记录引流液的性质、颜色和量，发现异常及时通知医师，协助处理。留置胃管可减轻胃肠道张力，促进吻合口愈合。护理时还应注意：胃大部切除术后 24 h 内，可由胃管内引流出少量血液或咖啡样液体，若引流液有较多鲜血，应警惕吻合口出血，需及时与医师联系并处理；术后胃肠减压量减少，腹胀减轻或消失，肠蠕动功能恢复，肛门排气后可拔除胃管。

（4）疼痛护理。术后切口疼痛的患者，可遵医嘱给予镇痛药物或应用自控止痛泵，对应用自控止痛泵的患者，应注意预防并处理可能发生的并发症，如尿潴留、恶心及呕吐等。

（5）禁食及静脉补液。禁食期间应静脉补充液体。因胃肠减压期间，引流出大量含有各种电解质的胃肠液，加之患者禁食、水，易造成水、电解质及酸碱失调和营养缺乏。因此，术后需及时补充患者所需的各种营养物质，包括糖、脂肪、氨基酸、维生素及电解质等，必要时输血、血浆或清蛋白，以改善患者的营养状况，促进切口的愈合。同时详细记录 24 h 液体出入量，为合理补液提供依据。

（6）早期肠内营养支持的护理。术前或术中放置空肠喂养管的患者，术后早期（术后24 h）可经喂养管输注肠内营养制剂，对改善患者的全身营养状况、维持胃肠道屏障结构和功能、促进肠功能恢复等均有益处。护理时应注意：①妥善固定喂养管，避免过度牵拉，防止滑脱、移动、扭曲和受压；保持喂养管的通畅，每次输注前后，每隔4～6 h用温开水或温生理盐水冲洗管道，防止营养液残留堵塞管腔。②肠内营养支持早期，应遵循从少到多、由慢至快和由稀到浓的原则，使肠道能更好地适应。③营养液的温度以 37 ℃左右为宜，温度偏低会刺激肠道引起肠痉挛，导致腹痛、腹泻；温度过高则可灼伤肠道黏膜，甚至可引起溃疡或出血。同时观察患者有无恶心、呕吐、腹痛、腹胀、腹泻和水电解质紊乱等并发症的发生。

（7）饮食护理。功能恢复、肛门排气后可拔除胃管，拔除胃管后，当日可给少量饮水或米汤。如无不适，第 2 天进半量流食，每次 50～80 mL，第 3 天进全量流食，每次 100～150 mL。进食后若无不适，第 4 天可进半流食，以温、软、易于消化的食物为好，术后第 10～14 d 可进软食，忌生、冷、硬和刺激性食物。要少食多餐，开始时每天5～6餐，以后逐渐减少进餐次数并增加每餐进食量，逐步过渡到正常饮食。术后早期禁食牛奶及甜品，以免引起腹胀及胃酸。

(8)鼓励患者早期活动。围床期间,鼓励并协助患者翻身,病情允许时,鼓励并协助患者早期下床活动。如无禁忌,术日可活动四肢,术后第 1 天床上翻身或坐起做轻微活动,第 2～3 天视情况协助患者床边活动,第 4 天可在室内活动。患者活动量应根据个体差异而定,以不感到劳累为宜。

(9)胃大部切除术后并发症的观察及护理如下。

1)术后出血。包括胃和腹腔内出血。胃大部切除术后 24 h 内可由胃管内引流出少量血液或咖啡样液体,一般 24 h 内不超过 300 mL,且逐渐减少、颜色逐渐变浅变清,出血自行停止。若术后短期内从胃管不断引流出新鲜血液,24 h 后仍未停止,则为术后出血。发生在术后 24 h 以内的出血,多属术中止血不确切;术后 4～6 d 发生的出血,常为吻合口黏膜坏死脱落所致;术后 10～20 d 发生的出血,与吻合口缝线处感染或黏膜下脓肿腐蚀血管有关。术后要严密观察患者的生命体征变化,包括血压、脉搏、心率、呼吸、神志和体温的变化,加强对胃肠减压及腹腔引流的护理,观察和记录胃液及腹腔引流液的量、颜色和性质,若短期内从胃管引流出大量新鲜血液,持续不止,应警惕有术后胃出血。若术后持续从腹腔引流管引出大量新鲜血性液体,应怀疑腹腔内出血,须立即通知医师协助处理。遵医嘱采用静脉给予止血药物、输血等措施,或用冰生理盐水洗胃,一般可控制。若非手术疗法不能有效止血或出血量大于每小时 500 mL,需再次手术止血,应积极完善术前准备,并做好相应的术后护理。

2)十二指肠残端破裂。一般多发生在术后 24～48 h,是毕Ⅱ式胃大部切除术后早期的严重并发症,原因与十二指肠残端处理不当及胃空肠吻合口输入襻梗阻引起的十二指肠腔内压力升高有关。临床表现为突发性上腹部剧痛、发热和出现腹膜刺激征及白细胞计数增加,腹腔穿刺可有胆汁样液体。一旦确诊,应立即进行手术治疗。

3)胃肠吻合口破裂或吻合口瘘。是胃大部切除术后早期并发症,常发生在术后 1 周左右。原因与术中缝合技术不当、吻合口张力过大、组织供血不足有关,表现为高热、脉速等全身中毒症状,有上腹部疼痛及腹膜炎的表现。如发生较晚,多形成局部脓肿或外瘘。临床工作中应注意观察患者生命体征和腹腔引流情况,一般情况下,患者术后体温逐渐趋于正常,腹腔引流液逐日减少和变清。若术后腹腔引流量仍不减、伴有黄绿色胆汁或呈脓性、带臭味,伴腹痛,体温再次升高,应警惕吻合口瘘的可能,须及时通知医师,协助处理。处理包括:①出现吻合口破裂伴有弥漫性腹膜炎的患者须立即手术治疗,做好急症手术准备。②症状较轻无弥漫性腹膜炎的患者,可先行禁食、胃肠减压、充分引流,合理应用抗生素并给予肠外营养支持,纠正水、电解质紊乱和酸碱平衡失调。③保护瘘口周围皮肤,应及时清洁瘘口周围皮肤,并保持皮肤干燥,局部可涂以氧化锌软膏或使用皮肤保护膜加以保护,以免皮肤破溃继发感染。经上述处理后多数患者吻合口瘘可在 4～6 周自愈,若经久不愈,须再次手术。

4)胃排空障碍。也称胃瘫,常发生在术后 4～10 d,发病机制尚不完全明了。临床表现为拔除胃管后,患者出现上腹饱胀、钝痛和呕吐,呕吐物含食物和胆汁,消化道 X 线造影检查可见残胃扩张、无张力、蠕动波少而弱,且内容物通过胃肠吻合口不畅。处理措施:①禁食、胃肠减压,减少胃肠道积气、积液,降低胃肠道张力,使胃肠道得到充分休息,并记录 24 h 出入量。②输液及肠外营养支持,纠正低蛋白血症,维持水、电解质和酸碱平衡。③应用胃动力促进剂如甲氧氯普安、多潘立酮,促进胃肠功能恢复,也可用 3%温盐水洗胃。一般经上述治疗均可痊愈。

5)输入襻梗阻。可分为急、慢性两类:①急性完全性输入襻梗阻,多发生于毕Ⅱ式结肠前输入段对胃小弯的吻合术式。临床表现为上腹部剧烈疼痛,频繁呕吐,呕吐量少、多不含胆汁,呕吐后症状不缓解,且上腹部有压痛性肿块。是输出襻系膜悬吊过紧压迫输入襻,或是输入襻过长,穿入输出襻与横结肠的间隙孔形成内疝所致,属闭襻性肠梗阻,易发生肠绞窄,应紧急手术治疗。②慢性不完全性输入襻梗阻患者,表现为进食后出现右上腹胀痛或绞痛,呈喷射状呕吐,呕吐物为大量不含食物的胆汁,呕吐后症状缓解。多由输入襻过长扭曲或输入襻过短在吻合口处形成锐角,使输入襻内胆汁、胰液和十二指肠液排空不畅而滞留所致。由于消化液潴留在输入襻内,进食后消化液分泌明显增加,输入襻内压力增高,刺激肠管发生强烈的收缩,引起喷射样呕吐,也称输入襻综合征。

6)输出襻梗阻。多因粘连、大网膜水肿或坏死、炎性肿块压迫所致。临床表现为上腹饱胀,呕吐食物和胆汁。如果非手术治疗无效,应手术解除梗阻。

7)吻合口梗阻。因吻合口过小或吻合时胃肠壁组织内翻过多引起,也可因术后吻合口炎性水肿出现暂时性梗阻。患者表现为进食后出现上腹部饱胀感和溢出性呕吐等,呕吐物含或不含胆汁。应即刻禁食,给予胃肠减压和静脉补液等保守治疗。若保守治疗无效,可行手术解除梗阻。

8)倾倒综合征。由于胃大部切除术后,胃失去幽门窦、幽门括约肌、十二指肠壶腹部等结构对胃排空的控制,导致胃排空过速,产生一系列综合征。可分为早期倾倒综合征和晚期倾倒综合征。①早期倾倒综合征:多发生在进食后 0.5 h 内,患者以循环系统症状和胃肠道症状为主要表现。患者可出现心悸、乏力、出汗及面色苍白等一过性血容量不足表现,并有恶心、呕吐、腹部绞痛、腹泻等消化道症状。处理:主要采用饮食调整,嘱患者少食多餐,饭后平卧 20～30 min,避免过甜食物、减少液体摄入量并降低食物渗透浓度,多数可在术后半年或一年内逐渐自愈。极少数症状严重而持久的患者需手术治疗。②晚期倾倒综合征:主要因进食后,胃排空过快,高渗性食物迅速进入小肠,使得吸收过快而使血糖急剧升高,刺激胰岛素大量释放,而当血糖下降后,胰岛素并未相应减少,继而发生低血糖,故又称低血糖综合征。表现为餐后 2～4 h,患者出现心慌、无力、眩晕、出汗、手颤、嗜睡乃至虚脱。消化道症状不明显,可有饥饿感,出现症状时稍进饮食即可缓解。饮食中需减少糖类含量,增加蛋白质比例,少食多餐。

(七)健康指导

(1)向患者及其家属讲解有关胃十二指肠溃疡的知识,使之能更好地配合治疗和护理。

(2)指导患者学会自我情绪调整,保持乐观进取的精神风貌,注意劳逸结合,减少溃疡病的客观因素。

(3)指导患者饮食应定时定量,少食多餐,营养丰富,以后可逐步过渡至正常饮食。少食腌、熏食品,避免进食过冷、过烫、过辣及油煎炸食物,切勿酗酒、吸烟。

(4)告知患者及其家属有关手术后期可能出现的并发症的表现和预防措施。

(5)定期随访,如有不适,及时就诊。

二、胃十二指肠溃疡急性穿孔

胃十二指肠溃疡急性穿孔是胃十二指肠溃疡的严重并发症,为常见的外科急腹症。起病急,变化快,病情严重,需要紧急处理,若诊治不当可危及生命。其发生率呈逐年上升趋势,发病逐渐趋于老龄化。十二指肠溃疡穿孔男性患者较多,胃溃疡穿孔则多见于老年妇女。

(一)病因及发病机制

溃疡穿孔是活动期胃十二指肠溃疡向深部侵蚀、穿破浆膜的结果。60%的胃溃疡穿孔发生在近幽门的胃小弯,而 90% 的十二指肠溃疡穿孔发生在壶腹部前壁偏小弯侧。急性穿孔后,具有强烈刺激性的胃酸、胆汁、胰液等消化液和食物进入腹腔,引起化学性腹膜炎和腹腔内大量液体渗出,6～8 h 后细菌开始繁殖并逐渐转变为化脓性腹膜炎。病原菌以大肠埃希菌、链球菌多见。因剧烈的腹痛、强烈的化学刺激、细胞外液的丢失及细菌毒素吸收等因素,患者可出现休克。

(二)临床表现

1.症状

穿孔多突然发生于夜间空腹或饱食后,主要表现为突发性上腹部刀割样剧痛,很快波及全腹,但仍以上腹为重。患者疼痛难忍,常伴恶心、呕吐、面色苍白、出冷汗、脉搏细速、血压下降、四肢厥冷等表现。其后由于大量腹腔渗出液的稀释,腹痛略有减轻,继发细菌感染后,腹痛可再次加重。当胃内容物沿右结肠旁沟向下流注时,可出现右下腹痛。溃疡穿孔后病情的严重程度与患者的年龄、全身情况、穿孔部位、穿孔大小和时间及是否空腹穿孔密切相关。

2.体征

体检时患者呈急性病容,表情痛苦,蜷屈位、不愿移动,腹式呼吸减弱或消失,全腹有明显的压痛、反跳痛,腹肌紧张呈“木板样”强直,以右上腹部最为明显,肝浊音界缩小或消失、可有移动性浊音,肠鸣音减弱或消失。

(三)实验室及其他检查

1.X 线检查

大约 80% 的患者行站立位腹部 X 线检查时,可见膈下新月形游离气体影。

2.实验室检查

实验室检查提示血白细胞计数及中性粒细胞比例增高。

3.诊断性腹腔穿刺

临床表现不典型的患者可行诊断性腹腔穿刺,穿刺抽出液可含胆汁或食物残渣。

(四)治疗要点

根据病情选用非手术或手术治疗。

1.非手术治疗

(1)适应证:一般情况良好,症状及体征较轻的空腹状态下穿孔;穿孔超过 24 h,腹膜炎症已局限;胃十二指肠造影证实穿孔已封闭;无出血、幽门梗阻及恶变等并发症。

(2)治疗措施:①禁欲、食,持续胃肠减压,减少胃肠内容物继续外漏,以利于穿孔的闭合和腹膜炎症消退。②输液和营养支持治疗,以维持机体水、电解质平衡及营养需求。③全身应用抗生素,以控制感染。④应用抑酸药物,如给予 H2 受体阻断剂或质子泵拮抗剂等制酸药物。

2.手术治疗

(1)适应证:①上述非手术治疗措施 6～8 h,症状无减轻,甚至逐渐加重。②饱食后穿孔,顽固性溃疡穿孔和伴有幽门梗阻、大出血及恶变等并发症,应及早进行手术治疗。

(2)手术方式包括以下两种。①单纯缝合修补术:缝合穿孔处并加大网膜覆盖。此方法操作简单,手术时间短,安全性高。适用于穿孔时间超过 8 h,腹腔内感染及炎症水肿严重者;以往无溃疡病史或有溃疡病史但未经内科正规治疗,无出血、梗阻并发症者;有其他系统器质性疾病,不能耐受急诊彻底性溃疡切除手术者。②彻底的溃疡切除手术(连同溃疡一起切除的胃大部切除术):手术方式包括胃大部切除术,对十二指肠溃疡穿孔行迷走神经切断加胃窦切除术,或缝合穿孔后行迷走神经切断加胃空肠吻合术,或行高选择性迷走神经切断术。

（五）常见护理诊断/问题

1.疼痛

疼痛与胃十二指肠溃疡穿孔后消化液对腹膜的强烈刺激及手术后切口有关。

2.体液不足

体液不足与溃疡穿孔后消化液的大量丢失有关。

（六）护理措施

1.术前护理/非手术治疗的护理

（1）禁食、胃肠减压：溃疡穿孔患者要禁食禁水，有效地胃肠减压，以减少胃肠内容物继续流入腹腔。做好引流期间的护理，保持引流通畅和有效负压，注意观察和记录胃液的颜色、性质和量。

（2）体位：休克者取休克体位（头和躯干抬高 20°～30°、下肢抬高 15°～20°），以增加回心血量；无休克者或休克改善后取半卧位，以利于漏出的消化液积聚于盆腔最低位，便于引流，减少毒素的吸收，同时也可降低腹壁张力和减轻疼痛。

（3）静脉输液，维持体液平衡：①观察和记录 24 h 出入量，为合理补液提供依据。②给予静脉输液，根据出入量和医嘱，合理安排输液的种类和速度，以维持水、电解质及酸碱平衡，同时给予营养支持和相应护理。

（4）预防和控制感染：遵医嘱合理应用抗菌药。

（5）做好病情观察：密切观察患者生命体征、腹痛、腹膜刺激征及肠鸣音变化等。若经非手术治疗 6～8 h 病情不见好转，症状、体征反而加重，应积极做好急诊手术准备。

2.术后护理

加强术后护理，促进患者早日康复。

三、胃十二指肠溃疡大出血

胃十二指肠溃疡出血是上消化道大出血中最常见的原因，占 50% 以上。其中 5%～10% 需要手术治疗。

（一）病因与病理

因溃疡基底的血管壁被侵蚀而导致破裂出血，患者过去多有典型溃疡病史，近期可有服用非甾体抗炎药物、疲劳及饮食不规律等诱因。胃溃疡大出血多发生在胃小弯，出血源自胃左、右动脉及其分支或肝胃韧带内较大的血管。十二指肠溃疡大出血通常位于壶腹部后壁，出血多来自胃十二指肠动脉或胰十二指肠上动脉及其分支，溃疡基底部的血管侧壁破裂出血不易自行停止，可引发致命的动脉性出血。大出血后，因血容量减少、血压下降、血流变慢，可在血管破裂处形成血凝块而暂时止血。由于胃酸和胃十二指肠内容物与溃疡病灶的接触及胃肠蠕动，部分病例可发生再次出血。

（二）临床表现

1.症状

患者的主要表现是呕血和黑便，多数患者只有黑便而无呕血，迅猛的出血则表现为大量呕血和排紫黑色血便。呕血前患者常有恶心，便血前多突然有便意，呕血或便血前后患者常有心悸、目眩、无力甚至昏厥。若出血速度缓慢，则血压、脉搏改变不明显。如果短期内失血量超过 400 mL，患者可出现面色苍白、口渴、脉搏快速有力，血压正常或略偏高的循环系统代偿表现；当失血量超过800 mL时,可出现休克症状,患者烦躁不安、出冷汗、脉搏细速、血压下降、呼吸急促、四肢厥冷等。

2.体征

腹稍胀,上腹部可有轻度压痛,肠鸣音亢进。

(三)实验室及其他检查

1.内镜检查

胃十二指肠纤维镜检查可明确出血原因和部位,出血24 h内阳性率可达70%～80%,超过24 h则阳性率下降。

2.血管造影

选择性腹腔动脉或肠系膜上动脉造影可明确病因与出血部位,并可采取栓塞治疗或动脉注射垂体升压素等介入性止血措施。

3.实验室检查

大量出血早期,由于血液浓缩,血常规变化不大,之后红细胞计数、血红蛋白、血细胞比容均呈进行性下降。

(四)治疗要点

胃十二指肠溃疡出血的治疗原则:补充血容量,防止失血性休克,尽快明确出血部位并采取有效止血措施。

1.非手术治疗

(1)补充血容量:迅速建立静脉通路,快速行静脉输液、输血。失血量达全身总血量的20%时,应输注右旋糖酐、羟乙基淀粉或其他血浆代用品,出血量较大时可输注浓缩红细胞,必要时可输全血,保持血细胞比容不低于30%。

(2)禁食、留置胃管:用生理盐水冲洗胃腔,清除血凝块,直至胃液变清。还可经胃管注入200 mL含8 mg去甲肾上腺素的生理盐水溶液,每4～6 h 1次。

(3)应用止血、制酸等药物:经静脉或肌内注射巴曲酶等止血药物;静脉给予 H2 受体拮抗剂(西咪替丁等)、质子泵抑制剂(奥美拉唑)或生长抑素等。

(4)胃镜下止血:经急诊胃镜检查明确出血部位后,同时实施电凝、激光灼凝、注射或喷洒药物、钛夹夹闭血管等局部止血措施。

2.手术治疗

(1)适应证:①重大出血,短期内出现休克,或短时间内(6～8 h)需输入大量血液(＞800 mL)方能维持血压和血细胞比容。②正在进行药物治疗的胃十二指肠溃疡患者发生大出血,说明溃疡侵蚀性大,非手术治疗难以止血,或暂时血止后又复发。③60 岁以上伴血管硬化症者自行止血机会较小,应及早手术。④近期发生过类似的大出血或合并溃疡穿孔或幽门梗阻。⑤胃镜检查发现动脉搏动性出血或溃疡底部血管显露、再出血危险性大。

(2)手术方式:①胃大部切除术,适用于大多数溃疡出血的患者。②贯穿缝扎术,在病情危急,不能耐受胃大部切除手术时,可采用单纯贯穿缝扎止血法。③在贯穿缝扎处理溃疡出血后,可行迷走神经干切断加胃窦切除或幽门成形术。

(五)常见护理诊断/问题

1.焦虑、恐惧

焦虑、恐惧与突发胃十二指肠溃疡大出血及担心预后有关。

2.体液不足

体液不足与胃十二指肠溃疡出血致血容量不足有关。

(六)护理措施

1.术前护理/非手术治疗的护理

(1)缓解焦虑和恐惧:关心和安慰患者,给予心理支持,减轻患者的焦虑和恐惧。及时为患者清理呕吐物。情绪紧张者,可遵医嘱适当给予镇静剂。

(2)体位:取平卧位,卧床休息。有呕血者,头偏向一侧。

(3)补充血容量:迅速建立多条畅通的静脉通路,快速输液、输血,必要时可行深静脉穿刺输液。开始输液时速度宜快,待休克纠正后减慢滴速。

(4)采取止血措施:遵医嘱应用止血药物或冰盐水洗胃,以控制出血。

(5)做好病情观察:严密观察患者生命体征的变化,判断、观察和记录呕血、便血情况,观察患者有无口渴、肢端湿冷、尿量减少等循环血量不足的表现。必要时测量中心静脉压并做好记录。观察有无鲜红色血性胃液从胃管流出,以判断有无活动性出血和评估止血效果。若患者出血仍在继续,短时间(6~8 h)内需大量输血(>800 mL)才能维持血压和血细胞比容,或停止输液、输血后,病情又恶化,应及时报告医师,并配合做好急症手术的准备。

(6)饮食:出血时暂禁食,出血停止后,可进流质或无渣半流质饮食。

2.术后护理

加强术后护理,促进患者早日康复。

四、胃十二指肠溃疡瘢痕性幽门梗阻

胃十二指肠溃疡病程中,因幽门管、幽门溃疡或十二指肠壶腹部溃疡反复发作,形成瘢痕狭窄、幽门痉挛水肿而造成幽门梗阻。

(一)病因与病理

瘢痕性幽门梗阻常见于十二指肠壶腹部溃疡和位于幽门的胃溃疡。溃疡引起幽门梗阻的机制有幽门痉挛、炎性水肿和瘢痕三种,前两种情况是暂时的和可逆的,在炎症消退、痉挛缓解后梗阻解除,无需外科手术。而瘢痕性幽门梗阻属于永久性,需要手术方能解除梗阻。梗阻初期,为克服幽门狭窄,胃蠕动增强,胃壁肌肉代偿性增厚。后期,胃代偿功能减退,失去张力,胃高度扩大,蠕动减弱甚至消失。由于胃内容物潴留引起呕吐而致水、电解质的丢失,导致脱水、低钾、低氯性碱中毒。长期慢性不全性幽门梗阻者,由于摄入减少,消化吸收不良,可出现贫血与营养障碍。

(二)临床表现

1.症状

患者表现为进食后上腹饱胀不适并出现阵发性胃痉挛性疼痛,伴恶心、嗳气与呕吐。呕吐多发生在下午或晚间,呕吐量大,一次达 1 000~2 000 mL,呕吐物内含大量宿食,有腐败酸臭味,但不含胆汁。呕吐后自觉胃部舒适,故患者常自行诱发呕吐以缓解症状。常有少尿、便秘及贫血等慢性消耗表现。体检时常可见患者有消瘦、皮肤干燥及皮肤弹性消失等营养不良的表现。

2.体征

上腹部可见胃型和胃蠕动波,用手轻拍上腹部可闻及"振水声"。

(三)实验室及其他检查

1.内镜检查

内镜检查可见胃内有大量潴留的胃液和食物残渣。

2.X线钡餐检查

X线钡餐检查可见胃高度扩张,24 h后仍有钡剂存留(正常24 h排空)。已明确幽门梗阻者避免做此检查。

(四)治疗要点

瘢痕性幽门梗阻以手术治疗为主。最常用的术式是胃大部切除术,但年龄较大、身体状况极差或合并其他严重内科疾病者,可行胃空肠吻合加迷走神经切断术。

(五)常见护理诊断/问题

1.体液不足

体液不足与大量呕吐、胃肠减压引起水、电解质的丢失有关。

2.营养失调

营养失调与幽门梗阻致摄入不足、禁食和消耗、丢失体液有关。

(六)护理措施

1.术前护理

(1)静脉输液:根据医嘱和电解质检测结果合理安排输液种类和速度,以纠正脱水及低钾、低氯性碱中毒。密切观察及准确记录24 h出入量,为静脉补液提供依据。

(2)饮食与营养支持:非完全梗阻者可给予无渣半流质饮食,完全梗阻者术前应禁食、水,以减少胃内容物潴留。根据医嘱于手术前给予肠外营养,必要时输血或其他血液制品,以纠正营养不良、贫血和低蛋白血症,提高患者对手术的耐受力。

(3)采取有效措施,减轻疼痛,增进舒适。

禁食,胃肠减压:完全幽门梗阻患者,给予禁食,保持有效胃肠减压,减少胃内积气、积液,减轻胃内张力。必要时遵医嘱给予解痉药物,以减轻疼痛,增加患者的舒适度。

体位:取半卧位,卧床休息。呕吐时,头偏向一侧。呕吐后及时为患者清理呕吐物。对情绪紧张者,可遵医嘱给予镇静剂。

(4)洗胃:完全幽门梗阻者,除持续胃肠减压排空胃内潴留物外,须做术前胃的准备,即术前3 d,每晚用300~500 mL温盐水洗胃,以减轻胃黏膜水肿和炎症,有利于术后吻合口愈合。

2.术后护理

加强术后护理,促进患者早日康复。

(李绍红)

第十二节　急性阑尾炎

急性阑尾炎是普外科最常见的疾病之一,也是外科急腹症中最常见的疾病之一,其发病率约为1‰。各年龄段人及妊娠期妇女均可发病,但以青年最为多见。阑尾切除术也是外科最常施行的一种手术。急性阑尾炎临床表现变化较多,需要与许多腹腔内、外疾病相区别。早期明确诊断,及时治疗,可使患者在短期内恢复健康。若延误诊治,则可能出现严重后果。因此,对本病的处理须予以重视。

一、病因

阑尾管腔较细且系膜短,常使阑尾扭曲,内容物排出不畅。阑尾管腔内本来就有许多微生物,远侧又是盲端,很容易发生感染。一般认为急性阑尾炎是由下列几种因素综合导致的。

(一)梗阻

梗阻为急性阑尾炎最常见的致病因素,常见的梗阻原因如下:①便石和便块等;②寄生虫,如蛔虫堵塞;③阑尾系膜过短,造成阑尾扭曲,引起部分梗阻;④阑尾壁的改变,以往发生过急性阑尾炎后,肠壁可以纤维化,使阑尾腔变小,亦可减弱阑尾的蠕动功能。

(二)细菌感染

阑尾炎的发生也可能是细菌直接感染的结果。细菌可通过直接侵入、经由血运或邻接感染等方式侵入阑尾壁,从而导致阑尾的感染和炎症。

(三)其他

与急性阑尾炎发病有关的因素还有饮食习惯、遗传因素和胃肠道功能障碍等。阑尾先天性畸形,如阑尾过长、过度扭曲、管腔细小、血供不佳等都是易于发生急性炎症的条件。胃肠道功能障碍(如腹泻、便秘等)引起内脏神经反射,导致阑尾肌肉和血管痉挛,当超过正常强度时,可致阑尾管腔狭窄、血供障碍、黏膜受损,以致细菌入侵而发生急性炎症。

二、病理

根据急性阑尾炎的临床过程和病理解剖学变化,可将其分为四种病理类型,这些不同类型可以是急性阑尾炎在其病变发展过程中不同阶段的表现,也可以是不同的病因和发病原理的直接结果。

(一)急性单纯性阑尾炎

阑尾轻度肿胀,浆膜表面充血。阑尾壁各层组织间均有炎性细胞浸润,以黏膜和黏膜下层最为显著。黏膜上可能形成小的溃疡和出现小的出血点,阑尾腔内可能有少量渗出液,临床症状和全身反应也较轻,如能及时处理,其感染可以消退,炎症完全吸收,阑尾也可以恢复正常。

(二)急性化脓性阑尾炎

阑尾明显肿胀,壁内有大量炎性细胞浸润,可形成大量大小不一的微小脓肿。浆膜高度充血并有较多脓性渗出物,是机体炎症防御、局限化的一种表现。常有大网膜下移、包绕部分或全部阑尾。此类阑尾炎的阑尾已有不同程度的组织破坏,即使经保守治疗恢复,阑尾壁仍可留有瘢痕挛缩,致阑尾腔狭窄,因此日后炎症可反复发作。

(三)坏疽性及穿孔性阑尾炎

坏疽性及穿孔性阑尾炎是一种重型阑尾炎。根据阑尾血运阻断的部位,坏死范围可仅限于阑尾的一部分或累及整个阑尾。阑尾管壁坏死或部分坏死,呈暗紫色或黑色。阑尾腔内积脓,且压力升高,阑尾壁血液循环受阻。穿孔部位多位于阑尾根部和尖端。若穿孔未被包裹,感染继续扩散,则可引起急性弥漫性腹膜炎。

(四)阑尾周围脓肿

急性阑尾炎化脓坏疽或穿孔,如果此过程进展较慢,大网膜可移至右下腹部,将阑尾包裹并形成粘连,形成炎性肿块或阑尾周围脓肿。

阑尾穿孔并发弥漫性腹膜炎最为严重,常见于坏疽穿孔性阑尾炎。婴幼儿大网膜过短、妊娠期的子宫妨碍大网膜下移,故易于在阑尾穿孔后出现弥漫性腹膜炎。由于阑尾炎症严重,进展迅速,局部大网膜或肠襻粘连尚不足以局限之,故一旦穿孔,感染很快蔓及全腹腔。患者有全身性感染、中毒和脱水等现象,有全腹性的腹壁强直和触痛,并有肠麻痹的腹胀、呕吐等症状。如不经适当治疗,病死率很高;即使经过积极治疗后全身性感染获得控制,也常因出现盆腔脓肿、膈下脓肿或多发性腹腔脓肿等并发症而需多次手术引流,甚至遗下腹腔窦道、肠瘘、粘连性肠梗阻等并发症而使病情复杂、病期迁延。

三、临床表现

不论急性阑尾炎病因如何,亦不论其病理变化为单纯性、化脓性或坏疽性,在阑尾未穿孔、坏死或并有局部脓肿以前,临床表现大致相似。多数急性阑尾炎有较典型的症状和体征。

(一)症状

一般表现在三个方面。

1.腹痛不适

腹痛不适是急性阑尾炎最常见的症状,约有98%的急性阑尾炎患者以此为首发症状。典型的急性阑尾炎腹痛开始时多在上腹部或脐周围,有时为阵发性,并常有轻度恶心或呕吐,一般持续6~36 h(通常约12 h)。当阑尾炎症涉及壁腹膜时,腹痛变为持续性并转移至右下腹部,疼痛加剧,不少患者伴有呕吐、发热等全身症状。此种转移性右下腹痛是急性阑尾炎的典型症状,70%以上的患者具有此症状。该症状在临床诊断上有重要意义。但也应该指出:不少患者的腹痛可能开始时即在右下腹,不一定有转移性腹痛,这可能与阑尾炎病理过程不同有关。没有明显管腔梗阻而直接发生的阑尾感染,可能一开始就是右下腹炎症持续性疼痛。在临床上,虽异位阑尾炎同样也可有初期梗阻性、后期炎症性腹痛,但其最后腹痛所在部位因阑尾部位不同而异。

腹痛的轻重程度与阑尾炎的严重性之间并无直接关系。虽然腹痛的突然减轻一般表示阑尾腔的梗阻已解除或炎症在消退,但有时因阑尾腔内压过大或组织缺血坏死,神经末梢失去感受和传导能力,腹痛也可减轻。有时阑尾穿孔以后,由于腔内压随之减低,自觉的腹痛也可突然消失。故腹痛减轻,必须伴有体征消失,方可视为病情好转的证据。

2.胃肠道症状

恶心、呕吐、便秘、腹泻等胃肠道症状是急性阑尾炎患者所常有的。呕吐是急性阑尾炎常见的症状,当阑尾管腔梗阻及炎症程度较重时更为突出。呕吐与发病前有无进食有关。阑尾炎发生于空腹时,往往仅伴有恶心;饱食后发生者多有呕吐;偶然于病程晚期亦见有恶心、呕吐者,则多由腹膜炎所致。食欲缺乏、不思饮食,则更是患者常见的症状。

当阑尾感染扩散至全腹时,恶心、呕吐可加重。其他胃肠道症状,如食欲缺乏、便秘、腹泻等也偶可出现,腹泻多由于阑尾炎症扩散至盆腔内形成脓肿,刺激直肠而引起肠功能亢进。此时患者常有排便不畅、便次增多、里急后重及便中带黏液等症状。

3.全身反应

急性阑尾炎患者的全身症状一般并不显著。当阑尾化脓坏疽并有扩散性腹腔内感染时,会出现明显的全身症状,如寒战、高热、反应迟钝或烦躁不安;当弥漫性腹膜炎严重时,会同时出现血容量不足与脓毒症表现,甚至有心、肺、肝、肾等生命器官功能障碍。

（二）体征

急性阑尾炎的体征在诊断上较自觉症状更具重要性。它的表现取决于阑尾的部位、位置的深浅和炎症的程度，常见的体征有下列几类。

1.患者体位

不少患者来诊时常弯腰行走且往往以双手按在右下腹部。在床上平卧时，其右髋关节常呈屈曲状。

2.压痛和反跳痛

最主要和典型的症状是右下腹压痛，其存在是诊断阑尾炎的重要依据，典型的压痛较局限，位于麦氏点（阑尾点）或其附近。无并发症的阑尾炎压痛点比较局限，有时可以用一个手指在腹壁找到最明显压痛点。待出现腹膜炎时，压痛范围可变大，甚至全腹压痛，但压痛最剧点仍在阑尾部位。压痛点具有重大诊断价值，即使患者自觉腹痛尚在上腹部或脐周围，体检时往往已能发现在右下腹有明显的压痛点，常可借此获得早期诊断。

年老体弱、反应差的患者有时即使炎症很重，但压痛可能比较轻微或必须深压才痛。压痛表明阑尾炎症的存在和其所在的部位，较转移性腹痛更具诊断意义。

反跳痛具有重要的诊断意义，体检时将压在局部的手突然松开，患者感到更重于压痛的剧烈疼痛。这是腹膜受到刺激的反应，可以更肯定局部炎症的存在。阑尾部位压痛与反跳痛的同时存在对诊断阑尾炎来说，比单个存在更有价值。

3.右下腹肌紧张和强直

肌紧张是腹壁对炎症刺激的反应性痉挛，强直则是一种不由自主的持续性、保护性的腹肌收缩，都见于阑尾炎症已超出浆膜并侵及周围脏器或组织时。检查腹肌有无紧张和强直，要求动作轻柔，患者情绪平静，以避免引起腹肌过度反应或痉挛，导致得出不正确结论。

4.疼痛试验

有些急性阑尾炎患者以下几种疼痛试验可能呈阳性，其主要原理是处于深部但有炎症的阑尾黏附于腰大肌或闭孔肌，在行以下各种试验时，局部受到明显刺激而出现疼痛。①结肠充气试验（Rovsing征）。深压患者左下腹部降结肠处，患者感到阑尾部位疼痛。②腰大肌试验。患者左侧卧，右腿伸直并过度后伸时阑尾部位出现疼痛。③闭孔内肌试验。患者屈右髋右膝并内旋时感到阑尾部位疼痛。④直肠内触痛，直肠指检时按压右前壁，患者有疼痛感。

（三）化验

急性阑尾炎患者的血常规、尿常规检查有一定重要性。90％的患者常有白细胞计数增多，是临床诊断的重要依据，一般为$(10\sim15)\times10^9/L$。随着炎症加重，白细胞计数可以增多，甚至可为$20\times10^9/L$以上。但年老体弱或免疫功能受抑制的患者，白细胞计数不一定增多，甚至反而下降。白细胞数增多常伴有核左移。急性阑尾炎患者的尿液检查一般无特殊改变，但对排除类似阑尾炎症状的泌尿系统疾病，如输尿管结石，常规检查尿液仍有必要。

四、诊断

多数急性阑尾炎的诊断以转移性右下腹痛或右下腹痛、阑尾部位压痛和白细胞计数升高三者为决定性依据。典型的急性阑尾炎（约占80％）均有上述症状及体征，易于据此做出诊断。对于临床表现不典型的患者，尚需考虑借助其他一些诊断手段，以作进一步肯定。

五、鉴别诊断

典型的急性阑尾炎一般诊断并不困难,但在另一部分病例,由于临床表现并不典型,诊断相当困难,有时甚至诊断错误,以致采用错误的治疗方法或延误治疗,产生严重并发症,甚至死亡。需要与急性阑尾炎相鉴别的疾病很多,常见的为以下三类。

(一)内科疾病

临床上,不少内科疾病具有急腹症的临床表现,常被误诊为急性阑尾炎而施行不必要的手术探查,将无病变的阑尾切除,甚至危及患者生命,故诊断时必须慎重。常见的需要与急性阑尾炎鉴别的内科疾病有以下几种。

1.急性胃肠炎

一般急性胃肠炎患者发病前常有饮食不慎或食物不洁史。症状虽亦以腹痛、呕吐、腹泻三者为主,但通常以呕吐或腹泻较为突出,有时在腹痛之前已有吐泻。急性阑尾炎患者即使有吐泻,一般也不严重,且多发生在腹痛以后。

急性胃肠炎的腹痛有时虽很剧烈,但其范围较广,部位较不固定,更无转移至右下腹的特点。

2.急性肠系膜淋巴结炎

本病多见于儿童,往往发生于上呼吸道感染之后。患者大多有相同腹痛史,且常在上呼吸道感染后发作。起病初期于腹痛开始前后往往即有高热,此与一般急性阑尾炎不同,腹痛初起时即位于右下腹,而无急性阑尾炎之典型腹痛转移史。其腹部触痛的范围亦较急性阑尾炎为广,部位亦较阑尾的位置高,并较靠近内侧。腹壁强直不甚明显,反跳痛亦不显著。结肠充气试验(Rovsing 征)和肛门指检都是阴性。

3.Meckel 憩室炎

梅克尔(Meckel)憩室炎往往无转移性腹痛,局部压痛点也在阑尾点之内侧,多见于儿童,由于1/3 Meckel憩室中有胃黏膜存在,患者可有黑便史。Meckel 憩室炎发生穿孔时成为外科疾病。临床上如诊断为急性阑尾炎而手术中发现阑尾正常,应即检查末段回肠至少 100 cm,以视有无 Meckel 憩室炎,免因遗漏而造成严重后果。

4.局限性回肠炎

典型局限性回肠炎不难与急性阑尾炎相区别。但不典型急性发作时,右下腹痛、压痛及白细胞计数升高与急性阑尾炎相似,必须通过细致临床观察,发现局限性回肠炎所致的部分肠梗阻的症状与体征(如阵发绞痛和可触及条状肿胀肠襻),方能鉴别。

5.心胸疾病

如右侧胸膜炎、右下肺炎和心包炎等均可有反射性右侧腹痛,甚至右侧腹肌反射性紧张等,但这些疾病以呼吸、循环系统功能改变为主,一般没有典型急性阑尾炎的转移性右下腹痛和压痛。

6.其他

如过敏性紫癜、铅中毒等,均可有腹痛,但腹软无压痛。详细的病史、体检和辅助检查可予以鉴别。

(二)外科疾病

1.胃、十二指肠溃疡急性穿孔

本病为常见急腹症,发病突然,临床表现可与急性阑尾炎相似。溃疡病穿孔患者多数有慢性溃疡史,穿孔大多发生在溃疡病的急性发作期。溃疡穿孔所引起的腹痛,虽起于上腹部并可累及右下腹,但一般均迅速累及全腹,不像急性阑尾炎有局限于右下腹的趋势。腹痛发作极为突然,程度也颇剧烈,常可引致患者休克。体检时右下腹虽也有明显压痛,但上腹部溃疡穿孔部位一般仍为压痛最显著的地方。腹肌的强直现象也特别显著,常呈"板样"强直。腹内因有游离气体存在,肝浊音界多有缩小或消失现象,X线透视如能确定膈下有积气,将有助于作出诊断。

2.急性胆囊炎

总体上急性胆囊炎的症状与体征均以右上腹为主,常可扪及肿大和有压痛的胆囊,墨菲(Murphy)征阳性,辅以B超不难鉴别。

3.右侧输尿管结石

本病有时与阑尾炎表现相似。但输尿管结石以腰部酸痛或绞痛为主,可有向会阴部放射痛,右肾区叩击痛(+),肉眼或镜检尿液有大量红细胞,辅以 B 超检查和肾、输尿管、膀胱 X 线片(KUB)可确诊。

(三)妇科疾病

1.右侧异位妊娠破裂

这是育龄妇女最易与急性阑尾炎相混淆的疾病,尤其对于未婚怀孕女性,诊断时更要细致。异位妊娠患者常有月经过期或近期不规则史,在腹痛发生以前,可有不规则的阴道出血史。其腹痛之发作极为突然,开始即在下腹部,并常伴有会阴部垂痛感觉。全身无炎症反应,但有不同程度的出血性休克症状。妇科检查常能发现阴道内有血液,子宫颈柔软而有明显触痛,一侧附件有肿大且具压痛。如阴道后穹隆或腹腔穿刺抽出新鲜不凝固血液,同时妊娠试验阳性可以确诊。

2.右侧卵巢囊肿扭转

本病可突然出现右下腹痛,囊肿绞窄坏死可刺激腹膜而致局部压痛,与急性阑尾炎相似。但急性扭转时疼痛剧烈而突然,坏死囊肿引起的局部压痛位置偏低,有时可扪及肿大的囊肿,都与阑尾炎不同,妇科双合诊或B超检查等可明确诊断。

3.其他

如急性盆腔炎、右侧附件炎、右侧卵巢滤泡或黄体破裂等,可通过病史、月经史、妇科检查、B超检查、后穹隆或腹腔穿刺等做出正确诊断。

六、治疗

手术切除是治疗急性阑尾炎的主要方法,但阑尾炎症的病理变化比较复杂,非手术治疗仍有其价值。

(一)非手术治疗

1.适应证

(1)患者情况差或客观条件不允许,如合并严重心、肺功能障碍时,可先行非手术治疗,但应密切观察病情变化。

(2)急性单纯性阑尾炎早期,药物治疗多有效,其炎症可吸收消退,阑尾能恢复正常,也可能不再复发。

(3)当急性阑尾炎已被延误诊断超过 48 h,病变局限,已形成炎性肿块,也应采用非手术治疗。待炎症消退,肿块吸收后,再考虑择期切除阑尾。当炎性肿块转成脓肿时,应先行脓肿切开引流,以后再择期进行阑尾切除术。

（4）急性阑尾炎诊断尚未明确,临床观察期间可采用非手术治疗。

2.方法

非手术治疗的方法有卧床、禁食、静脉补充水电解质和热量,同时应用有效抗生素及对症处理(如镇静、止痛、止吐等)。

（二）手术治疗

绝大多数急性阑尾炎诊断明确后均应采用手术治疗,以去除病灶、促进患者迅速恢复。但是急性阑尾炎的病理变化和患者条件常有不同,因此也要根据具体情况,对不同时期、不同阶段的患者采用不同的手术方式分别处理。

七、急救护理

（一）护理目标

（1）患者焦虑情绪明显好转,配合治疗及护理。

（2）患者主诉疼痛明显缓解或消失。

（3）术后未发生相关并发症或并发症发生后能得到及时治疗与处理。

（二）护理措施

1.非手术治疗

（1）体位:取半卧位休息,以减轻疼痛。

（2）饮食:轻者可进流质,重症患者应禁食以减少肠蠕动,有利于炎症局限。

（3）加强病情观察:定时测量生命体征,密切观察患者的腹部症状和体征,尤其注意腹痛的变化。观察期间禁用镇静止痛剂,如吗啡等,以免掩盖病情。

（4）避免增加肠内压力:禁服泻药及灌肠,以免肠蠕动加快,增高肠内压力,导致阑尾穿孔或炎症扩散。

（5）使用有效的抗生素控制感染。

（6）心理护理:耐心做好患者及其家属的解释工作,减轻其焦虑和紧张情绪;向患者和家属介绍疾病相关知识,使之积极配合治疗和护理。

2.术后护理

（1）体位:患者全麻术后清醒或硬膜外麻醉平卧 6 h 后,血压平稳,采用半卧位,以减少腹壁张力,减轻切口疼痛,有利于呼吸和引流。

（2）饮食护理:患者术后禁食,禁食期间给予静脉补液。待肛门排气,肠蠕动恢复后,进流质饮食,逐渐向半流质和普食过渡。

（3）合理使用抗生素:术后遵医嘱及时正确使用抗生素,控制感染,防止并发症发生。

（4）早期活动:鼓励患者术后在床上活动,待麻醉反应消失后可起床活动,以促进肠蠕动恢复,防止肠粘连,增进血液循环,促进伤口愈合。

（5）切口的护理:①及时更换污染敷料,保持切口清洁、干燥。②密切观察切口愈合情况,及时发现出血及感染征象。

（6）引流管的护理:①妥善固定引流管和引流袋,防止引流管折叠、受压或牵拉而脱出,并减少牵拉引起的疼痛。②保持引流通畅,经常从近端至远端挤压引流管,防止血块或脓液堵塞。如发现引流液突然减少,应检查引流管有无脱落和堵塞。③观察并记录引流液的颜色、性状及量,准确记录 24 h 的引流量。当引流液量逐渐减少、颜色逐渐变淡至浆液性,患者体温及血常规正常时,可考虑拔管。④每周更换引流袋2～3次。更换引流袋和敷料时,严格执行无菌操作,防止污染和避免引起逆行感染。

(7)术后并发症的观察及护理。①切口感染:是阑尾切除术后最常见的并发症,多见于化脓性或穿孔性阑尾炎。切口感染可通过术中有效保护切口、彻底止血、消灭无效腔等措施得到预防。一般临床表现为术后2～3 d体温升高,切口处出现红、肿、痛。治疗原则:先试穿刺抽脓液,一经确诊立即充分敞开引流。排出脓液,放置引流,定期换药,短期内可愈合。②粘连性肠梗阻:与局部炎性渗出、手术损伤和术后长期卧床等因素有关。早期手术、术后早期下床活动可以有效预防该并发症,完全性肠梗阻者应手术治疗。③腹腔内出血:常发生在术后24～48 h间,多因阑尾系膜结扎线松脱或止血不彻底引起。临床表现为腹痛、腹胀和失血性休克等。一旦发生出血,应立即输血、补液及紧急手术止血。④腹腔感染或脓肿:多发生于化脓性或坏疽性阑尾炎术后,尤其多发于阑尾穿孔伴腹膜炎的患者。患者表现为体温升高、腹痛、腹胀、腹部压痛及全身中毒症状。按腹膜炎治疗和护理原则处理。⑤阑尾残株炎:阑尾残端保留过长超过1 cm时,术后残株易复发炎症,仍表现为阑尾炎的症状。X线钡剂检查可明确诊断。症状较重者,应手术切除阑尾残株。⑥便瘘:很少见。残端结扎线脱落、盲肠原有结核或癌肿等病变、手术时误伤盲肠等因素均是发生便瘘的原因。临床表现类似阑尾周围脓肿,经非手术治疗后,便瘘多可自行闭合。少数需手术治疗。

(三)健康教育

(1)术前向患者解释禁食的目的和意义,指导患者采取正确的卧位。

(2)指导患者术后早期下床活动,促进肠蠕动恢复,避免肠粘连。

(3)术后鼓励患者进食营养丰富的食物,以利于伤口愈合。

(4)出院指导。若出现腹痛、腹胀等症状,应及时就诊。

(李绍红)

第十三节 肠 梗 阻

一、概述

肠梗阻指肠内容物在肠道中通过受阻,为常见急腹症,可由多种因素引起。起病初梗阻肠段先有解剖和功能性改变,进而发生体液和电解质的丢失、肠壁循环障碍坏死和继发感染,最后可致毒血症休克死亡。如能及时诊断、积极治疗,大多能逆转病情的发展以至治愈。

二、病因

(一)机械性肠梗阻

1.肠外原因

(1)粘连与粘连带压迫:粘连可引起肠折叠扭转而造成梗阻。先天性粘连带较多见于小儿,腹部手术或腹内炎症产生的粘连是成人肠梗阻最常见的原因,但少数病例无腹部手术及炎症史。

(2)嵌顿性外疝或内疝。

（3）肠扭转常由粘连所致。

（4）肠外肿瘤或腹块压迫。

2.肠管本身的原因

（1）先天性狭窄和闭孔畸形。

（2）炎症肿瘤吻合手术及其他因素所致的狭窄。例如,炎症性肠病、肠结核、放射性损伤、肠肿瘤(尤其是结肠瘤)、肠吻合等。

（3）肠套叠在成人中较少见,多因息肉或其他肠管病变引起。

3.肠腔内原因

成团蛔虫异物或便块等引起的肠梗阻已不常见。巨大胆石通过胆囊或胆总管-十二指肠瘘管进入肠腔,产生胆石性肠梗阻的病例时有报道。

（二）动力性肠梗阻

（1）麻痹性。腹部大手术后腹膜炎、腹部外伤、腹膜后出血、某些药物肺炎、脓胸脓毒血症、低钾血症或其他全身性代谢紊乱均可并发麻痹性肠梗阻。

（2）痉挛性。肠道炎症及神经系统功能紊乱均可引起肠管暂时性痉挛。

（三）血管性肠梗阻

肠系膜动脉栓塞或血栓形成和肠系膜静脉血栓形成为主要病因。各种病因引起肠梗阻的频率随年代地区、民族医疗卫生条件等不同而有所不同。例如,年前嵌顿疝所致的机械性肠梗阻的发生率最高,随着医疗水平的提高、预防性疝修补术得到普及,现已明显减少,而粘连所致的肠梗阻的发生率明显上升。

三、病理改变

单纯性完全机械性肠梗阻发生后,梗阻部位以上的肠腔扩张,肠壁变薄,黏膜易有糜烂和溃疡发生,浆膜可被撕裂,整个肠壁可因血供障碍而坏死穿孔,梗阻以下部分肠管多呈空虚坍陷。

麻痹性肠梗阻时,肠管扩张、肠壁变薄。

在绞窄性肠梗阻的早期,由于静脉回流受阻,小静脉和毛细血管可发生淤血、通透性增加甚至破裂而渗出血浆或血液,此时肠管内因充血和水肿而呈紫色,继而出现动脉血流受阻、血栓形成,肠壁因缺血而坏死,肠内细菌和毒素可通过损伤的肠壁进入腹腔,坏死的肠管呈紫黑色,最后可自行破裂。

四、病理生理

肠梗阻的主要病理生理改变为肠膨胀、体液和电解质的丢失、感染和毒血症。这些改变的严重程度视梗阻部位的高低、梗阻时间的长短及肠壁有无血液供应障碍而不同。

（一）肠膨胀

机械性肠梗阻时,梗阻以上的肠腔因积液、积气而膨胀,肠段对梗阻的最先反应是增强蠕动,而强烈的蠕动引起肠绞痛。此时食管上端括约肌发生反射性松弛,患者在吸气时不自觉地将大量空气吞入胃肠,因此肠腔积气的 70% 是咽下的空气,其中大部分是氮气,不易被胃肠吸收,其余 30% 的积气是肠内酸碱中和与细菌发酵作用产生的,后弥散至肠腔的 CO_2、H_2、CH_4 等气体。正常成人每天消化道分泌的唾液、胃液、胆液、胰液和肠液的总量约 8 L,绝大部分被小肠黏膜吸收,以保持体液平衡。肠梗阻时大量液体和气体聚积在梗阻近端引起肠膨胀,而膨胀能抑制肠壁黏膜吸收水分,以后又刺激其增加分泌,如此肠腔内液体越积越多,使肠膨胀进行性加重。单纯性肠梗阻的肠管内压力一般较低,初始常低于 8 cmH_2O(1 cmH_2O=98 Pa)。

但随着梗阻时间的延长,肠管内压力甚至可达到 18 cmH_2O。结肠梗阻时肠腔内压力多平均在25 cmH_2O。结肠梗阻时肠腔内压力平均多在 25 cmH_2O 以上,甚至有高到 52 cmH_2O。肠管内压力的增高可使肠壁静脉回流障碍,引起肠壁充血水肿,通透性增加。肠管内压力继续增高可使肠壁血流阻断,使单纯性肠梗阻变为绞窄性肠梗阻。严重的肠膨胀甚至可使横膈抬高,影响患者的呼吸和循环功能。

(二)体液和电解质的丢失

肠梗阻时肠膨胀可引起反射性呕吐。高位小肠梗阻时呕吐频繁,大量水分和电解质被排出体外。如梗阻位于幽门或十二指肠上段,呕出过多胃酸,则易产生脱水和低氯低钾性碱中毒。如梗阻位于十二指肠下段或空肠上段,则重碳酸盐的丢失严重。低位肠梗阻,因肠黏膜吸收功能降低而分泌液量增多,梗阻以上肠腔中积留大量液体,有时多达 5～10 L,内含大量碳酸氢钠。这些液体虽未被排出体外,但封闭在肠腔内不能进入血液,等于体液的丢失。此外,过度的肠膨胀影响静脉回流,导致肠壁水肿和血浆外渗,在绞窄性肠梗阻时,血和血浆的丢失尤其严重。因此,患者多发生脱水伴少尿、氮质血症和酸中毒。如持续脱水,血液进一步浓缩,则导致低血压和低血容量休克。失钾和不进饮食所致的血钾过低可引起肠麻痹,进而加重肠梗阻的发展。

(三)感染和毒血症

正常人的肠蠕动使肠内容物经常向前流动和更新,因此小肠内是无菌的,或只有极少数细菌。单纯性机械性小肠梗阻时,肠内纵有细菌和毒素也不能通过正常的肠黏膜屏障,因而危害不大。若梗阻转变为绞窄性,开始时,静脉血流被阻断,受累的肠壁渗出大量血液和血浆,使血容量进一步减少,继而动脉血流被阻断而加速肠壁的缺血性坏死。绞窄段肠腔中的液体含大量细菌(如梭状芽孢杆菌、链球菌、大肠埃希菌等)、血液和坏死组织,细菌的毒素及血液和坏死组织的分解产物均具有极强的毒性。这种液体通过破损或穿孔的肠壁进入腹腔后,可引起强烈的腹膜刺激和感染,被腹膜吸收后,则引起脓毒血症。严重的腹膜炎和毒血症是导致肠梗阻患者死亡的主要原因。

除上述三项主要的病理生理改变之外,绞窄性肠梗阻往往还伴有肠壁、腹腔和肠腔内的渗血,绞窄的肠襻越长,失血量越大,亦是导致肠梗阻患者死亡的原因之一。

五、临床表现

症状和体征典型的肠梗阻是不难诊断的,但缺乏典型表现者诊断较困难。X 线腹部透视或摄片检查对证实临床诊断、确定肠梗阻的部位很有帮助。正常人腹部 X 线平片上只能在胃和结肠内见到少量气体。如小肠内有气体和液平面,表明肠内容物通过障碍,提示肠梗阻的存在。通常要经过6 h,急性小肠梗阻患者的肠内才会积聚足够的液体和气体,形成明显的液平面。经过12 h,肠扩张的程度达到诊断水平。结肠梗阻发展到出现X 线征象的时间就更长。充气的小肠特别是空肠可从横绕肠管的环状襞加以辨认,并可与具有结肠袋影的结肠相区别。此外,典型的小肠肠型多在腹中央部分,而结肠影在腹周围或在盆腔。根据患者体力情况可采用立式或卧式,从正位或侧位摄片,必要时进行系列摄片。

肠梗阻的诊断确定后,应进一步鉴别梗阻的类型。不同类型肠梗阻的治疗及预后方面差异很大,如机械性肠梗阻多需手术解除,动力性肠梗阻则可用保守疗法治愈,绞窄性肠梗阻应尽早进行手术,而单纯性机械性肠梗阻可先试行保守治疗。鉴别方法如下。

(一)鉴别机械性肠梗阻和动力性肠梗阻

首先要从病史上分析有无机械梗阻因素。动力性肠梗阻包括常见的麻痹性和少见的痉挛性肠梗阻。机械性肠梗阻的特征是阵发性肠绞痛、肠鸣音亢进和非对称性腹胀;麻痹性肠梗阻的特征为无绞痛、肠鸣音消失和全腹均匀膨胀;痉挛性肠梗阻可有剧烈腹痛突然发作和消失,间歇期不规则,肠鸣音减弱而不消失,但无腹胀。X线腹部平片有助于两者的鉴别:机械性梗阻的肠胀气局限于梗阻部位以上的肠段;麻痹性梗阻时,全部胃、小肠和结肠均有胀气,程度大致相同;痉挛性梗阻时,肠无明显胀气和扩张。每隔 5 min 拍摄正、侧位腹部平片以观察小肠有无运动,常可鉴别机械性与麻痹性肠梗阻。

(二)鉴别单纯性肠梗阻和绞窄性肠梗阻

绞窄性肠梗阻可于单纯性机械性肠梗阻的基础上发生,单纯性肠梗阻因治疗不善而转变为绞窄性肠梗阻的占 15%～43%,一般认为出现下列征象应疑有绞窄性肠梗阻。

(1)急骤发生的剧烈腹痛持续不减,或由阵发性绞痛转变为持续性腹痛,疼痛的部位较为固定。若腹痛涉及背部,提示肠系膜受到牵拉,更提示为绞窄性肠梗阻。

(2)腹部有压痛、反跳痛和腹肌强直,腹胀与肠鸣音亢进则不明显。

(3)呕吐物、胃肠减压引流物、腹腔穿刺液含血液,亦可有便血。

(4)全身情况急剧恶化,毒血症表现明显,可出现休克。

(5)X线平片检查可见梗阻部位以上肠段扩张并充满液体,状若肿瘤或呈"C"形面,被称为"咖啡豆征",在扩张的肠管间常可见有腹水。

(三)鉴别小肠梗阻和结肠梗阻

高位小肠梗阻呕吐频繁而腹胀较轻,低位小肠梗阻与之相反。结肠梗阻的临床表现与低位小肠梗阻相似,但 X 线腹部平片检查则可区别。小肠梗阻是充气之肠襻遍及全腹,液平较多,而结肠则不显示。若为结肠梗阻,则在腹部周围可见扩张的结肠和袋形,小肠内积气则不明显。

(四)鉴别完全性肠梗阻和不完全性肠梗阻

完全性肠梗阻多为急性发作而且症状明显,不完全性肠梗阻则多为慢性梗阻,症状不明显,往往为间歇性发作。X 线平片检查完全性肠梗阻者肠襻充气扩张明显,不完全性肠梗阻则反之。

(五)肠梗阻病因的鉴别诊断

判断病因可从年龄、病史、体检、X线检查等方面的分析着手。例如,以往有过腹部手术、创伤、感染的病史,应考虑肠粘连或粘连带所致的梗阻。如患者有肺结核,应想到肠结核或腹膜结核引起肠梗阻的可能。遇风湿性心瓣膜病伴心房颤动、动脉粥样硬化或闭塞性动脉内膜炎的患者,应考虑肠系膜动脉栓塞,而门静脉高压和门静脉炎可致门静脉栓塞,这些动静脉血流受阻是血管性肠梗阻的常见原因。在儿童中,蛔虫引起肠堵塞偶可见到;3 岁以下婴幼儿中原发性肠套叠多见;青、中年患者的常见病因是肠粘连、嵌顿性外疝和肠扭转;老年人的常见病因是结肠癌、乙状结肠扭转和便块堵塞,而结肠梗阻病例的 90% 为癌性梗阻。成人中肠套叠少见,多继发于 Meckel 憩室、肠息肉和肿瘤。在腹部检查时,要特别注意腹部手术切口瘢痕和隐蔽的外疝。

腹痛、呕吐、腹胀、便秘和停止排气是肠梗阻的典型症状,但在各类肠梗阻中轻重并不一致。

1.腹痛

肠梗阻的患者大多有腹痛。在急性完全性机械性小肠梗阻患者中,腹痛表现为阵发性绞痛。腹痛是由梗阻部位以上的肠管强烈蠕动引起,多位于腹中部,常突然发作,逐步加剧至高峰,持续数分钟后缓解。间隙期可以完全无痛,但过段时间后可以再发,绞痛的程度和间隙期的长短则视梗阻部位的高低和病情的缓急而异。一般而言,十二指肠、上段空肠梗阻时,呕吐可起减压作用,患者绞痛较轻。而低位回肠梗阻则可因肠胀气抑制肠蠕动,故绞痛亦轻。唯急性空肠梗阻时绞痛较剧烈,一般每 2～5 min 即发作一次。不完全性肠梗阻腹痛较轻,在一阵肠鸣或排气后可见缓解。慢性肠梗阻亦然,且间隙期亦长。急性机械性结肠梗阻时,腹痛多在下腹部,一般较小肠梗阻为轻。结肠梗阻时若回盲瓣功能正常,结肠内容物不能逆流到小肠,肠腔因而逐渐扩大,压力增高,因之,除阵发性绞痛外可有持续性钝痛。若此种情况出现,应注意有闭襻性肠梗阻的可能性。发作间隙期的持续性钝痛亦是绞窄性肠梗阻的早期表现。如若肠壁已发生缺血坏死则呈持续性剧烈腹痛。至于麻痹性肠梗阻,由于肠肌已无蠕动能力,故无肠绞痛发作,可由高度肠管膨胀引起腹部持续性胀痛。

2.呕吐

肠梗阻患者几乎都有呕吐,早期为反射性呕吐,吐出物多为胃内容物。后期则为反流性呕吐,因梗阻部位高低而不同,部位越高,呕吐越频越剧烈。低位小肠梗阻时呕吐较轻亦较疏。结肠梗阻时,由于回盲瓣可以阻止反流,故早期可无呕吐,但后期因肠腔过度充盈而回盲瓣关闭不全时,亦有较剧烈的呕吐,吐出物可含便汁。

3.腹胀

腹胀是较迟出现的症状,其程度与梗阻部位有关。高位小肠梗阻由于频繁呕吐多无明显腹胀;低位小肠梗阻或结肠梗阻的晚期常有显著的全腹膨胀;闭襻性梗阻的肠段膨胀很突出,常呈不对称的局部膨胀;麻痹性肠梗阻时,全部肠管均膨胀扩大,故腹胀显著。

4.便秘和停止排气

完全性肠梗阻时,患者排便和排气现象消失。但在高位小肠梗阻最初的2～3 d,如梗阻以下肠腔内积存了粪便和气体,则仍有排便和排气现象,不能因此否定完全性梗阻的存在。同样,绞窄性肠梗阻如肠扭转、肠套叠及结肠癌所致的肠梗阻等都仍可有血便或脓血便排出。

5.全身症状

单纯性肠梗阻患者一般无明显的全身症状,但呕吐频繁和腹胀严重者必有脱水,血钾过低者有疲软、嗜睡、乏力和心律失常等症状。绞窄性肠梗阻患者的全身症状最显著,早期即有虚脱,很快进入休克状态。伴有腹腔感染者,腹痛持续并扩散至全腹,同时有畏寒、发热、白细胞增多等感染和毒血症表现。

六、治疗措施

肠梗阻的治疗方法取决于梗阻的原因、性质、部位、病情和患者的全身情况。但不论采取何种治疗方法,纠正肠梗阻所引起的水、电解质和酸碱平衡的失调,做胃肠减压以改善梗阻部位以上肠段的血液循环及控制感染等皆属必要。

(一)纠正脱水、电解质丢失和酸碱平衡失调

脱水与电解质的丢失与病情及病类有关。应根据临床经验与血化验结果予以估计。一般成人症状较轻的约需补液 1 500 mL,有明显呕吐的则需补 3 000 mL,而伴周围循环虚脱和低血压时则需补液4 000 mL以上。若病情一时不能缓解,则尚需补给从胃肠减压及尿中排泄的量及正常的每天需要量。当尿量排泄正常时,尚需补给钾盐。低位肠梗阻患者多因碱性肠液丢失易发酸中毒,而高位肠梗阻患者则因胃液和钾的丢失易发生碱中毒,皆应予相应的纠正。在绞窄性肠

梗阻和机械性肠梗阻的晚期,可有血浆和全血的丢失,造成血液浓缩或血容量的不足,故尚应补给全血或血浆、白蛋白等,方能有效地消除循环障碍。

在制订或修改此项计划时,必须根据患者的呕吐情况,脱水体征,每小时尿量和尿比重,血钠离子、钾离子、氯离子、二氧化碳结合力,血肌酐及血细胞压积、中心静脉压的测定结果加以调整。由于酸中毒、血浓缩,钾离子从细胞内逸出,血钾测定有时不能真实地反映细胞缺钾情况。而应进行心电图检查作为补充。补充体液和电解质、纠正酸碱平衡失调的目的在于维持机体内环境的相对稳定,保持机体的抗病能力,使患者在肠梗阻解除之前渡过难关,能在有利的条件下经受外科手术治疗。

(二)胃肠减压

通过胃肠插管减压可引出吞入的气体和滞留的液体,解除肠膨胀,避免吸入性肺炎,减轻呕吐,改善由于腹胀引起的循环和呼吸窘迫症状,在一定程度上能改善梗阻以上肠管的淤血、水肿和血液循环。少数轻型单纯性肠梗阻经有效的减压后肠腔可恢复通畅,胃肠减压可减少手术操作困难,提高手术的安全性。

减压管有两种:较短的一种是列文氏管(Levin 管),可放置在胃或十二指肠内,操作方便,对高位小肠梗阻减压有效;另一种减压管是米勒雅培管(Miller-Abbott 管),长数米,适用于较低位小肠梗阻和麻痹性肠梗阻的减压,但操作费时,放置时需要 X 线透视以确定管端的位置。结肠梗阻发生肠膨胀时,插管减压无效,常需手术减压。

(三)控制感染和毒血症

肠梗阻时间过长或发生绞窄时,肠壁和腹膜常有多种细菌感染(如大肠埃希菌、梭形芽孢杆菌、链球菌等),积极地采用以抗革兰阴性杆菌为重点的广谱抗生素静脉滴注治疗十分重要,动物实验和临床实践都证实,应用抗生素可以显著降低肠梗阻的病死率。

(四)解除梗阻恢复肠道功能

对单纯性机械性肠梗阻,尤其是早期不完全性肠梗阻,如由蛔虫、便块堵塞或炎症粘连等所致的肠梗阻可行非手术治疗。早期肠套叠、肠扭转引起的肠梗阻亦可在严密的观察下先行非手术治疗。动力性肠梗阻除非伴有外科情况,不需手术治疗。

非手术治疗除前述各项治疗外,尚可加用下列措施。

(1)油类。可用液状石蜡、生豆油或菜油 200~300 mL 分次口服或由胃肠减压管注入。适用于病情较重,体质较弱者。

(2)麻痹性肠梗阻如无外科情况可用新斯的明注射、腹部芒硝热敷等治疗。

(3)针刺足三里、中脘、天枢、内关、合谷、内庭等穴位可作为辅助治疗。

绝大多数机械性肠梗阻需做外科手术治疗,缺血性肠梗阻和绞窄性肠梗阻更宜及时手术处理。

外科手术的主要内容:①松解粘连或嵌顿性疝,整复扭转或套叠的肠管等,以消除梗阻的局部原因。②切除坏死的或有肿瘤的肠段,引流脓肿等,以清除局部病变。③肠造瘘术可解除肠膨胀,便于肠段切除,肠吻合术可绕过病变肠段,恢复肠道的通畅。

七、急救护理

肠梗阻护理要点是矫正因肠梗阻引起的全身性生理紊乱和解除梗阻而采取的相应措施,即胃肠减压,纠正水、电解质紊乱和酸碱失衡,防治感染和中毒。采用非手术疗法过程中,需严密观察病情变化。如病情不见好转或继续恶化,应及时为医师提供信息,修改治疗方案。有适应证者积极完善术前准备,尽早行手术解除梗阻,加强围术期护理。

(一)护理目标

(1)严密观察病情变化,使患者迅速进入诊断、治疗程序。

(2)维持有效的胃肠减压。

(3)减轻症状,如疼痛、腹胀、呼吸困难等。

(4)加强基础护理,增加患者的舒适感。

(5)做好水分、电解质管理。

(6)预防各种并发症,提高救治成功率。

(7)加强心理护理,增强患者战胜疾病的信心。

(8)帮助患者及其家属掌握自护知识,为患者回归正常生活做准备。

(二)护理措施

1.密切观察病情变化

(1)意识及表情变化能够反映中枢神经系统血液灌注情况。意识由清醒变模糊或昏迷提示病情加重。

(2)监测患者血压、脉搏、呼吸及体温,每 15～30 min,记录尿量,观察腹痛、腹胀、呕吐、肛门排气排便情况。如果患者有口渴、尿量减少、脉率增快、脉压缩小、烦躁不安、面色苍白等表现,为早期休克征象,应加快输液速度,配合医师进行抢救。早期单纯性肠梗阻患者,全身情况无明显变化,后因呕吐,水、电解质紊乱,可出现脉搏细速、血压下降、面色苍白、眼球凹陷、皮肤弹性减退及四肢发凉等中毒性休克征象,尤以绞窄性肠梗阻更为严重。

(3)注意有无突发的剧烈腹痛、腹胀明显加重等异常情况。若出现持续剧烈的腹痛,频繁的呕吐,非手术治疗疗效不明显,有明显的腹膜炎表现及呕血、便血等症状,为绞窄性肠梗阻表现,应尽早配合医师行手术治疗。

(4)密切观察患者术后一般情况,应每 30～60 min 测血压、脉搏 1 次,平稳后可根据医嘱延长测定时间。对重症患者进行心电监护,预防中毒性休克。如发现异常情况要及时通知医师,做好抢救工作。

(5)保持各引流管通畅,妥善固定,防止挤压扭曲,同时密切观察引流液的性状,如量、颜色及气味等。

2.胃肠减压的护理

(1)肠梗阻的急性期须禁食,并保持有效的胃肠减压。可吸出肠道内气体和液体,减轻腹胀,降低肠腔内压力,改善肠壁血液循环,有利于改善局部病变及全身情况。关心安慰患者,讲解胃肠减压的作用及重要性,使患者重视胃肠减压的作用。

(2)妥善固定胃管,每 2 h 抽吸 1 次,避免折曲或脱出,保持引流通畅,若引流不畅时可用等渗盐水冲洗胃管,观察引出物的色、质、量并记录。

(3)避免胃内存留大量的液体和气体,影响药物的保存和吸收。注药操作时,动作要轻柔,避免牵拉胃管引起患者不适,注射完毕,一定要夹紧胃管 2～3 h,以利于药物吸收及进入肠道。

(4)动态观察胃肠吸出物的颜色及量。若吸出物减少及变清,肠鸣音恢复,表示梗阻正在缓解;若吸出物的量较多,有便臭味或呈血性,表示肠梗阻未解除,促使细菌繁殖或者引起肠管血液循环障碍,应及早通知医师,采取合理手术治疗。

(5)术后更应加强胃肠减压的护理。每天记录胃液量,便于医师参考补液治疗。注意胃液性质,发现有大量血性液体引出时,应及时报告医师处理。

3.体位和活动的护理

(1)非手术患者卧床休息:在血压稳定的情况下,可采取半卧位,以减轻腹痛、腹胀,并有利于呼吸。

(2)术后待生命体征平稳后采用半卧位,以利于腹腔内渗出液流向盆腔而利于吸收(盆腔内腹膜吸收能力较强),使感染局限化,减少膈下感染,减轻腹部张力,减轻切口疼痛,有利于切口愈合。有造瘘口者,应向造瘘口侧卧,以防肠内大便或肠液流出污染腹部切口或从造瘘口基底部刀口流入肠腔而致感染。护理人员应经常协助患者维持好半卧位。

(3)指导和协助患者活动:术后 6 h 血压平稳后,可在床上翻身,动作宜小且轻缓,术后第一天可协助患者坐起并拍背促进排痰。同时鼓励患者早期下床活动,有利于肠蠕动恢复,防止肠粘连,促进生理功能和体力的恢复,防止肺不张。

(4)被动、主动活动双下肢,防止下肢静脉血栓形成。瘦、弱、年老的患者要特别注意骶尾部的皮肤护理,防止因受压过久发生压疮。

4.腹痛的护理

(1)患者主诉疼痛时应立即采取相应的处理措施,如给予其舒适的体位、同情安慰患者、让患者做深呼吸等。但在明确诊断前禁用强镇痛药物。

(2)禁食,保持有效的胃肠减压。

(3)观察腹疼的部位、性质、程度、进展情况。单纯性机械性肠梗阻一般为阵发性剧烈绞痛;绞窄性肠梗阻往往为持续性腹痛伴有阵发性加重,疼痛也较剧烈;麻痹性肠梗阻腹痛往往不明显,阵发性绞痛尤为少见;结肠梗阻一般为胀痛。要观察生命体征变化,判断有无绞窄性肠梗阻及休克的发生,为治疗时机选择提供依据。

5.呕吐的观察及护理

(1)呕吐时,协助患者坐起或使其头侧向一边,及时清理呕吐物,防止窒息和引起吸入性肺炎。

(2)呕吐后用温开水漱口,保持口腔清洁,清洁颜面部,并观察记录呕吐时间、次数、性质、量等。维持口腔清洁卫生,每天口腔护理 2 次,防止口腔感染。

(3)留置胃肠减压后仍出现呕吐者,应考虑是否存在引流不畅,检查胃管是否移位或脱出,管道是否打折、扭曲,管腔是否堵塞,应及时给予相应的处理。

6.腹部体征的观察及护理

(1)评估、记录腹胀的程度,观察病情变化。观察腹部外形,每小时听诊肠鸣音 1 次,若腹胀伴有阵发性腹绞痛,肠鸣音亢进,甚至有气过水声或金属音,应严密观察。麻痹性肠梗阻时全腹膨胀显著,但不伴有肠型;闭襻性肠梗阻可以出现局部膨胀;因回盲瓣关闭,结肠梗阻可以显示腹部高度膨胀,而且往往不对称。

(2)动态观察是否有肛门排气、排便。

(3)减轻腹胀的措施有胃管引流,保持有效负压吸引,热敷或按摩腹部。如无绞窄性肠梗阻,可从胃管注入液状石蜡,每次 20～30 mL,促进排气、排便。

7.加强水、电解质管理

(1)准确记录 24 h 出入量、每小时尿量,作为调整输液量的参考指标。

（2）遵医嘱尽快补充水和电解质。护士应科学、合理地安排补液顺序。危及生命的电解质紊乱，如低钾，要优先补给。

（3）维持有效的静脉通道，必要时建立中心静脉通道。加强局部护理。

8.预防感染的护理

（1）为患者执行各项治疗、操作时严格遵守无菌技术原则。接触患者前后均用流水洗手，防止交叉感染。

（2）有引流管者，应每天更换引流袋，保持引流通畅。

（3）禁食和胃肠减压期间，应用生理盐水或漱口液进行口腔护理，每天 3 次，防止口腔炎的发生。

（4）对留置导尿管者，应用 0.1％苯扎溴铵消毒尿道口或抹洗外阴，每天 3 次。

（5）加强皮肤护理，及时擦干汗液、清理呕吐物及更换衣被。每 2 小时变换体位 1 次，按摩骨突部位，防止压疮的发生。

9.引流管的护理

（1）术后因病情需要放置腹腔引流管时，护士应明确引流管的放置位置及作用，注意引流管是否固定牢固，有无扭曲、阻塞等。

（2）术后每 30 min 挤压 1 次引流管，保持引流管通畅，避免管腔被血块堵塞。

（3）注意观察引流液的量及性质，及时准确地向医师报告病情。

（4）在操作过程中注意无菌操作，防止逆行感染。

10.饮食护理

待胃肠功能恢复，肛门排气后，给患者少量流质饮食。肠切除者，应在肛门排气后 1～2 d 才能开始进食流质饮食。进食后如无不适，逐渐过渡至半流、软质、普通饮食。给予无刺激、易消化、营养丰富及富含纤维素的食物。有造瘘口者应避免进食产气、产酸和刺激性的食物，如蛋、洋葱、芹菜、蒜或含糖高的食物，以免产生臭气。随着病情恢复，造瘘口功能逐渐健全，两周左右可进容易消化的少渣普食及含纤维素高的食物，不但可使粪便成形，便于护理，而且可以起到扩张造瘘口的作用。

11.心理护理

肠梗阻发病急，疼痛剧烈，患者一般有紧张、恐惧、焦虑等不良情绪，入院后急于得到治疗，缓解疼痛。护士应耐心安慰、解释，与家属做好沟通工作，共同鼓励、关心患者。

（1）介绍环境及负责医师、护士，协助患者适应新环境。为患者提供安静、整洁、舒适的环境，避免不良刺激。

（2）治疗操作前简单解释，操作轻柔，尽量减少引起患者恐惧的医源性因素。

（3）用浅显的语言向患者解释疾病的原因、治疗措施及手术需要的配合。

（4）对患者的感受表示理解，耐心倾听，鼓励其说出自己心中的感受，给予帮助。

（5）避免在与医师、家属充分沟通前，直接同患者谈论病情的严重性。

（三）健康教育

（1）养成良好的生活习惯，如生活起居要有规律，每天定时排便，排便时集中精力，即使无便意也要做排便动作，保持大便通畅。

（2）饱餐后不宜剧烈运动和劳动，防止发生肠扭转。

（3）定期复诊。有腹胀、腹痛等不适时，及时到医院检查。及早发现引起肠梗阻的因素，早诊断、早治疗。

（李绍红）

第十四节　下肢静脉曲张

一、疾病概述

（一）概念

下肢静脉曲张（LEVV）也称为下肢浅静脉瓣膜功能不全，是一种常见疾病，多见于从事持久体力劳动、站立工作的人员或怀孕妇女。青年时期即可发病，但一般以中、壮年发病率最高。我国 15 岁以上人群发病率约为 8.6％，45 岁以上人群发病率为 16.4％。国际上报道中一般人的发病率为 20％，女性较男性高。在工业化国家的发病率远高于发展中国家，据 Beaglehole 统计，其患病率在南威尔士 53％，热带非洲则为 0.1％。而随着经济的发展，我国的发病率有上升的趋势。

静脉曲张对患者生活质量的影响类似于其他常见的慢性疾病如关节炎、糖尿病和心血管疾病，在法国和比利时，该病治疗的总成本占社会医疗总成本的 2.5％。TenBrook 在 2004 年报道中称，美国每年因此产生的医疗费用达数十亿美元。

下肢静脉曲张可分为单纯性和继发性两类，前者是指大隐静脉瓣膜关闭不全所致，而后者指继发于下肢深静脉瓣膜功能不全（DVI）或下肢深静脉血栓形成后综合征所致。

（二）相关的病理生理

下肢静脉曲张的主要血流动力学改变是主干静脉和皮肤毛细血管压力升高。主干静脉高压导致浅静脉扩张；皮肤毛细血管压力升高造成皮肤微循环障碍、毛细血管通透性增加，血液中的大分子物质渗入组织间隙并聚集、沉积在毛细血管周围，形成阻碍皮肤和皮下组织细胞摄取氧气和营养的屏障，导致皮肤色素沉着、纤维化、皮下脂肪硬化和皮肤萎缩，最后形成溃疡。

当大隐静脉瓣膜遭到破坏而关闭不全后，可影响远侧和交通瓣膜，甚至通过属支而影响小隐静脉。静脉瓣膜和静脉壁距离心脏越远、强度越差，承受的压力却越高。因此，下肢静脉曲张后期的进展要比初期迅速，曲张的静脉在小腿部远比大腿部明显。

（三）病因与诱因

其病因较为复杂，常见的原因包括静脉壁薄弱或先天性瓣膜缺如、K-T 综合征、基因遗传、浅静脉压力升高等，下腔静脉阻塞等是造成该病的主要原因。

静脉壁软弱、静脉瓣膜缺陷及浅静脉内压力持续升高是引起浅静脉曲张的主要原因。静脉瓣膜功能不全是一种常见情况，约有 30％的下肢静脉曲张患者是由下肢静脉瓣膜功能不全引起。相关因素有以下几种。

1.先天因素

静脉瓣膜缺陷和静脉壁薄弱是全身支持组织薄弱的一种表现，与遗传因素有关。有些患者下肢静脉瓣膜稀少，有的甚至完全缺如，造成静脉血逆流。

2.后天因素

增加下肢血柱重力和循环血量超负荷是造成下肢静脉曲张的后天因素。任何增加血柱重力的因素,如长期站立、重体力劳动、妊娠、慢性咳嗽、习惯性便秘等,都可使静脉瓣膜承受过度的压力,逐渐松弛而关闭不全。循环血量经常超过负荷,造成压力升高,静脉扩张可导致瓣膜相对性关闭不全。

(四)临床表现

下肢浅静脉扩张迂曲,站立时患者酸胀不适和疼痛,行走或平卧位时消失。病程进展到后期,下肢皮肤因血液循环不畅而发生营养障碍,出现皮肤萎缩、脱屑、瘙痒、色素沉着、皮肤和皮下组织硬结,甚至湿疹和溃疡形成,尤其是足背、踝部、小腿下段,严重时或外伤后皮肤溃烂,经久不愈。

(五)辅助检查

1.特殊检查

(1)大隐静脉瓣膜功能试验:患者平卧,抬高下肢排空静脉,在大腿根部扎止血带阻断大隐静脉,然后让患者倒立,10 s内放开止血带,若出现自上而下的静脉充盈,提示瓣膜功能不全。若未放开止血带前,止血带下方的静脉在 30 s 内已充盈,则表明交通静脉瓣膜关闭不全。根据同样原理在腘窝部扎止血带,可检测小隐静脉瓣膜的功能。

(2)深静脉通畅试验:用止血带阻断大腿浅静脉主干,嘱患者连续用力踢腿或做下蹲活动10 余次,随着小腿肌泵收缩迫使浅静脉向深静脉回流而排空。若在活动后浅静脉曲张更为明显、张力增高,甚至出现胀痛,提示深静脉不通畅。

(3)交通静脉瓣膜功能试验:患者仰卧,抬高下肢,在大腿根部扎上止血带,然后从足趾向上至腘窝第一根弹力绷带,再自止血带处向下,缠绕第二根弹力绷带,如果在第 2 根绷带之间的间隙出现静脉曲张,即意味着该处有功能不全的交通静脉。

2.影像学检查

(1)下肢静脉造影:下肢静脉造影被认为是诊断下肢静脉疾病的金标准,但是一种有创伤性的检查方法,可伴有穿刺部位血肿、远端血管栓塞、下肢缺血加重等并发症,对碘过敏试验阳性患者、孕妇、肾功能损害及行动不便者无法进行。目前无创检查技术已应用于临床,且在一定程度上有取代静脉造影的趋势。

(2)彩色多普勒超声血管成像(CDFI):此检查无创、安全、无禁忌证,而且成像直观、清晰、易于识别、结果准确,特别对于微小的和局部病变的动态观察,如瓣膜的活动、功能状态、血栓形成等更优于 X 线造影。

(3)磁共振血管造影(MRA):近年来 MRA 技术发展迅速,作为无创性检查方法已逐渐受到人们重视。MRA 除无创外,尚可清晰显示动脉、静脉的走向及管径,其诊断的敏感性和特异性均较 X 线造影高。

(六)主要治疗原则

目前,对下肢静脉曲张的治疗方法包括保守疗法和外科干预。静脉手术的目的是缓解症状和预防并发症的发生。治疗静脉曲张是否成功取决于消除静脉的反流和功能不全。保守治疗适合于病变轻微、妊娠期及极度体弱的患者,主要是抬高患肢休息或穿着医用型弹力袜。对于单纯性静脉曲张,传统的外科治疗是大隐静脉高位结扎和剥脱术,这已经成为治疗该病的金标准。其他的方法还包括硬化剂注射疗法(CTS)、超声引导下泡沫硬化治疗法(UGFS)、射频消融(RFA)

和激光治疗(EVLT)等。

二、护理评估

(一)术前评估

1.一般评估

(1)生命体征:术前评估患者的生命体征(T、R、P、BP)。

(2)患者主诉:询问患者是否存在长时间站立后小腿感觉沉重、酸胀、乏力和疼痛。

(3)相关记录:生命体征、皮肤情况。

(4)病史:如外科手术、内科疾病、药物服用等。

(5)诊断:如血管检查、实验室检查、放射性诊断。

(6)身体状况:活动性、下肢活动能力。

(7)营养状况:如肥胖。

(8)知识水平:有关下肢静脉曲张的形成及自我护理注意事项。

2.身体评估

(1)视诊:双下肢皮肤有无皮肤萎缩、紧绷、脱屑、瘙痒、色素沉着、皮肤溃疡,有无静脉明显隆起、蜿蜒成团。

(2)触诊:双下肢皮肤有无肿胀,皮肤有无硬实,皮温,检查足背动脉、胫后动脉的搏动情况。

3.心理-社会状况

患者的适应能力、经济状况、家庭支持、社交活动、个人卫生、运动量、酒癖、烟癖、药物癖等。

4.辅助检查阳性结果评估

隐静脉瓣膜功能试验阳性,出现自上而下的静脉逆向充盈,如在止血带未放开前,止血带下方的静脉在 30 s 内已充盈,则表明有交通静脉瓣膜关闭不全。

深静脉通畅试验阳性,活动后浅静脉曲张更为明显,张力增高,甚至有胀痛,则表明深静脉不畅。

5.根据 CEAP 分级对下肢静脉曲张肢体进行临床分级

0 级,无可见或可触及的静脉疾病体征。

1 级,有毛细血管扩张、网状静脉、踝部潮红。

2 级,有静脉曲张。

3 级,有水肿但没有静脉疾病引起的皮肤改变。

4 级,有静脉疾病引起的皮肤改变,如色素沉着、静脉湿疹及皮肤硬化。

5 级,有静脉疾病引起的皮肤改变和已愈合的溃疡。

6 级,有静脉疾病引起的皮肤改变和正在发作的溃疡。

6.足踝指数评估(ABI)

测量患者休息时肱动脉压及足踝动脉压,足踝动脉压、肱动脉压,然后计算出指数。此方法被用作压力绷带或压力袜的一个指引,而并非诊断患者是否有原发性静脉或动脉血管病变。

(1)测量患者 ABI 用物:手提多普勒、传导性啫喱膏、血压计。

(2)测量 ABI 的操作步骤:向患者解释步骤;患者需平卧休息 10～20 min;置袖带于上臂,触摸肱动脉搏动;置传导性啫喱膏;开启多普勒超声,置探子 45°～60°,听取血流声音;加压于血压计直至声音消失;慢慢减压于血压计直至声音重现;记录此读数;重复此步骤于另一臂记录读数;

采用较高的读数作为肱动脉压;置袖带于足踝之上;置探子于胫后动脉或足背动脉,重复以上步骤并记录读数;计算 ABI(足踝动脉压或肱动脉压)。

(3)ABI 值指引,见表 9-2。

表 9-2　ABI 值指引

ABI	临床解释	压力疗法
≥1	正常	可以安全使用压力疗法
≥0.8	可能有轻微动脉血管问题	征询医师意见才可使用压力疗法
<0.8	有动脉血管病变	不建议使用压力疗法
<0.5	有严重动脉血管病变	不可使用压力疗法

注:若 ABI 低于 0.8,应转介血管外科做进一步检查及治疗;如 ABI 太高,>1.3,可能由于动脉血管硬化所致,要再做进一步检查,不可贸然做压力疗法。

(4)测量 ABI 注意点:若怀疑患者有深静脉血栓形成,不可做此检查,因为会增加患者疼痛及可能会使血栓脱离移位。患者一定要平卧以减少因流体静力压所致的误差,但有些患者因呼吸困难或关节炎而不能平卧,则应该记录下来,以便在下一次测量时做比较。血压计袖带尺寸一定要适中,若袖带太细,便不能令动脉血管完全压缩,从而导致 ABI 值增高。探子角度:45°～60°,不可将探子用力向下压,否则血管会因受压而影响血液流动,以至于难以听取声音。足部冰冷会影响血液流动,可先用衣物覆盖保暖。ABI 的读数与患者本身血压有重要关系,若患者有高血压病史,ABI 的读数会低,相反,读数会高。

7.下肢静脉曲张弹力袜治疗效果评估

压力疗法的基本概念是足踝压力高于膝部压力,故此静脉血液便可由小腿推进至心脏。一般认为足踝压力要达到 5.3 kPa(40 mmHg)才可有效减低静脉高压。压力疗法有不同方式,包括弹力性绷带、非弹力性绷带、间歇性气体力学压力疗法及压力袜。

(1)弹力性绷带:弹力性绷带能伸展至多于 140%原有长度,当患者活动时,腓肠肌收缩,将血管压向外,当腓肠肌放松时,血管便会弹回至原位,弹力性绷带在任何时间均提供压力,故当患者休息时,压力依然存在,故活动压及休息压均高,尤其适合活动量少的患者。

(2)非弹力性绷带:非弹力性绷带也需要棉垫保护小腿及皮肤,但它的压力绷带只能伸展少许,故此形成坚实的管腔围在小腿外面,它的作用主要靠腓肠肌的收缩动作。非弹力性绷带的活动压很高,但休息压低,因此适用于活动量高的患者。

(3)间歇性气体力学压力疗法:此为一系统连接一个有拉链装置的长靴,患者将小腿及大腿放进长靴内,当泵开启时,便会有气流由足踝至大腿不停地移动,用以促进静脉血压回流及减少水肿。

(4)压力袜:压力袜同样可以帮助静脉血液回流至心脏,压力袜同样可以提供渐进式压力于小腿,英式标准的压力袜可以分为 3 级。①class Ⅰ:提供 1.9～2.3 kPa(14～17 mmHg),适合于轻微或早期静脉曲张患者,容易穿着但只提供轻微压力,不足以抵挡静脉压高血压。②class Ⅱ:提供2.4～3.2 kPa(18～24 mmHg)压力,适合于中度或严重的静脉曲张,深静脉栓塞,可作为治疗及预防静脉性溃疡复发。③class Ⅲ:提供 3.3～4.7 kPa(25～35 mmHg)压力,适合于慢性严重性静脉高血压,严重的静脉曲张、淋巴液水肿,可治疗及预防静脉性溃疡复发。

压力袜的作用:①降低静脉血压高,促进血液回流至心脏。②减轻下肢水肿。③促进静脉溃疡愈合,防止复发。④在静脉曲张患者,可以延缓静脉溃疡形成。⑤防止深静脉血栓形成。⑥减轻由淋巴液引起的下肢水肿症状。

压力袜的禁忌证。①动脉性血管病变:因会阻碍动脉血流。②下肢严重水肿,过紧橡皮筋会导致溃疡形成。③心脏病患者,因大量液体会由下肢回流致心脏,增加心脏负荷,引起心室衰竭,故征询医师意见方可使用。④糖尿病或风湿性关节炎患者,因为可能会有小血管病变,压力会导致小血管闭塞,组织缺氧而死。

使用压力袜时评估患者:①患者要明白因他人本身下肢有静脉高血压,需要长期穿着压力袜来防止静脉溃疡,但压力袜并不能治疗其静脉高血压。②下肢若有严重水肿,应先用压力绷带,待水肿减退后才穿压力袜。③皮肤情况,若有皮炎、湿疹等,应先治疗。④下肢感觉迟钝,可能患者不知道是否过紧,应教会其观察足趾温度及颜色改变。⑤观察下肢及足部是否有畸形异常。⑥患者的手部活动能力,因穿弹力袜需要特别的技巧。

压力袜的评估:评估压力袜的压力度、质量、长度、尺寸和颜色。

压力袜的测量:所有患者均需要测量下肢尺寸以购买合适的压力袜,测量压力袜时间最好是早上或解除压力绷带后,因此时下肢水肿消退,故测量比较准确。测量内容包括足踝最窄周径、腓肠肌最大周径、足的长度(由大足趾最尖端部位至足跟)、小腿长度(由足跟至膝下)、若压力袜长及大腿,患者需要站立,测量由足跟至腹股沟长度,并且测量大腿最大的周径。

压力袜穿着及除去的注意事项:①压力袜的穿着及除去均需依照厂家指引以避免并发症的发生。②穿着时间因人而异,一般来说早上起来时穿着,之后才下床,直至晚上沐浴或睡眠时除去。③一般来说,压力袜需要 3～6 个月更换(依厂家建议),但若有破损,则应立即更换。④定期做 ABI 测量及由医护人员评估是否需要减低或加强压力度,患者不可自行改变压力度。

弹力袜的效果评价:使用医用弹力袜的患者其患肢的沉重感、酸胀感及疼痛感会消失。

健康教育:压力疗法是保守性治疗静脉性高血压的最佳疗法。应保护下肢,避免损伤,穿着适当鞋袜。指导患者腓肠肌收缩运动,以促进静脉回流。不活动时,需要抬高下肢,高于心脏水平。

(二)术后评估

(1)患者的血液循环,包括患肢远端皮肤的温度、色泽、动脉搏动、感觉等有无异常。

(2)伤口的敷料是否干洁,有无渗血、局部伤口有无红肿热痛等感染征象。能否早期离床活动及正常行走。

(3)尿管是否通畅,尿液的量、颜色、性质,有无导管相关性感染的症状。

三、护理诊断(问题)

(一)活动无耐力

与下肢静脉回流障碍有关。

(二)皮肤完整性受损

与皮肤营养障碍、慢性溃疡有关。

(三)疼痛

与术后使用弹力绷带、手术切口有关。

(四)潜在并发症

深静脉血栓形成、小腿曲张静脉破溃出血、下肢静脉溃疡。

四、主要护理措施

(一)促进下肢静脉回流,改善活动能力

1.术后

6 h 内去枕平卧位,患肢抬高 20°～30°,同时进行脚趾屈伸运动,方法:尽量用力使脚趾背屈、趾屈,每次 1～2 min,每天 3～4 次。次日晨嘱患者必须下床活动,除自行洗漱外,根据年龄和身体状况要求患者进行行走练习,每次 10～30 min,当日活动 2～3 次。在此期间避免静坐或静立不动,以促进静脉血液回流,预防下肢深静脉血栓。回床上休息时,继续用枕头将患肢抬高同时做足背伸屈运动,以促进静脉血回流。另外,注意保持弹力绷带适宜的松紧度,弹力绷带一般需维持两周才可以拆除。术后 6 h 内测生命体征每小时 1 次,动态监测创面敷料,观察肢体有无肿胀、疼痛,注意肢端感觉、温度和颜色的变化。

2.保持合适体位

采取良好坐姿,坐时双膝勿交叉过久,以免影响腘窝静脉回流;卧床休息时抬高患肢30°～40°,以利静脉回流。

3.避免引起腹内压和静脉压增高的因素

保持大便通畅,避免长时间站立,肥胖者应有计划进行减轻体重。

(二)疼痛护理

1.因弹力绷带加压包扎过紧而导致的下肢缺血性疼痛

此时要检查足背动脉搏动情况,观察足趾皮肤的温度和颜色,如有异常及时通知医师给予处理。

2.腹股沟切口疼痛

观察切口处敷料有无渗血,肢体有无肿胀,并及时通知医师,遵医嘱给予止痛剂。

(三)术后并发症的护理

1.下肢深静脉血栓的形成

术后重视患者的主诉,如出现下肢肿胀、疼痛应警惕深静脉血栓的形成。术后鼓励患者早期活动,用弹性绷带包扎整个肢体,有利于血液回流。有条件则可以给予低分子肝素5～7 d,能有效地预防血栓的形成。

2.切口出血

术后严密观察切口敷料渗出情况及患肢包扎敷料情况,常规应用止血药 1～2 d。

3.切口感染

术后评估切口渗液情况,监测体温变化,如体温升高,切口疼痛,检查切口红肿应警惕切口感染的发生,保持会阴部清洁,防止切口感染。

五、护理效果评估

(1)患者的下肢的色素沉着减轻,肿胀减轻。

(2)患者的活动量逐渐增加,增加活动量无不适感。

(3)患者的疼痛得到及时缓解。

(4)未出现下肢深静脉血栓、切口出血、感染等并发症。

(陈焕银)

第十章

儿 科 护 理

第一节 急性上呼吸道感染

一、概述

急性上呼吸道感染简称上感,俗称"感冒",包括流行性上感和一般类型上感,是小儿最常见的疾病。鼻咽感染常可出现并发症,涉及邻近器官如喉、气管、肺、口腔、鼻窦、中耳、眼及颈淋巴结等。而其并发症可迁延或加重,故应早期诊断、早期治疗(图 10-1)。

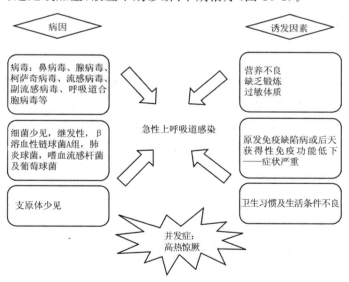

图 10-1 急性上呼吸道感染病因

(一)流行病学

在症状出现前数小时到症状出现后 1~2 d 才有传染力,其传播途径为飞沫传染,潜伏期为 12~72 h(平均为 24 h),易发生在 6 个月大以后的小孩,婴幼儿对上呼吸道感染较敏感,可视年龄、营养状况、疲倦、身体受凉程度,而有轻重之别。

(二)临床表现

根据病因不同,临床表现可有不同的类型。

1.普通感冒

俗称"伤风",又称急性鼻炎,以鼻咽部卡他症状为主要表现(卡他症状,上呼吸道卡他症状包括咳嗽、流涕、打喷嚏、鼻塞等上呼吸道症状,这是临床上常见的症状)。成人多数为鼻病毒引起,次为副流感病毒、呼吸道合胞病毒、埃可病毒、柯萨奇病毒等。起病较急,初期有咽干、咽痒或烧灼感,发病同时或数小时后,可有喷嚏、鼻塞、流清水样鼻涕,经 2～3 d 变稠。可伴咽痛,有时由于耳咽管炎使听力减退,也可出现流泪、味觉迟钝、呼吸不畅、声嘶、少量咳嗽等。一般无发热及全身症状,或仅有低热、不适、轻度畏寒和头痛。检查可见鼻腔黏膜充血、水肿、有分泌物,咽部轻度充血。如无并发症,一般经 5～7 d 痊愈(表 10-1)。

表 10-1   几种特殊类型上感

类型	致病病菌	流行病学特点	症状特点
疱疹性咽峡炎	柯萨奇病毒 A	多于夏季发作	咽痛、发热、咽充血、软腭、腭垂、咽及扁桃体表面有灰白色疱疹,有浅表溃疡
咽结膜热	腺病毒、柯萨奇病毒	常发生于夏季,游泳中传播	发热、咽痛、畏光、流泪,咽及结合膜明显充血
细菌性咽-扁桃体炎	溶血性链球菌,其次为流感嗜血杆菌、肺炎球菌、葡萄球菌等	多见于年长儿	咽痛、畏寒、咽部明显充血,扁桃体肿大、充血,表面有黄色点状渗出物,颌下淋巴结肿大、压痛

2.病毒性咽炎、喉炎和支气管炎

根据病毒对上、下呼吸道感染的解剖部位不同引起的炎症反应,临床可表现为咽炎、喉炎和支气管炎。

急性病毒性咽炎多由鼻病毒、腺病毒、流感病毒、副流感病毒及肠病毒、呼吸道合胞病毒等引起。临床特征为咽部发痒和灼热感,疼痛不持久,也不突出。当有咽下疼痛时,常提示有链球菌感染。咳嗽少见。流感病毒和腺病毒感染时可有发热和乏力。体检咽部明显充血和水肿。颌下淋巴结肿大且触痛。腺病毒咽炎可伴有眼结膜炎。

急性病毒性喉炎多由鼻病毒、流感病毒甲型、副流感病毒及腺病毒等引起。临床特征为声嘶、讲话困难、咳嗽时疼痛,常有发热、咽炎或咳嗽,体检可见喉部水肿、充血,局部淋巴结轻度肿大和触痛,可闻及喘息声(图 10-2)。

急性病毒性支气管炎多由呼吸道合胞病毒、流感病毒、冠状病毒、副流感病毒、鼻病毒、腺病毒等引起。临床表现为咳嗽、无痰或痰呈黏液性,伴有发热和乏力。其他症状常有声嘶、非胸膜性胸骨下疼痛。可闻及干性或湿性音。X 线胸片显示血管阴影增多、增强,但无肺浸润阴影。流感病毒或冠状病毒急性支气管炎常发生于慢性支气管炎的急性发作。

急性上呼吸道感染有典型症状如发热、鼻塞、咽痛、流涕、扁桃体肿大等,结合发病季节、流行病学特点,临床诊断并不困难。

病毒感染一般白细胞偏低或在正常范围内,早期白细胞总数和中性粒细胞百分数较高。细菌感染则白细胞总数大多增高。对病因的确定诊断需依靠病毒学与细菌学检查,咽拭子培养可有病原菌生长。

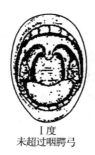 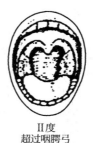 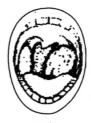

I度
未超过咽腭弓

II度
超过咽腭弓

III度
达到或超过
咽后壁中线

图 10-2 扁桃体肿大的分度

二、治疗原则

以支持疗法及对症治疗为主,注意预防并发症。

(一)药物疗法

分为去因疗法和对症处理。去因疗法对病毒感染多采用中药和抗病毒药物治疗。细菌感染则用青霉素或其他抗生素。高热时除用物理降温外可用药物如适量阿司匹林或用对乙酰氨基酚,根据病情可 4～6 h重复 1 次,忌用量过大以免体温骤降、多汗发生虚脱。

(二)局部治疗

如有鼻炎,为保持呼吸道通畅可用滴鼻药 4～6 次/天,年长儿可用复方硼酸溶液和淡盐水漱口。

(三)中医治疗

常用解表法,以辛温解表治风寒型,以辛凉解表治风热型。

三、护理评估、诊断和措施

(一)家庭基本资料

导致小儿急性上呼吸道感染的病因和诱发有多种,通过询问患儿家庭和健康管理资料,有助于病因分析。

1.居住环境

气候季节变化、气温骤降、常住家庭环境卫生情况,通风是否良好。

2.个人病史

有无病毒感染史,例如鼻病毒、腺病毒等,有无自身免疫系统疾病,有无早产史。

3.用药史

有无使用免疫抑制药物,长期抗生素使用史。

(二)营养代谢

1.发热

发热为急性上呼吸道感染的常见症状。

(1)相关因素和临床表现:发热主要与上呼吸道德感染有关。轻度急性上感的发热热度往往不高,呼吸系统症状较为明显。重症患儿体温为 39 ℃～40 ℃或更高,伴有寒战、头痛、全身无力、食欲下降、睡眠不安等。

(2)护理诊断:体温过高

（3）护理措施。①物理降温：通常发热可用温水浴、局部冷敷等物理降温；T≥38.5 ℃,可遵医嘱使用对乙酰氨基酚、布洛芬等退热药,如果是肿瘤热,可遵医嘱使用吲哚美辛；多饮水；指导家长帮助患儿散热,及时更换衣服,防止着凉。②活动和饮食：指导患儿减少活动,适当休息；进食清淡、易消化饮食,少量多餐。③保证患儿水分及营养的摄入：给予易消化、高维生素的清淡饮食,必要时可给予静脉补充水分及营养,及时更换汗湿的衣服,保持皮肤干燥、清洁。

（4）护理目标：①患儿体温维持在正常范围,缓解躯体不适；②补充体液,维持机体代谢需要。

2.咳嗽、咳痰、咽痛

上呼吸道卡他症状为急性上感的典型症状,并可根据临床表现将其进一步分类。

（1）相关因素和临床表现：轻度急性上感常见临床表现以鼻部症状为主,如流涕、鼻塞、喷嚏等,也有流泪、微咳或咽部不适,在 3～4 d 间自然痊愈。如感染涉及咽部及鼻咽部时可伴有发热、咽痛、扁桃体炎及咽后壁淋巴组织充血和增生,有时淋巴结可稍肿大。重症患儿可因鼻咽分泌物引起频繁咳嗽。有时咽部微红,发生疱疹和溃疡,称疱疹性咽炎。有时红肿明显,波及扁桃体出现滤泡性脓性渗出物,咽痛和全身症状加重,如颌下淋巴结肿大,压痛明显。

（2）护理诊断：舒适度的改变。

（3）护理措施：①保持口腔清洁,及时清除鼻腔及咽喉分泌物,保证呼吸道通畅；②婴儿及年幼儿无法自主排痰者,可遵医嘱予以化痰药物或滴鼻液,同时进行拍背等物理治疗,痰液多且黏稠者予侧卧位或头偏向一侧防止窒息。

（4）护理目标：①患儿痰液等分泌物明显减少,能自主排出；②患儿家属掌握正确物理治疗的手法；③患儿自述舒适度增加。

（三）排泄

腹泻。婴幼儿容易引起呕吐及腹泻。

（1）相关因素：与病毒或细菌感染有关,与抗生素药物的使用有关。

（2）护理诊断：腹泻。

（3）护理措施：进食煮熟的干净、新鲜、易消化的高热量、高营养但低脂饮食,避免腌制、生冷、辛辣、粗纤维等饮食；多饮水；少量多餐,减轻胃肠道负担,严重腹泻时禁食,遵医嘱给予抗生素或止泻药,必要时遵医嘱补充水和电解质；便后及时清洗肛周,保持肛周黏膜清洁和完整；每班监测大便的次数、色、质、量,肠鸣音,出入量,脱水症状,腹痛、呕吐等消化道症状,肛周黏膜完整性；指导患儿和家长有关进食和营养知识,培养患儿和家长正确的洗手习惯。

（4）护理目标：①患儿未发生腹泻,或腹泻次数明显减少,每天＜3 次；②患儿发生红臀或肛周皮肤破损；③患儿家属掌握其饮食原则。

（张　瑞）

第二节　肺　　炎

一、疾病概述

肺炎指不同病原体或其他因素所致的肺部炎症。以发热、咳嗽、气促、呼吸困难和肺部固定湿音为共同临床表现。该病是儿科常见疾病中能威胁生命的疾病之一。

（一）病因

详见图 10-3。

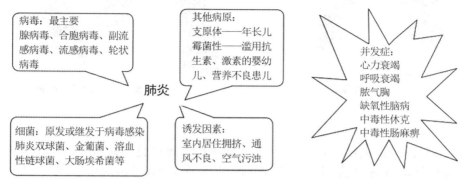

病毒：最主要
腺病毒、合胞病毒、副流感病毒、流感病毒、轮状病毒

其他病原：
支原体——年长儿
霉菌性——滥用抗生素、激素的婴幼儿、营养不良患儿

肺炎

并发症：
心力衰竭
呼吸衰竭
脓气胸
缺氧性脑病
中毒性休克
中毒性肠麻痹

细菌：原发或继发于病毒感染
肺炎双球菌、金葡菌、溶血性链球菌、大肠埃希菌等

诱发因素：
室内居住拥挤、通风不良、空气污浊

图 10-3　小儿肺炎的病因

（二）分类

目前，小儿肺炎的分类尚未统一，常用方法有 4 种，各肺炎可单独存在，也可两种同时存在（表 10-2）。

表 10-2　小儿肺炎的分类

病理分类	病因分类		病程分类	病情分类
支气管肺炎 大叶性肺炎 间质性肺炎等（图 10-4～7）	感染性：病毒性、细菌性、支原体、衣原体、真菌性、原虫性	非感染性肺炎如吸入性肺炎、坠积性肺炎	急性 迁延性 慢性	轻症 重症（其他器官系统受累）

注：临床上若病因明确，则按病因分类，否则按病理分类。

（三）疾病特点

几种不同病原体所致肺炎的特点如下。

1.呼吸道合胞病毒肺炎

由呼吸道合胞病毒感染引起，多见于婴幼儿，以 2～6 个月婴儿多见。常于上呼吸道感染后 2～3 d出现，干咳、低中度发热、喘憋为突出表现。以后病情逐渐加重，出现呼吸困难和缺氧症状。体温与病情无平行关系，喘憋严重时可合并心力衰竭、呼吸衰竭。

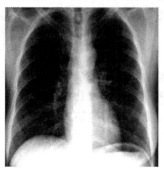

图 10-4　正常胸片

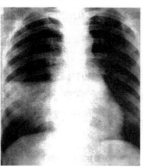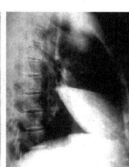

图 10-5　大叶性肺炎

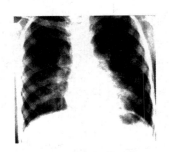

图 10-6　支气管肺炎

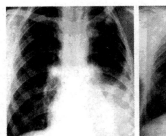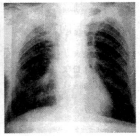

图 10-7　间质性肺炎

2.腺病毒肺炎

由腺病毒感染所致,主要病理改变为支气管和肺泡间质炎。临床特点:多见于 6 个月至 2 岁小儿。起病急骤,呈稽留热,全身中毒症状明显,咳嗽较剧,可出现喘憋、呼吸困难、发绀等。肺部体征出现较晚,常在发热经 4～5 d 出现湿音,以后病变融合而呈现肺实变体征。胸部 X 线改变的出现较肺部体征早,可见大小不等的片状阴影或融合成大病灶;肺气肿多见。

3.葡萄球菌肺炎

包括金黄色葡萄球菌及白色葡萄球菌所致的肺炎。在冬春季发病较多,多见于新生儿及婴幼儿。临床上起病急、病情重、发展快;多呈弛张热,中毒症状明显,面色苍白、咳嗽、呻吟、呼吸困难;皮肤可见一过性猩红热样或荨麻疹样皮疹,有时可找到化脓灶,如疖肿等。肺部体征出现早,双肺可闻及中、细湿音,易并发脓胸、脓气胸。

4.流感嗜血杆菌肺炎

由流感嗜血杆菌引起。近年来,由于广泛使用广谱抗生素、免疫抑制剂及院内感染等因素,流感嗜血杆菌感染有上升趋势。本病多见于 4 岁以下小儿,常并发于流感病毒或葡萄球菌感染的患儿。临床起病较缓,病情较重,全身中毒症状明显,有发热、痉挛性咳嗽、呼吸困难、鼻翼扇动、三凹征、发绀等,体检肺部有湿音或肺实变体征。本病易并发脓胸、脑膜炎、败血症、心包炎、中耳炎等。

5.肺炎支原体肺炎

由肺炎支原体引起,起病较缓慢,学龄期儿童多见,婴幼儿发病率也较高。以刺激性咳嗽为突出表现,有的酷似百日咳样咳嗽,咯出黏稠痰,甚至带血丝;常有发热,热程为 1～3 周。年长儿可伴有咽痛、胸闷、胸痛等症状,肺部体征不明显,常有呼吸音粗糙,少数闻及干、湿音或实变体征。中毒症状一般不重,部分患儿出现全身多系统的临床表现,如心肌炎、心包炎、溶血性贫血、胸膜炎肝炎等。

6.衣原体肺炎

衣原体是一种介于病毒与细菌之间的微生物,寄生于细胞内。沙眼衣原体肺炎多见于 6 个月以下的婴儿,可于产时或产后感染,起病缓,先有鼻塞、流涕,后出现气促、频繁咳嗽,有的酷似百日咳样阵咳,但无回声,偶有呼吸暂停或呼气喘鸣,一般无发热。同时可患有结核膜炎或结核膜炎病史。

二、治疗

应采取综合措施,积极控制炎症,改善肺的通气功能,防止并发症。保持室内空气流通,室温以18 ℃～20 ℃为宜,相对湿度60%。保持呼吸道通畅,及时清除上呼吸道分泌物,变换体位,以利痰液排出。加强营养,饮食应富含蛋白质和维生素,少量多餐,重症不能进食者,可给予静脉营养。不同病原体肺炎患儿宜分室居住,以免交叉感染。

(一)一般治疗

按不同病原体选择药物。经肺穿刺研究资料证明,绝大多数重症肺炎是由细菌感染引起,或在病毒感染的基础上合并细菌感染,故需采用抗生素治疗。

抗生素使用的原则:①根据病原菌选用敏感药物;②早期治疗;③联合用药;④选用渗入下呼吸道浓度高的药物;⑤足量、足疗程,重症宜经静脉途径给药。

抗生素一般用至体温正常后5～7 d,临床症状基本消失后3 d。葡萄球菌性肺炎在体温正常后继续用药2周,总疗程为6周。支原体肺炎用药2～3周。

(二)病原治疗

1.肺部革兰阳性球菌感染

肺炎链球菌肺炎,青霉素仍为首选。一般用大剂量青霉素静脉滴注,对青霉素过敏者改滴红霉素。葡萄球菌肺炎,首选耐酶(β-内酰胺酶)药物,如新的青霉素Ⅱ,头孢噻吩或头孢菌素三代静脉滴注。厌氧菌肺炎用氟哌嗪青霉素及甲硝唑有效。

2.肺部革兰阴性杆菌感染

一般可用氨苄西林或氨基糖苷类抗生素。绿脓杆菌肺炎可用头孢他啶、头孢曲松等。

3.支原体肺炎

多采用红霉素,疗程2周为宜。

4.病毒感染者

可选用抗病毒药物如利巴韦林、干扰素等。

(三)对症治疗

止咳、止喘、保持呼吸道通畅;纠正低氧血症、水电解质与酸碱平衡紊乱;对于中毒性肠麻痹者,应禁食、胃肠减压,皮下注射新斯的明。对有心力衰竭、感染性休克、脑水肿、呼吸衰竭者,采取相应的治疗措施。

(四)肾上腺皮质激素的应用

若中毒症状明显,或严重喘憋,或伴有脑水肿、中毒性脑病、感染性休克、呼吸衰竭等,可应用肾上腺皮质激素,常用地塞米松,每天2～3次,每次2 mg,疗程为3～5 d。

(五)防止并发症

对并发脓胸、脓气胸者应及时抽脓、抽气。遇到下述情况宜考虑胸腔闭式引流。

(1)年龄小,中毒症状重。

(2)黏液黏稠,经反复穿刺抽脓不畅者。

(3)张力性气胸。肺大疱一般可随炎症的控制而消失。

(六)氧疗

凡具有低氧血症者,有呼吸困难、喘憋、口唇发绀、面色苍灰等时应立即给氧。一般采取鼻导管给氧,氧流量为0.5～1 L/min;氧浓度不超过40%;氧气应湿化,以免损伤气道纤毛上皮细胞和痰液变黏稠。若出现呼吸衰竭,则应使用人工呼吸器。

(七)其他

(1)肺部理疗有促进炎症消散的作用。

（2）胸腺肽为细胞免疫调节剂，并能增强抗生素的作用。

（3）维生素 C、维生素 E 等氧自由基清除剂能清除氧自由基，有利于疾病康复。

三、护理评估、诊断和措施

（一）家庭基本资料

1.居住环境

不良的居住环境，如通风不良、吸入刺激性尘埃、潮湿等，家庭卫生习惯较差等。

2.个人病史

患儿有无过敏史，免疫系统疾病或抵抗力下降，原发性细菌或真菌感染者有无抗生素滥用史。

（二）营养与代谢

1.发热

（1）相关因素和临床表现：起病急骤或迟缓。在发病前可先有轻度上呼吸道感染数天，骤发者常有发热，早期体温在 38 ℃～39 ℃，亦可高达 40 ℃，多为弛张热或不规则热。体弱婴儿大都起病迟缓，发热不明显或体温低于正常。

（2）护理诊断：体温过高（hyperthermia）。

（3）护理措施：患儿体温逐渐恢复正常，未发生高热惊厥；患儿家属掌握小儿高热物理降温的方法。

物理降温方法需注意以下几点。①维持正常体温，促进舒适：呼吸系统疾病患儿常有发热，发热时帮患儿松解衣被，及时更换汗湿衣服，并用热毛巾把汗液擦干，以免散热困难而出现高热惊厥；同时也避免汗液吸收、皮肤热量蒸发会引起受凉加重病情。②密切观察患儿的体温变化，体温超过38.5 ℃时给予物理降温，如酒精擦浴、冷水袋敷前额等，对营养不良、体弱的病儿，不宜服退热药或酒精擦浴，可用温水擦浴降温。必要时按医嘱给予退热药物，退热处置后 30～60 min复测体温，高热时须 1～2 h 测量体温 1 次，及时做好记录。并随时注意有无新的症状或体征出现，以防高热惊厥或体温骤降。③保证充足的水分及营养供给，保持口腔清洁，婴幼儿可在进食后喂适量开水，以清洁口腔；年长儿应在晨起、餐后、睡前漱口刷牙。

2.营养失调：低于机体需要量

（1）相关因素和临床表现：多见于新生儿或长期慢性肺炎或反复发作患儿。

（2）护理诊断：不均衡的营养，即低于机体需要量。

（3）护理措施：患儿维持适当的水分与营养。患儿营养失调得到改善，生长发育接近正常儿童；父母掌握肺炎患儿饮食护理的原则。①休息：保持并使环境清洁、舒适、宁静，空气新鲜，室温18 ℃～22 ℃，湿度 55％～60％为宜，使患儿能安静卧床休息，以减少能量消耗。②营养和水分的补充：供给患儿高热量、高蛋白、高维生素而又较清淡、易消化的半流食、流食，防止蛋白质和热量不足而影响疾病的恢复，要多饮水，摄入足够的水分可防止发热导致的脱水并保证呼吸道黏膜的湿润和黏膜病变的修复，增加纤毛运动的能力，避免分泌物干结影响痰液排出。另一方面，静脉输液时应严格控制液体滴注速度，保持匀速滴入，防止加重心脏负担，诱发心力衰竭，对重症患儿应记录出入水量。

（三）排泄：腹泻

1.相关因素与临床表现

可出现食欲下降、呕吐、腹泻、腹胀等。重症肺炎常发生中毒性肠麻痹，出现明显腹胀，以致膈肌升高进一步加重呼吸困难。胃肠道出血可吐出咖啡样物、便血或柏油样便。中毒性肠麻痹：表现为高度腹胀、呕吐、便秘和肛管不排气。腹胀压迫心脏和肺脏，使呼吸困难更严重。此时，面色苍白发灰，腹部叩诊呈鼓音，肠鸣音消失，呕吐物可呈咖啡色或粪便样物，X线检查发现肠管扩张，壁变薄膈肌上升，肠腔内出现气液平面。

2.护理诊断

腹泻；潜在并发症：中毒性肠麻痹。

3.护理措施

患儿未发生腹泻，或腹泻次数明显减少，每天<3次，患儿未发生中毒性肠麻痹。

进食煮熟的干净、新鲜、易消化的高热量、高营养但低脂饮食，避免腌制、生冷、辛辣、粗纤维等饮食；多饮水；少量多餐，减轻胃肠道负担，严重腹泻时禁食；遵医嘱给予抗生素或止泻药，必要时遵医嘱补充水和电解质；便后及时清洗肛周，保持肛周黏膜清洁和完整；每班监测大便的次数、色、质、量，肠鸣音，出入量，脱水症状，腹痛、呕吐等消化道症状，肛周黏膜完整性；指导患儿和家长有关进食和营养知识，培养患儿和家长正确的洗手习惯。

观察腹胀、肠鸣音是否减弱或消失，是否有便血，以便及时发现中毒性肠麻痹，必要时给予禁食、胃肠减压，或使用新斯的明皮下注射。

（四）活动和运动

1.活动无耐力

轻者心率稍增快，重者可出现不同程度的心功能不全或心肌炎。

（1）相关因素和临床表现：合并心力衰竭者可参考以下诊断标准：①心率突然超过180次/分钟；②呼吸突然加快，超过60次/分钟；③突然极度烦躁不安，明显发绀，面色苍灰，指（趾）甲微循环再充盈时间延长；④肝脏迅速增大；⑤心音低钝，或有奔马律，颈静脉怒张；⑥尿少或无尿，颜面、眼睑或下肢水肿。具有前5项即可诊断心力衰竭。

若并发心肌炎者，则表现为面色苍白，心动过速、心音低钝、心律不齐，心电图表现为ST段下移和T波低平、双向和倒置。重症患儿可发生播散性血管内凝血，表现为血压下降，四肢凉，皮肤、黏膜出血等。

（2）护理诊断：活动无耐力；潜在并发症为心力衰竭。

（3）护理措施：住院期间未发生急性心力衰竭；患儿活动耐力逐渐恢复，醒觉和游戏时间增加，能维持正常的睡眠形态和休息。

具体护理措施有以下几点。①饮食护理：给予营养丰富、易消化的流质、半流质饮食，宜少量多餐以减轻饱餐后由于膈肌上抬对心肺功能的影响，严重心衰者予以低盐饮食，每天钠盐摄入量为0.5~1.0 g，水肿明显的患儿可给予无盐饮食。②减轻心脏负荷：保持病室环境整洁、清洁、安静，光线柔和，重症患者宜单人病室，有利于患儿休息，治疗护理相对集中进行，尽量使用静脉留置针，避免反复穿刺，保证因治疗的需要随时用药。患儿可置头高脚低头侧位或抱卧位，年长儿可予以半坐卧位，必要时两腿下垂减少回心血量。保持大便通畅，避免用力排便引起的腹压增大而影响心功能。③氧疗：面罩吸氧，氧流量2~3 L/min，有急性肺水肿时，将氧气湿化瓶加入30%~50%酒精间歇吸入，病情严重予以持续气道正压通气。④病情观察：出现心衰的患儿应予以心电监护,密切观察其各项生命体征。

2.气体交换障碍

(1)相关因素与临床表现:咳嗽较频,早期呈刺激性干咳,极期咳嗽反略减轻,恢复期转为湿咳。剧烈咳嗽常引起呕吐。呼吸急促,呼吸频率每分钟可达 40～80 次。重症患儿可出现口周、鼻唇沟、指趾端发绀、鼻翼扇动及三凹征。肺部体征早期不明显,可有呼吸音粗糙或减弱,以后可听到中细湿音,以两肺底及脊柱旁较多,于深吸气末更明显。由于多为散在性小病灶,叩诊一般正常,当病灶融合扩大,累及部分或整个肺叶时,可出现相应的实变体征。如发现一侧肺有叩诊浊音和/或呼吸音减弱,应考虑胸腔积液或脓胸。重症肺炎患儿可出现呼吸衰竭。

(2)护理诊断:①气体交换障碍;②清理呼吸道无效;③自主呼吸受损。潜在并发症:呼吸衰竭;脓胸,脓气胸。

(3)护理措施:患儿住院期间未发生呼吸衰竭、脓胸、脓气胸等并发症;患儿咳嗽咳痰症状得到缓解,肺部音逐渐减少;显示呼吸困难程度减低,生命体征正常,皮肤颜色正常。

具体措施有以下几点。①保持改善呼吸功能:保持病室环境舒适,空气流通,温湿度适宜,尽量使患儿安静,以减少氧的消耗。不同病原体感染患儿应分室居住,以防交叉感染。置患儿于有利于肺扩张的体位并经常更换,或抱起患儿,以减少肺部瘀血和防止肺不张。正确留取标本,以指导临床用药;遵医嘱使用抗生素治疗,以消除呼吸道炎症,促进气体交换,注意观察治疗效果。②保持呼吸道通畅:及时清除患儿口鼻分泌物,经常协助患儿转换体位,同时轻拍背部,边拍边鼓励患儿咳嗽,以促进肺泡及呼吸道的分泌物借助重力和震动易于排出;病情许可的情况下可进行体位引流。给予超声雾化吸入,以稀释痰液,利于咳出;必要时予以吸痰。给予易消化、营养丰富的流质、半流质饮食,少食多餐,避免过饱影响呼吸;哺喂时应耐心,防止呛咳引起窒息,重症不能进食者,给予静脉营养。保证液体的摄入量,以湿润呼吸道黏膜,防止分泌物干结,利于痰液排出;同时可以防止发热导致的脱水。③密切观察病情:小儿在病程中热度逐渐下降,精神好转、呼吸平稳、食欲增加、咳嗽减轻、面色好转都提示疾病在好转中。若在治疗中突然出现剧烈的咳嗽、气急、口周发紫、神情萎靡、高热、烦躁不安,提示病情恶化,需及时向医师反映。由于新生儿病情变化很快,症状不典型,应格外注意。如患肺炎的新生儿吸吮不好、哭声低微、呼吸加快时注意脉搏及心率的变化,如有心率增快,每分钟 140～160 次以上,同时伴有呼吸困难加重、烦躁不安、肝脏肿大提示有心衰的可能,应积极配合。如患儿病情突然加重,出现剧烈咳嗽、烦躁不安、呼吸困难、胸痛、面色青紫、患侧呼吸运动受阻等,提示并发了脓胸或脓气胸,应及时配合进行胸穿或胸腔闭式引流。

(张　瑞)

第三节　支气管哮喘

一、概述

支气管哮喘简称哮喘,是由多种细胞(如嗜酸性粒细胞、肥大细胞、T淋巴细胞、中性粒细胞及气道细胞等)和细胞组分共同参与的气道慢性炎症性疾病。这种慢性炎症导致气道高反应性,当接触多种刺激因素时,气道发生阻塞和气流受限,出现反复发作的喘息、气促、胸闷、咳嗽等症状,常在夜间和/或清晨发作或加剧,多数患儿可经治疗缓解或自行缓解(图 10-8、图 10-9、表 10-3、表 10-4)。

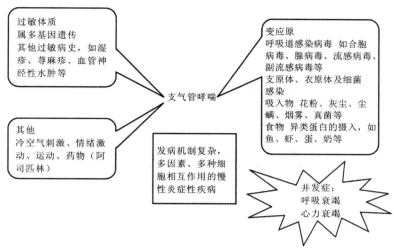

图 10-8 支气管哮喘的病因

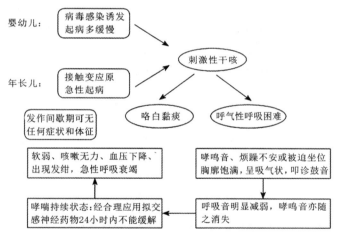

图 10-9 支气管哮喘的常见表现

表 10-3 支气管哮喘的诊断标准

分型	诊断标准	
婴幼儿哮喘:年龄＜3 岁,喘息反复发作者;总分≥5 分者为婴幼儿哮喘;哮喘发作只 2 次或总分≤4 分者初步诊断婴幼儿哮喘	喘息发作≥3 次	3 分
	肺部出现哮鸣音	2 分
	喘息症状突然发作	1 分
	有其他特异性病史	1 分
	一二级亲属中有哮喘病史	1 分
	1‰肾上腺素每次 0.01 mL/kg 皮下注射,15～20 min 后喘息缓解或哮鸣音明显减少	2 分
	沙丁胺醇气雾剂或其水溶液雾化吸入,喘息或哮鸣音减少明显	2 分

分型	诊断标准
3岁以上儿童哮喘	喘息呈反复发作
	发作时肺部出现哮鸣音
	平喘治疗有显著疗效
咳嗽变异性哮喘 （过敏性咳嗽）	咳嗽持续或反复发作>1个月,常伴夜间或清晨发作性咳嗽,痰少,运动后加重
	临床无感染症状,或经较长期抗生素治疗无效
	用支气管扩张剂可使咳嗽发作缓解,是诊断本症的基本条件
	有个人或家族过敏史,气道反应性测定,变应原检测可作辅助诊断

表 10-4　急性发作期分度的诊断标准

临床特点	轻度	中度	重度	急性呼吸暂停
呼吸急促	走路时	稍事活动时	休息时	
体位	可平卧	喜坐位	前弓位	
谈话	能成句	成短语	单字	不能讲话
激惹状态	可能出现激惹	经常出现激惹	经常出现激惹	嗜睡意识模糊
出汗	无	有	大汗淋漓	
呼吸频率	轻度增加	增加	明显增加	呼吸可暂停
辅助呼吸肌活动及三凹征	一般没有	通常有	通常有	胸腹矛盾运动
哮鸣音	散在呼吸末期	响亮、弥漫	响亮、弥漫	减弱乃至无
使用 β_2 激动剂后,PEF占正常预计值或本人最佳值百分比	>80%	60%～80%	<60%或 β_2 激动剂作用持续时间<2 h	
PaO_2（非吸氧状态）(kPa)	正常通常不需要检查	8～10.5	<8 可能有发绀	
$PaCO_2$(kPa)	<6	≤6	>6 可能出现呼吸衰竭	
SaO_2（非吸氧状态）(%)	>95	91～95	≤90	
pH		降低		

二、治疗

治疗应越早越好,要坚持长期、持续、规范、个体化治疗原则,治疗包括发作期快速缓解症状,抗炎,平喘;缓解期防止症状加重或反复,抗炎,降低气道高反应性、防止气道重塑、避免触发因素、做好自我管理。

(一)祛除病因

避免接触变应原,祛除各种诱发因素,积极治疗和清除感染病灶。

(二)控制发作

解痉和抗感染治疗,用药物缓解支气管痉挛,减轻气道黏膜水肿和炎症,减少黏痰分泌。

1.支气管扩张剂

(1)β肾上腺素能受体兴奋剂:可刺激 β肾上腺素能受体,诱发 cAMP 的产生,使支气管平滑肌松弛和肥大细胞膜稳定。常用药物有沙丁胺醇、特布他林、克仑特罗。可采用吸入、口服等方法给药,其中,吸入治疗具有用量少、起效快、不良反应少等优点,则首选的药物治疗方法。

(2)茶碱类药物:具有解除支气管痉挛、抗炎、抑制肥大细胞和嗜碱细胞脱颗粒及刺激儿茶酚胺释放等作用,常用氨茶碱、缓释茶碱等。

(3)抗胆碱药物:抑制迷走神经释入乙酰胆碱,使呼吸道平滑肌松弛。常用异丙托溴铵。

2.肾上腺皮激素

能增 cAMP 的合成,阻止白三烯等介质的释放,预防和抑制气道炎症反应,降低气道反应性,是目前治疗哮喘最有效的药物。因长期使用可产生众多不良反应,故应尽可能用吸入疗法,对重症,或持续发作,或其他平喘药物难以控制的反复发作的患儿,可给予泼尼松口服,症状缓解后即停药。

3.抗生素

疑伴呼吸道细菌感染时,同时选用抗生素。

(三)处理哮喘持续状态

1.吸氧、补液、纠正酸中毒

可用 1/5 张含钠液纠正失水,防止痰液过黏成栓;用碳酸氢钠纠正酸中毒。

2.静脉滴注糖皮质激素

早期、较大剂量应用氢化可的松或地塞米松等静脉滴注。

3.应用支气管扩张剂

可通知沙丁胺雾化吸入,氨茶碱静脉滴注,无效时给予沙丁胺静脉注射。

4.静脉滴注异丙肾上腺素

经上述治疗无效时,试用异丙肾上腺素静脉滴注,直至 PaO_2 及通气功能改善,或心率达180~200 次/分钟时停用。

5.机械呼吸

指征:①严重的持续呼吸困难;②呼吸音减弱,随之呼吸音消失;③呼吸肌过度疲劳而使胸部活动受限;④ 意识障碍,甚至昏迷;⑤ 吸入 40% 氧气而发绀仍无改善,$PaCO_2 \geqslant 8.6$ kPa（$\geqslant 65$ mmHg）。

三、护理评估、诊断和措施

(一)家庭基本资料

1.健康史

询问患儿发病情况,既往有无反复呼吸道感染史、过敏史、遗传史等。

2.身体状况

观察患儿有无刺激性干咳、气促、哮鸣音、吸气困难等症状和体征。观察有无循环、神经、系统受累的临床表现。了解 X 线、病原学及外周血检结果和肺功能检测报告,PEF 值。

3.社会状况

了解患儿及家长的心理状况、对本病病因、性质、护理、预后知识的了解程度。

(二)活动和运动

1.低效性呼吸形态

与气道梗阻、支气管痉挛有关。一般在哮喘发作前1～2 d由呼吸道感染,年长儿起病急,常在夜间发作。发作时烦躁不安,出现呼吸困难,以呼气时困难为主,不能平卧,坐起耸肩喘息,面色苍白、鼻翼扇动,口唇指甲发绀,出冷汗,面容非常惶恐。咳嗽剧烈,干咳后排出黏痰液。听诊有干、湿音。白细胞总数增多等。发作初期无呼吸困难,自觉胸部不适,不易深呼吸、哮鸣音有或无。慢性病症状为身材矮小而瘦弱,显示肺气肿的病态。

(1)相关因素:在哮喘发作时,黏液性分泌物增多,并形成黏液栓子加上呼吸道黏膜苍白、水肿;小支气管和毛细支气管的平滑肌发生痉挛,使管腔变小,气道阻力增加出现哮喘。近年来观察到在哮喘发作时,肺动脉压力增高,伴有血管狭窄,可能与肺内微循环障碍有关。

(2)护理诊断:①清理呼吸道无效;②气体交换受损。

(3)护理措施:①消除呼吸困难和维持气道通畅。患儿多有氧气吸入,发作时应给予吸氧,以减少无氧代谢,预防酸中毒。因给氧时间较长,氧气浓度以不超过40%为宜,用面罩雾化吸入氧气更为合适。有条件时应监测动脉血气分析,作为治疗效果的评价依据。可采取半卧位或坐位,使肺部扩张。还可采取体位引流以协助患儿排痰;②药物治疗的护理。药物治疗对缓解呼吸困难和缺氧有重要意义,常使用支气管扩张剂,如拟肾上腺素类、茶碱类和抗胆碱类药物。可采用吸入疗法,吸入治疗用量少、起效快、不良反应小,应是首选的治疗方法。吸入治疗时应嘱患儿在按压喷药于咽喉部的同时深吸气,然后闭口屏气10 s可获较好效果。也可采用口服、皮下注射和静脉滴注等方式给药。使用肾上腺素能 β_2 受体激动剂时注意有无恶心、呕吐、心率加快等不良反应。使用氨茶碱应注意有无心悸、惊厥、血压剧降等严重反应;③哮喘持续状态的护理。哮喘持续状态危险性极大,应积极配合医师做好治疗工作。及时给予吸氧,保证液体入量,纠正酸碱平衡,还应迅速解除支气管平滑肌痉挛,可静脉给予肾上腺皮质激素、氨茶碱、β_2 受体激动剂吸入困难者静脉给药,如沙丁胺醇。若无药可给予异丙肾上腺素,稀释后以初速每分 0.1 $\mu g/kg$ 滴入,每15～20 min加倍,直到每分 6 $\mu g/kg$,症状仍不缓解时,则可考虑气管切开机械通气。

2.活动无耐力

活动后出现呼吸加快或呼吸困难;心率增加,节律改变或在活动停止 3 min 后仍未恢复;血压有异常改变。自诉疲乏或软弱无力。

(1)相关因素:与缺氧有关。

(2)护理诊断:活动无耐力。

(3)护理措施:①保证休息。过度的呼吸运动和低氧血症使患儿感到极度的疲乏,应保证病室安静、舒适清洁,尽可能集中进行护理以利于休息。哮喘发作时患儿会出现焦虑不安,护士应关心、安慰患儿,给予心理支持,尽量避免情绪激动。及时执行治疗措施,以缓解症状,解除恐惧心理,确保患儿安全、放松。护士应协助患儿的日常生活,患儿活动时如有气促、心率加快应让其卧床休息并给予持续吸氧。根据患儿逐渐增加活动量;②密切观察病情。观察患儿的哮喘情况,如呼气性呼吸困难程度、呼吸加快和哮鸣音的情况,有无大量出汗、疲倦、发绀,患儿是否有烦躁不安、气喘加剧、心率加快,肝脏在短时间内急剧增大等情况,警惕心力衰竭和呼吸骤停等并发症的发生,还应警惕发生哮喘持续状态,若发生应立即吸氧并给予半卧位,协助医师共同抢救;③哮喘间歇期的护理。协助医师制定和实施个体化治疗方案,通过各种方式宣教哮喘的基本知识,提高患儿经常就诊的自觉性及坚持长期治疗的依从性,从而减少严重哮喘的发生。 **(张　瑞)**

第四节 病毒性心肌炎

一、概述

病毒性心肌炎是由病毒感染引起的心肌间质炎症细胞浸润和邻近的心肌细胞坏死、变形,有时病变也可累及心包或心内腹。该病可导致心肌损伤、心功能障碍、心律失常和周身症状。该病可发生于任何年龄,是儿科常见的心脏疾病之一,近年来发生率有增大的趋势。

(一)病因

近年来病毒学及免疫病理学迅速发展,通过大量动物实验及临床观察,证明多种病毒可引起心肌炎。其中柯萨奇病毒 B6(1～6 型)常见,其他病毒(如柯萨奇病毒 A、埃可病毒、脊髓灰质炎病毒、流感病毒、副流感病毒、腮腺炎病毒、水痘病毒、单纯疱疹病毒、带状疱疹病毒及肝炎病毒)也可能致病。柯萨奇病毒具有高度亲心肌性和流行性,据报道很多原因不明的心肌炎和心包炎由柯萨奇病毒 B 所致。

病毒性心肌炎在一定条件下才发病。例如,当机体继发细菌感染(特别是链球菌感染)、发热、缺氧、营养不良、接受类固醇或放射治疗而抵抗力低下时,可发病。

医师对病毒性心肌炎的发病原理至今未完全了解,目前提出病毒学说、免疫学说等几种学说。

(二)病理

病毒性心肌炎病理改变轻重不等。轻者常以局灶性病变为主,而重者则多呈弥漫性病变。局灶性病变者的心肌外观正常,而弥漫性病变者的心肌苍白、松软,心脏呈不同程度的扩大、增重。镜检可见病变部位的心肌纤维变性或断裂,心肌细胞溶解、水肿、坏死。心肌间质有不同程度的水肿,淋巴细胞、单核细胞和少数多核细胞浸润。左室及室间隔的病变显著。病变可波及心包、心内膜及心脏传导系统。

慢性病例的心脏扩大,心肌间质炎症浸润,心肌纤维化,有瘢痕组织形成,心内膜呈弥漫性或局限性增厚,血管内皮肿胀。

二、临床表现

病情轻重悬殊。轻者可无明显自觉症状,仅有心电图改变。重者可出现严重的心律失常、充血性心力衰竭、心源性休克,甚至死亡。约有 1/3 以上的病例在发病前 1～3 周或发病的同时有呼吸道或消化道病毒感染,伴有发热、咳嗽、咽痛、周身不适、腹泻、皮疹等症状,继而出现心脏症状,如年长儿常诉心悸、气短、胸部及心前区不适或疼痛、有疲乏感。发病初期患儿常有腹痛、食欲缺乏、恶心、呕吐、头晕、头痛等表现。3 个月以内婴儿有拒乳、苍白、发绀、四肢凉、两眼凝视等症状。心力衰竭者呼吸急促,突然腹痛,发绀,水肿。心源性休克者烦躁不安,面色苍白、皮肤发花、四肢厥冷或末梢发绀。发生窦性停搏或心室纤颤时患儿可突然死亡。如病情拖延至慢性期,常表现为进行性充血心力衰竭、全心扩大,可伴有各种心律失常。

体格检查:多数心尖区第一音低钝。一般无器质性杂音,仅在胸前或心尖区闻及Ⅰ～Ⅱ级吹风样收缩期杂音。有时可闻及奔马律或心包摩擦音。该病严重者心脏扩大,脉细数,颈静脉怒张,肝大并有压痛,有肺部啰音,面色苍白,四肢厥冷,皮肤发花,指(趾)发绀,血压下降。

三、辅助检查

(一)实验室检查

(1)白细胞总数为$(10.0\sim20.0)\times10^9/L$,中性粒细胞数偏高。血沉、抗链"O"大多正常。

(2)血清肌酸磷酸激酶、乳酸脱氢酶及其同工酶、谷草转氨酶的含量在病程早期可升高。超氧化歧化酶在急性期降低。

(3)若从心包、心肌或心内膜中分离到病毒,或用免疫荧光抗体检查找到心肌中特异的病毒抗原,电镜检查心肌发现有病毒颗粒,可以确定诊断。

(4)测定补体结合抗体及用分子杂交法或聚合酶链式反应检测心肌细胞内的病毒核酸也有助于病原诊断。部分病毒性心肌炎患儿有抗心肌抗体,一般于短期内恢复,如抗体量持续提高,表示心肌炎病变处于活动期。

(二)心电图检查

心电图在急性期有多变与易变的特点,对可疑病例应反复检查,以助于诊断。其主要变化为ST-T改变,有各种心律失常和传导阻滞。恢复期多见各种类型的期前收缩。少数慢性期患儿可有房室肥厚的改变。

(三)X线检查

心影正常或不同程度地增大,多数为轻度增大。若该病迁延不愈或合并心力衰竭,则心脏扩大明显。该病合并心力衰竭可见心搏动减弱,伴肺淤血、肺水肿或胸腔少量积液。有心包炎时,有积液征。

(四)心内膜心肌活检

心内膜心肌活检在成人患者中早已开展,该检查用于小儿患者是近年才有报道的,这为心肌炎的诊断提供了病理学依据。据报道,心内膜心肌活检证明约40%原因不明的心律失常、充血性心力衰竭患者患有心肌炎。该检查的临床表现和组织学相关性较差,原因是取材很小且局限,取材时不一定是最佳机会;心内膜心肌活检本身可导致心肌细胞收缩,而出现一些病理性伪迹。因此,心内膜心肌活检无心肌炎表现者不一定无心肌炎,临床医师不能忽视临床诊断。此项检查在一般医院尚难开展,不作为常规检查项目。

四、诊断与鉴别诊断

(一)诊断要点

1.病原学诊断依据

(1)确诊指标:检查患儿的心内膜、心肌、心包或心包穿刺液,发现以下之一者可确诊心肌炎由病毒引起。①分离到病毒。②用病毒核酸探针查到病毒核酸。③特异性病毒抗体呈阳性。

(2)参考依据:有以下之一者结合临床表现可考虑心肌炎由病毒引起。①从患儿的粪便、咽拭子或血液中分离到病毒,并且恢复期血清同型抗体滴度是患儿入院检测的第一份血清的5倍或比患儿入院检测的第一份血清同型抗体滴度降低25%以上。②病程早期患儿血中特异性IgM抗体呈阳性。③用病毒核酸探针从患儿的血中查到病毒核酸。

2.临床诊断依据

(1)患儿有心功能不全、心源性休克或心脑综合征。

(2)心脏扩大。

(3)心电图改变,以R波为主的2个或2个以上主要导联(Ⅰ、Ⅱ、aVF、V₅)的ST-T改变持续4d以上伴动态变化,窦房传导阻滞,房室传导阻滞,完全性右束支或左束支阻滞,成联律、多型、多源、成对或并行性期前收缩,非房室结及房室折返引起异位性心动过速,有低电压(新生儿除外)及异常Q波。

(4)CK-MB(肌酸肌酶同工酶)含量升高或心肌肌钙蛋白(cTnI或cTnT)呈阳性。

3.确诊依据

(1)具备2项临床诊断依据,可临床诊断为心肌炎。发病的同时或发病前1～3周有病毒感染的证据支持诊断。

(2)同时具备病原学诊断依据之一,可确诊为病毒性心肌炎,具备病原学参考依据之一,可临床诊断为病毒性心肌炎。

(3)不具备确诊依据,应给予必要的治疗或随诊,根据病情变化,确诊或排除心肌炎。

(4)应排除风湿性心肌炎、中毒性心肌炎、先天性心脏病、结缔组织病、代谢性疾病的心肌损害、甲状腺功能亢进症、原发性心肌病、原发性心内膜弹力纤维增生症、先天性房室传导阻滞、心脏自主神经功能异常、β受体功能亢进及药物引起的心电图改变。

4.临床分期

(1)急性期:新发病,症状及检查的阳性发现明显且多变,一般病程为半年以内。

(2)迁延期:临床症状反复出现,客观检查指标迁延不愈,病程多为半年以上。

(3)慢性期:进行性心脏增大,反复心力衰竭或心律失常,病情时轻时重,病程为1年以上。

(二)鉴别诊断

在考虑九省市心肌炎协作组制定的心肌炎诊断标准时,应首先排除其他疾病,包括风湿性心肌炎、中毒性心肌炎、结核性心包炎、先天性心脏病、结缔组织病、代谢性疾病、代谢性疾病的心肌损害、原发性心肌病、先天性房室传导阻滞、高原性心脏病、克山病、川崎病、良性期前收缩、神经功能紊乱、电解质紊乱及药物等引起的心电图改变。

五、治疗、预防、预后

该病尚无特殊治疗方法。应结合患儿的病情采取有效的综合措施。

(一)一般治疗

1.休息

急性期患儿应至少卧床休息至热退3～4周;心功能不全或心脏扩大的患儿,更应绝对卧床休息,以减轻心脏负荷及减少心肌耗氧量。

2.抗生素

抗生素虽对引起心肌炎的病毒无直接作用,但因细菌感染是病毒性心肌炎的重要条件,故在开始治疗时,应适当使用抗生素。一般肌内注射青霉素1～2周,以清除链球菌和其他敏感细菌。

3.保护心肌

大剂量维生素C具有增加冠状血管血流量、心肌糖原、心肌收缩力,改善心功能,清除自由基,修复心肌损伤的作用。剂量为100～200 mg/(kg·d),溶于10～30 mL10%～25%的葡萄糖注射液,静脉注射,每天 1 次,15～30 d 为 1 个疗程;抢救心源性休克患儿时,第 1 天可用 3～4 次。

极化液、能量合剂及 ATP 因难进入心肌细胞内,故疗效差。近年来多推荐以下几种药物:①辅酶 Q_{10},1 mg/(kg·d),口服,可连用 1～3 个月。②1,6-二磷酸果糖,0.7～1.6 mL/kg,静脉注射,最大量不超过 2.5 mL/kg,静脉注射速度为 10 mL/min,每天 1 次,10～15 d 为 1 个疗程。

(二)激素治疗

肾上腺皮质激素可用于抢救危重病例及其他治疗无效的病例。口服泼尼松 1～1.5 mg/(kg·d),用 3～4 周,症状缓解后逐渐减量停药。对反复发作或病情迁延者,可考虑较长期的激素治疗,疗程不少于半年。对于急重抢救病例可采用大剂量,如地塞米松 0.3～0.6 mg/(kg·d),或氢化可的松 15～20 mg/(kg·d),静脉滴注。

(三)免疫治疗

动物实验及临床研究均发现丙种球蛋白对心肌有保护作用。从 1990 年开始,在美国波士顿及洛杉矶的儿童医院已将丙种球蛋白作为病毒性心肌炎治疗的常规用药。

(四)抗病毒治疗

动物实验中联合应用利巴韦林和干扰素可提高生存率,目前欧洲正在进行干扰素治疗心肌炎的临床试验,其疗效尚待确定。环孢霉素 A、环磷酰胺目前尚无肯定疗效。

(五)控制心力衰竭

心肌炎患儿对洋地黄类药物耐受性差,易出现中毒而发生心律失常,故应选用快速作用的洋地黄类药物,如毛花苷 C(西地兰)或地高辛。病重者静脉滴注地高辛,一般病例口服地高辛,饱和量为常规量的 1/2～2/3,心力衰竭不重、发展不快者可每天口服维持量。应早用和少用利尿剂,同时注意补钾,否则易导致心律失常。注意供氧,保持安静。若患儿烦躁不安,可给镇静剂。患儿发生急性左心功能不全时,除短期内并用毛花苷 C(西地兰)、利尿剂、镇静剂、吸入氧气外,应给予血管扩张剂(如酚妥拉明 0.5～1 mg/kg 加入 50～100 mL10% 的葡萄糖注射液内),快速静脉滴注。紧急情况下,可先用半量,以 10% 的葡萄糖注射液稀释,静脉缓慢注射,然后静脉滴注其余半量。

(六)抢救心源性休克

抢救心源性休克需要吸氧、扩容,使用大剂量维生素 C、激素、升压药,改善心功能及心肌代谢等。

近年来,应用血管扩张剂——硝普钠取得良好疗效,常用剂量为 5～10 mg,溶于 100 mL 5% 的葡萄糖注射液中,开始时以 0.2 μg/(kg·min)滴注,以后每隔 5 min 增加 0.1 μg/kg,直到获得疗效或血压降低,最大剂量不超过 4～5 μg/(kg·min)。

(七)纠正严重心律失常

对轻度心律失常(如期前收缩、一度房室传导阻滞),多不用药物纠正,而主要是针对心肌炎本身进行综合治疗。若发生严重心律失常(如快速心律失常、严重传导阻滞),应迅速、及时地纠正,否则威胁生命。

六、护理

(一)护理诊断

(1)活动无耐力与心肌功能受损、组织器官供血不足有关。

(2)胸闷与心肌炎症有关。

(3)潜在并发症包括心力衰竭、心律失常、心源性休克。

(二)护理目标

(1)患儿的活动量得到适当控制,休息得到保证。

(2)患儿的胸闷缓解或消失。

(3)患儿无并发症或有并发症,但能被及时发现和适当处理。

(三)护理措施

1.休息

(1)急性期患儿要卧床休息至热退后3～4周,以后根据心功能恢复情况逐渐增加活动量。

(2)心功能不全的患儿或心脏扩大的患儿应绝对卧床休息。

(3)总的休息时间为3～6个月。

(4)护理人员应创造良好的休息环境,合理安排患儿的休息时间,保证患儿的睡眠时间。

(5)护理人员应主动提供服务,满足患儿的生活需要。

2.胸闷的观察与护理

(1)护理人员应观察患儿的胸闷情况,注意诱发和缓解因素,必要时给予吸氧。

(2)护理人员应遵医嘱给予心肌营养药,促进患儿的心肌恢复正常。

(3)患儿要保证休息,减少活动。

(4)护理人员应控制输液的速度和输液总量,减轻患儿的心肌负担。

3.并发症的观察与护理

(1)护理人员应密切注意患儿的心率、心律、呼吸、血压和面色改变,有心力衰竭时给予吸氧、镇静、强心等处理,应用洋地黄类药物时要密切观察患儿有无洋地黄中毒表现,如出现新的心律失常、心动过缓。

(2)护理人员应注意有无心律失常,一旦心律失常发生,需及时通知医师并给予相应处理。例如,对高度房室传导阻滞者给异丙肾上腺素和阿托品来提升心率。

(3)护理人员应警惕心源性休克,注意血压、脉搏、尿量、面色等的变化,一旦出现心源性休克,立即给患儿取平卧位,配合医师给予大剂量维生素C或肾上腺皮质激素来治疗。

(四)康复与健康指导

(1)护理人员应给患儿家长讲解病毒性心肌炎的病因、病理、发病机制、临床特点及诊断、治疗措施。

(2)护理人员应强调休息的重要性,指导患儿控制活动量,建立合理的休息制度。

(3)护理人员应讲解该病的预防知识,如预防上呼吸道感染和肠道感染。

(4)护理人员应对有高度房室传导阻滞者讲解安装心脏起搏器的必要性。

七、展望

近年来,心肌炎已成为常见心脏病之一,对人类健康构成了威胁,因而对该病的诊治研究也日益受到重视。心脏扩大、心律失常或心力衰竭为心脏明显受损的表现,心电图 ST-T 改变与异位心律或传导阻滞反映心肌病变的存在。但对于怀疑为病毒性心肌炎的患者,提倡进行心脏活检,行病理学检查。

但分离病毒检查或特异性荧光抗体检查存在以下几个问题。

(1)患儿不易接受。

(2)炎性组织在心肌中呈灶状分布,活检标本小而致病灶标本不一定取得到。

(3)提取 RNA 的质量和检测方法的敏感性不同。

(4)心脏中有病毒,而从血液中不一定检出抗原或抗体;心脏中无病毒,而从心脏中检出抗原或抗体;即使抗原或抗体呈阳性反应,也不足以证实有病毒性心肌炎;只有当感染某种病毒并引起相应的心脏损害时,心脏和血液检查呈阳性反应才有意义。在检查血液中抗原或抗体时,因检测试剂、检查方法、操作技术不同而结果迥异。

因此,病毒性心肌炎的确诊相当困难。由于抗病毒药物的疗效不显著,目前建议采用中西医结合疗法。有人用以黄芪、牛磺酸及一般抗心律失常药物为主的中西医结合方法治疗病毒性心肌炎,取得了比较满意的效果。中药黄芪除具有抗病毒、免疫调节、保护心肌的作用,还可以抑制内向钠-钙交换电流,改善部分心电活动,清除氧自由基,而广泛应用于临床。牛磺酸是心肌游离氨基酸的重要成分,也可通过抑制病毒复制,抑制病毒感染心肌细胞引起的钙电流增大,使受感染而降低的最大钙电流膜电压及外向钾电流趋于正常,使心肌细胞钙内流减少,在病毒性心肌炎动物模型及临床病毒性心肌炎患者中,具有保护心肌、改善临床症状等作用。

（张　瑞）

第五节　心律失常

正常心律起源于窦房结,心激动按一定的频率、速度及顺序传导到结间束、房室束、左右束支及普肯耶纤维网而达心室肌。心激动的频率、起搏点或传导不正常都可造成心律失常。

一、期前收缩

期前收缩是由心脏异位兴奋灶发放的冲动所引起的,为小儿时期最常见的心律失常。异位起搏点可位于心房、房室交界或心室组织,分别引起房性、交界性及室性期前收缩,其中室性期前收缩多见。

(一)病因

期前收缩常见于无器质性心脏病的小儿,可由疲劳、精神紧张、自主神经功能不稳定引起,但也可发生于病毒性心肌炎、先天性心脏病或风湿性心脏病。另外,洋地黄、奎尼丁、锑剂中毒,缺氧,酸碱平衡失调,电解质紊乱,心导管检查,心脏手术等均可引起期前收缩。1%～2%的健康学龄儿童的有期前收缩。

(二)症状

年长儿可诉述心悸、胸闷、不适。听诊可发现心律不齐,心搏提前,其后常有一定时间的代偿间歇,心音强弱也不一致。期前收缩常使脉律不齐,若期前收缩发生得过早,可使脉搏短绌。期前收缩的次数因人而异且同一患儿在不同时期亦可有较大出入。某些患儿于运动后心率加快时期前收缩减少,但也有些患儿运动后期前收缩反而增多,前者常提示无器质性心脏病,后者可能有器质性心脏病。为了明确诊断,了解期前收缩的性质,必须做心电图检查。根据心电图上有无 P 波、P 波形态、P-R 间期的长短及 QRS 波的形态,来判断期前收缩属于何种类型。

1.房性期前收缩的心电图特征

(1)P波提前,可与前一心动周期的T波重叠,形态与窦性P波稍有差异,但方向一致。

(2)P-R间期大于0.10 s。

(3)期前收缩后的代偿间歇往往不完全。

(4)一般P波、QRS-T波正常,若不继以QRS-T波,称为阻滞性期前收缩;若继以畸形的QRS-T波,此为心室差异传导所致。

2.交界性期前收缩的心电图特征

(1)QRS-T波提前,形态、时限与正常窦性QRS波基本相同。

(2)期前收缩所产生的QRS波前或后有逆行P波,P-R间期小于0.10 s,如果P波在QRS波之后,则R-P期间小于0.20 s,有时P波可与QRS波重叠,辨认不清。

(3)代偿间歇往往不完全。

3.室性期前收缩的心电图特征

(1)QRS波提前,形态异常、宽大,QRS波时间>0.10 s,T波的方向与主波的方向相反。

(2)QRS波前多无P波。

(3)代偿间歇完全。

(4)有时在同一导联上出现形态不一、配对时间不等的室性期前收缩,称为多源性期前收缩。

(三)治疗

必须针对基该病因治疗原发病。一般认为期前收缩次数不多、无自觉症状者可不必用药。若患儿期前收缩次数多于每分钟10次,有自觉症状,或在心电图上呈多源性,则应治疗。可选用普罗帕酮(心律平),口服,每次5~7 mg/kg,每6~8 h1次。亦可服用β受体阻滞剂——普萘洛尔(心得安),每天1 mg/kg,分2~3次服;房性期前收缩患儿若用之无效可改用洋地黄类药物。室性期前收缩患儿必要时可每天应用苯妥英钠5~10 mg/kg,分3次口服;胺碘酮5~10 mg/kg,分3次口服;普鲁卡因胺50 mg/kg,分4次口服;奎尼丁30 mg/kg,分4~5次口服。后者可引起心室内传导阻滞,需心电图随访,在住院观察下应用为妥。对洋地黄过量或引起低血钾者,除停用洋地黄外,应给予氯化钾,口服或静脉滴注。

(四)预后

其预后取决于原发病。有些无器质性心脏病的患儿期前收缩可持续多年,不少患儿的期前收缩最后终于消失;个别患儿可发展为更严重的心律失常,如室性心动过速。

二、阵发性心动过速

阵发性心动过速是异位心动过速的一种,按其发源部位分室上性(房性或房室结性)和室性两种,绝大多数病例属于室上性心动过速。

(一)室上性阵发性心动过速

室上性阵发性心动过速是由心房或房室交界处异位兴奋灶快速释放冲动所产生的一种心律失常。该病虽非常见,但属于对药物反应良好、可以完全治愈的儿科急症之一,若不及时治疗易致心力衰竭。该病可发生于任何年龄,容易反复发作,但初次发病多发生于婴儿时期,个别可发生于胎儿末期(由胎儿心电图证实)。

1.病因

其可在先天性心脏病、预激综合征、心肌炎、心内膜弹力纤维增生症等疾病基础上发生,但多数患儿无器质性心脏病。感染为常见的诱因。该病也可由疲劳、精神紧张、过度换气、心脏手术、心导管检查等诱发。

2.临床表现

临床表现小儿常突然烦躁不安,面色青灰或灰白,皮肤湿冷,呼吸加快,脉搏细弱,常伴有干咳,有时呕吐,年长儿还可自诉心悸、心前区不适、头晕等。发作时心率突然加快,为每分钟160～300次,多数患儿的心率大于每分钟200次,一次发作可持续数秒钟至数天。发作停止时心率突然减慢,恢复正常。此外,听诊时第一心音强度完全一致,发作时心率较固定而规则等为该病的特征。发作持续超过24 h者容易发生心力衰竭。若同时有感染,则可有发热、外周血白细胞数升高等表现。

3.X线检查

X线检查取决于原来有无心脏器质性病变和心力衰竭,透视下见心脏搏动减弱。

4.心电图检查

心电图检查中P波形态异常,往往较正常时小,常与前一心动周期的T波重叠,以致无法辨认。如能见到P波,则P-R间期常为0.08～0.13 s。虽然根据P波和P-R间期长短可以区分房性或交界性期前收缩,但临床上常有困难。QRS波的形态与窦性QRS波的形态相同,发作时间持久者,可有暂时ST段及T波改变。部分患儿在发作间歇期可有预激综合征。

5.诊断

发作的突然起止提示这是心律失常,以往的发作史对诊断很有帮助。通过体格检查发现,心律绝对规律,心音强度一致,心率往往超出一般窦性心律范围,再结合上述心电图特征,诊断不太困难,但需与窦性心动过速及室性心动过速区别。

6.治疗

可先采用物理方法以提高迷走神经张力,如无效或当时有效但很快复发,需用药物治疗。

(1)物理方法:①用浸透冰水的毛巾敷面对新生儿和小婴儿效果较好。用毛巾在4 ℃～5 ℃水中浸湿后,敷在患儿面部,可强烈兴奋迷走神经,每次10～15 s。如1次无效,可隔3～5 min再用,一般不超过3次;②可使用压迫颈动脉窦法,在甲状软骨水平打得右侧颈动脉搏动后,用大拇指向颈椎方向压迫,以按摩为主,每次时间一般为5～10 s,一旦转律,便停止压迫。如无效,可用同法再试压左侧,但禁止两侧同时压迫;③以压舌板或手指刺激患儿咽部使之产生恶心、呕吐。

(2)药物治疗:①对病情较重,发作持续24 h以上,有心力衰竭表现者,宜首选洋地黄类药物。此类药物能增强迷走神经张力,减慢房室交界处传导,使室上性阵发性心动过速转为窦性心律,并能增强心肌收缩力,控制心力衰竭。发生室性心动过速或洋地黄引起室上性心动过速,则禁用此药。低钾、有心肌炎、室上性阵发性心动过速伴房室传导阻滞或肾功能减退者慎用此类药物。常用制剂有地高辛(口服、静脉注射)或毛花苷C(静脉注射),一般采用快速饱和法。②β受体阻滞剂:可试用普萘洛尔,小儿静脉注射剂量为每次0.05～0.15 mg/kg,以5%的葡萄糖溶液稀释后缓慢推注,推注5～10 min,必要时每6～8 h重复1次。重度房室传导阻滞,伴有哮喘症及心力衰竭者禁用此类药物。③维拉帕米(异搏定):此药为选择性钙离子拮抗剂,抑制Ca^{2+}进入细胞内,疗效显著。不良反应为血压下降,并能加重房室传导阻滞。剂量:每次0.1 mg/kg,静脉滴注或缓注,每分钟不超过1 mg。④普罗帕酮:有明显延长传导作用,能抑制旁路传导。剂量为每次1～3 mg/kg,溶于10 mL葡萄糖注射液中,静脉缓注10～15 min;无效者可于20 min后重复1～2次;有效时可改为口服维持,剂量与治疗期前收缩的剂量相同。⑤奎尼丁或普鲁卡因胺：这两种药能延长心房肌的不应期和降低异位起搏点的自律性，恢复窦性节律。奎尼丁口服剂量开始为每天 30 mg/kg，分 4～5 次服，每 2～3 h 口服 1 次，转律后改用维持量；普鲁卡因胺口服剂量为每天 50 mg/kg，分 4～6 次服；肌内注射用量为每次 6 mg/kg，每 6 小时 1 次，至心动过速为止或出现中毒反应为止。

（3）其他：对个别药物疗效不佳者可考虑用直流电同步电击转复心律，或经静脉将起搏导管插入右心房行超速抑制治疗。近年来对发作频繁、药物难以满意控制的室上性阵发性心动过速采用射频消融治疗取得成功。

7.预防

发作终止后可以维持量口服地高辛 1 个月，如有复发，则于发作控制后再服 1 个月。奎尼丁对预激综合征患儿预防复发的效果较好，可持续用半年至 1 年，也可口服普萘洛尔。

（二）室性心动过速

发生连续 3 次或 3 次以上的室性期前收缩，临床上称为室性心动过速。它在小儿时期较少见。

1.病因

室性心动过速可由心脏手术、心导管检查、严重心肌炎、先天性心脏病、感染、缺氧、电解质紊乱等原因引起，但不少病例的病因不易确定。

2.临床表现

临床表现与室上性阵发性心动过速相似，唯症状较严重。小儿烦躁不安、苍白、呼吸急促，年长儿可诉心悸、心前区痛，严重病例可有晕厥、休克、充血性心力衰竭等。发作短暂者血流动力学的改变较轻，发作持续 24 h 以上者则可发生显著的血流动力学改变，且很少有自动恢复的可能。体检发现心率加快，常高于每分钟 150 次，节律整齐，心音可有强弱不等现象。

3.心电图检查

心电图中心室率常为每分钟 150～250 次。R-R 间期可略有变异，QRS 波畸形，时限增宽（0.10 s），P 波与 QRS 波之间无固定关系，心房率较心室率缓慢，有时可见到室性融合波或心室夺获现象。

4.诊断

心电图是诊断室性心动过速的重要手段。有时区别室性心动过速与室上性心动过速伴心室差异传导比较困难，必须结合病史、体检、心电图特点、对治疗的反应等仔细加以区别。

5.治疗

药物治疗可应用利多卡因 0.5～1.0 mg/kg，静脉滴注或缓慢推注，必要时每 10～30 min 重复，总量不超过 5 mg/kg。此药能控制心动过速，但作用时间很短，剂量过大能引起惊厥、传导阻滞等毒性反应，少数患儿对此药有过敏现象。静脉滴注普鲁卡因胺也有效，剂量为 1.4 mg/kg，以 5% 的葡萄糖注射液将其稀释成 1% 的溶液，在心电图监测下以每分钟 0.5～1.0 mg/kg 的速度滴入，如出现心率明显改变或 QRS 波增宽，应停药。此药的不良反应较利多卡因大，可引起低血压，抑制心肌收缩力。口服美西律，每次 100～150 mg，每 8 小时 1 次，对某些利多卡因无效者可能有效；若无心力衰竭，禁用洋地黄类药物。对病情危重、药物治疗无效者，可应用直流电同步电击转复心律。个别患儿采用射频消融治疗后痊愈。

6.预后

该病的预后比室上性阵发性心动过速严重。同时有心脏病存在者病死率可达 50% 以上，原无心脏病者也可发展为心室颤动,甚至死亡,所以必须及时诊断,适当处理。

三、房室传导阻滞

心脏的传导系统包括窦房结、结间束、房室结、房室束、左右束支及普肯耶纤维。心脏的传导阻滞可发生在传导系统的任何部位,当阻滞发生于窦房结与房室结之间,便称为房室传导阻滞。阻滞可以是部分性的(第一度或第二度),也可能为完全性的(第三度)。

(一)第一度房室传导阻滞

其在小儿中比较常见,大都由急性风湿性心肌炎引起,但也可发生于个别正常小儿。由希氏束心电图证实阻滞可发生于心房、房室交界或希氏束,房室交界阻滞最常见。第一度房室传导阻滞本身对血流动力学并无不良影响。临床听诊除第一心音较低钝外,无其他特殊体征。诊断主要通过心电图检查,心电图表现为 P-R 间期延长,但小儿 P-R 间期的正常值随年龄、心率不同而不同。部分正常小儿静卧后,P-R 间期延长,直立或运动后,P-R 间期缩短至正常,此种情况说明P-R 间期延长与迷走神经的张力过高有关。对第一度房室传导阻滞应着重病因治疗。其本身无须治疗,预后较好。部分第一度房室传导阻滞可发展为更严重的房室传导阻滞。

(二)第二度房室传导阻滞

发生第二度房室传导阻滞时窦房结的冲动不能全部传到心室,因而造成不同程度的漏搏。

1.病因

产生原因有风湿性心脏病,各种原因引起的心肌炎、严重缺氧、心脏手术及先天性心脏病(尤其是大动脉错位)等。

2.临床表现及分型

临床表现取决于基本心脏病变及由传导阻滞引起的血流动力学改变。心室率过缓可引起胸闷、心悸,甚至产生眩晕和昏厥。听诊时除原有心脏疾病所产生的改变外,尚可发现心律不齐、脱漏搏动。心电图改变可分为两种类型:①第Ⅰ型(文氏型),R-R 间期逐步延长,终于 P 波后不出现 QRS 波;在 P-R 间期延长的同时,R-R 间期往往逐步缩短,而且脱落的前、后两个 P 波的时间小于最短的 P-R 间期的两倍。②第Ⅱ型(莫氏Ⅱ型),此型 P-R 间期固定不变,但心室搏动呈规律地脱漏,而且常伴有 QRS 波增宽。近年来,对希氏束心电图的研究发现第Ⅰ型比第Ⅱ型常见,但第Ⅱ型的预后比较严重,容易发展为完全性房室传导阻滞,导致阿-斯综合征。

3.治疗

第二度房室传导阻滞的治疗应针对原发病。当心室率过缓,心脏搏出量减少时可用阿托品、异丙肾上腺素治疗。病情轻者可以口服阿托品,舌下含用异丙肾上腺素,情况严重时则以静脉输药为宜,有时甚至需要安装起搏器。

4.预后

预后与心脏的基该病变有关。由心肌炎引起者最后多完全恢复;当阻滞位于房室束远端,有QRS 波增宽者预后较严重,可能发展为完全性房室传导阻滞。

(三)第三度房室传导阻滞

其又称完全性房室传导阻滞,在小儿中较少见。发生完全性房室传导阻滞时心房与心室各自独立活动,彼此无关,此时心室率比心房率慢。

1.病因

病因可分为获得性和先天性两种。心脏手术引起的获得性第三度房室传导阻滞最为常见。

心肌炎引起的获得性第三度房室传导阻滞也常见。新生儿低血钙与酸中毒也可引起暂时性第三度房室传导阻滞。约有50%的先天性房室传导阻滞患儿的心脏无形态学改变,部分患儿合并先天性心脏病或心内膜弹力纤维增生症等。

2.临床表现

临床表现不一,部分小儿并无主诉,获得性第三度房室传导阻滞者和伴有先天性心脏病者病情较重。患儿因心搏出量减少而自觉乏力、眩晕、活动时气短。最严重的表现为阿-斯综合征。小儿检查时脉率缓慢而规则,婴儿脉率小于每分钟80次,儿童脉率小于每分钟60次,运动后仅有轻度或中度增加;脉搏多有力,颈静脉可有显著搏动,此搏动与心室收缩无关;第一心音强弱不一,有时可闻及第三心音或第四心音;绝大多数患儿心底部可听到Ⅰ~Ⅱ级喷射性杂音,为心脏每次搏出量增加引起的半月瓣相对狭窄所致。因为经过房室瓣的血量也增加,所以可闻及舒张中期杂音。可有心力衰竭及其他先天性、获得性心脏病的体征。在不伴有其他心脏疾病的第三度房室传导阻滞患儿中,X线检查可发现60%的患儿有心脏增大。

3.诊断

心电图是重要的诊断方法。因为心房与心室都以其本身的节律活动,所以P波与QRS波无关。心房率较心室率快,R-R间期基本规则。心室波形有两种形式:①QRS波的形态、时限正常,表示阻滞在房室束之上。②QRS波有切迹,时限延长,说明起搏点在心室内或者伴有束支传导阻滞,常为外科手术所引起。

4.治疗

凡有低心排血量症状或阿-斯综合征表现者需进行治疗。少数患儿无症状,心室率又不太缓慢,可以不必治疗,但需随访观察。纠正缺氧与酸中毒可改善传导功能。由心肌炎或手术暂时性损伤引起者,肾上腺皮质激素可消除局部水肿,恢复传导功能。起搏点位于希氏束近端者,应用阿托品可使心率加快。人工心脏起搏器是一种有效的治疗方法,可分为临时性与永久性两种。对急性获得性第三度房室传导阻滞者临时性起搏效果很好;对第三度房室传导阻滞持续存在,并有阿-斯综合征者需应用埋藏式永久性心脏起搏器。有心力衰竭者,尤其是应用人工心脏起搏器后尚有心力衰竭者,需继续应用洋地黄制剂。

5.预后

非手术引起的获得性第三度房室传导阻滞可能完全恢复,手术引起的获得性第三度房室传导阻滞预后较差。先天性第三度房室传导阻滞,尤其是不伴有其他先天性心脏病者,则预后较好。

四、心律失常的护理

(一)护理评估

1.健康史

(1)了解既往史,对患儿情绪、心慌、气急、头晕等表现进行评估。

(2)应注意评估可能存在的诱发心律失常的因素,如情绪激动、紧张、疲劳、消化不良、饱餐、用力过猛、普鲁卡因胺等的毒性作用、低血钾、心脏手术或心导管检查。

2.身体状况

(1)主要表现:①窦性心律失常。窦性心动过速患儿可无症状或有心悸感。窦性心动过缓,心率过慢可引起头晕、乏力、胸痛等;②期前收缩。患儿可无症状,亦可有心悸或心跳暂停感,频发室性期前收缩可致心悸、胸闷、乏力、头晕,甚至晕厥。室性期前收缩持续时间过长,可诱发或加重心绞痛、心力衰竭;③异位性心动过速。室上性阵发性心动过速发作时,患儿大多有心悸、胸闷、乏力。室性阵发性心动过速发作时,患儿多有晕厥、呼吸困难、低血压,甚至抽搐、心绞痛等;④心房颤动。患儿多有心悸、胸闷、乏力,严重者发生心力衰竭、休克、晕厥及心绞痛发作;⑤心室颤动。心室颤动一旦发生,患儿立即出现阿-斯综合征,表现为意识丧失、抽搐、心跳和呼吸停止。

(2)症状、体征。护理人员应重点检查脉搏频率及节律是否正常,结合心脏听诊可发现:①期前收缩时心律不规则,期前收缩后有较长的代偿间歇,第一心音增强,第二心音减弱,桡动脉触诊有脉搏缺如。②室上性阵发性心动过速心律规则,第一心音强度一致;室性阵发性心动过速心律略不规则,第一心音强度不一致。③心房颤动时心音强弱不等,心律绝对不规则,脉搏短绌,脉率小于心率。④心室颤动患儿神志丧失,摸不到大动脉搏动,继而呼吸停止、瞳孔散大、发绀。⑤第一度房室传导阻滞,听诊时第一心音减弱;第二度Ⅰ型者听诊有心搏脱漏,第二度Ⅱ型者听诊时,心律可慢而整齐或不齐;第三度房室传导阻滞,听诊心律慢而不规则,第一心音强弱不等,收缩压升高,脉压增大。

3.社会、心理评估

患儿可因心律失常引起的胸闷、乏力、心悸等而紧张、不安。期前收缩患儿易过于注意自己的脉搏,思虑过度。心房颤动患儿可能因栓塞致残而忧伤、焦虑。心动过速发作时病情重,患儿有恐惧感。严重房室传导阻滞患儿不能自理生活。需使用人工起搏器的患儿对手术及自我护理缺乏认识,因而情绪低落、信心不足。

(二)护理诊断

1.心排血量减少

患儿心排血量减少与严重心律失常有关。

2.焦虑

患儿因发生心绞痛、晕厥、抽搐而焦虑。

3.活动无耐力

活动无耐力与心律失常导致心排血量减少有关。

4.并发症

并发症有晕厥、心绞痛,与严重心律失常导致心排血量降低,脑和心肌血供减少有关。

5.潜在并发症

其包括心搏骤停,与心室颤动、缓慢心律失常、心室停搏、持续性室性心动过速使心脏射血功能突然中止有关。

(三)预期目标

(1)血压稳定,呼吸平稳,心慌、乏力减轻或消失。

(2)忧虑、恐惧情绪减轻或消除。

(3)保健意识增强,病情稳定。

(四)护理措施

1.减轻心脏负荷,缓解不适

(1)对功能性心律失常患儿,护理人员应鼓励其正常生活,注意劳逸结合。频发期前收缩、室性阵发性心动过速或第二度Ⅱ型及第三度房室传导阻滞患儿,应绝对卧床休息。护理人员应为患儿创造良好的安静休息环境,协助做好生活护理,关心患儿,减少和避免任何不良刺激。

（2）护理人员应遵医嘱给予患儿抗心律失常药物。

（3）患儿心悸、呼吸困难、血压下降、晕厥时，护理人员应及时做好对症护理。

（4）终止室上性阵发性心动过速发作，可试用兴奋迷走神经的方法：①护理人员用压舌板刺激患儿的腭垂，诱发恶心、呕吐。②患儿深吸气后屏气，再用力做呼气动作。③颈动脉窦按摩：患儿取仰卧位，护理人员先给患儿按摩右侧颈动脉窦5～10 s，如无效再按摩左侧颈动脉窦，不可同时按摩两侧。按摩的同时听诊心率，当心率减慢时，立即停止按摩。④患儿平卧，闭眼并使眼球向下，护理人员用拇指按摩在患儿一侧眼眶下压迫眼球，每次10 s。对有青光眼或高度近视者禁用此法。

（5）护理人员应嘱患儿当心律失常发作导致胸闷、心悸、头晕等不适时采取高枕卧位、半卧位或其他舒适体位，尽量避免左侧卧位，因左侧卧位时患儿常能感受到心脏的搏动而使不适感加重。

（6）患儿伴有气促、发绀等缺氧指征时，护理人员应给予氧气持续吸入。

（7）护理人员应评估患儿活动受限的原因和体力活动类型，与患儿及其家长共同制定活动计划，告诉他们限制最大活动量的指征。对无器质性心脏病的心律失常患儿，鼓励其正常学习和生活，建立健康的生活方式，避免过度劳累。

（8）保持环境安静，保证患儿充分的休息。患儿应进食高蛋白、高维生素、低钠的食物，多吃新鲜蔬菜和水果，少食多餐，避免刺激性食物。

（9）护理人员应监测生命体征、皮肤颜色及温度、尿量；监测心律、心率、心电图，判断心律失常的类型；评估患儿有无头晕、晕厥、气急、疲劳、胸痛、烦躁不安等表现；严密心电监护，发现频发、多源性、第二度Ⅱ型房室传导阻滞，尤其是室性阵发性心动过速、第三度房室传导阻滞等，应立即报告医师，协助采取积极的处理措施；监测血气分析结果、电解质及酸碱平衡情况；密切观察患儿的意识状态、脉率、心率、血压等。一旦患儿发生意识突然丧失、抽搐、大动脉搏动消失、呼吸停止等猝死表现，立即进行抢救，如心脏按压、人工呼吸、非同步直流电复律或配合临时起搏等。

2.调整情绪

患儿焦虑、烦躁和恐惧，不仅加重心脏负荷，还易诱发心律失常。护理人员应向患儿及其家长说明心律失常的可治性，稳定的情绪和平静的心态对心律失常的治疗是必不可少的，以消除患儿的思想顾虑和悲观情绪，使其乐于接受和配合各种治疗。

3.协助完成各项检查及治疗

（1）心电监护：对严重心律失常患儿必须进行心电监护。护理人员应熟悉监护仪的性能、使用方法，特别要密切注意有无引起猝死的危险征兆。

（2）特殊检查护理：心律失常的心脏电学检查除常规心电图、动态心电图记录外，还有经食管心脏调搏术等。护理人员应了解这些检查具有无创性、安全、可靠、易操作、有实用性。护理人员应向患儿解释其作用、目的和注意事项，鼓励患儿配合检查。

（3）特殊治疗的护理配合：电复律为利用适当强度的高压直流电刺激，使全部心肌纤维瞬间同时除极，消除异位心律，转变为窦性心律，与抗心律失常药物联合应用，效果更佳。人工心脏起搏器已广泛应用于临床，它能按一定的频率发放脉冲电流，引起心脏兴奋和收缩；安置起搏器后可能发生感染、出血、皮肤压迫坏死等不良反应，护理人员应熟悉起搏器的性能并做好相应护理。介入性导管消融术是使用高频电磁波的射频电流直接作用于病灶区，治疗快速心律失常，不需开胸及全身麻醉。护理人员可告知患儿及其家长大致过程、需要配合的事项及疗效。术前准备除一般基本要求外,需注意检查患儿足背动脉搏动情况,以便与术中、术后的搏动情况相对照;术中、术后加强心电监护,仔细观察患儿有无心慌、气急、恶心、胸痛等症状,及时发现心脏穿孔和心包填塞等严重并发症的早期征象;术后注意预防股动脉穿刺处出血,局部压迫止血 20 min,再以压力绷带包扎,观察 15 min,然后用沙袋压迫 12 h,将患儿术侧肢体伸直制动,并观察足背动脉和足温情况,利于早期发现栓塞症状并及时做溶栓处理,常规应用抗生素和清洁伤口,预防感染。患儿卧床 24 h 后如无并发症可下地活动。

五、健康教育

(1)患儿应积极防治原发病,避免各种诱发因素,如发热、疼痛、寒冷、饮食不当、睡眠不足。患儿应用某些药物后产生不良反应及时就医。

(2)患儿应适当休息与活动。无器质性心脏病患儿应积极参加体育锻炼,调整自主神经功能;器质性心脏病患儿可根据心功能情况适当活动,注意劳逸结合。

(3)护理人员应教会患儿或患儿家长检查脉搏和听心律的方法(每天至少检查 1 次);向患儿或患儿家长讲解心律失常的常见病因、诱因及防治知识。

(4)护理人员应指导患儿或患儿家长正确选择食谱。饱食、刺激性饮料均可诱发心律失常,应选择低脂、易消化、清淡、富含营养的饮食。合并心力衰竭及使用利尿剂时应限制钠盐摄入及多进含钾的食物。应多食纤维素丰富的食物,保持大便通畅,心动过缓患儿避免排便时屏气,以免兴奋迷走神经而加重心动过缓,以减轻心脏负荷和防止低钾血症诱发心律失常。

(5)护理人员应让患儿或患儿家长认识服药的重要性,患儿要按医嘱继续服用抗心律失常药物,不可自行减量或撤换药物,如有不良反应,及时就医。

(6)护理人员应教给患儿或患儿家长自测脉搏的方法,以利于监测病情;教会家长心肺复苏术以备急用;定期随访,经常复查心电图,以及早发现病情变化。

(张　瑞)

第六节　先天性肥厚性幽门狭窄

先天性肥厚性幽门狭窄是由于幽门环肌增生肥厚使幽门管腔狭窄引起的不全梗阻,一般出生后2～4周发病。

一、临床特点

(一)呕吐
呕吐是该病早期的主要症状,每次喂奶后数分钟即有喷射性呕吐,呈进行性加重。呕吐物常有奶凝块,不含有胆汁,少数患儿因呕吐频繁致胃黏膜渗血而使呕吐物呈咖啡色。呕吐后即有饥饿感。

(二)进行性消瘦
因呕吐、摄入量少和脱水,患儿消瘦,出现老人貌、皮肤松弛、体重下降。

（三）上腹部膨隆

偶可见上腹部膨隆,有自左向右移动的胃蠕动波,右上腹可触及橄榄样肿块,是幽门狭窄的特有体征。

（四）辅助检查

(1)X线钡餐检查:透视下可见胃扩张,胃蠕动波亢进,钡剂经过幽门排出时间延长,胃排空时间也延长,幽门前区呈鸟嘴状。

(2)B超:其典型声源图改变为幽门环肌增厚,>4 mm。

(3)血气分析及电解质测定:可表现为低氯、低钾性碱中毒。晚期脱水加重,可表现代谢性酸中毒。

二、护理评估

（一）健康史

了解患儿呕吐出现时间、呕吐的程度及进展情况。评估患儿的营养状况及生长发育情况,了解家族中有无类似疾病发生。

（二）症状、体征

了解呕吐的次数、性质、量,大小便次数、量。评估营养状况,有无脱水及其程度。

（三）社会、心理状况

了解家长对患儿手术的认识水平及对治疗护理的需求。

（四）辅助检查

了解X线钡餐检查及B超检查结果,了解血气分析及电解质测定结果。

三、常见的护理问题

(1)有窒息的危险:与呕吐有关。

(2)营养失调:低于机体需要量:与频繁呕吐,摄入量少有关。

(3)体液不足:与呕吐、禁食、术中失血失液、胃肠减压有关。

(4)组织完整性受损:与手术切口、营养状态差有关。

(5)合作性问题:切口感染、裂开或延期愈合。

四、护理措施

（一）术前

(1)监测生命体征变化,观察呕吐的情况,了解呕吐方式、呕吐物性质和量,并及时清除呕吐物。

(2)喂奶应少量多餐,喂奶后应竖抱并轻拍婴儿背部,促使胃内的空气排出,待打嗝后再平抱,以预防和减少呕吐的发生。睡眠时应尽量右侧卧,防止呕吐物误吸引起窒息。

(3)做好禁食、备皮、皮试等术前准备。

（二）术后

(1)术后应去枕平卧位,头偏向一侧,保持呼吸道通畅,监测血氧饱和度,清醒后可取侧卧位。

(2)监测体温变化,如体温不升,需采取保暖措施。

(3)监测血压、心率、尿量,评估黏膜和皮肤弹性。

(4)术后大多数患儿呕吐还可持续数天才能逐渐好转,评估呕吐的量、性质、颜色,及时清除呕吐物,防止误吸。

(5)进腹的幽门环肌切开术一般需禁食 24～48 h、胃肠减压、做好口腔护理,并保持胃管引流通畅,观察引流液的量、颜色及性质。腹腔镜下幽门环肌切开术 6 h 后即可进食。奶量应由少到多,耐心喂养。

(6)保持伤口敷料清洁干燥,观察伤口有无红肿、渗血、渗液,避免剧烈哭闹,防止切口裂开。

(三)健康教育

(1)应该热情接待,耐心向家长介绍疾病发生、发展过程和手术治疗的必要性等。讲解该疾病的近、远期治疗效果是良好的,不会影响孩子的生长发育。

(2)向患儿家长仔细讲解术前准备的主要内容、注意事项、用药目的,充分与其沟通,取得家长积极配合。

(3)对家长进行喂奶的技术指导,注意喂乳方法,预防和减少呕吐的发生,防止窒息。

五、出院指导

(1)饮食指导:少量多餐,合理喂养。介绍母乳喂养的优点,提倡母乳喂养。4 个月后可逐渐添加辅食。

(2)伤口护理:保持伤口敷料清洁,切口未愈合时禁止浸水沐浴,小婴儿的双手要套上干净的手套,避免用手抓伤口导致发炎。如发现伤口红肿及时去医院诊治。

(3)按医嘱定期复查。

(张　瑞)

第七节　急　性　胃　炎

急性胃炎是由不同病因引起的胃黏膜急性炎症。常见病因有进食刺激性、粗糙食物,服用刺激性药物,误服腐蚀剂,细菌、病毒感染及蛋白质过敏等。

一、临床特点

(一)腹痛
大多为急性起病,腹痛突然发生,位于上腹部,疼痛明显。

(二)消化道不适症状
上腹饱胀、嗳气、恶心、呕吐。

(三)消化道出血
严重者可有消化道出血,呕吐物呈咖啡样,出血多时可呕血及黑便。有的首发表现就是呕血及黑便,如应激性胃炎、阿司匹林引起的胃炎。

(四)其他
有的患儿可伴发热等感染中毒症状。呕吐严重可引起脱水、酸中毒。

（五）胃镜检查

可见胃黏膜水肿、充血、糜烂。

二、护理评估

（一）健康史

了解消化道不适感开始的时间，与进食的关系。有无呕血、黑便。病前饮食、口服用药情况，有否进食刺激性食物、药物或其他可疑异物。

（二）症状、体征

评估腹痛部位、程度、性质，大便的颜色和性状等。

（三）社会、心理状况

评估家庭功能状态，患儿及父母对疾病的认识、态度及应对能力。

（四）辅助检查

了解胃镜检查情况。

三、常见护理问题

（1）舒适改变：与胃黏膜受损有关。

（2）焦虑：与呕血有关。

（3）合作性问题：消化道出血、电解质紊乱。

四、护理措施

（1）保证患儿休息。

（2）饮食：暂停原饮食，给予清淡、易消化流质或半流质饮食，少量多餐，必要时可停食1～2餐。停服刺激性药物。

（3）对症护理：呕吐后做好口腔清洁护理。腹痛时给予心理支持，手握患儿，轻轻按摩腹部或听音乐，以分散注意力，减轻疼痛。有脱水者纠正水、电解质失衡。出血严重时按上消化道出血护理。

（4）根据不同病因给予相应的护理：如应激性胃炎所致的休克按休克护理。

（5）病情观察：注意观察腹痛程度、部位，有无呕血、便血，有消化道出血者应严密监测血压、脉搏、呼吸、末梢循环，注意观察出血量，警惕失血性休克的发生。

（6）心理护理：剧烈腹痛和呕血都使患儿和家长紧张，耐心解释症状与疾病的关系，减轻患儿和家长的恐慌，同时给予心理支持。

（7）健康教育：①简要介绍本病发病原因和发病机制；②讲解疾病与饮食的关系，饮食治疗的意义；③饮食指导：介绍流质、半流质饮食的分辨和制作方法，告之保证饮食清洁卫生的意义。

五、出院指导

（一）饮食指导

出院初期给予清淡易消化半流质饮食、软食，少量多餐，逐渐过渡到正常饮食。避免食用浓茶、咖啡、过冷过热等刺激性食物。饮食的配置既要减少对胃黏膜的刺激，又要不失营养。牛奶是一种既有营养，又具有保护胃黏膜的流质，可以每天供给。同时由于孩子正处于生长发育阶段,食物种类要多元化。

(二)注意饮食卫生

保证食物新鲜,存留食物必须经过煮沸才能食用,凉拌食物要注意制作过程的卫生,饭前便后注意洗手。

(三)避免滥用口服药物

药物可刺激胃黏膜,破坏黏膜的保护屏障,不可滥用。某些药物还可引起胃黏膜充血、水肿、糜烂甚至出血,如阿司匹林、吲哚美辛、肾上腺皮质激素、氯化钾、铁剂、抗肿瘤药等。若疾病治疗需要则应饭后服,以减少对胃黏膜的损害。

(四)避免误服

强酸、强碱等腐蚀性物品应放置孩子取不到的地方。

（张　瑞）

第八节　慢性胃炎

慢性胃炎是由多种致病因素长期作用而引起的胃黏膜炎症性病变。主要与幽门螺杆菌(helicobacter pylori,HP)感染、十二指肠-胃反流、不良饮食习惯、某些药物应用等因素有关。小儿慢性胃炎比急性胃炎多见。

一、临床特点

(1)腹痛:上腹部或脐周反复疼痛,往往伴有恶心、呕吐、餐后饱胀、食欲缺乏,严重时影响活动及睡眠。

(2)胃不适:多在饭后感到不适,进食不多但觉过饱,常因进食冷、硬、辛辣或其他刺激性食物引起症状或使症状加重。

(3)合并胃黏膜糜烂者可反复少量出血,表现为呕血、黑便。

(4)小婴儿还可以表现为慢性腹泻和营养不良。

(5)给予抗酸剂及解痉剂症状不易缓解。

(6)辅助检查:胃镜检查可见炎性改变,以胃窦部炎症多见。病原学检查幽门螺杆菌阳性率高。胃黏膜糜烂者大便潜血阳性。

二、护理评估

(一)健康史

了解有无不良的饮食习惯,是否患过急性胃炎,有无胃痛史,有无鼻腔、口腔、咽部慢性炎症,近期胃纳有无改变,腹痛与饮食的关系,有无恶心、呕吐、腹泻等其他胃肠道不适表现。

(二)症状、体征

评估腹痛部位、程度,是否有恶心、呕吐、餐后饱胀等情况,大便颜色有否改变,有无营养不良、贫血貌。

（三）社会、心理状况

评估家庭饮食和生活习惯，父母及患儿对疾病的认识和态度、对患病和住院的应对能力。

（四）辅助检查

了解胃镜检查情况，实验室检查有无幽门螺杆菌感染。

三、常见护理问题

（1）舒适的改变：与胃黏膜受损，腹痛有关。

（2）营养失调：低于机体需要量，与食欲缺乏、胃出血有关。

（3）知识缺乏：缺乏饮食健康知识。

四、护理措施

（一）饮食

给予易消化、富营养、温热软食，少量多餐，定时定量，避免过饥过饱，忌食生、冷和刺激性食物。

（二）腹痛的护理

通过音乐、游戏、讲故事等转移患儿的注意力，以减轻疼痛。腹痛明显者遵医嘱给予抗胆碱能药。

（三）注意观察

观察腹痛的部位、性质、程度，大便的颜色、性状。

（四）健康教育

（1）简要介绍该病的病因、发病机制、相关检查的意义，疾病对生长发育的影响。

（2）讲述疾病与饮食的关系：饮食没有规律，挑食，偏食，常食生冷、辛辣的食物对胃肠道黏膜是一种刺激。

（3）讲解饮食治疗的意义：温热柔软、少量多餐、定时定量的饮食可避免对胃黏膜的刺激，有利于胃黏膜的修复。而生冷、辛辣、油炸、粗糙的食物可使疾病反复。

五、出院指导

（一）食物的选择与配置

根据不同年龄给予不同的饮食指导，原则是食物温、软，营养丰富。

（二）培养良好的饮食习惯

进食要少量多餐，忌挑食、偏食、饱一顿饿一顿。忌食生冷、辛辣、油炸、粗糙等对胃黏膜有害的食物。不要喝浓茶、咖啡，少喝饮料，饮料中往往含有咖啡因，浓茶和咖啡对胃黏膜都具有刺激性。

（三）用药指导

（1）有幽门螺杆菌感染者，要遵医嘱联合用药，坚持完成疗程。

（2）慎用刺激性药物：阿司匹林、激素、红霉素、水杨酸类药物，对胃黏膜有一定的刺激作用，要慎用。

（张　瑞）

第九节　消化性溃疡

消化性溃疡主要指胃、十二指肠黏膜及其深层组织被胃消化液所消化(自身消化)而造成的局限性组织丧失。小儿各年龄组均可发病,以学龄儿童为主。根据病变部位可分为胃溃疡、十二指肠溃疡,复合性溃疡(胃和十二指肠溃疡并存)。因儿童时期黏膜再生能力强,故病变一般能较快痊愈。

一、临床特点

(一)症状

(1)腹痛:幼儿为反复脐周疼痛,时间不固定,不愿进食。年长儿疼痛局限于上腹部,有时达后背和肩胛部。胃溃疡大多在进食后疼痛,十二指肠溃疡大多在饭前和夜间疼痛,进食后常可缓解。

(2)腹胀不适或食欲缺乏,体重增加不理想。

(3)婴幼儿呈反复进食后呕吐。

(4)部分患儿可突然发生吐血、血便甚至昏厥、休克。也有表现为慢性贫血伴大便潜血阳性。

(二)体征

(1)腹部压痛,大多在上腹部。

(2)突然剧烈腹痛、腹胀、腹肌紧张、压痛及反跳痛,须考虑胃肠穿孔。

(三)辅助检查

(1)纤维胃镜检查:溃疡多呈圆形、椭圆形,少数呈线形,不规则形。十二指肠溃疡有时表现为一片充血黏膜上散在的小白苔,形如霜斑、称"霜斑样溃疡"。必要时行活检。

(2)X线钡餐检查:若有壁龛或龛影征象可确诊溃疡。

(3)幽门螺杆菌的检测:幽门螺杆菌是慢性胃炎的主要致病因子,与消化性溃疡密切相关。

(4)粪便潜血试验:胃及十二指肠溃疡常有少量渗血,使大便潜血试验呈阳性。

二、护理评估

(一)健康史

询问患儿的饮食习惯,既往史及其他家庭成员健康史,有无患同类疾病史,评估患儿的生长发育情况。

(二)症状、体征

评估腹部症状和体征,呕吐物及大便性质。了解腹痛的节律和特点。

(三)社会、心理状况

评估患儿及家长对本病的认知和焦虑程度。

(四)辅助检查

了解胃镜、钡餐检查、大便潜血试验、病理切片结果。

三、常见护理问题

（1）疼痛：与胃、十二指肠溃疡有关。

（2）营养失调：低于机体需要量，与胃十二指肠溃疡影响食物的消化吸收、胃肠道急慢性失血有关。

（3）合作性问题：消化道出血、穿孔、幽门梗阻。

四、护理措施

（1）观察腹痛出现的时间，疼痛的部位、范围、性质、程度。

（2）卧床休息，腹痛时予屈膝侧卧位或半卧位，多与患儿交谈、讲故事等，分散患儿注意力。

（3）饮食调整溃疡出血期间饮食以流质，易消化软食为主；恢复期在抗酸治疗同时不必过分限制饮食，以清淡为主，避免暴饮暴食。

（4）做好胃镜等检查的术前准备，告知术前术后禁食时间，检查中如何配合及注意事项。

（5）按医嘱正确使用制酸剂，解痉剂及胃黏膜保护剂。

（6）并发症护理。①消化道出血：是本病最常见的并发症。如为少量出血症状，一般不需禁食，以免引起饥饿及不安，胃肠蠕动增加而加重出血；对于大量出血要绝对安静、平卧、禁食，监测生命体征变化，观察呕吐物、大便的性质和颜色，呕血后应做好口腔护理，清除血迹，避免恶心诱发再出血，迅速开放静脉通道，尽快补充血容量，必要时输血。②穿孔：急性穿孔是消化性溃疡最严重的并发症，临床表现为突然发生上腹剧痛，继而出现腹膜炎的症状、体征，甚至出现休克状态。应立即禁食、胃肠减压、补液、备血、迅速做好急症术前准备。同时做好患儿的心理护理，消除患儿的紧张情绪。③幽门梗阻：是十二指肠球部溃疡常见的并发症，儿科比较少见。表现为上腹部疼痛于餐后加剧，呕吐大量宿食，呕吐后症状缓解。轻者可进流质食物，重者应禁食，补充液体，纠正水与电解质紊乱，维持酸碱平衡，保证输入足够的液体量。

（7）健康教育。①通俗易懂地介绍本病的基础知识，如疾病的病因，一般护理知识等。②向患儿讲解胃镜、钡餐、呼气试验等检查的基本过程及注意事项，取得患儿及家长配合，胃镜后暂禁食2h，以免由于麻醉药影响导致误吸窒息。

五、出院指导

（一）饮食

养成定时进食的良好习惯，细嚼慢咽，避免急食；少量多餐，餐间不加零食，避免过饱过饥。禁食酸辣、生冷、油炸、浓茶、咖啡、酒、汽水等刺激性食物。

（二）休息

养成有规律的生活起居，鼓励适度活动。避免过分紧张，疲劳过度。合理安排学习。父母、老师不要轻易责骂孩子，减轻小儿心理压力，保证患儿充分的睡眠和休息。

（三）个人卫生

尤其是幽门螺杆菌阳性者，患儿大、小便要解在固定容器内，饭前便后要洗手，用过的餐具，要定期消毒，家庭成员之间实行分餐制。家庭成员有幽门螺杆菌感染者应一起治疗，避免交叉感染。

（四）合理用药

让家长及患儿了解药物的用法、作用及不良反应，如奥美拉唑胶囊宜清晨顿服；制酸剂应在饭后1~2 h服用；H₂ 受体拮抗剂每 12 h 一次或睡前服；谷氨酰胺呱仑酸钠颗粒宜饭前直接嚼服等。抗幽门螺杆菌治疗需用二联、三联疗法。

（五）定期复查

定期复查，以免复发。当出现黑便、头晕等不适时及时去医院就诊。

（张　瑞）

第十节　腹　泻　病

腹泻病是一种多病原多因素引起的消化道疾病，以大便次数增多，大便性状改变为特点，是小儿时期的常见病。腹泻病多见于<2 岁的婴幼儿。严重腹泻者除有较重的胃肠道症状外，还伴有水、电解质、酸碱平衡紊乱和全身中毒症状。

一、临床特点

（一）一般症状

（1）轻型腹泻：大便次数 5~10 次/天，呈黄色或绿色稀水样，食欲减退，伴有轻度的恶心、呕吐、溢乳、腹痛等症状，临床上无明显脱水症状或仅有轻度脱水，体液丢失<50 mL/kg。

（2）重型腹泻：大便次数>10 次/天，甚至达数十次。大便水样、量多、少量黏液、腥臭，伴有不规则的发热，并伴呕吐，严重的可吐咖啡样物，体液丢失>120 mL/kg，有明显的水和电解质紊乱症状。

（二）水和电解质紊乱症状

（1）脱水：根据腹泻的轻重，失水量多少可分为轻、中、重度脱水。由于腹泻时水和电解质两者丧失的比例不同，从而引起体液渗透压的变化，临床上以等渗性脱水最常见。

（2）代谢性酸中毒：中、重度脱水多有不同程度的酸中毒，主要表现精神萎靡、嗜睡、呼吸深快、口唇樱桃红色，严重者可意识不清，呼气有酮味。<6 月龄婴儿呼吸代偿功能差，呼吸节律改变不明显，应加以注意，尤其当 pH 下降<7.0 时，患儿往往有生命危险。

（3）低钾血症：当血钾<3.5 mmol/L 时，患儿表现为精神萎靡，四肢无力，腱反射减弱，腹胀，肠鸣音减弱，心音低钝，重者可出现肠麻痹、呼吸肌麻痹、腱反射消失、心脏扩大、心律不齐，而危及生命。

（4）低钙、低镁血症：当脱水酸中毒被纠正时，原有佝偻病的患儿，大多有低钙血症，甚至出现手足搐搦等低钙症状。

（三）几种常见不同病原体所致腹泻的临床特点

（1）轮状病毒肠炎：又称秋季腹泻，多发生于 6~24 个月婴幼儿。起病急，常伴发热和上呼吸道感染症状；病初即有呕吐，常先于腹泻；大便次数多、量多、水分多，为黄色水样或蛋花汤样，无腥臭味；常并发脱水和酸中毒。本病为自限性疾病，病程为 3~8 d。

（2）致病性大肠埃希菌肠炎：大便每天 5~15 次，为稀水样带有黏液，无脓血，但有腥臭味。可伴发热、恶心、呕吐或腹痛。病程1周左右,体弱者病程迁延。

(3)鼠伤寒沙门菌肠炎:近年有上升趋势,可占沙门菌感染中的40%～80%。全年均有发生,夏季发病率高,绝大多数患儿为小于2岁的婴幼儿,新生儿和婴儿尤易感染。临床表现多种多样,轻重不一,胃肠型表现为:呕吐、腹泻、腹痛、腹胀、发热等,大便稀糊状,带有黏液甚至脓血,性状多变,有特殊臭味,易并发脱水、酸中毒。重症可呈菌血症或败血症,可出现局部感染灶,病程常迁延。

(4)空肠弯曲菌肠炎:全年均可发病,以7～9月份多见,可散发或暴发流行,常伴发热,继而腹泻、腹痛、呕吐,大便为水样、黏液或典型菌痢样脓血便。

(四)辅助检查

(1)大便常规:病毒、非侵袭性细菌性及非感染性腹泻大便无或偶见少量白细胞;侵袭性细菌感染性腹泻大便有较多白细胞或脓细胞、红细胞。

(2)大便pH和还原糖测定:乳糖酶缺乏大便pH<5.5,还原糖>(＋＋)。

(3)血生化检查:可有电解质紊乱。

二、护理评估

(一)健康史

询问喂养史,有无饮食不当及肠道内、外感染表现,询问患儿腹泻开始时间,大便次数、颜色、性状、量,有无发热、呕吐、腹胀、腹痛、里急后重等不适。

(二)症状、体征

评估患儿生命体征、脱水程度,有无电解质紊乱,检查肛周皮肤有无发红、破损。

(三)社会、心理状况

评估家长对疾病的了解程度和紧张、恐惧心理。

(四)辅助检查

了解大便常规、大便致病菌培养、血气分析等化验结果。

三、护理问题

(一)体液量不足

与排泄过多及摄入减少有关。

(二)腹泻

与肠道内、外感染,饮食不当导致肠道功能紊乱有关。

(三)有皮肤完整性受损的危险

与大便次数增多刺激臀部皮肤有关。

(四)营养失调:低于机体需要量

与摄入减少及腹泻呕吐丢失营养物质过多有关。

(五)知识缺乏

家长缺乏饮食卫生及腹泻患儿护理知识。

四、护理措施

(一)补充体液,纠正脱水

(1)口服补液:适用于轻度脱水及无呕吐、能口服的患儿。世界卫生组织推荐用口服补液盐溶液(oral rehydration salts,ORS)。①补液量:累积损失量 50 mL/kg(轻度脱水);继续损失量一般可按估计大便量的 1/2 补给。②补液方法:2 岁以下患儿每 1～2 min 喂 5 mL,稍大患儿可用杯少量多次喂,也可随意口服,若出现呕吐,停 10 min 后再喂,每 2～5 min 喂 5 mL。累积损失量于 8～12 h 内补完。

(2)静脉补液:适用于中度以上脱水和呕吐较重的患儿。迅速建立静脉通道,保证液体按计划输入,对重度脱水伴有周围循环衰竭的患儿必须尽快(30～60 min)补充血容量,补液时按先盐后糖、先浓后淡、先快后慢、见尿补钾的原则补液,严禁直接静脉推注含钾溶液。密切观察输液速度,准确记录输液量,根据病情调整输液速度,并了解补液后第一次排尿的时间。

(二)合理喂养,调整饮食

腹泻患儿存在消化功能紊乱,应根据病情合理安排饮食,以达到减轻消化道负担的目的。原则上腹泻患儿不主张禁食,母乳喂养者,可继续母乳喂养,暂停辅食;人工喂养者应将牛奶稀释或喂以豆制代乳品或发酵奶、去乳糖奶。已断奶者喂以稠粥、面条加一些熟植物油、蔬菜末、精肉末等,少量多餐。腹泻停止后,继续给予营养丰富的饮食,并每天加餐一次,共 2 周,以赶上其正常生长发育。

(三)严密观察病情

(1)监测体温变化:体温过高者应采取适当的降温措施,做好口腔及皮肤护理。鼓励患儿增加口服液体的摄入,提供患儿喜爱的饮料,尤其是含钾、钠高的饮料。

(2)判断脱水程度:通过观察患儿的神志、精神、皮肤弹性、前囟及眼眶有无凹陷、尿量等临床表现,估计患儿脱水程度。同时观察经过补液后脱水症状是否得到改善。

(3)观察代谢性酸中毒:当患儿呼吸深快、精神萎靡、口唇樱红、血 pH 下降时积极准备碱性液体,配合医师抢救。

(4)观察低钾血症表现:低血钾常发生在输液脱水纠正时,当患儿出现精神萎靡、吃奶乏力、腹胀、肌张力低、呼吸频率不规则等临床表现,及时报告医师,做血生化测定及心电图检查。

(5)注意大便的变化:观察记录大便的次数、颜色、性状,若出现脓血便,伴有里急后重的症状,考虑是否有细菌性痢疾的可能,立即送检大便化验,为输液和治疗方案提供可靠的依据。

(四)注意口腔清洁、加强皮肤护理

(1)口腔黏膜干燥的患儿,每天至少 2 次口腔护理,以保持口腔黏膜的湿润和清洁。如口腔黏膜有白色分泌物附着考虑为鹅口疮,可涂制霉菌素甘油。

(2)保持床单位清洁、干燥、平整,及时更换衣裤。每次便后及时更换尿布,用温水冲洗臀部并擦干,保持肛周皮肤清洁、干燥,臀部涂呋锌油或宝婴药膏。

(3)严重的尿布疹给予红外线照射臀部,每天 2 次;或 1∶5 000 高锰酸钾溶液坐浴,每天 2 次;也可用 5% 聚维酮碘(PVP-Ⅰ)溶液外涂,每天 1～2 次。

(五)做好消毒隔离,防止交叉感染

做好床边隔离,护理患儿前后要彻底洗手,食具、衣物、尿布应专用。对传染性较强的感染患儿用后的尿布要焚烧。

（六）健康教育

（1）评估患儿家长文化程度，对知识的接受能力，选择适当的教育方案，教给家长腹泻的病因和预防方法，讲述调整饮食的目的、方法及步骤，示范配置和服用 ORS 的方法，示范食具的清洁消毒方法，讲述观察及处理呕吐物和大便的方法。

（2）合理喂养，宣传母乳喂养的优点，如何合理调整饮食，双糖酶缺乏者不宜用蔗糖，并暂时停喂含双糖的乳类。

（3）急性腹泻患儿出院无需带药，迁延性或慢性腹泻患儿可遵医嘱继续服药，如微生态制剂、蒙脱石散、多种维生素、消化酶等，以改善消化功能。告知家长微生态制剂应温水冲服，水温小于 37 ℃，以免杀伤有关的活菌。蒙脱石散最好在空腹时服用（尤其是小婴儿）以免服用该药呕吐误吸入气道，每次至少用 30～50 mL 温开水冲服有利于药物更好地覆盖肠黏膜。具体剂量：1 岁以下，每天 1 袋；1～2 岁，每天 1～2 袋；2 岁以上，每天 2～3 袋，每天 3 次口服。

五、出院指导

（一）指导合理喂养

宣传母乳喂养的优点，避免在夏季断奶，按时逐步添加辅食，切忌几种辅食同时添加，防止过食、偏食及饮食结构突然变动。

（二）注意饮食卫生

培养良好的卫生习惯。注意食物新鲜、清洁及食具消毒，避免肠道内感染，教育儿童饭前便后洗手，勤剪指甲。

（三）增强体质

适当户外运动，以及早治疗营养不良、佝偻病。

（四）注意气候变化

防止受凉或过热，冬天注意保暖，夏季多喂水。

（五）防止脱水

可选用以下效果较好的口服补液方法。

（1）米汤加盐溶液：米汤 500 mL＋细盐 1.75 g，或炒米粉 25 g＋细盐 1.75 g＋水 500 mL，煮 2～3 min。此液体为 1/3 张，且不含糖，口感好。

用法：20～40 mL/kg，4 h 内服完，以后随意口服。

（2）糖盐水：饮用水 500 mL＋白糖 10 g＋细盐 1.75 g，煮沸后备用，用法用量同上。

（3）口服补液盐（ORS）：此液体为 2/3 张，用于预防脱水时张力过高，可用白开水稀释降低张力。

用法：每次腹泻后，2 岁以下服 50～100 mL；2～10 岁服 100～200 mL；大于 10 岁的能喂多少就给多少，也可按 40～60 mL/kg 预防脱水，腹泻开始即服用。

（刘　敏）

第十一节　腹股沟斜疝

小儿腹股沟疝均是斜疝，几乎没有直疝，在腹股沟或阴囊有一可复性肿块，它与腹膜鞘状突未完全闭合或腹股沟解剖结构薄弱有关,而腹内压增高是其诱发因素,如剧烈哭闹、长期咳嗽、便秘和排尿困难。可发生在任何年龄,右侧多于左侧。

一、临床特点

(1)腹股沟部有弹性的可复性不痛肿物,哭闹或用力排便时明显,安静平卧或轻轻挤压肿块能消失,随着腹压的增大,肿块逐渐增大并渐坠入阴囊。

(2)斜疝嵌顿时,肿块变硬、疼痛,伴呕吐、哭闹不安,无肛门排气排便。晚期则有发热、肿块表皮红肿、便血及触痛加剧。

(3)局部无肿块时指检可感皮下环宽松,可触到增粗的精索,咳嗽时手指可在内环感到冲动感。

(4)辅助检查。①B超:可鉴别腹股沟肿块为肠管或液体。②骨盆部立位 X 线片:阴囊部肿块有气体或液平面可诊断为斜疝,在鉴别嵌顿疝时有诊断价值。

二、护理评估

(1)健康史:了解腹股沟部第一次出现肿块的时间、肿块的性状及和腹内压增高的关系,询问出现肿块的频率,有无疝嵌顿史。

(2)症状、体征:评估腹股沟部有无肿块,肿块的大小及导致肿块改变的相关因素。观察肿块表皮有无红肿、触痛。评估有否疝嵌顿的表现。

(3)社会、心理评估:评估较大患儿是否因手术而感到情绪紧张,评估家长对此疾病知识和治疗的了解程度和心理反应。

(4)辅助检查:了解 B 超和骨盆部 X 线立位片的检查结果。

三、常见护理问题

(1)焦虑:与环境改变、害怕手术有关。

(2)疼痛:与疝嵌顿、腹部切口有关。

(3)合作性问题:阴囊血肿或水肿。

(4)知识缺乏:缺乏本病相关知识。

四、护理措施

(一)术前

(1)避免哭闹和剧烈咳嗽,哭闹或剧烈咳嗽时可抬高臀部。保持大便通畅,防止斜疝嵌顿。

(2)注意冷暖及饮食卫生,防止感冒及腹泻。

(3)做好禁食、备皮、皮试等术前准备。

(二)术后

(1)术后去枕平卧 4～6 h,头侧向一边,防止呕吐引起窒息。

(2)监测生命体征,保持呼吸道通畅。

(3)给予高蛋白、高热量、高维生素、适当纤维素、易消化饮食,保持大便通畅。

(4)观察切口有无渗血、渗液、红肿、保持切口敷料清洁干燥,防止婴儿大小便污染。注意观察腹股沟、阴囊有无血肿、水肿及其消退情况。

(5)指导家长多安抚小患儿,分散其注意力,避免哭闹。

(三)健康教育

(1)对陌生的环境,疾病相关知识的缺乏及担心,患儿及家长易产生恐惧、焦虑心理,护理人员应耐心介绍疾病的发展过程、治疗方法和手术的目的及重要性,以排除顾虑,给予心理支持,使其积极配合。

(2)认真做好各项术前准备,向患儿及家长讲解备皮、禁食、皮试、术前用药的目的及注意事项,以取得理解和配合。

(3)避免哭闹和剧烈咳嗽,保持大便通畅,避免增加腹压,防止术侧斜疝复发嵌顿。单侧斜疝术后需注意另一侧腹股沟有无斜疝发生。

五、出院指导

(1)饮食:适当增加营养,给易消化的饮食,多吃新鲜水果蔬菜。

(2)伤口护理:保持伤口的清洁、干燥,小婴儿的双手用干净的手套套住或予以约束,伤口痒时切忌用手抓伤口,以防伤口发炎,伤口未愈合前忌过早浸水洗浴。

(3)注意观察腹股沟、阴囊红肿消退情况,观察腹股沟有无肿物突出。

(刘　敏)

第十二节　儿童糖尿病

一、概述

糖尿病是一种以高血糖为主要生化特征的全身慢性代谢性疾病。儿童时期的糖尿病主要是指在 15 岁以前发生的糖尿病。

(一)病因和危险因素

目前广泛接受的观点认为 IDDM(胰岛素依赖型糖尿病)是在遗传易感性基因的基础上,导致 β 细胞的损伤和破坏,最终致胰岛 β 细胞功能衰竭而起病。但是,在以上各因素中还有许多未能完全解释的问题。根据目前的研究成果概述如下。

1.遗传因素

IDDM 和 NIDDM(非胰岛素依赖型糖尿病)的遗传性不同。根据同卵双胎的研究,证明 NIDDM 的患病一致性为 100%,而 IDDM 的仅为 50%,说明 IDDM 是除遗传因素外还有环境因素作用的多基因遗传病。

2.环境因素

多年来不断有报告 IDDM 的发病与多种病毒的感染有关,如风疹病毒、腮腺炎病毒、柯萨奇病毒等感染后发生 IDDM 的报告。动物实验表明有遗传敏感性的动物仅用喂养方法即可使发生糖尿病。总之,环境因素可能包括病毒感染、环境中化学毒物、营养中的某些成分等都可能对带有易感性基因者产生 β 细胞毒性作用,激发体内免疫功能的变化,最后导致 IDDM 的发生。严重的精神和身体压力,应激也能使 IDDM 的发病率增加。

3.免疫因素

最早发现新起病 IDDM 患者死后尸检见胰岛有急性淋巴细胞和慢性淋巴细胞浸润性胰小岛炎改变,继之发现 IDDM 患者血中有抗胰岛细胞抗体(ICA),抗胰岛细胞表面抗体(ICSA)、抗胰岛素抗体等多种自身抗体,现在倾向于认为 ICA 抗体等是胰岛细胞破坏的结果。还发现患者的淋巴细胞可抑制胰岛 β 细胞释放胰岛素。辅助 T 细胞/抑制 T 细胞的比值增大,K 杀伤细胞增多等。另外还证明了患者体内 T 淋巴细胞表面有一系列的有功能性的受体,以及有 Ⅰa 抗原的 T 细胞增多等免疫功能的改变。对免疫功能变化的机制也提出不同的学说。总之 IDDM 患者免疫功能的改变在发病中是一个重要的环节。

(二)病理生理和分类

1.病理生理

IDDM 主要为胰岛 β 细胞破坏,分泌胰岛素减少引起代谢紊乱。胰岛素对能量代谢有广泛的作用,激活靶细胞表面受体,促进细胞内葡萄糖的转运,使葡萄糖直接供给能量,转变为糖原,促进脂肪合成,抑制脂肪的动员。胰岛素还加强蛋白质的合成,促进细胞的增长和分化。促进糖酵解,抑制糖异生。IDDM 患者胰岛素缺乏,进餐后缺少胰岛素分泌的增高,餐后血糖增高后不能下降,高血糖超过肾糖阈值而出现尿糖,体内能量丢失,动员脂肪分解代谢增加,酮体产生增多(图 10-10)。

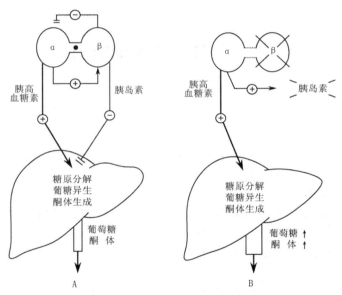

图 10-10　胰岛素和胰高糖素与能量代谢的关系

另外糖尿病时反调节激素如胰高糖素、肾上腺素、生长激素的增多,加重了代谢的紊乱,使糖尿病发展为失代偿状态。反调节激素促进糖原分解、糖异生增加,脂肪分解旺盛,产生各种脂肪中间代谢的产物和酮体。由于高血糖、高血脂和高酮体血症引起渗透性利尿,而发生多尿、脱水、酸中毒。由于血浆渗透压增高而产生口渴多饮,体重明显减低。

酮症酮中毒时大脑功能受损伤,氧利用减低,逐渐出现嗜睡、意识障碍而渐进入昏迷。酸中毒严重时 CO_2 潴留,为了排出较多的 CO_2,呼吸中枢兴奋而出现不规则的呼吸深快(Kussmaul 呼吸)。呼吸中的丙酮产生特异的气味(腐烂水果味)。

2.分类

具体分类详见表 10-5 和表 10-6。

表 10-5　儿童糖尿病的分类

胰岛素依赖型糖尿病（1型糖尿病） （insulin dependant diabetes mellitus，IDDM）	ⅠA型是指由于因遗传基因、免疫因素和环境因素共同参与起病的，是 IDDM 的代表
非胰岛素依赖型糖尿（2型糖尿病） （noninsul in dependant diabetes mellitus，NIDDM）	ⅠB型是指家族性自身免疫性疾病中的 IDDM，是自身免疫疾病的一部分 有肥胖型和大肥胖型之分，过去 NIDDM 发生儿童期时称为儿童（青少年）开始的成人糖尿病（maturity onset diabetes mellitus of youny，MODY），MODY 一词未完全舍弃。这是属于常染色体显性遗传。但儿童期 2 型糖尿病也有散发病例
营养不良有关的糖尿病（rralnutrition related diabetes mellitus，MRDM）	可见有胰腺纤维钙化或胰岛钙化并有蛋白质缺乏的病史
其他型	包括胰腺疾病、内分泌病、药物或化学物直接引起的糖尿病，以及某些遗传综合征、胰岛素受体异常等引起的糖尿病
葡萄糖耐量损伤（inparial glucose tdarance，IGT）	儿童时期所患糖尿病绝大多数（90％以上）是胰岛素依赖型糖尿病ⅠA型（IDDM，ⅠA型），ⅠA依赖是指患者必须用注射胰岛素治疗才能防止发生糖尿病酮症酸中毒昏迷和死亡

表 10-6　1 型糖尿病与 2 型糖尿病的区别

项目	1 型	2 型
发病原因	免疫与遗传	遗传与生活方式
发病年龄	青少年	中老年
发病方式	急	缓慢或无症状
体重情况	多偏瘦	多偏胖
胰岛素分泌	绝对缺乏	相对缺乏或胰岛素抵抗
酮症酸中毒	容易发生	不易发生
一般治疗	注射胰岛素	口服降糖药
胰岛素释放试验	空腹血胰岛素及 C 肽低于正常，且进食后不增高者	空腹血胰岛素及 C 肽正常、增高或稍低，进食后有增高但高峰值延迟

（三）临床症状和体征

IDDM 常为比较急性起病，多数患者可由于感染、情绪激惹或饮食不当等诱因起病，出现多饮、多尿、多食和体重减轻的症状，全称为 IDDM 的"三多一少"症状。但是，婴儿多尿多饮不易被发觉，很快发生脱水和酮症酸中毒症状。幼年儿童因夜尿增多可发生遗尿。多食并非患者必然出现的症状，部分儿童食欲正常或减低，体重减轻或消瘦很快，疲乏无力、精神萎靡亦常见。如果有多饮、多尿又出现呕吐、恶心、厌食或腹痛、腹泻和腿痛等症状则应考虑并发糖尿病酮症酸中毒。糖尿病酮症酸中毒重者表现为严重脱水、昏迷、皮肤弹性差、口干舌燥、口唇樱红、眼眶深陷、呼吸深快、呼出气有烂水果的丙酮味。病情严重时出现休克，表现为脉快而弱、肢凉、血压下降。发热、咳嗽等呼吸道感染或皮肤感染、阴道瘙痒和结核病可与糖尿病并存。病程较久，对糖尿病控制不好时可发生生长落后、身矮，智能发育迟缓，肝大称为糖尿病侏儒（Mauhiac 综合征）。晚期可出现白内障、视力障碍、视网膜病变，甚至双目失明。还可有蛋白尿、高血压等糖尿病肾病，最后致肾衰竭。

（四）常见并发症

1.急性并发症

（1）酮症酸中毒：IDDM 患者在发生急性感染、延误诊断、过食或中断胰岛素治疗时均可发生酮症酸中毒，临床表现如前述。年龄越小酮症状中毒的发生率越高。新的 IDDM 患者以酮症酸中毒起病时可误诊为肺炎、哮喘、败血症、急腹症和脑膜炎等，应予以鉴别。酮症酸中毒血糖增高可 >28.0 mmol/L（500 mg/dL），血酮体可 >10 mmol/L（200 mg/dL），血酮体中不仅有乙酰乙酸，β-羟丁酸和丙酮，还有多种脂肪酸代谢的中间产物的许多酮体，如 α-戊酮，3-戊烯-2 酮等大分子酮体及脂肪酸如己二酸，癸二酸等均明显增高。糖尿病患者酮症酸中毒时的脂肪代谢紊乱较为复杂。酮症酸中毒时血 pH 下降，HCO_3^- 减低，血钠、钾、氯亦低于正常，有的治疗前血钾不低，用胰岛素治疗血钾迅速降低。尿酮体定性试验阳性反应可较弱或（—），经初步治疗后乙酰乙酸产生增多，尿酮体反应反而增强。

（2）低血糖：糖尿病用胰岛素治疗后发生低血糖是由于胰岛素用量过多或注射胰岛素后未能按时进餐，出现心悸、出汗、饥饿感、头晕和震颤等，严重时可发生低血糖昏迷甚至惊厥；抢救不及时可引起死亡。反复低血糖发作可产生脑功能障碍或发生癫痫。

（3）感染：IDDM 为终身疾病，随时可发生各种感染的可能，包括呼吸道、泌尿系统及皮肤等急慢性感染。每当有轻度感冒时亦可使病情加重，严重感染时可发生中毒性休克，如果只注重感染的治疗，忽视对糖尿病的诊断和治疗，可造成严重后果应予以警惕。

（4）糖尿病高渗性非酮症性昏迷：儿童 IDDM 时少见，患者多数先有神经系统的疾病。高血糖非酮症性昏迷诊断为糖尿病高渗性非酮症昏迷时必须是发生在原患有糖尿病的患者，应与医源性由于注射高张葡萄糖盐水等引起的高血糖渗性昏迷相鉴别。糖尿病高渗性昏迷时血糖常 $>28\sim54$ mmol/L（$500\sim1\,000$ mg/dL），血 $Na^+>145$ mmol/L，血浆渗透压 >310 mmol/L，有时可达 >370 mmol/L，有脱水及昏迷，但血、尿酮体不明显增高，无酸中毒、治疗需用等渗液或低于血浆渗透压 40 mmol/L（20 mOsm/L）的高渗液体，如血浆渗透液 >370 mmol/L（370 mOsm/ng）时用 >330 mmol/L 的高渗液。胰岛素用量应小、血糖降低速度应慢，防止血糖迅速下降使血浆渗透压降低太快引起脑水肿。本症病死率较高。

2.慢性并发症

糖尿病的慢性并发症有：牙周脓肿；肺结核；肾病；麻木、神经痛；脑梗死、脑出血；白内障、视网膜病变出血；心肌梗死、心绞痛、高血压症；便秘、腹泻；感染；坏疽、截肢等。

二、治疗

IDDM 是终身的内分泌代谢性疾病，治疗的目标是使患者达到最佳的"健康"状态。IDDM 的治疗是综合性的，包括胰岛素、饮食管理和身体的适应能力，还应加强精神心理的治疗。

在 IDDM 的治疗过程中应定期（出院后 $1\sim2$ 周一次，稳定后 $2\sim3$ 个月一次）复诊，复诊前检查当天餐后 2 h 血糖，前 1 d 留 24 h 尿测尿糖定量，有条件的每次应测糖基化血红蛋白（HbA1c 或 HbA1）使 HbA1$<10.5\%$，平均血糖 <11.1 mmol/L（200 mg/dL）。患者备有自动血糖仪时每天应测血糖 4 次，至少测 2 次，无血糖仪者每次餐前及睡前测尿糖共 4 次。每次复诊应测血

压。每年检查眼底一次。

(一)胰岛素的治疗

胰岛素是治疗 IDDM 能否成功的关键。胰岛素的种类、剂量、注射方法都影响疗效,胰岛素的制剂近年来有许多新产品,注射方法也有多样。

1.胰岛素制剂和作用

世界各国胰岛素的产品共有数十种,从作用时间上分为短效、中效和长效三类。从制剂成分上分由猪或牛胰岛提取的胰岛素,基因工程重组 DNA 合成的纯人胰岛素和半人工合成的,改造猪胰岛素为人胰岛素(置换胰岛素结构中的一个氨基酸)4 类。中国目前只有短效的正规胰岛素(rogular insulin,RI)和长效的鱼精蛋白锌胰岛素(protamine zinc insulin,PZI),近年来常有进口的中效胰岛素 NPH(neutral pratamine Hagedorn,NPH)和其他纯品人胰岛素。

2.胰岛素开始治疗时的用量和调整

IDDM 患儿每天胰岛素的需要量一般为 0.4～1.0 U/(kg·d),治疗开始的第 1 天以 0.5～0.6 U/kg 计算较安全。将全日量平均分为 4 次于每餐前及睡前加餐前 30 min 注射。每天的胰岛素总量分配:早餐前 30%～40%,中餐前 20%～30%,晚餐前 30%,临睡前 10%。糖尿病初患者一开始也用 NPH 60% 和 RI 40% 的量分二次注射,早餐前用全日量的 2/3,晚餐前用 1/3 量。早餐前注射的胰岛素提供早餐和午餐后的胰岛素,晚餐前注射的胰岛素提供晚餐后及睡前点心直至次日晨的胰岛素。根据用药日的血糖或尿糖结果调整次日的胰岛素。RI 分 3～4 次注射时胰岛素用量的调节应根据前 1 天上午第一段尿糖及午餐前尿糖或血糖调节次日早餐前 RI 量或调整早餐;根据前1天晚餐后一段尿糖及睡前尿糖或血糖调节晚餐前 RI 剂量或调整晚餐。病情稳定后有波动时应从饮食、感染、气候和情绪的变化先找原因,再调整胰岛素和病因治疗(表 10-7)。

表 10-7　常用注射胰岛素剂型及作用时间

剂型	作用类别	注射途径	作用时间(h)		
			开始	最强	持续
普通速效胰岛素(RI)	速效	皮下	0.5	3～6	6～8
		静脉	即刻	0.5	1～2
中效胰岛素(NPH)	中效	皮下	2	8～12	18～24
鱼精蛋白锌胰岛素(PZI)	长效	皮下	4～6	14～20	24～36
混合(RI+PZI)		皮下	0.5～1.0	2～8	24～36
混合(RI+NPH)		皮下	0.5～1.0	2～8	18～24

3.胰岛素注射笔或注射泵强化胰岛素的治疗

胰岛素注射笔是普通注射器的改良,用喷嘴压力和极细针头推进胰岛素注入皮下,可减少皮肤损伤和注射的精神压力,此法方便和无痛,所用胰岛素 RI 和长效胰岛素(与注射笔相适用的包装),以普通注射器改用胰岛素笔时应减少原胰岛素用量的 15%～20%,仔细监测血糖和尿糖进行调整。连续皮下输入胰岛素(continuous subcatanous insulin infusion,CSⅡ)是用胰岛素泵持续的输入基础量的胰岛素,用 RI 和 NPH 较稳定,于每餐前加注 RI。CSⅡ 可能使血糖维持在正常水平,开始应住院观察,调整剂量,用量一般为平常量的 80%,基础输入量为总量的 40%,早餐前加量 20%,午餐和晚餐前各加 15%,睡前加餐时为 10%。餐前加量应在进餐前 20～30 min

输入,应特别注意晨 3 时和 7 时的血糖,及时发现 Somogy 现象及黎明现象。

(二)饮食治疗

IDDM 的饮食治疗目的也是为了使血糖能稳定的控制在接近正常水平,以减少并发症的发生,糖尿病儿童的饮食应是有一定限度的计划饮食,并与胰岛素治疗同步。

每天总热量以糖占 55%~60%,蛋白质 10%~20%,脂肪 30%~35%的比例计算出所需的糖、蛋白质和脂肪的量(克)。脂肪应是植物油(不饱和脂肪)避免肥肉和动物油。全日热量分为三餐和三次点心,早餐为每天总热量的 25%,午餐 25%,晚餐 30%,三餐间 2 次点心各 5%,睡前点心(加餐)10%。每餐中糖类是决定血糖和胰岛素需要量的关键。

(三)运动治疗

运动是儿童正常生长和发育所需要的生活内容的一部分,运动对糖尿病患儿更有重要意义。运动可使热量平衡并能控制体重,运动能促进心血管功能,改进血浆中脂蛋白的成分,有利于对抗冠心病的发生。运动时肌肉消耗能量比安静时增加 7~40 倍。能量的来源主要是由脂肪代谢所提供和肌糖原的分解;运动使肌肉对胰岛素的敏感性增高,从而增强葡萄糖的利用,有利于血糖的控制。运动的种类和剧烈的程度应根据年龄和运动能力进行安排,有人主张 IDDM 的学龄儿童每天都应参加 1 h 以上的适当运动。运动时必须做好胰岛素用量和饮食的调节,运动前减少胰岛素用量或加餐。糖尿病患者应每天固定时间运动,并易于掌握食入热量、胰岛素的用量和运动量之间的关系。

三、护理评估、诊断和措施

(一)家庭基本资料

1.家族史

遗传因素。

2.家庭经济状况

对糖尿病长期治疗过程有参考价值。

3.体重的变化情况

糖尿病对体重有严重的影响,尤其是 1 型糖尿病患儿发病前体重多为正常或偏低,发病后体重明显下降,合理治疗后体重可恢复正常。

4.用药史

了解求医过程,用药情况,做好药物管理。

(1)指导患儿正确服药,并尽量避免或纠正药物的不良反应。

(2)正确抽吸胰岛素,采用 1 mL OT 针筒,以保证剂量绝对准确。长、短效胰岛素混合使用时,应先抽吸短效胰岛素,再抽吸长效胰岛素,然后混匀。切不可逆行操作,以免将长效胰岛素混入短效内,影响其速效性。

(3)掌握胰岛素的注射时间:普通胰岛素于饭前 0.5 h 皮下注射,鱼精蛋白锌胰岛素在早餐前 1 d 皮下注射。根据病情变化,及时调整胰岛素的用量。

5.不典型症状

(1)日渐消瘦:由于胰岛素缺乏,葡萄糖氧化生能减少,组织分解代谢加强,动用体内脂肪及蛋白质,因此病儿日见消瘦,经胰岛素治疗后,能很快恢复正常。

(2)不易纠正的酸中毒:小婴儿发病常误诊为消化不良、脱水及酸中毒,输入大量碳酸氢钠、葡萄糖及盐水等,不但酸中毒未能纠正,还可能出现高钠、高血糖昏迷。有的病儿酸中毒出现呼吸深长,误诊为肺炎而输入抗生素及葡萄糖而延误诊治。

（3）酷似急腹症:急性感染诱发糖尿病酮症酸中毒(DKA)时可伴有呕吐、腹痛、发热、白细胞增多,易误诊为急性阑尾炎等急腹症。文献上曾有误诊而行手术者。

（二）健康管理

1.有感染的危险

接触有感染性疾病的患儿,包括呼吸道、泌尿系统、皮肤感染等,避免不同病种交叉感染,定期查血常规,以免感染导致酮症酸中毒等并发症的发生。

（1）相关因素:与抵抗力下降有关。

（2）护理诊断:有感染的危险。

（3）护理措施:预防感染,患儿在住院期间无感染的症状和体征。①定期为患儿洗头,洗澡,勤剪指甲。注重患儿的日常清洁。②保持患儿的口腔清洁,指导患儿做到睡前、早起要刷牙,必要时可给予口腔护理。③每天为患儿清洗外阴部,并根据瘙痒的程度,酌情增加清洗次数。做好会阴部护理,预防泌尿道感染。④预防外伤:告知患儿不可赤脚走路,不可穿拖鞋外出。要求患儿尽量不使用热水袋,以防烫伤。做好瘙痒部位的护理,以防抓伤。⑤做好保暖工作,预防上呼吸道感染。对于已发生感染的患儿,应积极治疗。而对未发生感染的患儿,可预防性地使用抗生素,预防感染。

2.潜在并发症:酮症酸中毒

患儿发生急性感染、延误诊断、过食或中断胰岛素治疗时均可发生酮症酸中毒。

（1）相关因素:酮症酸中毒与过食导致酸性代谢产物在体内堆积有关。

（2）护理诊断:潜在并发症——酮症酸中毒。

（3）护理措施:患儿在住院期间未发生酮症酸中毒;患儿发生酮症酸中毒后及时发现并处理。①病情观察:密切观察患儿血糖、尿糖、尿量和体重的变化。必要时通知医师,予以处理。监测并记录患儿的生命体征,24 h液体出入量,血糖,尿糖,血酮,尿酮及动脉血气分析和电解质变化,防止酮症酸中毒发生。②确诊酮症酸中毒后,绝对卧床休息,应立即配合抢救治疗。③快速建立2条静脉通路,1条为纠正水、电解质及酸碱平衡失调,纠正酮症症状,常用生理盐水20 mL/kg,在30 min到1 h内输入,随后根据患儿的脱水程度继续输液。另一条静脉通路遵医嘱输入小剂量胰岛素降血糖,应用时抽吸剂量要正确,最好采用微泵调节滴速,保证胰岛素均匀输入。在输液过程中随酸中毒的纠正、胰岛素的输入,钾从细胞外进入细胞内,此时可出现致死性的低血钾,因此在补液排尿后应立即补钾。对严重酸中毒患儿(pH<7.1)可给予等渗碳酸氢钠溶液静脉滴注。静脉输液量及速度应根据患儿年龄及需要调节并详细记录出入水量,防止输液不当引起的低血糖、低血钾、脑水肿的发生。④协助处理诱发病和并发症,严密观察生命体征、神志、瞳孔(见昏迷护理常规),协助做好血糖的测定和记录。每次排尿均应检查尿糖和尿酮。⑤饮食护理:禁食,待昏迷缓解后改糖尿病半流质或糖尿病饮食。⑥预防感染:必须做好口腔及皮肤护理,保持皮肤清洁,预防压疮和继发感染,女性患者应保持外阴部的清洁。

3.潜在并发症

主要是低血糖。患儿主诉头晕,面色苍白、心悸、出冷汗等低血糖反应,胰岛素注射过量或注射胰岛素后未按时进食所导致。

（1）相关因素:低血糖或低血糖昏迷与胰岛素过量或注射后进食过少有关。胰岛素注射剂量准确,注射后需按时进食。

(2)护理诊断:潜在并发症——低血糖。

(3)护理措施:患儿在住院期间未发生低血糖,患儿发生低血糖后及时发现并处理,教会患儿及家属处理低血糖的急救方法。

病情监测:低血糖发生时患儿常有饥饿感,伴软弱无力、出汗、恶心、心悸、面色苍白,重者可昏迷。睡眠中发生低血糖时,患儿可突然觉醒,皮肤潮湿多汗,部分患儿有饥饿感。

预防:应按时按剂量服用口服降糖药或注射胰岛素,生活规律化,定时定量进餐,延迟进餐时,餐前应少量进食饼干或水果。运动保持恒定,运动前适量进食或适当减少降糖药物的用量。经常测试血糖,尤其注射胰岛素者及常发生夜间低血糖者。

低血糖的紧急护理措施包括:①进食含糖食物:大多数低血糖患儿通过进食含糖食物后15 min内可很快缓解,含糖食物可为2~4块糖果或方糖,5~6块饼干,一匙蜂蜜,半杯果汁或含糖饮料等。②补充葡萄糖:静脉推注50%葡萄糖40~60 mL是紧急处理低血糖最常用和有效的方法。胰高血糖素及1 mg肌内注射,适用于一时难以建立静脉通道的院外急救或自救。

(4)健康教育:教育患儿及家长知道发生低血糖的常见诱因,其一是胰岛素应用不当,其中胰岛素用量过大是最常见的原因。低血糖多发生在胰岛素最大作用时间内,如短效胰岛素所致低血糖常发生在餐后3 h左右;晚餐前应用中、长效胰岛素者易发生夜间低血糖。此外还见于注射胰岛素同时合用口服降糖药,或因运动使血循环加速致注射部位胰岛素吸收加快,或胰岛素种类调换如从动物胰岛素转为人胰岛素时,或胰岛素注射方法不当,如中、长效胰岛素注射前未充分混匀,剂量错误等。其二是磺脲类口服降糖药剂量过大。其三是饮食不当,包括忘记或延迟进餐、进食量不足或食物中碳水化合物过低,运动量增大的同时未相应增加食物量、减少胰岛素或口服降糖药物的剂量及空腹时饮酒过量等。

4.有体液不足的危险

患儿多尿,且消耗较高,易有体液不足。

(1)相关因素:与血糖升高致渗透性利尿有关。

(2)护理诊断:有体液不足的危险。

(3)护理措施:患儿在住院期间体液平衡。①检测血糖和血电解质。②关心患儿主诉。③尤其是运动过后,必须及时补充水分,以防意外。

(三)营养代谢:营养不良

食物偏好,食欲的变化。

(1)相关因素:与胰岛素缺乏致体内代谢紊乱有关。

(2)护理诊断:营养失调:低于机体需要量。

(3)护理措施:患儿饮食均衡,尽早治疗使获得适当的生长与发育。①用计划饮食来代替控制饮食。以能保持正常体重,减少血糖波动,维持血脂正常为原则,指导患儿合理饮食。②多食富含蛋白质和纤维素的食物,限制纯糖和饱和脂肪酸。鼓励患儿多食用粗制米,面和杂粮。饮食需定时定量。③为患儿计算每天所需的总热量,儿童糖尿病患者热量用下列公式进行计算:全日热量=1 000+年龄×(80~100),热量略低于正常儿童,不要限制太严,避免影响儿童生长发育,并予以合理分配。全日量分三餐,1/5、2/5、2/5,每餐留少量食物作为餐间点心。详细记录患儿饮食情况,游戏、运动多时给少量加餐(加20 g碳水化合物)或减少胰岛素用量。

（四）排泄：排尿异常

病儿夜尿多，有的尿床，有些家长发现尿甜、尿黏度增高。女孩可出现外阴瘙痒。皮肤疖、痈等感染亦可能为首发症状。

（1）相关因素：与渗透性利尿有关。

（2）护理诊断：排尿异常与渗透性利尿有关。

（3）护理措施：未发生排尿异常。①观察有无多尿、晚间有无遗尿。②了解尿液的色、质、量及尿常规的变化并做相应记录。

（五）感知和认知：焦虑

糖尿病是需要长期坚持治疗，易产生心理负担。

（1）相关因素：执行治疗方案无效，担心预后。

（2）护理诊断：焦虑，与担心预后有关。

执行治疗方案无效，与知识缺乏及患儿的自控能力差有关。

（3）护理措施：能接受和适应此疾病，积极配合检查和治疗。

心理护理：关心患儿，耐心讲解疾病相关知识，认真解答患儿提出的问题，帮助患儿树立起生活的信心。教会患儿随身携带糖块及卡片，写上姓名、住址、病名、膳食治疗量、胰岛素注射量，以便救治。

做好健康教育：①告知患儿父母糖尿病是一终生疾病，目前尚不能根治。但若血糖控制良好，则可减少或延迟并发症的发生和发展，生长发育也多可不受影响。②正确饮食。正确饮食是控制血糖的关键，与疾病的发展有密切的关系。要教会父母为患儿计算每天饮食总量并合理安排。每餐中糖类是决定血糖和胰岛素需要量的关键。不同食物的血糖指数分为低、中、高三类。注意食物的色、香、味及合理搭配，督促患儿饮食定时定量。当患儿运动多时，应给予少量加餐或减少胰岛素用量。③注意防寒保暖，及时为孩子添加衣服。注重孩子的日常清洁，勤洗澡，勤洗头，勤换衣，勤剪指甲。预防外伤，避免孩子赤脚走路，以免刺伤；避免孩子穿拖鞋外出，以免踢伤。使用电热毯或热水袋时，应避免孩子烫伤。若孩子已有感染，则应积极治疗。④监督并指导孩子正确使用药物。抽吸胰岛素时应采用 1 mL 注射器以保证剂量绝对准确。根据不同病期调整胰岛素的用量，并有计划的选择注射部位进行注射。注射时防止注入皮内致组织坏死。每次注射需更换部位，注射点至少相隔 1～2 cm，以免局部皮下脂肪萎缩硬化。注射后应及时进食，防止低血糖。⑤若备有自动血糖仪，则应每天测血糖 4 次，至少测 2 次，无血糖仪者每次餐前及睡前测尿糖共 4 次。24 h 尿糖理想应 <5 g/24 h，最多不应超过 20 g/24 h，每年检测血脂 1 次包括胆固醇、三酰甘油、HDL、LDL，血脂增高时改进治疗。每次复诊应测血压。每年检查眼底一次。⑥应定期（出院后 1～2 周一次，稳定后 2～3 个月一次）带孩子去医院复诊，复诊前检查当天餐后 2 h 血糖，前 1 d 留 24 h 尿测尿糖定量，有条件的每次应测糖基化血红蛋白（HbA1c 或 HbA1）使 HbA1<10.5％，平均血糖 <11.2 mmol/L(200 mg/dL)。⑦学会用班氏试剂或试纸法作尿糖检测。每周为孩子测一次重量，若体重改变 >2 kg，应及时去医院就诊。⑧指导孩子健康生活，让孩子进行适量的运动，例如步行，以利于降低血糖，增加胰岛素分泌，降低血脂。⑨教会观察低血糖和酮症酸中毒的表现，以便及时发现孩子的异常，同时掌握自救的方法，并给予积极的处理。⑩为孩子制作一张身份识别卡，并随时提醒孩子携带糖块和卡片外出。给予孩子足够的关心，帮助孩子树立生活的信心，使孩子能正确面对疾病，并积极配合治疗。

（刘　敏）

第十三节　单纯性肥胖症

单纯性肥胖症是指全身脂肪组织异常增加,主要是由于营养过剩造成的。一般以体重超过同年龄、同身高小儿正常标准的 20％,或超过同年龄、同性别健康儿童平均体重 2 个标准差称为肥胖。小儿时期的肥胖症是成人肥胖症、冠心病、高血压、糖尿病等的先驱症,故应引起社会和家庭的重视,以及早加以预防。

一、临床特点

单纯性肥胖在任何年龄的小儿均可发生,尤以婴儿期、5～6 岁及青春期最为常见。肥胖儿体重超过正常,平时食欲旺盛、皮下脂肪厚、少动(与肥胖形成恶性循环)。

(一)症状

外表和同龄儿比较,高大、肥胖,皮下脂肪分布均匀,面颊、乳部、肩部、四肢肥大,尤以上臂和腹部特别明显。男童因外阴部脂肪堆积,将外生殖器遮盖,显得阴茎短小,常被误认为外生殖器发育不良,腹部皮肤可见粉红色或紫色线纹。

(二)体征

胸廓与膈肌运动受损,可致呼吸浅快,肺泡换气量减少,少数严重病例可有低氧血症、红细胞增多症,甚至心脏增大,充血性心力衰竭。

(三)社会、心理状况

由于外形肥胖不好动,性情孤僻,有自卑感。

(四)辅助检查

血清三酰甘油、胆固醇增高,血尿酸水平增高,男孩雄激素水平下降,女孩雌激素水平增高,血生长激素水平下降。

二、护理评估

(一)健康史

询问患儿每天进食状况,食物种类、数量、烹饪方式,主食是什么;家族成员中有无肥胖或糖尿病史;生活习惯。

(二)症状、体征

测量小儿的身高与体重、皮下脂肪的厚度,评估体重超标情况,有无活动后感到胸闷、气促、面色发绀等情况。

(三)社会、心理状况

评估家长和小儿对疾病、减肥的认知程度。

(四)辅助检查

了解血生化中脂肪代谢,如胆固醇、三酰甘油、血细胞比容等结果。

三、常见护理问题

(一)营养失调:高于机体需要量
与过量进食或消耗减少使皮下脂肪过多积聚有关。

(二)自我形象紊乱
与体态异常有关。

(三)焦虑
与控制饮食困难有关。

(四)知识缺乏
家长对合理营养的认识不足。

四、护理措施

(一)限制饮食,缓慢减轻体重
改变不良的饮食习惯,供给低热能膳食,避免过度过快进食。少进食糖类、软饮料及快餐,避免暴饮暴食。为使食后有饱满感,不使小儿短时间内产生饥饿,可多食蔬菜、水果。少吃油炸食品,尽量少食动物脂肪。培养良好的饮食习惯,提倡少量多餐,杜绝过饱,不吃夜宵和零食。鼓励患儿坚持饮食疗法。

(二)增加活动量
肥胖小儿平时少动,应鼓励小儿坚持长期锻炼,通过运动增加机体热量消耗,例如饭后散步、小跑走或竞走,也可跳绳、爬楼梯、游泳、踢球等。每天坚持运动1 h,运动量根据患儿耐受力而定,以运动后感轻松愉快、不感到疲劳为原则,如运动后出现疲惫不堪、心慌、气促,以及食欲大增,提示活动过度。

(三)消除顾虑,改变心理状态
让患儿多参加集体活动,改变孤僻、怕羞的心理状态,避免因家长对子女的肥胖过分忧虑而到处求医,对患儿进食的习惯经常指责而引起患儿精神紧张。让患儿积极参与制定饮食控制和运动计划,提高坚持控制饮食和运动锻炼的兴趣,帮助患儿对自身形象建立信心,达到身心健康的发展。

(四)健康教育
(1)告知家长小儿肥胖治疗以限制饮食、体格锻炼为主,儿童期肥胖不主张服用减肥食品、减肥饮品,从小要养成良好的进食习惯,细嚼慢咽,不要过分偏食糖类、高脂、高热量食物,体重减轻需要一个较长的过程,要不断鼓励运动。

(2)让家长知道过度肥胖不仅影响小儿外形,而且与成人期的肥胖症、高血压、糖尿病息息相关,使家长认识到肥胖不是富有的体现。

五、出院指导

(1)小儿出院以后应每天监测体重,3~6个月复查肝功能、血脂。

(2)继续做好饮食控制,使体重逐渐降低,当体重达到正常范围10%左右时,则给小儿正常饮食。给予低热量、高容积的食品,如西红柿、黄瓜、萝卜、芹菜等,主食以粗杂粮替代,如红豆粥、燕麦片、玉米等,改变食物的制作及烹调方法,以炸、煎改为蒸、煮、凉拌等,减少热量的摄入。

（3）坚持运动锻炼,制定合理的运动方案,从运动兴趣效果着手,例如骑自行车、散步、慢跑、游泳。也可以让小儿做一些合适的家务劳动。运动应循序渐进,家长共同参与,以达到运动持之以恒的效果。

（刘　敏）

第十四节　维生素营养障碍

一、维生素 D 缺乏性佝偻病

(一)维生素 D 缺乏性佝偻病的护理评估

维生素 D 缺乏性佝偻病,是婴幼儿时期一种常见的慢性营养缺乏症,以钙磷代谢失常和骨样组织钙化不良为特征,严重者发生骨骼畸形,肌肉、神经系统亦同时受累,严重影响小儿的身体健康。

(二)维生素 D 缺乏性佝偻病的病因

（1）日光照射不足:在冬季和雨雾地区,本病多见。小儿缺乏户外活动,也易患病。

（2）维生素 D 摄入不足:婴儿饮食,包括母乳,含维生素 D 不足。

（3）生理需要量增加:婴儿生长速度快,维生素 D 需要量大,但未及时补充。

（4）疾病影响:肝、肾的严重疾病,慢性腹泻等都可影响维生素 D 的吸收利用。

(三)维生素 D 缺乏性佝偻病的症状和体征

1.症状

主要表现为非特异性神经精神症状,如易激惹、烦躁、睡眠不安、夜啼、多汗、坐立走迟缓。

2.体征

主要表现为骨骼改变。早起可见颅骨软化,囟门大,颅缝增宽;7～8 个月小儿可见出牙迟;方颅、鞍颅、十字状颅;1 岁左右小儿可见肋骨串珠、肋膈沟、鸡胸、漏斗胸;1 岁以上小儿可出现 O 型腿、X 型腿。

(四)维生素 D 缺乏性佝偻病的分期

1.初期

神经精神症状明显,骨骼症状无或轻,血生化程度改变,X 线正常。

2.激期

症状体征明显,血生化检测指标改变,X 线检查改变。

3.恢复期

经治疗后症状好转或消失,血生化及 X 线改变有好转。

4.后遗症期

仅存骨骼改变而无血生化及 X 线改变。

(五)维生素 D 缺乏性佝偻病的辅助检查

（1）血磷初期即下降,激期时下降明显,恢复期时回升最早。

（2）血钙初期时可正常,激期时下降,恢复期时回升晚于血磷。

（3）碱性磷酸酶初期即上升，激期时上升明显，恢复期时下降。

（4）X线检查：干骺端临时钙化带模糊或消失，呈毛刷样，并有杯口样改变，骨骺软骨增宽，骨质疏松，可有骨干弯曲或骨折。

（六）维生素D缺乏性佝偻病的护理问题

1.营养失调

低于机体需要量。与日光照射不足和维生素D摄入不足有关。

2.有感染的危险

与免疫功能低下有关。

3.知识缺乏

患儿家长缺乏佝偻病的预防及护理知识。

4.潜在并发症

骨骼畸形、药物不良反应。

（七）维生素D缺乏性佝偻病的护理措施

1.户外活动

指导家长每天带患儿进行一定时间的户外活动，直接接受阳光照射。生后2～3周即可带婴儿户外活动，冬季也要注意保证每天1～2 h户外活动时间。夏季气温太高，应避免太阳直射，可在阴凉处活动，尽量多暴露皮肤。冬季室内活动时开窗，让紫外线能够通过。有研究显示，每周让母乳喂养的婴儿户外活动2个h，仅暴露面部和手部，可维持婴儿血25-(OH)D_3浓度在正常范围的低值。

2.补充维生素D

（1）提倡母乳喂养，按时添加辅食，给予富含维生素D、钙、磷和蛋白质的食物。

（2）遵医嘱供给维生素D制剂，注意维生素D过量的重度表现，如遇过量立即停服维生素D。

3.预防骨骼畸形和骨折

衣着柔软、宽松，床铺松软，避免早坐、久坐，以防脊柱后突畸形；避免早站、久站和早行走，以防下肢弯曲形成"O"型腿或"X"型腿。严重佝偻病患儿肋骨、长骨易发生骨折，护理操作时应避免重压和强力牵拉。

4.加强体格锻炼

对已有骨骼畸形可采取主动和被动运动的方法矫正。如遗留胸廓畸形，可作俯卧位抬头展胸运动；下肢畸形可施行肌肉按摩，"O"型腿按摩外侧肌，"X"型腿按摩内侧肌，以增加肌张力，矫正畸形。对于行外科手术矫正者，指导家长正确使用矫正器具。

5.预防感染

保持室内空气清新，温、湿度适宜，阳光充足，避免交叉感染。

（八）维生素D缺乏性佝偻病的健康教育

（1）指导家长掌握佝偻病的护理方法：①对烦躁、睡眠不安、多汗的患儿每天清洁皮肤，勤换内衣和枕套；②护理操作时动作要轻柔；③不能坐、站过久以防发生骨折，恢复期开始活动。

（2）对出现骨骼畸形的患儿，向家长示范矫正的方法。例如：胸部畸形可让小儿做俯卧位抬头展胸运动；下肢畸形可做肌肉按摩，O型腿按摩外侧肌，X型腿按摩内侧肌，以增加肌张力，促使畸形的矫正。畸形严重者可指导手术矫正事宜。

(九)维生素 D 缺乏性手足搐搦症的护理评估

维生素 D 缺乏性手足搐搦症称佝偻病性低钙惊厥。是由于维生素 D 缺乏而致血中钙离子降低,使神经肌肉兴奋性增高,引起全身惊厥、手足抽搐、喉痉挛等症状。

1.病因

维生素 D 不足,甲状旁腺功能代偿不全。

2.症状

(1)惊厥:多见于婴儿,一般无发热。

(2)手足搐弱:多见于幼儿和儿童。

(3)喉痉挛:婴儿多见,可呈现呼吸困难,严重时可窒息而死亡。

3.体征

无发作时可查出神经肌肉兴奋性高的体征。有面神经征、腓反射和陶瑟征。

4.辅助检查

血清钙低于 1.75 mmol/L,碱性磷酸酶增高,血清磷可降低、正常或升高。

(十)维生素 D 缺乏性手足搐搦症的护理问题

1.有窒息的危险

与惊厥、喉痉挛有关。

2.有受伤的危险

与惊厥有关。

3.营养失调

低于机体需要量。与维生素 D 缺乏及血钙降低有关。

(十一)维生素 D 缺乏性手足搐搦症的护理措施

1.预防窒息的护理

(1)惊厥发作时,就地抢救:立即松解患儿衣领,去枕仰卧位,头偏向一侧,及时清除口鼻分泌物,以防误吸发生窒息;喉痉挛发作时,立即将舌头拉出口外,在上下磨牙之间放置牙垫,保证呼吸道通畅并防止舌咬伤;加压给氧并备好气管插管用。

(2)遵医嘱应用镇静剂控制惊厥或解除喉痉挛,注意静脉注射地西泮的速度每分钟不可超过 1 mg,以免引起呼吸抑制。

(3)同时遵医嘱给予钙剂治疗,注意静脉注射钙剂的速度应缓慢,在 10 min 以上,或静脉滴注,以免发生呕吐或心搏骤停,并注意避免药液外渗,造成局部组织坏死。

2.预防外伤的护理

(1)惊厥发作时应就地抢救,对正在抽搐的小儿,不要紧抱或摇晃患儿,以免外伤或加重抽搐,也不能强力撬开紧咬的牙关,以免造成损伤,可试用指压(针刺)人中、上官等穴位的方法止惊,防止长时间缺氧引起脑损伤。

(2)遵医嘱正确使用镇静剂与钙剂,及时控制惊厥。

(3)病床两侧加床挡防止惊厥发作时坠床,造成外伤。

3.营养失调的护理

(1)遵医嘱给予维生素 D:注意口服维生素 D 制剂时将其直接滴于舌上,以保证用量;对 3 个月以下患儿及有手足搐搦症病史者,在使用大剂量维生素 D 前 2~3 d 至用药后 2 周需按医嘱加服钙剂,以防发生抽搐。

（2）增加内源性维生素 D：增加日光照射，每天保证一定的户外活动时间，从数分钟逐渐增加到 1 h 以上，注意在不影响保暖的情况下尽量暴露皮肤，直接接受日光照射，夏季可在树荫下进行，冬季在室内接受日光照射时要开窗，以免紫外线被玻璃阻挡。

（3）合理喂养：提倡母乳喂养，无母乳者哺以维生素 D 强化牛奶或配方奶粉，并及时添加富含维生素 D、钙和磷的食物。

（十二）维生素 D 缺乏性手足搐搦症的健康教育

（1）向患儿家长介绍本病的原因和预后，更好地配合治疗和护理。

（2）教会患儿家长在惊厥、喉痉挛发作时正确的处理方法，如就地抢救，平卧，松解颈部衣扣，保持呼吸道通畅，试用指压（针刺）人中、上宣穴的方法来制止惊厥，并同时通知医护人员。

（3）指导家长遵医嘱补充维生素 D 和钙剂，强调口服钙剂时应与乳类分开，以免影响钙的吸收；平时注意多晒太阳，按时添加辅食，防止本病再次发生。

二、维生素 A 缺乏症

（一）维生素 A 缺乏症的护理评估

维生素 A 缺乏症是由于体内缺乏维生素 A 而引起的上皮组织角化、增生、变性的全身性疾病。眼部病变最为突出，故又称干眼病、夜盲症。

（二）维生素 A 缺乏症的护理问题

1.营养失调

低于机体需要量。与维生素 A 摄入不足和/或吸收利用障碍有关。

2.有感染的危险

与维生素 A 缺乏所致免疫功能降低及角膜溃疡有关。

3.潜在并发症

失明、药物不良反应。

（三）维生素 A 缺乏症的护理措施

1.调整饮食

供给含维生素 A 丰富的饮食。鼓励母乳喂养，无母乳者选用其他乳类食品喂养。及时添加含维生素 A 丰富的食品，如蛋、肝及水果或水果汁等，以保证机体需要。

2.补充维生素 A

遵医嘱给予维生素 A 口服或肌内注射，注意观察治疗效果，防止维生素 A 中毒。

3.保护眼睛，防止视觉障碍

用消毒鱼肝油滴双眼，促进上皮细胞修复；有角膜软化、溃疡者用 0.25% 氯霉素滴眼液，或 0.5% 红霉素，或金霉素眼药膏，防止继发感染；用 1% 阿托品散瞳，防止虹膜粘连。作眼部护理时力争小儿合作，动作应轻柔，切勿压迫眼球，以免角膜穿孔。

4.预防感染

注意保护性隔离，预防呼吸道感染及其他感染的发生。

（四）维生素 A 缺乏症的健康教育

（1）饮食宣教：提倡母乳喂养，炼乳、豆浆、淀粉类食物不能长期作为婴儿主食，要及时添加富含维生素 A 的食物，如乳、蛋、肝类及含胡萝卜素丰富的胡萝卜、绿色蔬菜等。

（2）应积极治疗慢性消耗性疾病，并及时补充维生素 A。

三、维生素 B_1 缺乏症

(一)维生素 B_1 缺乏症的护理评估

维生素 B_1 缺乏症又称脚气病。维生素 B_1 在体内糖代谢中起重要作用,还能抑制胆碱酯酶活性,缺乏时,可引起神经、心脏和脑组织的结构和功能改变,还可引起胃肠蠕动变慢、消化液分泌减少等消化道症状。

1.病因

(1)摄入不足:母乳喂养未加辅食,而乳母又缺乏维生素 B_1 ,则婴儿多发生缺乏症。米面类加工过精,米淘洗次数过多,习惯食饭弃去米汤,蔬菜切碎后浸泡过久,不食菜汤,在食物中加碱烧煮,均可使维生素 B_1 大量丢失。偏食也可致其缺乏。

(2)需要增加:小儿、孕妇、乳母、摄食碳水化合物较多者和有发热消耗性疾病时,维生素 B_1 需要增加,如不补充,易引起缺乏。

2.症状

(1)消化系统症状:食欲减退、腹泻、呕吐、腹胀、便秘。

(2)神经系统症状:烦躁不安、哭声嘶哑、神情淡漠、反应迟钝、喂食呛咳、嗜睡,严重时发生昏迷、惊厥,可引起死亡。年长儿则以多发性周围神经病变为主。

(3)心血管系统症状:常突发急性心力衰竭,具有左、右心衰竭的症状

3.体征

具有消化系统、神经系统、心血管系统相应体征。年长儿患周围神经炎时可有蹲踞时起立困难,膝反射消失,挤压腓肠肌疼痛。

4.辅助检查

(1)维生素 B_1 负荷实验尿中排出量减少。

(2)血丙酮酸、乳酸浓度增高。

(3)红细胞转酮酶活性降低。

(二)维生素 B_1 缺乏症的护理问题

1.营养失调

低于机体需要量。与维生素 B_1 摄入不足和/或吸收利用障碍有关。

2.有受伤的危险

与肌力下降、惊厥发作有关。

3.潜在并发症

心功能不全、惊厥发作。

(三)维生素 B_1 缺乏症的护理措施

1.改善饮食

鼓励食用含维生素 B_1 丰富的食物,如谷类、豆类、坚果、酵母、肝、肉、鱼等。

2.维生素 B_1 治疗

一般口服维生素 B_1 每天 $15\sim30$ mg,应同时治疗乳母,每天给予维生素 B_1 60 mg;重症患儿可采用肌内注射维生素 B_1 ,每次 10 mg,一日 2 次,或每天静脉注射 $50\sim100$ mg,勿用葡萄糖注射液稀释,以免因血中丙酮酸增高,加重病情。

3.观察病情

对重症患儿要严密观察病情,及时对症处理,尽量不用高渗葡萄糖注射液和激素,后者对抗维生素 B_1,可加重病情,惊厥发作时及时处理。

(四)维生素 B_1 缺乏症的健康教育

(1)向患儿家属介绍本病的病因、表现及治疗、预防。

(2)营养宣教:加强孕母、乳母营养,按时添加辅食。不宜单纯以精白米、白面为主食,应添加杂粮。煮饭时不加碱。必要时补充适量的维生素 B_1。

四、维生素 C 缺乏症

(一)维生素 C 缺乏症的护理评估

1.病因

(1)摄入不足:牛乳内含维生素 C 较少,煮沸消毒时又遭破坏,故人工喂养儿易发生本病。年长儿若新鲜蔬菜和水果供给不足也易患本病。

(2)需要增加:生长发育迅速或患急、慢性疾病时维生素 C 需要量增加,如未能及时补充易患本病。

2.症状、体征

(1)骨骼:常见骨膜下出血,以股骨下端和胫骨近端为多发部位,可见局部肿痛。不愿活动,见人走近时惊哭。

(2)皮肤、黏膜出血:皮肤上可见细小密集的小出血点,齿龈、结膜出血。重者可有血尿、呕血、便血、脑膜出血。

3.辅助检查

(1)毛细血管脆性试验阳性。

(2)血清维生素 C 含量降低,低于 5 mg/L。

(3)维生素 C 负荷试验,尿排出量小于 50%。

(4)尿中维生素 C 排出量小于 20 mg/d。

维生素 C 缺乏症见于 6～15 个月的婴幼儿,又称婴儿坏血病,是由于体内缺乏维生素 C(抗坏血酸)所致,发病缓慢,主要表现为骨骼改变和出血。

(二)维生素 C 缺乏症的护理问题

1.营养失调

低于机体需要量。与维生素 C 摄入不足和/或吸收利用障碍有关。

2.疼痛

与骨膜下出血、关节出血有关。

3.躯体移动障碍

与骨膜下出血所致运动肢体产生疼痛有关。

4.有感染的危险

与维生素 C 缺乏、免疫力低下有关。

(三)维生素 C 缺乏症的护理措施

1.改善营养

供给富含维生素 C 的食品。注意烹调方法,减少烹调不当所致维生素 C 的过多破坏。纠正偏食,及时添加辅食。

2.补充维生素 C

遵医嘱给予维生素 C 口服或静脉注射。

3.减轻疼痛

保持安静、少动,护理中动作轻柔,避免不必要的移动患肢,以免疼痛加剧和发生骨折、骨干骺脱位。

4.观察生命体征

密切观察患儿神志、呼吸、脉搏、血压及瞳孔变化,以及早发现颅内出血先兆。

5.预防感染

注意口腔卫生,避免牙龈出血部位继发感染。注意保护性隔离,避免交叉感染。

(四)维生素 C 缺乏症的健康教育

(1)向家属介绍本病的病因、表现及预防治疗。

(2)营养宣教:鼓励母乳喂养,及时添加菜水、果汁和蔬菜等,在缺乏新鲜蔬菜和水果的季节,可每天补充维生素 C 制剂。

(刘 敏)

第十五节 营养性贫血

贫血是指单位容积中红细胞数、血红蛋白量低于正常或其中一项明显低于正常。营养性贫血是由于各种原因导致造血物质缺乏而引起的贫血,如缺铁引起营养性缺铁性贫血,缺乏叶酸、维生素 B_{12} 引起营养性巨幼红细胞贫血等。

一、临床特点

(一)营养性缺铁性贫血

营养性缺铁性贫血是体内铁缺乏致使血红蛋白合成减少而发生的一种小细胞低色素性贫血。临床上除出现贫血症状外,还可因含铁酶活性降低而出现消化道功能紊乱、循环功能障碍、免疫功能低下,出现精神神经症状及皮肤黏膜病变等一系列非血液系统的表现。可由早产、喂养不当、摄入不足、偏食、吸收障碍、失血等原因引起。

1.症状和体征

发病高峰年龄在 6 个月至 2 周岁,贫血呈渐进性,患儿逐渐出现面色苍白,不爱活动,食欲缺乏、甚至出现异食癖。新生儿或小婴儿可有屏气发作;年长儿童可诉头晕、目眩、耳鸣、乏力等,易患各种感染。患儿毛发干枯,缺乏光泽,脉搏加快,心前区可有收缩期吹风样杂音,贫血严重时可有心脏扩大和心功能不全,肝脾淋巴结可轻度肿大。

2.辅助检查

(1)血常规:红细胞、血红蛋白低于正常,血红蛋白减少比红细胞减少更明显。红细胞体积小、含色素低。白细胞和血小板正常或稍低。

(2)骨髓象:涂片见幼红细胞内、外可染铁明显减少或消失。幼红细胞比例增多,有核细胞增生活跃。

（3）其他：血清铁蛋白减少（<12 μg/L），血清铁减低（<50 μg/dL），总铁结合力增高（>62.7 μmol/L），运铁蛋白饱和度降低（<15%），红细胞游离原卟啉增高（>9 μmol/L）。

(二)营养性巨幼红细胞性贫血

营养性巨幼红细胞性贫血又称大细胞性贫血，主要由叶酸和/或维生素 B_{12} 直接或间接缺乏所致，大多因长期单一母乳喂养而导致直接缺乏引起。临床除有贫血表现外还常伴有精神、神经症状。

1.症状、体征

好发于 6 个月～2 周岁的婴幼儿，病程进展缓慢，逐渐出现贫血，面部水肿，常有厌食、恶心、呕吐、腹泻，偶有吞咽困难、声音嘶哑。患儿面色蜡黄，烦躁不安，表情呆滞，舌、肢体颤抖，食欲差，疲乏无力，呼吸、脉搏快，舌面光滑，头发稀黄。肝脾淋巴结及心脏病变同缺铁性贫血。维生素 B_{12} 缺乏可出现明显的精神神经症状及智力障碍。

2.辅助检查

（1）血常规：红细胞较血红蛋白降低得更明显，红细胞体积增大，中央淡染区缩小。粒细胞及血小板数量减少，出血时间延长。

（2）骨髓象：骨髓细胞大多数代偿性增生旺盛，均有红细胞巨幼变。

（3）其他：血清叶酸及维生素 B_{12} 含量减低，胃酸常减低，个别内因子缺乏。

二、护理评估

(一)健康史

询问母亲怀孕时期的营养状况及患儿出生后的喂养方法及饮食习惯，有无饮食结构不合理或患儿偏食导致铁、叶酸、维生素 B_{12} 长期摄入不足。对小婴儿则应询问有无早产、多胎、胎儿失血等引起先天储铁不足的因素，了解有无因生长发育过快造成铁相对不足及有无慢性疾病如慢性腹泻、肠道寄生虫、反复感染使铁丢失、消耗过多或吸收减少等现象。了解患儿乏力、面色苍白出现的时间。

(二)症状、体征

评估贫血程度，注意患儿的面色、皮肤、毛发色泽，评估有无肝、脾大等其他系统受累的表现。

(三)社会、心理状况

了解家长对本病相关知识的熟知程度，评估家长的焦虑水平及患儿对疾病的承受能力。

(四)辅助检查

了解各项相关检查如血红蛋白值、红细胞数量及形态变化、骨髓变化等。

三、常见护理问题

（1）活动无耐力：与贫血致组织缺氧有关。

（2）营养失调：低于机体需要量，与相关元素供应不足、吸收不良、丢失过多或消耗增加有关。

（3）有感染的危险：与营养失调、免疫功能低下有关。

（4）知识缺乏：缺乏营养知识。

四、护理措施

(一)注意休息,适当活动

应根据患儿的病情制订适合个体的运动方案;贫血较轻者,对日常活动均可耐受,但应避免剧烈运动,以免疲乏而致头晕目眩;严重贫血或因贫血已引起心功能不全者应注意休息,减少活动,有缺氧者酌情吸氧。

(二)饮食护理

应予高蛋白、高维生素、适量脂肪饮食,营养搭配应均衡,纠正患儿偏食、挑食等不良饮食习惯,多吃含铁或含叶酸、维生素 B_{12} 丰富的食物。积极治疗原发病如胃炎、腹泻、感染等,促进营养物质的吸收和利用。巨幼红细胞性贫血患儿伴有吞咽困难者要耐心喂养,防止窒息。

(三)铁剂应用的注意事项

(1)铁剂对胃肠道有刺激,可引起胃肠道反应及便秘或腹泻,故口服铁剂应从小剂量开始,在两餐之间服药。

(2)可与稀盐酸和/或维生素 C 同服以利吸收,忌与抑制铁吸收的食品同服,如茶、咖啡、牛奶等。

(3)注射铁剂时应精确计算剂量,分次深部肌内注射,每次应更换注射部位,以免引起组织坏死。首次注射后应观察 1 h,以免个别患儿因应用右旋糖酐铁引起过敏性休克的发生。

(4)疗效的观察:铁剂治疗 1 周后可见血红蛋白逐渐上升,血红蛋白正常后继续服用铁剂 2 个月,以增加储存铁,但需防止铁中毒。如用药 3~4 周无效,应查找原因。

(四)安全护理

巨幼红细胞性贫血患儿伴有精神、神经症状者要做好安全防护工作,防止摔伤、跌伤、烫伤等;对智障者要有同情心和耐心,积极争取患儿配合治疗和护理。

(五)输血护理

严重贫血(Hb<70 g/L)或因贫血引起心功能不全者,应少量多次输血,以减轻慢性缺氧。输血时注意点滴速度要缓慢(<20 滴/分钟),并注意观察输血不良反应。

(六)健康教育

(1)疾病相关知识:疾病确诊后应向家长讲解引起营养性贫血的各种因素,积极查找和治疗原发病,宣教合理饮食的重要性,纠正不良饮食习惯。

(2)治疗与用药相关知识:向家长详细说明骨髓穿刺的重要性,使家长积极配合尽快明确病因。说明应用铁剂可能会出现的不良反应如胃肠道反应、便秘、腹泻、牙黑染、大便呈黑色等,以消除患儿及家长的顾虑,积极配合治疗。告知减轻或避免服用铁剂不良反应的应对措施,如餐后服,用吸管吸取,避免与牙齿接触。

(3)教育和培训:对于智力低下、身材矮小、行为异常的患儿应耐心教育和培训,不应歧视和谩骂,帮助患儿提高学习成绩,过正常儿童的生活,养成良好的性格和行为。

五、出院指导

(一)饮食指导

遵守饮食护理原则,多吃些含铁丰富的食物如红枣、花生、黑木耳、猪肝、各种动物蛋白、豆类等以促进造血。维生素 C、氨基酸、果糖、脂肪酸可促进铁吸收,可与铁剂或含铁食品同时进食,忌与抑制铁吸收的食物如茶、咖啡、牛奶、蛋类等同服。婴幼儿应指导及时添加含铁丰富的辅食，提倡母乳喂养。富含叶酸及维生素 B_{12} 的食物有：红苋菜、龙须菜、菠菜、芦笋、豆类、酵母发酵食物及苹果、柑橘等。应用叶酸时需补充铁剂及含钾丰富的食物。

（二）运动指导

适当运动，劳逸结合，增强机体抵抗力，促进骨髓血循环，促进造血。

（三）环境及温度

居室及周边环境空气新鲜，温度适宜，定时通风换气。不去公共场所，注意冷暖，及时增减衣服，防止感冒、发热。

（四）用药就医指导

定时复查血常规，如有异常及时就医。按医嘱定时服药，正确掌握服药的方法，不随意增加药量，以防铁中毒。巨幼红细胞性贫血者须每 3 d 肌内注射维生素 B_{12} 一次，共 2～3 周，伴有神经系统症状者可加用维生素 B_6，适当加服铁剂以供制造红细胞所用，多食含钾丰富的食物，如香蕉、橘子、含钾饮料等。如果用药过程出现较严重的不良反应，应及时来院咨询。

（赵文萍）

第十六节　再生障碍性贫血

再生障碍性贫血（aplastic anemia，AA）简称再障，是一种由多种原因引起的骨髓造血功能代偿不全，临床上出现全血细胞减少而肝、脾、淋巴结大多不肿大的一组综合征。可继发于药物、化学品、物理或病毒感染等因素。按病程长短及症状轻重可分为急性再障和慢性再障。其发病机制可归纳为造血干细胞缺陷、造血微环境损害及免疫性造血抑制等。

一、临床特点

（一）症状

急性再障起病急，病程短，一般为 1～7 个月，贫血呈进行性加重，感染时症状严重，皮肤黏膜广泛出血，重者内脏出血。慢性再障起病缓慢，病程长，达一年以上，贫血症状轻，感染轻，皮肤黏膜散在出血，内脏出血少见。

（二）体征

急性再障 1/3 患儿可有肝轻度肿大（肋下 1～2 cm），脾、淋巴结不肿大，慢性再障肝、脾、淋巴结均不肿大。

（三）辅助检查

（1）血常规：急性再障除血红蛋白下降较快外，须具备以下 3 项之中 2 项：①网织红细胞＜1%、绝对值＜ $15×10^9$/L；②白细胞总数明显减少，中性粒细胞绝对值＜ $0.5×10^9$/L；③血小板＜ $20×10^9$/L。慢性再障血红蛋白下降速度较慢，网织红细胞、白细胞、中性粒细胞及血小板常较急性型为多。

（2）骨髓象：急性型多部位增生减低。慢性型至少一个部位增生不良，巨核细胞减少。均有三系血细胞不同程度减少。

（3）其他：骨髓造血干细胞减少。淋巴细胞亚群改变，出现 $CD4^+/CD8^+$ 比值下降或倒置（$CD4^+\downarrow$，$CD8^+\uparrow$），慢性型主要累及 B 淋巴细胞。

二、护理评估

（一）健康史
询问家族史，了解母亲怀孕时期和患儿出生后服用过的各种药物，暴露过的环境，感染情况等。询问患儿乏力、面色苍白出现的时间，高热时的体温，鼻出血的程度及其他部位出血的伴随症状。

（二）症状、体征
测量生命体征，评估患儿贫血程度，皮肤、黏膜出血情况及有无内脏出血征象。

（三）社会、心理状况
评估患儿对疾病的耐受状况，评估患儿家长对本病的了解程度和焦虑程度，评估家庭经济状况及社会支持系统的情况。

（四）辅助检查
了解血常规、骨髓等各项检查结果，判断疾病的种类及严重程度。

三、常见护理问题

（1）活动无耐力：与骨髓造血功能不良、贫血有关。

（2）有出血的危险：与血小板减少有关。

（3）有感染的危险：与白细胞低下，机体抵抗力差有关。

（4）焦虑：与疾病预后有关。

（5）知识缺乏：缺乏疾病相关知识。

（6）自我形象紊乱：与服用雄性激素及环孢霉素引起容貌改变有关。

四、护理措施

（1）按出血性疾病护理常规。

（2）做好保护性隔离，保持床单、衣服清洁、干燥，白细胞低时嘱戴口罩，减少探视，避免交叉感染，有条件者进层流室。

（3）特殊药物的应用及观察。

环孢霉素 A(CsA)：总疗程至少 3 个月，应用时应注意以下几点。①密切监测肝肾功能情况，并及时反馈给医师。②减轻药物胃肠道反应：大孩子可于饭后服，婴幼儿可将 CsA 滴剂掺入牛奶、饼干、果汁内摇匀服用。③正确抽取血液以检测血药浓度：应在清晨未服药前抽取 2 mL 血液，盛于血药浓度特殊试管内摇匀及时送检。④服药期间应避免进食高钾食物、含钾药物及保钾利尿剂，以防高血钾发生。⑤密切监测血压变化，注意有无头痛、恶心、痉挛、抽搐、惊厥等，以防高血压脑病的发生。

抗胸腺细胞免疫球蛋白(ATG)：本制剂适用于血小板 $>10\times10^9/L$ 的病例。常见的不良反应有变态反应和血清病样反应。在应用 ATG 时应注意以下几点：①静脉输注 ATG 前，应遵医嘱先用日需要量的皮质醇和静脉抗组织胺类药物，如氢化可的松、异丙嗪等；②选择大静脉缓慢滴注，开始时速度宜慢，根据患儿对药物的反应情况调节速度，使总滴注时间不短于 4 h；③密切观察患儿面色、生命体征变化,观察有无寒战、高热、心跳过速、呕吐、胸闷、气急、血压下降等,如有不适应及时通知医师,减慢滴速或暂停输液,必要时予心肺监护、吸氧、降温等。一般这些反应经对症处理后逐渐好转;④输液过程中应注意局部有无肿胀外渗。一旦渗出应重新穿刺,局部用25%的硫酸镁湿敷,尽量选择粗大的静脉,以避免血栓性静脉炎的发生;⑤观察血清病样反应发生:于初次使用后7～15 d,患儿若出现发热、瘙痒、皮疹、关节痛、淋巴结肿大,严重者出现面部及四肢水肿、少尿、喉头水肿、哮喘、神经末梢炎、头痛、谵妄,甚至惊厥,应考虑血清病样反应。一旦发生,应立即报告医师,及时处理。

(4)健康教育。①疾病相关知识宣教:疾病确诊后应向家长讲解引起再障的各种可能因素,尽可能找到致病原因,避免再次接触,向家长宣传再障治疗的新进展,树立战胜疾病的信心。②宣传做好各种自我防护的必要性:如白细胞低时能使患儿自觉戴上口罩或进层流室隔离,血小板降至50×10^9/L以下时减少活动,卧床休息。③做好各种治疗、用药必要性的宣教:向家长详细说明使用免疫抑制剂及雄激素等药物可能会出现的各种并发症及应对措施,以减轻患儿及家长的顾虑,积极配合治疗。

五、出院指导

(1)饮食指导:除遵守饮食护理原则外,可吃些红枣、带衣花生、黑木耳等补血食物以促进造血;多食菌类食物及大蒜等,增强机体抵抗力,应用激素时需补充钙剂及含钙丰富的食物。

(2)运动指导:适当运动,劳逸结合,促进骨髓血循环,促进造血。

(3)环境及温度:居室及周边环境空气新鲜,温度适宜,定时通风换气。不去公共场所,注意冷暖,及时增减衣服,防止感冒、发热。

(4)卫生指导:注意个人卫生,勤换内衣,勤剪指甲,不用手指甲挖鼻,不用力搔抓皮肤。

(5)就医指导:定时复查血常规,如有异常及时就医。按医嘱定时服药,正确掌握服药的方法,不随意增减药量,用药过程如出现较严重的不良反应,应及时来院咨询。

(6)告知药物不良反应:长期应用环孢霉素及雄激素类药物会出现容貌改变及多毛、皮肤色素沉着、牙龈肿胀、乳腺增生、水钠潴留、手足烧灼感、震颤、肌肉痉挛及抽搐、高血压及头痛等,告知家长对于药物引起的体形及容貌方面的改变停药后会逐渐恢复,不必为此担忧而擅自停药,其他不良反应严重时应及时来院就诊。

(7)病情稳定时可予中药调理。

(赵文萍)

第十七节　溶血性贫血

溶血性贫血是由于红细胞破坏增多、增快,超过造血代偿能力所发生的一组贫血。按发病机制可分为葡萄糖-6-磷酸脱氢酶缺陷症、免疫性溶血性贫血等。

一、临床特点

(一)葡萄糖-6-磷酸脱氢酶缺陷症

葡萄糖-6-磷酸脱氢酶(G-6-PD)缺陷症是一种伴性不完全显性遗传性疾病,因缺乏 G-6-PD 致红细胞膜脆性增加而发生红细胞破坏,男性多于女性。临床上可分为无诱因的溶血性贫血,蚕豆病,药物诱发和感染诱发等溶血性贫血及新生儿黄疸五种类型。此病在我国广西壮族自治区、海南岛黎族、云南省傣族为最多。

1.症状和体征

发病年龄越小,症状越重。患儿常有畏寒、发热、恶心、呕吐、腹痛和背痛等,同时出现血红蛋白尿,尿呈酱油色、浓茶色或暗红色。血红蛋白迅速下降,多有黄疸。极重者甚至出现惊厥、休克、急性肾衰竭和脾脏肿大,如不及时抢救可于 1～2 d 间死亡。

2.辅助检查

(1)血常规:溶血发作时红细胞与血红蛋白迅速下降,白细胞可增高,血小板正常或偏高。

(2)骨髓象:粒系、红系均增生,粒系增生程度与发病年龄呈负相关。

(3)尿常规:尿隐血试验 60%～70% 呈阳性。严重时可导致肾功能损害,出现蛋白尿、红细胞尿及管型尿,尿胆原和尿胆红素增加。

(4)血清游离血红蛋白增加,结合珠蛋白降低,Coombs 试验阴性,高铁血红蛋白还原率降低。

(二)免疫性溶血性贫血

由于免疫因素如抗体、补体等导致红细胞损伤、寿命缩短而过早地破坏,产生溶血和贫血症状者称为免疫性溶血性贫血。常见为自身免疫性溶血性贫血。

1.症状和体征

多见于 2～12 岁的儿童,男多于女,常继发于感染尤其是上呼吸道感染后,起病大多急骤,伴有虚脱、苍白、黄疸、发热、血红蛋白尿等。病程呈自限性,通常 2 周内自行停止,最长不超过 6 个月。溶血严重者可发生急性肾功能不全。

2.辅助检查

(1)血常规:大多数病例贫血严重,血红蛋白<60 g/L,网织红细胞可高达 50%。慢性迁延型者严重时可发生溶血危象或再生障碍性贫血危象。可出现类白血病反应。

(2)红细胞脆性试验:病情进展时红细胞脆性增加,症状缓解时脆性正常。

(3)Coombs 试验:大多数直接试验强阳性,间接试验阴性或阳性。

二、护理评估

(一)健康史

询问家族中有无类似患儿;有无可疑药物、食物接触史,如注射维生素 K 或接触樟脑丸或食用过蚕豆及其蚕豆制品;最近有无上呼吸道感染史;发病季节。

(二)症状、体征

评估患儿有无畏寒、发热、面色苍白、黄疸、茶色尿和腹痛、背痛及其程度与性质,有无脏器衰竭的表现。

（三）社会、心理状况

评估患儿家长对本病的了解程度,家庭经济状况及社会支持系统。

（四）辅助检查

了解血红蛋白、红细胞、网织细胞数量、骨髓化验结果、尿常规等。

三、常见护理问题

（1）活动无耐力:与贫血致组织缺氧有关。

（2）体温过高:与感染、溶血有关。

（3）有肾脏受损危险:与血红蛋白尿有关。

（4）焦虑:与病情急、重有关。

（5）知识缺乏:家长及患儿缺乏该疾病相关知识。

（6）自我形象紊乱:与长期应用大剂量糖皮质激素,引起库欣貌有关。

四、护理措施

（1）急性期卧床休息,保持室内空气新鲜,避免受凉,血红蛋白低于 70 g/L 者应绝对卧床休息,减少耗氧量。

（2）明确疾病诊断及发病原因后,G-6-PD 缺陷者应避免该病可能的诱发因素如感染,服用某些具有氧化作用的药物、蚕豆等。

（3）溶血严重时要密切观察生命体征、尿量、尿色的变化并记录。若每天尿量少于 250 mL/m², 或学龄儿童每天<400 mL,学龄前儿童<300 mL,婴幼儿<200 mL,应警惕急性肾衰竭的可能,要控制水的入量(必要时记 24 h 出入液量),注意水、电解质紊乱,防止高钾血症,遵医嘱纠正酸中毒,及时碱化尿液以防急性肾衰竭。

（4）自身免疫性溶血性贫血患儿应遵嘱及时应用免疫抑制剂,并观察免疫抑制剂如糖皮质激素、环孢霉素 A(CsA)、环磷酰胺(CTX)等药物的不良反应。

（5）溶血严重时应立即抽取血交叉,遵嘱输洗涤红细胞并做好输血相关护理。

（6）行脾切除的患儿应做好术前术后的护理。

（7）健康教育:①疾病确诊后应向家长讲解引起溶血性贫血的各种可能因素,尽可能找到致病原因,避免感染,G-6-PD 缺乏患儿应避免服用氧化类药物、蚕豆,避免接触樟脑丸等,以免引起疾病复发;②告知家长该病的相关症状及干预措施,如血红蛋白低时应绝对卧床休息,出现腹痛、腰酸、背痛、尿色变化时应及时告知医务人员;③做好各种治疗、用药知识的宣教,向家长详细说明使用激素及其他免疫抑制剂等药物可能会出现的各种并发症及应对措施,以减轻患儿及家长的顾虑,积极配合治疗;④做好脾切除的术前术后健康宣教。

五、出院指导

（1）饮食指导:给以营养丰富,富含造血物质的食品。G-6-PD 缺陷患儿(蚕豆黄)应避免食用蚕豆及其制品,避免应用氧化类的药物(磺胺类、呋喃类、奎宁、解热镇痛类、维生素 K 等),小婴儿要暂停母乳喂养(疾病由母亲食用蚕豆后引起者),防止接触樟脑丸。

（2）脾大的患儿平时生活中要注意安全,防止外伤引起脾破裂。脾切除患儿免疫功能较低,应注意冷暖,做好自身防护,避免交叉感染。

（3）定期检查血常规（包括网织细胞计数），如发现面色发黄、血红蛋白低于 70 g/L 应来院复诊，必要时输血治疗。

（4）G-6-PD 缺陷症的患儿要随身携带禁忌药物卡。

（5）自身免疫性溶血病患儿要按医嘱继续正确用药，注意激素药物的不良反应（高血压、高血糖、精神兴奋、库欣貌、水肿等）。告知家长，服药后引起的容貌改变是暂时的，不能擅自停药或减药，以免病情反复或出现其他症状；如出现发热及严重药物不良反应应及时来院就诊。

（赵文萍）

第十八节　急性白血病

白血病是造血组织中某一系造血细胞滞留于某一分化阶段并克隆性扩增的恶性增生性疾病。其主要临床表现为贫血、出血、反复感染及白血病细胞浸润各组织、器官引起的相应症状。根据白血病细胞的形态及组织化学染色表现，可分为急性淋巴细胞性白血病和急性非淋巴细胞性白血病两大类。小儿以急性淋巴细胞性白血病为主（占 75%）。病因和发病机制尚不完全清楚，可能与病毒感染、电离辐射、化学因素、遗传因素等引起免疫功能紊乱有关。

一、临床特点

（一）症状与体征

主要表现为乏力、苍白、发热、贫血、出血，白血病细胞浸润表现：肝、脾、淋巴结肿大、骨关节疼痛。白血病细胞侵犯脑膜时可出现头痛及中枢神经系统体征。

（二）辅助检查

（1）血常规：白细胞总数明显增高或不高甚至降低，原始细胞比例增加，白细胞数正常或减少者可无幼稚细胞，血红蛋白和血小板数常降低。

（2）骨髓象：细胞增生明显或极度活跃，原始及幼稚细胞占有核细胞总数的 30% 以上。红细胞系及巨核细胞系极度减少。

（3）脑脊液：脑膜白血病时脑脊液压力＞1.96 kPa（200 mmH$_2$O），白细胞数＞10×10^6/L，蛋白＞450 mg/L，涂片找到原始或幼稚细胞。

二、护理评估

（一）健康史

询问患儿乏力、面色苍白出现的时间及体温波动情况。询问家族史，了解患儿接触的环境、家庭装修情况，既往感染史，所服的药物及饮食习惯。

（二）症状、体征

评估全身出血的部位、程度和相关伴随症状，有无头痛及恶心、呕吐，有无骨关节疼痛尤其是胸骨疼痛情况。评估患儿生命体征、脸色。

（三）社会、心理状况

评估家长对本病的了解程度及心理承受能力，评估患儿的理解力及战胜疾病的信心，评估家庭经济状况及社会支持系统情况。

(四)辅助检查

了解血常规、骨髓检查及脑脊液化验结果。

三、常见护理问题

(1)活动无耐力:与骨髓造血功能紊乱、贫血有关。

(2)疼痛:与白血病细胞浸润有关。

(3)营养失调:低于机体需要量,与疾病及化疗致食欲下降、营养消耗过多有关。

(4)有出血的危险:与血小板减少有关。

(5)有全身感染的危险:与中性粒细胞减少,机体抵抗力差有关。

(6)焦虑:与疾病预后有关。

(7)知识缺乏:缺乏白血病相关知识。

四、护理措施

(1)病情较轻或经治疗缓解者,可适当下床活动;严重贫血、高热及有出血倾向者,应绝对卧床休息。

(2)根据患者病情和生活自理能力为患者提供生活护理,如洗脸、剪指甲、洗头、床上擦浴、洗脚、剃胡子等。

(3)给予高蛋白、离热量、高维生素、易消化的饮食。化疗期间饮食应清淡,鼓励患者多饮水。

(4)正确执行医嘱,密切观察各种药物疗效和不良反应。

(5)观察有无感染发生,监测体温,有无口腔溃疡、咽部及肺部感染的体征。

(6)保持口腔清洁卫生,进食后漱口,预防口腔黏膜溃疡。若化疗后出现口腔炎,可给予口腔护理及局部用溃疡散。

(7)保持大便通畅,必要时便后用 1∶5 000 的高锰酸钾溶液坐浴,防止发生肛裂及肛周感染。

(8)观察有无出血倾向,皮肤有无出血点,观察有无呕血、便血及颅内出血表现等。

(9)使用化疗药物时注意观察药物的不良反应,注意保护静脉。

(10)保持病室空气清新,每天定时开窗通风。严格限制探视和陪护人员,若患儿白细胞低于 $1.0 \times 10^9 / L$,应实施保护性隔离。

(11)做好心理疏导,引导患者积极配合治疗与护理。

(赵文萍)

第十九节　化脓性脑膜炎

化脓性脑膜炎简称化脑,是小儿时期常见的由化脓性细菌引起的中枢神经系统急性感染性疾病。临床以急性发热、惊厥、意识障碍、颅内压增高、脑膜刺激征及脑脊液脓性改变为特征。如未及时治疗,神经系统后遗症较多,病死率较高。

一、临床特点

(1)化脑的发病可分为两种。①暴发型：骤起发病，一般由脑膜炎双球菌引起，若不及时治疗，可在24 h内死亡。②亚急型：由其他化脓菌引起，于发病前数天常有上呼吸道炎症或胃肠道症状。

(2)典型临床表现可简单概括为3个方面：①感染中毒及急性脑功能障碍症状，包括发热、烦躁，进行性意识障碍，患儿逐渐从精神萎靡、嗜睡、昏睡、浅昏迷到深度昏迷。30％患儿有反复的全身或局限性惊厥发作。部分患儿出现Ⅱ、Ⅲ、Ⅵ、Ⅶ、Ⅷ对脑神经受损或肢体瘫痪症状。脑膜炎双球菌感染者可骤起发病，迅速呈现进行性休克、皮肤出血点、瘀斑、意识障碍和弥散性血管内凝血的症状；②颅内高压征：剧烈头痛、喷射性呕吐，婴儿有前囟饱满、颅缝增宽，合并脑疝时，则有呼吸不规则、突然意识障碍加重、瞳孔不等大等征兆；③脑膜刺激征：颈抵抗最常见，可有凯尔尼格征阳性、布鲁津斯基征阳性。

(3)年龄小于3个月的婴儿和新生儿化脑表现多不典型，主要差异在于：①体温可高可低，可不发热或体温不升；②颅内压增高表现可不明显。可能仅有吐奶、尖叫或颅缝裂开；③惊厥可不典型，如仅见面部、肢体局灶性或肌阵挛等发作；④脑膜刺激征不明显。与小儿肌肉不发达、肌力弱或反应低下有关。

(4)严重患儿可并发硬膜下积液、脑积水、脑室管膜炎、脑性低钠血症，脑神经受累可致耳聋、失明等，脑实质病变可产生继发性癫痫、智力障碍等。

(5)辅助检查：①周围血白细胞增高、分类中性粒细胞增高；②脑脊液压力增高、外观浑浊、白细胞在数百至数万×10^6/L，分类以中性粒细胞为主，蛋白质增多、糖降低。脑脊液涂片和培养可明确病原体。

二、护理评估

(一)健康史

询问患儿发病前有无呼吸道、胃肠道或皮肤等感染史，新生儿有无脐带感染史及出生时的感染史。

(二)症状、体征

评估患儿生命体征(尤其体温及呼吸状况)，意识障碍及颅内高压程度，有无躯体受伤的危险因素。有并发症者，注意评估有无头痛、呕吐、发热不退、小婴儿前囟、颅缝等。

(三)社会、心理状况

评估患儿及家长对疾病的了解程度，有无焦虑、恐惧，家长文化程度等。

(四)辅助检查

注意评估治疗前后患儿脑脊液的细胞数、分类、生化、培养等的变化，注意周围血常规改变、CT 检查结果等。

三、常见护理问题

(1)体温过高：与细菌感染有关。

(2)合作性问题：颅内高压征。

（3）营养失调：低于机体需要量，与摄入不足、机体消耗增多有关。

（4）有受伤的危险：与抽搐或意识障碍有关。

（5）恐惧或焦虑（家长的）：与疾病重、预后不良有关。

四、护理措施

（1）高热的护理：保持病室安静、空气新鲜，绝对卧床休息。每 4 小时测体温 1 次，并观察热型及伴随症状。鼓励患儿多饮水，必要时静脉补液。出汗后及时更衣，注意保暖。体温超过38 ℃时，及时给予物理降温；如超过 39 ℃，按医嘱及时给予药物降温，以减少大脑氧的消耗，防止高热惊厥。记录降温效果。

（2）饮食护理：保证足够热量摄入，按患儿热量需要制定饮食计划，给予高热量、清淡、易消化的流质或半流质饮食。少量多餐，防呕吐发生。注意食物的调配，增加患儿食欲。频繁呕吐不能进食者，应注意观察呕吐情况并静脉输液，维持水、电解质平衡。偶有吞咽障碍者，应及早鼻饲，以防窒息。监测患儿每天热量摄入，及时给予适当调整。

（3）体位：给予舒适的卧位，颅内高压者抬高头部 15°～30°，保持中位线，避免扭曲颈部。有脑疝发生时，应选择平卧位。呕吐时须将头侧向一边，防止窒息。

（4）加强基础护理：做好口腔护理，呕吐后帮助患儿漱口，保持口腔清洁，及时清除呕吐物，减少不良刺激。做好皮肤护理，及时清除大小便，保持臀部干燥，必要时使用气垫等抗压力器材，预防压疮的发生。

（5）注意患儿安全，躁动不安或惊厥时防坠床及舌咬伤。

（6）协助患儿进行洗漱、进食、大小便及个人卫生等生活护理。

（7）病情观察：①监测生命体征，密切观察病情，注意精神状态、意识、瞳孔、前囟等变化。若患儿出现意识障碍、前囟紧张、躁动不安、频繁呕吐、四肢肌张力增高等，提示有脑水肿、颅内压升高的可能。若呼吸节律不规则、瞳孔忽大忽小或两侧不等大、对光反应迟钝、血压升高，应注意脑疝及呼吸衰竭的存在；②并发症的观察：如患儿在治疗中发热不退或退而复升，前囟饱满、颅缝裂开、呕吐不止、频繁惊厥，应考虑有并发症存在。可做颅骨透照法、头颅超声波检查、头颅 CT 扫描检查等，以便早确诊，及时处理。

（8）用药护理：了解各种药物的使用要求及不良反应。如静脉用药的配伍禁忌；青霉素应现配现用，防止破坏，影响疗效；注意观察氯霉素的骨髓抑制作用，定期做血常规检查；甘露醇须快速输注，避免药物渗出血管外，如有渗出须及时处理，可用 50％硫酸镁湿敷；除甘露醇外，其他液体静脉输注速度不宜太快，以免加重脑水肿；保护好静脉，有计划地选择静脉，保证输液通畅；记录 24 h 出入液量。

（9）心理护理：对患儿及家长给予安慰、关心和爱护，使其接受疾病的事实，鼓励战胜疾病的信心。根据患儿及家长的接受程度，介绍病情、治疗、护理的目的与方法，以取得患儿及家长的信任，使其主动配合。

（10）健康教育：①根据患儿和家长的接受程度介绍病情和治疗、护理方法，使其主动配合，并鼓励患儿和家长共同参与制定护理计划。关心家长，爱护患儿，鼓励其战胜疾病，以取得患儿和家长的信任。②在治疗过程中提供相应的护理知识，如吞咽不良、使用鼻饲者，注意鼻饲后的正确卧位，鼻饲后避免立即翻身和剧烈运动；小婴儿要耐心喂养，给予喂养知识及饮食指导；向患儿及家长解释腰穿后须去枕平卧、禁食2 h的意义，以取得患儿和家长的合作；注意保暖，预防感冒；

减少陪护,预防交叉感染,以期尽早康复。③对有并发症患儿,向患儿和家长解释原因,在处理过程中需要患儿和家长配合的都应——说明,以取得患儿和家长的配合。

（赵文萍）

第二十节 病毒性脑炎

病毒性脑炎是指各种病毒感染引起的一组以精神和意识障碍为突出表现的中枢神经系统感染性疾病。有80%以上的病毒性脑炎由肠道病毒引起（柯萨奇病毒、埃可病毒）,其次为虫媒病毒（如乙脑病毒）、腮腺炎病毒和疱疹病毒等。由于神经系统受累的部位、病毒致病的强度等不同,临床表现差异较大。

一、临床特点

(一)前驱期症状

多数患儿有上呼吸道或胃肠道感染等前驱症状,如发热、头痛、咽痛、食欲减退、呕吐、腹泻等。

(二)脑实质受累症状

(1)意识障碍:对外界反应淡漠、迟钝,或烦躁、嗜睡,甚至出现谵妄、昏迷。如累及脑膜则出现脑膜刺激征。

(2)抽搐:可以为局限性、全身性或为持续性。

(3)运动功能障碍:病变累及脑干可有多数脑神经麻痹,表现为斜视、面瘫或吞咽困难,典型的出现交叉性瘫痪,严重的出现呼吸、循环衰竭。病变累及基底节等椎体外系时,出现各种不同类型的不自主运动,包括多动、震颤、肌张力改变如舞蹈性动作、肌强直等。

(4)小脑受累症状:共济失调、眼球震颤、肌张力低下等。

(5)精神症状:部分患儿精神症状非常突出,如记忆力减退,定向障碍,幻听、幻视;情绪改变、易怒,有时出现猜疑。

(6)自主神经症状:以出汗为明显,其次为唾液分泌增多,颜面潮红;可出现大小便功能障碍。

(三)颅内压增高症状

主要表现为头痛、呕吐、心动过缓、血压升高、球结膜水肿、视盘水肿,婴儿前囟饱满,意识障碍,严重时可出现脑疝,危及生命。

(四)后遗症

大部分病毒性脑炎的病程为2周,多可完全恢复,但重者可留下不同程度的后遗症,如肢体瘫痪、癫痫、智力低下、失语、失明等。

(五)辅助检查

(1)周围血常规:白细胞计数正常或偏低。

(2)脑脊液:压力正常或增高,白细胞轻或中度升高,一般不超过$100 \times 10^6/L$,以淋巴细胞为主,蛋白含量正常或略高,糖和氯化物正常。

(3)病毒学、免疫学检查:部分患儿脑脊液病毒培养及特异性抗体测试阳性。恢复期血清特异性抗体滴度高于急性期 4 倍以上有诊断价值。

二、护理评估

（一）健康史
询问患儿近 1~2 周间有无呼吸道、消化道等前驱感染症状，有无头痛、呕吐、抽搐等表现。

（二）症状、体征
评估患儿的生命体征，意识障碍、肢体瘫痪及头痛程度，注意检查脑膜刺激征，有无脑神经麻痹、精神症状、前囟隆起等表现。

（三）社会、心理状况
评估患儿、家长的心理状况和对本病的了解程度，有无焦虑、恐惧，以及家庭经济能力。

（四）辅助检查
及时了解血液化验、脑脊液检查结果，以及脑电图、头颅 CT 的改变。

三、常见护理问题

（1）体温过高：与病毒感染有关。

（2）营养失调：低于机体需要量，与摄入不足、机体消耗增多有关。

（3）有受伤的危险：与昏迷、抽搐、瘫痪有关。

（4）恐惧（家长）：与预后不良有关。

（5）合作性问题：颅内高压征、昏迷。

四、护理措施

（1）合理的体位：患儿取平卧位，上半身可抬高 15°~30°，利于静脉回流，降低脑静脉窦压力，有助于降低颅内压。呕吐患儿可取侧卧位，以便分泌物排出，保持呼吸道通畅。

（2）保持安静：患儿抽搐或躁动不安时，遵医嘱使用镇静药，因为任何躁动不安均能加重脑缺氧。

（3）密切观察病情：注意神志、瞳孔、呼吸、心率、血压、前囟、哭声、肌张力、抽搐次数、性质及持续时间等，应经常巡视，密切观察，详细记录，以便及早发现，给予急救处理。

（4）密切注意药物疗效及不良反应：甘露醇、呋塞米、激素使用后需注意瞳孔、前囟张力、头痛程度、血压、尿量等变化，必要时复查电解质。

（5）维持正常体温：监测体温变化，观察热型及伴随症状。体温＞38 ℃时给予物理降温如头置冰水袋、温水擦浴、解热贴敷额等；体温＞39 ℃时遵医嘱药物降温，并注意降温疗效。鼓励患儿多饮水，必要时静脉补液；出汗后及时更换衣物，以防受凉。

（6）保护脑细胞：给予氧气吸入，定时监测血氧饱和度；并按医嘱使用甘露醇、呋塞米、地塞米松等以减轻脑水肿。

（7）保证营养供应：饮食宜清淡、易消化、富含营养。注意食物的调配，增加患儿的食欲。少量多餐，以减轻胃的饱胀，防呕吐发生。对昏迷或吞咽困难的患儿，应及早给予鼻饲，保证热量供应。

（8）促进肢体功能的恢复：①卧床期间协助患儿洗漱、进食、大小便和个人卫生等；②教会家长给患儿翻身及皮肤护理的方法，预防压疮的发生；③保持瘫痪肢体于功能位置。病情稳定后，以及早督促患儿进行肢体的被动或主动功能锻炼。活动要循序渐进,加强保护措施,防止碰伤。在每次改变锻炼方式时给予指导、帮助和鼓励。

(9)做好心理护理:树立患儿及其家长战胜疾病的信心,促进康复训练,增强患儿自我照顾能力。耐心介绍环境,给予关心、爱护,以减轻患儿的不安与焦虑。

(10)昏迷患儿按昏迷护理。

(11)健康教育:①腰穿是诊断病脑必不可少的检查。让家长懂得:脑脊液每小时可产生 20 mL 左右,抽出 2 mL 脑脊液检查不会影响机体的功能,腰穿后平卧 2 h、禁食 2 h 即可,以解除患儿及家长的顾虑;②根据患儿及家长的接受程度,介绍病情及病毒性脑炎可能的转归,鼓励患儿和家长树立战胜疾病的信心;③指导、督促家长掌握保护性看护和日常生活护理的有关知识,指导家长做好智力训练和瘫痪肢体功能训练。

(赵文萍)

第二十一节　小儿惊厥

惊厥的病理生理基础是脑神经元的异常放电和过度兴奋。惊厥是由多种原因所致的大脑神经元暂时性功能紊乱的一种表现。惊厥发作时全身或局部肌群突然发生阵挛或强直性收缩,多伴有不同程度的意识障碍。惊厥是小儿常见的急症,有 5%～6% 的小儿发生过高热惊厥。

一、病因

小儿惊厥可由众多因素引起,凡能造成脑神经元兴奋性功能紊乱的因素(如脑缺氧、缺血、低血糖、脑炎症、水肿、中毒变性、坏死)均可导致惊厥的发生。其病因可归纳为以下几类。

(一)感染性疾病

1.颅内感染性疾病

该类疾病包括细菌性脑膜炎、脑血管炎、颅内静脉窦炎、病毒性脑炎、脑膜脑炎、脑寄生虫病、各种真菌性脑膜炎。

2.颅外感染性疾病

该类疾病包括呼吸系统感染性疾病、消化系统感染性疾病、泌尿系统感染性疾病、全身性感染性疾病、某些传染病、感染性病毒性脑病、脑病合并内脏脂肪变性综合征。

(二)非感染性疾病

1.颅内非感染性疾病

该类疾病包括癫痫、颅内创伤、颅内出血、颅内占位性病变、中枢神经系统畸形、脑血管病、神经皮肤综合征、中枢神经系统脱髓鞘病和变性疾病。

2.颅外非感染性疾病

(1)中毒:如氰化钠、铅、汞中毒,急性乙醇中毒及各种药物中毒。

(2)缺氧:如新生儿窒息、溺水、麻醉意外、一氧化碳中毒、心源性脑缺血综合征等。

(3)先天性代谢异常疾病:如苯丙酮尿症、黏多糖病、半乳糖血症、肝豆状核变性、尼曼-匹克病。

（4）水电解质紊乱及酸碱失衡：如低钙血症、低钠血症、高钠血症及严重代谢性酸中毒。

（5）全身及其他系统疾病并发症：如系统性红斑狼疮、风湿病、肾性高血压脑病、尿毒症、肝昏迷、糖尿病、低血糖、胆红素脑病。

（6）维生素缺乏症：如维生素 B_6 缺乏症、维生素 B_6 依赖综合征、维生素 B_1 缺乏性脑病。

二、临床表现

（一）惊厥发作形式

1.强直-阵挛发作

患儿在惊厥发作时突然意识丧失，摔倒，全身强直，呼吸暂停，角弓反张，牙关紧闭，面色青紫，持续10～20秒，转入阵挛期；不同肌群交替收缩，致肢体及躯干有节律地抽动，口吐白沫（若咬破舌头可吐血沫）。患儿呼吸恢复，但不规则，数分钟后肌肉松弛而缓解，可有尿失禁，然后入睡，醒后可有头痛、疲乏，对发作不能回忆。

2.肌阵挛发作

肌阵挛发作是由肢体或躯干的某些肌群突然收缩（或称电击样抽动），表现为头、颈、躯干或某个肢体快速抽搐。

3.强直发作

强直发作表现为肌肉突然强直性收缩，肢体可固定在某种不自然的位置，持续数秒钟，躯干四肢姿势可不对称，有强直表情，眼及头偏向一侧，睁眼或闭眼，瞳孔散大，可伴呼吸暂停、意识丧失。发作后意识较快恢复，不出现发作后嗜睡。

4.阵挛性发作

阵挛性发作时全身性肌肉抽动，左右可不对称，肌张力可升高或降低，有短暂意识丧失。

5.限局性运动性发作

发作时无意识丧失，常表现为下列形式。

（1）某个肢体或面部抽搐：口、眼、手指对应的脑皮层运动区的面积大，因而这些部位易受累。

（2）杰克逊（Jackson）癫痫发作：发作时大脑皮层运动区异常放电灶逐渐扩展到相邻的皮层区。抽搐也按皮层运动区对躯干支配的顺序扩展：面部→手→前臂→上肢→躯干→下肢。若进一步发展，可成为全身性抽搐，此时可有意识丧失。杰克逊癫痫发作常提示颅内有器质性病变。

（3）旋转性发作：发作时头和眼转向一侧，躯干也随之强直性旋转，或一侧上肢上举，另一侧上肢伸直，躯干扭转等。

6.新生儿轻微惊厥

新生儿轻微惊厥是新生儿期常见的一种惊厥形式。发作时新生儿呼吸暂停，两眼斜视，眼睑抽搐，有频频的眨眼动作，伴流涎、吸吮或咀嚼样动作，有时还出现上肢下肢类似游泳或蹬自行车样的动作。

（二）惊厥的伴随症状及体征

1.发热

发热为小儿惊厥最常见的伴随症状。例如，单纯性或复杂性高热惊厥患儿，于惊厥发作前均有 38.5 ℃甚至 40 ℃以上高热。由上呼吸道感染引起者，还可有咳嗽、流涕、咽痛、咽部出血、扁桃体肿大等表现。如果惊厥为其他器官或系统感染所致，绝大多数患儿有发热及其相关的症状和体征。

2.头痛及呕吐

头痛为小儿惊厥常见的伴随症状。年长儿能正确叙述头痛的部位、性质和程度,婴儿常表现为烦躁、哭闹、摇头、抓耳或拍打头部。患儿多伴有频繁的喷射状呕吐,常见于颅内疾病及全身性疾病,如各种脑膜炎、脑炎、中毒性脑病、瑞氏综合征、颅内占位性病变。患儿还可出现程度不等的意识障碍,颈项抵抗,前囟饱满,颅神经麻痹,肌张力升高或减弱,克氏征、布鲁津斯基征及巴宾斯基征呈阳性。

3.腹泻

重度腹泻病可导致水、电解质紊乱及酸碱失衡,出现严重低钠血症或高钠血症,低钙血症、低镁血症。补液不当造成水中毒,也可出现惊厥。

4.黄疸

当出现胆红素脑病时,不仅皮肤、巩膜高度黄染,还可有频繁性惊厥。重症肝炎患儿肝衰竭,出现惊厥前可见到明显黄疸。在瑞氏综合征、肝豆状核变性等的病程中,均可出现黄疸,此类疾病初期或中末期均能出现惊厥。

5.水肿、少尿

各类肾炎或肾病为儿童时期常见多发病。水肿、少尿为该类疾病的首起表现。当部分患儿出现急性、慢性肾衰竭或肾性高血压脑病时,可有惊厥。

6.智力低下

常见于新生儿窒息所致缺氧、缺血性脑病,颅内出血患儿,病初即有频繁惊厥,其后有不同程度的智力低下。智力低下亦见于先天性代谢异常疾病患儿,如未经及时、正确治疗的苯丙酮尿症、枫糖尿症患儿。

三、诊断依据

(一)病史

了解惊厥的发作形式、持续时间、伴随症状、诱发因素及有关的家族史,了解患儿有无意识丧失。

(二)体检

给患儿做全面的体格检查,尤其是神经系统的检查,检查神志、头颅、头围、囟门、颅缝、脑神经、瞳孔、眼底、颈抵抗、病理反射、肌力、肌张力、四肢活动等。

(三)实验室及其他检查

1.血、尿、大便常规

血白细胞数显著升高,通常提示细菌感染。血红蛋白含量很低,网织红细胞数升高,提示急性溶血。尿蛋白含量升高,提示肾炎或肾盂肾炎。粪便镜检可以排除痢疾。

2.血生化等检验

除常规查肝功能、肾功能、电解质外,还应根据病情选择有关检验。

3.脑脊液检查

对疑有颅内病变的惊厥患儿,应做脑脊液常规、脑脊液生化、脑脊液培养或有关的特殊化验。

4.脑电图检查

阳性率可达 $80\%\sim90\%$。小儿惊厥患儿的脑电图上可表现为阵发性棘波、尖波、棘慢波、多棘慢波等多种波型。

5.CT 检查

对疑有颅内器质性病变的惊厥患儿,应做脑 CT 扫描。高密度影见于钙化灶、出血灶、血肿及某些肿瘤;低密度影常见于水肿、脑软化、脑脓肿、脱髓鞘病变及某些肿瘤。

6.MRI 检查

MRI 对脑、脊髓结构异常反映较 CT 更敏捷,能更准确地反映脑内病灶。

7.单光子反射计算机体层成像(SPECT)

SPECT 可显示脑内不同断面的核素分布图像,对癫痫病灶、肿瘤定位及脑血管疾病提供诊断依据。

四、治疗

(一)止惊治疗

1.地西泮

每次 0.25～0.50 mg/kg,最大剂量为 10 mg,缓慢静脉注射,1 min 不多于 1 mg。必要时可在 15～30 min 后重复静脉注射一次。之后可口服维持。

2.苯巴比妥钠

新生儿的首次剂量为 15～20 mg,给药方式为静脉注射。维持量为 3～5 mg/(kg·d)。婴儿、儿童的首次剂量为 5～10 mg/kg,给药方式为静脉注射或肌内注射,维持量为 5～8 mg/(kg·d)。

3.水合氯醛

每次 50 mg/kg,加水稀释成 5%～10% 的溶液,保留灌肠。惊厥停止后改用其他止惊药维持。

4.氯丙嗪

剂量为每次 1～2 mg/kg,静脉注射或肌内注射,2～3 h 后可重复 1 次。

5.苯妥英钠

每次 5～10 mg/kg,肌内注射或静脉注射。遇到癫痫持续状态时,可给予 15～20 mg/kg,速度不超过 1 mg/(kg·min)。

6.硫苯妥钠

该药有催眠作用,大剂量有麻醉作用。每次 10～20 mg/kg,稀释成 2.5% 的溶液,肌内注射。也可缓慢静脉注射,边注射边观察,惊厥停止即停止注射。

(二)降温处理

1.物理降温

可用 30%～50% 乙醇擦浴。在患儿的头部、颈、腋下、腹股沟等处放置冰袋,亦可用冷盐水灌肠。可用低于体温 3 ℃～4 ℃的温水擦浴。

2.药物降温

一般用安乃近,每次 5～10 mg/kg,肌内注射。亦可用其滴鼻,对大于 3 岁的患儿,每次滴 2～4 滴。

(三)降低颅内压

惊厥持续发作引起脑缺氧、缺血,易导致脑水肿;如惊厥由颅内感染引起,疾病本身即有脑组织充血、水肿,颅内压增高,因而应及时降低颅内压。常用 20% 的甘露醇溶液,每次 5～10 mL/kg,静脉注射或快速静脉滴注(10 mL/min),6～8 h 重复使用。

（四）纠正酸中毒

惊厥频繁或持续发作过久,可导致代谢性酸中毒,如果血气分析发现血 pH<7.2,BE(碱剩余)为 15 mmol/L,可用 5%碳酸氢钠 3～5 mL/kg,稀释成 1.4%的等张溶液,静脉滴注。

（五）病因治疗

对惊厥患儿应通过了解病史、全面体检及必要的化验检查,争取尽快地明确病因,给予相应治疗。对可能反复发作的病例,还应制定预防复发的措施。

五、护理

（一）护理诊断

(1)有窒息的危险。

(2)有受伤的危险。

(3)潜在并发症有脑水肿、酸中毒、呼吸系统衰竭、循环系统衰竭。

(4)患儿家长缺乏关于该病的知识。

（二）护理目标

(1)患儿不发生误吸或窒息。

(2)患儿未发生并发症。

(3)患儿家长情绪稳定,能掌握止痉、降温等应急措施。

（三）护理措施

1.一般护理

(1)护理人员应将患儿平放于床上,取头侧位。保持安静,治疗操作应尽量集中进行,动作轻柔、敏捷,禁止一切不必要的刺激。

(2)护理人员应把患儿的头侧向一边,及时清除呼吸道分泌物;对发绀的患儿供给氧气;患儿窒息时施行人工呼吸。

(3)物理降温可用沾有温水或冷水的毛巾湿敷额头,每 5～10 min 更换 1 次毛巾,必要时把冰袋放在额部或枕部。

(4)护理人员应注意患儿的安全,预防损伤,清理好周围物品,防止患儿坠床和碰伤。

(5)护理人员应协助做好各项检查,及时明确病因;根据病情需要,于惊厥停止后,配合医师做血糖、血钙、腰椎穿刺、血气分析及血电解质等针对性检查。

(6)护理人员应保持患儿的皮肤清洁、干燥,衣、被、床单清洁、干燥、平整,以防皮肤感染及压疮的发生。

(7)护理人员应关心、体贴患儿,熟练、准确地操作,以取得患儿的信任,消除其恐惧心理;说服患儿及家长主动配合各项检查及治疗,使诊疗工作顺利进行。

2.临床观察内容

(1)惊厥发作时,护理人员应观察惊厥患儿抽搐的时间和部位,有无其他伴随症状。

(2)护理人员应观察病情变化,尤其随时观察呼吸、面色、脉搏、血压、心音、心率、瞳孔大小、对光反射等重要的生命体征,如果发现异常,及时通报医师,以便采取紧急抢救措施。

(3)护理人员应观察体温变化,如果患儿有高热,及时做好物理降温及药物降温;如果体温正常,应注意为患儿保暖。

3.药物观察内容

(1)护理人员应观察止惊药物的疗效。

(2)使用地西泮、苯巴比妥钠等止惊药物时,护理人员应注意观察患儿呼吸及血压的变化。

4.预见性观察

若惊厥持续时间长,频繁发作,护理人员应警惕有脑水肿、颅内压增高。收缩压升高,脉率减慢,呼吸节律慢而不规则,则提示颅内压增高。如未及时处理,可进一步发生脑疝,表现为瞳孔不等大、对光反射消失、昏迷加重、呼吸节律不整甚至呼吸骤停。

六、康复与健康指导

(1)护理人员应做好患儿的病情观察,准备好急救物品,教会家长正确的退热方法,提高家长的急救技能。

(2)护理人员应加强患儿营养与体育锻炼,做好基础护理等。

(3)护理人员应向家长详细交代患儿的病情、惊厥的病因和诱因,指导家长掌握预防惊厥的方法。

（赵文萍）

第二十二节 癫 痫

癫痫是由于多种原因引起的一种脑部慢性疾病。其特征是脑内神经元群反复发作性过度放电引起突然的发作性的、暂时性的脑功能失常,临床上可出现意识、运动、感觉、精神或自主神经功能障碍。癫痫的患病率为 3‰～6‰,如果得到正规治疗,约 80％的患儿可获得完全控制,其中大部分能正常生活和学习。

一、临床类型

(一)根据病因分类

(1)特发性(原发性)癫痫:是指与遗传因素有较密切关系的癫痫。

(2)症状性(继发性)癫痫:即具有明确脑部病损或代谢障碍引起的癫痫。

(3)隐源性癫痫:虽未证实有肯定的脑部病变,但很可能为症状性的癫痫。

(二)根据发作类型分类

(1)部分性(局灶性、限局性)发作:发作期的脑电图可见某一脑区的局灶性痫性放电,临床上多不伴有意识障碍。①简单部分性发作:表现为身体某一部分动作、感觉等发生异常,包括限局性运动性发作、限局性感觉性发作、限局性自主神经性发作和限局性精神症状性发作。②复杂部分性发作:发作时有精神、意识、运动、感觉及自主神经等方面的症状。

(2)全身性发作:指发作开始时即有两侧大脑半球同步放电,均伴有程度不等的意识丧失。包括失神发作、强直-阵挛性发作、强直性发作、肌阵挛发作、失张力发作及婴儿痉挛。

(三)几种常见发作类型的临床特点

1.强直-阵挛性发作

强直-阵挛性发作又称大发作。表现为患儿突发意识丧失和全身抽搐。部分患儿发作前数小时或数天可有前驱症状,如幻觉、躯体某部分异常感觉等。发作主要分两期:一开始为全身骨骼肌强直性收缩伴意识丧失、呼吸暂停与发绀,即强直期,持续数秒至数十秒,而后进入阵挛期抽搐,呈反复有节律的剧烈屈曲性抽动,频率由快至慢,幅度由小至大,渐趋停止,伴口吐泡沫,尿失禁。发作后可有嗜睡、乏力、头痛等现象。

2.失神发作

发作时突然停止正在进行的活动,意识丧失,两眼凝视,持续数秒钟恢复,发作后可继续原来的活动,对发作不能记忆。每天发作可达数十次。过度换气往往可以诱发其发作。

3.局限性发作

其特点为局限于某一局部的运动或感觉症状,意识多数无障碍。异常放电沿着大脑皮层运动区扩展,其所支配的肌肉按顺序抽动,如发作先从一侧口角开始,依次波及手、臂、肩、躯干、下肢等,称为杰克逊发作。部分运动性发作后,抽动部位可有持续数分钟至数小时瘫痪,称为 Todd 麻痹。

4.婴儿痉挛症

婴儿痉挛症又称 West 综合征,其特点为肌阵挛(多为鞠躬样或点头样),如突然颈、躯干及上肢屈曲而下肢伸直。每次抽搐仅 $1\sim2$ s,成串发作,每天发作几次至百余次。$80\%\sim90\%$ 的病例伴有明显的智力障碍,脑电图呈"高峰节律紊乱"三联症,为婴儿期所特有。大多在 1 岁内发病,$4\sim8$ 月最多。预后较差,大多数将有智力发育障碍。

5.Lennox Gastaut 综合征

大多在学龄前发病,智力落后。常见发作形式为肌阵挛性发作、失张力发作、强直发作和不典型失神,患儿可同时具有 2 种或 2 种以上发作形式。本病预后不佳。

6.癫痫持续状态

凡一次癫痫发作持续 30 min 以上,或反复发作连续 30 min 以上,发作间歇期意识不恢复者。多由于感染、中毒或代谢障碍、慢性脑部疾病及突然停用抗癫痫药物等原因引起。

7.脑电图(EEG、VEEG、AEEG)

典型的改变为棘波、尖波、棘-慢综合波等。失神发作呈阵发性弥漫性双侧同步 3 次/秒的棘-慢波;婴儿痉挛呈"高峰节律紊乱";Lennox Gastaut 综合征呈双侧不对称 $2\sim2.5$ 次/秒的棘-慢波或多棘慢波。各种诱发试验可提高脑电图的阳性率,常用的有深呼吸诱发试验、睡眠诱发试验、剥夺睡眠诱发试验、闪光诱发试验。

二、常见护理问题

(1)有窒息的危险:与喉痉挛、呼吸道分泌物增多有关。

(2)有受伤的危险:与突然意识丧失、抽搐有关。

(3)知识缺乏:缺乏本病相关知识。

(4)自卑:与对癫痫缺乏正确认识有关。

(5)合作性问题:脑水肿、酸中毒、呼吸及循环衰竭。

三、护理措施

(一)保持呼吸道通畅

发作时应取平卧位,头偏向一侧,使分泌物易从口角流出,分泌物多时用吸引器清除;松解衣服领扣;如有舌后坠,用舌钳将舌拉出,防止呼吸道堵塞。给予鼻导管吸氧。

(二)注意安全

发作时让患儿躺下,顺其自然,需专人守护,移开一切可导致患儿受伤的物品;保护抽动的肢体,切勿抓紧患儿或制止抽搐,防止骨折或脱臼;牙关紧闭者,用牙垫或纱布包裹的压舌板置于上、下臼齿间,以防咬伤舌头。

(三)病情观察

监测生命体征、瞳孔大小和对光反射、动脉血气结果等。密切注意患儿意识、抽搐的性质、持续时间、发作频率。

(四)用药护理

立即遵医嘱给予有效的抗癫痫药。在静脉注射地西泮时,速度要慢,不超过 1 mg/min,以免抑制呼吸和心率;在使用抗癫痫药物前后均要注意肝肾功能、血小板、白细胞、凝血功能等变化。

(五)脑电图检查护理

为避免影响脑电图的准确性,在脑电图检查前要清洁头发,避免空腹(新生儿喂奶后 30 min 内检查,小婴儿进食 3 h 内进行检查),体温在正常范围内,不用中枢神经系统兴奋剂或镇静剂,但正在服药的癫痫患儿不需要停服抗癫痫药。

(六)心理护理

由于长期以来缺乏癫痫知识的普及,大多数人对癫痫没有正确的认识。一旦被确诊癫痫,家长流露出的焦虑情绪、过分保护不敢告诉他人(老师、同学)的做法,使患儿感到羞辱。加上癫痫发作、长期服药所致的不良反应及社会对癫痫患儿的歧视、偏见,患儿表现为:①焦虑、恐惧、自卑、孤独甚至悲观厌世等心理;②行为异常如性格改变、固执、多动、冲动、社交退缩、强迫行为、攻击行为甚至自我伤害;③认知损害如注意力、记忆力、机敏性及自信性均较差。其实,早期合理的治疗,80%以上患儿的癫痫发作能得到完全或大部分控制。护理人员应将有意义的信息告诉家长和患儿,以增强治疗信心。同时也应讲清癫痫的性质、治疗的目的,强调规律服药和复发的特点,使患儿和家长正视疾病,从心理和行为上接受长期治疗。鼓励老师、家长和医师之间进行交流。在癫痫患儿的社会环境中,老师起着关键作用,老师的理解和关怀不仅能帮助患儿,还对其他儿童产生良好影响。

(七)健康教育

(1)用药知识的宣教:服药要有规律,不间断;抗癫痫药不能自行减量或停药,以免诱发癫痫持续状态;抗癫痫药间有相互作用,服用两种药最好间隔 1 h 以上。

(2)安全护理:教育患儿及家长一旦有先兆症状如幻听、心悸、出汗、唾液多等症状时应立即平卧或靠墙坐,防止摔伤;发作时让患儿躺下,顺其自然;只有在发生危险的情况下(如接近燃烧物品、电器等),才需要移动患儿至安全处,以免发生意外。发作停止后切勿马上给患儿饮料或食物,以免诱发恶心、呕吐。

(赵文萍)

第二十三节 麻 疹

麻疹是由麻疹病毒引起的急性呼吸道传染病,以发热、咳嗽、流涕、结膜炎、口腔麻疹黏膜斑及全身皮肤斑丘疹为主要表现。麻疹具有高度的传染性,每年全球有数百万人发病。近年来,在全国范围内出现了麻疹流行,8个月之前的婴儿患病和大年龄麻疹的出现,是我国麻疹流行的新特点。

一、病因

麻疹病毒属副黏液病毒科,为 RNA 病毒,直径为 100～250 nm,呈球形颗粒,有 6 种结构蛋白。仅有一个血清型,近年来发现该病毒有变异,其抗原性稳定。麻疹病毒在体外生活能力不强,对阳光和一般消毒剂均敏感,55 ℃ 15 min 即被破坏,含病毒的飞沫在室内空气中保持传染性一般不超过 2 h,在流通空气中或日光下 30 min 失去活力,对寒冷及干燥耐受力较强。麻疹疫苗需低温保存。

二、发病机制

麻疹病毒侵入易感儿后出现两次病毒血症。麻疹病毒随飞沫侵入上呼吸道、眼结膜上皮细胞,在其内复制繁殖并通过淋巴组织进入血流,形成第一次病毒血症。此后,病毒被单核巨噬细胞系统(肝、脾、骨髓)吞噬,并在其内大量繁殖后再次侵入血流,形成第二次病毒血症。引起全身广泛性损害而出现高热、皮疹等一系列临床表现。

三、病理

麻疹是全身性疾病,皮肤、眼结合膜、鼻咽部、支气管、肠道黏膜及阑尾等处可见单核细胞增生及围绕在毛细血管周围的多核巨细胞,淋巴样组织肥大。皮疹是由麻疹病毒致敏了的 T 淋巴细胞与麻疹病毒感染的血管内皮细胞及其他组织细胞作用时,产生迟发性的变态反应,使受染细胞坏死、单核细胞浸润和血管炎样病变。由于表皮细胞坏死、变性引起脱屑。崩解的红细胞及血浆渗出血管外,使皮疹消退后留有色素沉着。麻疹黏膜斑与皮疹病变相同。麻疹的病理特征是受病毒感染的细胞增大并融合形成多核巨细胞。其细胞大小不一,内含数十至百余个核,核内外有病毒集落(嗜酸性包涵体)。

四、流行病学

(一)传染源

患者是唯一的传染源。出疹前 5 d 至出疹后 5 d 均有传染性,如合并肺炎传染性可延长至出疹后 10 d。

(二)传播途径

患者口、鼻、咽、气管及眼部的分泌物中均含有麻疹病毒,主要通过喷嚏、咳嗽和说话等空气飞沫传播。密切接触者可经污染病毒的手传播,通过衣物、玩具等间接传播者少见。

（三）易感人群和免疫力

普遍易感,易感者接触患者后,90％以上发病,病后能获持久免疫。由于母体抗体能经胎盘传给胎儿,因而麻疹多见于6个月以上的小儿,6个月～5岁小儿发病率最高。

（四）流行特点

全年均可发病,以冬、春两季为主,高峰在2～5月份。自麻疹疫苗普遍接种以来,发病的周期性消失,发病年龄明显后移,青少年及成人发病率相对上升,育龄妇女患麻疹增多,并将可能导致先天麻疹和新生儿麻疹发病率上升。

五、临床表现

（一）潜伏期

平均10 d(6～18 d),接受过免疫者可延长至3～4周。潜伏期末可有低热、全身不适。

（二）前驱期（发疹前期）

从发热至出疹,常持续3～4 d,以发热、上呼吸道炎和麻疹黏膜斑为主要特征。此期患儿体温逐渐增高达39 ℃～40 ℃。同时伴有流涕、咳嗽、流泪等类似感冒症状,但结膜充血、畏光流泪、眼睑水肿是本病特点。90％以上的患者于病程的第2～3天,在第一白齿相对应的颊黏膜处,可出现0.5～1.0 mm大小的白色麻疹黏膜斑(柯氏斑),周围有红晕,常在2～3 d内消退,具有早期诊断价值。

（三）出疹期

多在发热后3～4 d出现皮疹,体温可突然升高到40.0 ℃～40.5 ℃。皮疹初见于耳后发际,渐延及面、颈、躯干、四肢及手心足底,2～5 d出齐。皮疹为淡红色充血性斑丘疹,大小不等,压之褪色,直径2～4 mm,散在分布,皮疹痒,疹间皮肤正常。病情严重时皮疹常可融合呈暗红色,皮肤水肿,面部水肿变形。此期全身中毒症状及咳嗽加剧,可因高热引起谵妄、嗜睡,可发生腹痛、腹泻和呕吐,可伴有全身淋巴结及肝脏、脾脏大,肺部可闻少量湿啰音。

（四）恢复期

出疹3～5 d后,体温下降,全身症状明显减轻。皮疹按出疹的先后顺序消退,可有麦麸样脱屑及浅褐色素斑,7～10 d消退。麻疹无并发症者病程为10～14 d。少数患者,病程呈非典型经过。体内尚有一定免疫力者呈轻型麻疹,症状轻,常无黏膜斑,皮疹稀而色淡,疹退后无脱屑和色素沉着,无并发症,此种情况多见于潜伏期内接受过丙种球蛋白或成人血注射的患儿。体弱、有严重继发感染者呈重型麻疹,持续高热,中毒症状重,皮疹密集融合,常有并发症或皮疹骤退、四肢冰冷、血压下降等循环衰竭表现,死亡率极高。此外,注射过减毒活疫苗的患儿还可出现无典型黏膜斑和皮疹的无疹型麻疹。

麻疹的临床表现需与其他小儿出疹性疾病鉴别见表10-8。

表10-8 小儿出疹性疾病鉴别

疾病	病原	发热与皮疹关系	皮疹特点	全身症状及其他特征
麻疹	麻疹病毒	发热3～4 d,出疹期热更高	红色斑丘疹,自头部→颈→躯干→四肢,退后有色素沉着及细小脱屑	呼吸道卡他性炎症、结膜炎、发热第2～3天口腔黏膜斑
风疹	风疹病毒	发热后半天至1 d出疹	面部→躯干→四肢,斑丘疹,疹间有正常皮肤,退疹后无色素沉着及脱屑	全身症状轻,耳后、枕部淋巴结肿大并触痛

疾病	病原	发热与皮疹关系	皮疹特点	全身症状及其他特征
幼儿急疹	人疱疹病毒 6 型	高热 3～5 d 热退疹出	红色斑丘疹,颈及躯干部多见,1 d 出齐,次日消退	一般情况好,高热时可有惊厥,耳后、枕部淋巴结亦可肿大
猩红热	乙型溶血性链球菌	发热 1～2 d 出疹,伴高热	皮肤弥漫充血,上有密集针尖大小丘疹,持续 3～5 d 退疹,1 周后全身大片脱皮	高热,中毒症状重,咽峡炎,杨梅舌,环口苍白圈,扁桃体炎
肠道病毒感染	埃可病毒柯萨奇病毒	发热时或退热后出疹	散在斑疹或斑丘疹,很少融合,1～3 d 消退,不脱屑,有时可呈紫癜样或水泡样皮疹	发热,咽痛,流涕,结膜炎,腹泻,全身或颈、枕淋巴结肿大
药物疹		发热、服药史	皮疹痒感,摩擦及受压部位多,与用药有关,斑丘疹、疱疹、猩红热样皮疹、荨麻疹	原发病症状

(五)并发症

(1)支气管肺炎:出疹 1 周内常见,占麻疹患儿死因的 90% 以上。

(2)喉炎:出现频咳、声嘶,甚至哮吼样咳嗽,极易出现喉梗阻,如不及时抢救可窒息而死。

(3)心肌炎:是少见的严重并发症,多见于 2 岁以下、患重症麻疹或并发肺炎者和营养不良患者。

(4)麻疹脑炎:多发生于疹后 2～6 d,也可发生于疹后 3 周内。与麻疹的轻重无关。临床表现与其他病毒性脑炎相似,多经 1～5 周恢复,部分患者留有后遗症。

(5)结核病恶化。

六、辅助检查

(一)一般检查

血白细胞总数减少,淋巴细胞相对增多。

(二)病原学检查

从呼吸道分泌物中分离出麻疹病毒,或检测到麻疹病毒均可做出特异性诊断。

(三)血清学检查

在出疹前 1～2 d 时用 ELSIA 法可检测出麻疹特异性 IgM 抗体,有早期诊断价值。

七、治疗原则

目前尚无特异性药物,宜采取对症治疗、中药透疹治疗及并发症治疗等综合性治疗措施。麻疹患儿对维生素 A 的需求量加大,WHO 推荐。在维生素 A 缺乏地区的麻疹患儿应补充维生素 A,<1 岁的患儿每天给 10 万单位,年长儿 20 万单位,共两日,有维生素 A 缺乏眼症者,1～4 周后应重复。

八、护理评估

(一)健康史询问

患儿有无麻疹的接触史及接触方式,出疹前有无发热、咳嗽、喷嚏、畏光、流泪及口腔黏膜改变等;询问出疹顺序及皮疹的性状,发热与皮疹的关系;询问患儿的营养状况及既往史,有无接种麻疹减毒活疫苗及接种时间。

(二)身体状况

评估患儿的生命体征,如体温、脉搏、呼吸、神志等;观察皮疹的性质、分布、颜色及疹间皮肤是否正常;有无肺炎、喉炎、脑炎等并发症。分析辅助检查结果,注意有无血白细胞总数减少、淋巴细胞相对增多;有无检测到麻疹病毒特异性 IgM 抗体,或分离出麻疹病毒等。

(三)社会、心理状况

评估患儿及家长的心理状况、对疾病的应对方式;了解家庭及社区对疾病的认知程度、防治态度。

九、护理诊断

(1)体温过高:与病毒血症、继发感染有关。

(2)皮肤完整性受损:与麻疹病毒感染有关。

(3)营养失调:低于机体需要量,与病毒感染引起消化吸收功能下降、高热消耗增多有关。

(4)有感染的危险:与免疫功能下降有关。

(5)潜在并发症:肺炎、喉炎、脑炎。

十、预期目标

(1)患儿体温降至正常。

(2)患儿皮疹消退,皮肤完整、无感染。

(3)患儿住院期间能得到充足的营养。

(4)患儿不发生并发症或发生时得到及时发现和处理。

十一、护理措施

(一)维持正常体温

1.卧床休息

绝对卧床休息至皮疹消退、体温正常为止。室内空气新鲜,每天通风 2 次(避免患儿直接吹风以防受凉),保持室温为 18 ℃～22 ℃,湿度为 50%～60%。衣被穿盖适宜,忌捂汗,出汗后及时擦干更换衣被。

2.高热的护理

出疹期不宜用药物或物理方法强行降温,尤其是乙醇擦浴、冷敷等物理降温,以免影响透疹。体温>40 ℃时可用小量的退热剂,以免发生惊厥。

(二)保持皮肤黏膜的完整性

1.加强皮肤的护理

保持床单整洁干燥和皮肤清洁,在保温情况下,每天用温水擦浴更衣一次(忌用肥皂),腹泻患儿注意臀部清洁,勤剪指甲防抓伤皮肤继发感染。及时评估透疹情况,如透疹不畅,可用鲜芫荽煎水服用并擦身(须防烫伤),以促进血循环,使皮疹出齐、出透,平稳度过出疹期。

2.加强五官的护理

室内光线宜柔和,常用生理盐水清洗双眼,再滴入抗生素眼液或眼膏(动作应轻柔,防眼损伤),可加服维生素 A 预防眼干燥症。防止呕吐物或泪水流入外耳道发生中耳炎。及时清除鼻痂、翻身拍背助痰排出,保持呼吸道通畅。加强口腔护理,多喂白开水,可用生理盐水或朵贝液含漱。

(三)保证营养的供给

发热期间给予清淡易消化的流质饮食,如牛奶、豆浆、蒸蛋等,常更换食物品种,少量多餐,以增加食欲利于消化。多喂开水及热汤,利于排毒、退热、透疹。恢复期应添加高蛋白、高维生素的食物。指导家长作好饮食护理,无需忌口。

(四)注意病情的观察

麻疹并发症多且重,为及早发现,应密切观察病情。出疹期如透疹不畅、疹色暗紫、持续高烧、咳嗽加剧、鼻扇喘憋、发绀、肺部啰音增多,为并发肺炎的表现,重症肺炎尚可致心力衰竭;患儿出现频咳、声嘶、甚至哮吼样咳嗽、吸气性呼吸困难、三凹征,为并发喉炎表现;患儿出现嗜睡、惊厥、昏迷为脑炎表现。病期还可导致原有结核病的恶化。如出现上述表现应予以相应护理。

(五)预防感染的传播

麻疹是可以预防的。为控制其流行,应加强社区人群的健康宣教。

1.管理好传染源

对患儿宜采取呼吸道隔离至出疹后 5 d,有并发症者延至疹后 10 d。接触的易感儿隔离观察21 d。

2.切断传播途径

病室要注意通风换气。进行空气消毒,患儿衣被及玩具暴晒 2 h,减少不必要的探视,预防继发感染。因麻疹可通过中间媒界传播,如被患者分泌物污染的玩具、书本、衣物,经接触可导致感染,所以医务人员接触患儿后,必须在日光下或流动空气中停留 30 min 以上,才能再接触其他患儿或健康易感者。流行期间不带易感儿童去公共场所,托幼机构暂不接纳新生。

3.保护易感儿童

(1)被动免疫:对年幼、体弱的易感儿肌内注射人血丙种球蛋白或胎盘球蛋白,接触后 5 d 内注射可免于发病,6 d 后注射可减轻症状,有效免疫期为 3~8 周。

(2)主动免疫:为提高易感者免疫力,对 8 个月以上未患过麻疹的小儿可接种麻疹疫苗。接种后 12 d 血中出现抗体,一月达高峰,故易感儿接触患者后 2 d 内接种有预防效果。急性结核感染者如需注射麻疹疫苗应同时进行结核治疗。

(赵文萍)

第二十四节　水　　痘

水痘是由水痘-带状疱疹病毒(varicella-zoster virus,VZV)所引起的传染性较强的儿童常见急性传染病。临床以轻度发热、全身性分批出现的皮肤黏膜斑疹、丘疹、疱疹和结痂并存为特点,全身中毒症状轻。水痘的传染性极强,易感儿接触水痘患儿后,几乎均可患病。原发感染表现为水痘,一般预后良好,病后可获持久免疫。成年以后再次发病时表现为带状疱疹。

一、病因

水痘-带状疱疹病毒属 α 疱疹病毒亚科,病毒核心为双股 DNA,只有一个血清型。该病毒在儿童时期,原发感染表现为水痘,恢复后病毒可长期潜伏在脊髓后根神经节或颅神经的感觉神经节内,少数人在青春期或成年后,当机体免疫力下降或受冷、热、药物、创伤、恶性病或放射线等因素作用,病毒被激活,再次发病,表现为带状疱疹。水痘-带状疱疹病毒在外界抵抗力弱,不耐热和酸、对乙醚敏感,在痂皮中不能存活,但在疱疹液中可长期存活。

二、发病机制

水痘-带状疱疹病毒主要由飞沫传播,也可经接触感染者疱液或输入病毒血症期血液而感染,病毒侵入机体后在呼吸道黏膜细胞中复制,而后进入血流,形成病毒血症。在单核巨噬细胞系统内再次增殖后释放入血,形成第二次病毒血症。由于病毒入血往往是间歇性的,导致患儿皮疹分批出现且不同性状皮疹同时存在。皮肤病变仅限于表皮棘细胞层,故脱屑后不留瘢痕。

三、病理

水痘的皮损为表皮棘细胞气球样变性、肿胀,胞核内嗜酸性包涵体形成,临近细胞相互融合形成多核巨细胞,继而有组织液渗出形成单房性水泡。疱液内含大量病毒。由于病变浅表,愈后不留疤痕。黏膜病变与皮疹类似。

四、流行病学

(一)传染源

水痘患者是唯一传染源,病毒存在于患儿上呼吸道鼻咽分泌物、皮肤黏膜斑疹及疱疹液中。出疹前1 d至疱疹全部结痂时均有传染性,且传染性极强,接触者90%发病。

(二)传播途径

主要通过空气飞沫传播。亦可通过直接接触疱液、污染的用具而感染。孕妇分娩前患水痘可感染胎儿,在出生后2周左右发病。

(三)易感人群

普遍易感,以1~6岁儿童多见,6个月以内的婴儿由于有母亲抗体的保护,很少患病。但如孕期发生水痘,则可从胎盘传给新生儿。水痘感染后一般可获得持久免疫,但可以发生带状疱疹。

(四)流行特点

本病一年四季均可发病,以冬、春季高发。

五、临床表现

(一)典型水痘

1.潜伏期

潜伏期为12~21 d,平均为14 d。

2.前驱期

前驱期可无症状或仅有轻微症状,全身不适、乏力、咽痛、咳嗽,年长儿前驱期症状明显,体温可达38.5 ℃,持续1～2 d迅速进入出疹期。

3.出疹期

发热第1天就可出疹,其皮疹特点如下。

(1)皮疹按斑疹、丘疹、疱疹、结痂的顺序演变。连续分批出现,一般为2～3批,每批历时1～6 d,同一部位可见不同性状的皮疹。

(2)疱疹形态呈椭圆形,3～5 mm大小,周围有红晕,无脐眼,经24 h。水痘内容物由清亮变为混浊,疱疹出现脐凹现象,泡壁薄易破,瘙痒感重,疱疹3～4 d在中心开始干缩,迅速结痂,愈后多不留疤痕。

(3)皮疹为向心性分布,躯干部皮疹最多,四肢皮疹少,手掌和足底更少。皮疹的数目多少不一,皮疹越多,全身症状越重。

(4)水痘病变浅表,愈后多不留瘢痕。部分患儿疱疹可发于口腔、咽喉、结膜和阴道黏膜,破溃后形成溃疡。

水痘为自限性疾病,一般10 d左右自愈。

(二)重型水痘

少数体质很弱或正在应用肾上腺皮质激素的小儿,如果感染水痘,可发生出血性和播散性皮疹,病儿高热,疱疹密布全身,疱疹内液呈血性,皮肤黏膜可出现瘀点和瘀斑,病死率高。

(三)先天性水痘

妊娠早期发生水痘,偶可引起胎儿畸形,致新生儿患先天性水痘综合征。接近产期感染水痘,新生儿病情多严重,病死率高达30%。

(四)并发症

水痘患儿可继发皮肤细菌感染、肺炎和脑炎等,水痘脑炎一般于出生后1周左右发生。水痘应注意与天花、丘疹样荨麻疹鉴别。

六、辅助检查

(一)血常规检查

外围血白细胞正常或稍低。

(二)疱疹刮片检查

可发现多核巨细胞及核内包涵体。

(三)血清学检查

作血清特异性抗体IgM检查,抗体在出疹1～4 d后即出现,经2～3周滴度增高4倍以上即可确诊。

七、治疗原则

(一)对症治疗

可用维生素B_{12}肌内注射,如有高热可给予退热剂但避免使用阿司匹林,以免增加Reye综合征的危险。可给予人血丙种球蛋白免疫治疗及血浆支持,以减轻症状和缩短病程。对免疫功能受损或正在应用免疫抑制剂的患儿,应尽快将糖皮质激素减至生理量并尽快停药。

(二)抗病毒治疗

阿昔洛韦(无环鸟苷,ACV)为目前首选抗水痘病毒的药物,但只有在水痘发病后24 h内用药才有效。

八、护理诊断

(1)皮肤完整性受损:与病毒感染及细菌继发感染有关。

(2)有传播感染的危险:与呼吸道及疱疹液排出病毒有关。

(3)潜在并发症:脑炎、肺炎、血小板减少、心肌炎。

九、护理措施

(一)恢复皮肤的完整性

(1)室温适宜,衣被不宜过厚,以免造成患儿不适,增加痒感。勤换内衣,保持皮肤清洁。防止继发感染。剪短指甲,婴幼儿可戴并指手套,以免抓伤皮肤,继发感染或留下疤痕。

(2)皮肤瘙痒吵闹时,设法分散其注意力,或用温水洗浴、局部涂 0.25% 冰片炉甘石洗剂或 5% 碳酸氢钠溶液,亦可遵医嘱口服抗组织胺药物。疱疹破溃时涂 1% 甲紫,继发感染者局部用抗生素软膏,或遵医嘱给抗生素口服控制感染。有报道用麻疹减毒活疫苗 0.3~1.0 mL 一次皮下注射,可加速结痂,不再出现新皮疹,疗效明显。

(二)病情观察

注意观察精神、体温、食欲及有无呕吐等,如有口腔疱疹溃疡影响进食,应给予补液。如有高热,可用物理降温或适量退热剂,忌用阿司匹林,以免增加 Reye 综合征的危险。水痘临床过程一般顺利,偶可发生播散性水痘、并发肺炎或脑炎,应注意观察,以及早发现,并予以相应的治疗及护理。

(三)避免使用肾上腺皮质激素类药物(包括激素类软膏)

应用激素治疗其他疾病的患儿一旦接触了水痘患者,应立即肌内注射较大剂量的丙种球蛋白0.4~0.6 mL/kg,或带状疱疹免疫球蛋白 0.1 mL/kg,以期减轻病情。如已发生水痘,肾上腺皮质激素类药物应争取在短期内递减,逐渐停药。

(四)预防感染的传播

(1)管理传染源:大多数无并发症的水痘患儿多在家隔离治疗,应隔离患儿至疱疹全部结痂或出疹后 7 d 止。

(2)保护易感者:保持室内空气新鲜,托幼机构宜采用紫外线消毒。避免易感者接触,尤其是体弱、免疫缺陷者更应加以保护。如已接触,应在接触水痘后 72 h 内给予水痘-带状疱疹免疫球蛋白(VZIG)125~625 U/kg 肌内注射,或恢复期血清肌内注射,可起到预防或减轻症状的作用。孕妇如患水痘,则终止妊娠是最好的选择,母亲在分娩前 5 d 或新生儿生后 2 d 患水痘,也应使用 VZIG。近年来国外试用水痘-带状疱疹病毒减毒活疫苗效果满意,不良反应少,接触水痘后立即给予即可预防发病,即使患病症状也很轻微。所以凡使用免疫抑制剂或恶性病患儿在接触水痘后均应立即给予注射。

(五)健康教育

水痘传染性强,对社区人群除进行疾病病因、表现特点、治疗护理要点知识宣教外,为控制疾病的流行,重点应加强预防知识教育。如流行期间避免易感儿去公共场所。介绍水痘患儿隔离时间,使家长有充分思想准备,以免引起焦虑。告之卧床休息时间及至热退及症状减轻。保证患儿足够营养,饮食宜清淡、富含营养,多饮水。为家长示范皮肤护理方法,注意检查,防止继发感染。

（赵文萍）

第二十五节 猩 红 热

猩红热是由 A 组乙型溶血性链球菌引起的急性呼吸道传染病,常在冬末春初流行,多见于 3 岁以上儿童。临床以发热、咽峡炎、草莓舌、全身弥漫性鲜红色皮疹和疹退后片状蜕皮为特征。少数起病后 1～5 周可发生变态反应性风湿病及急性肾小球肾炎。

一、病因

A 组乙型溶血性链球菌是唯一对人类致病的链球菌,具有较强的侵袭力,能产生致热性外毒素,又称红疹毒素,是本病的致病菌。该菌外界生命力较强,在痰液和渗出物中可存活数周,但对热及一般消毒剂敏感。

二、发病机制

病原菌及其毒素等产物在侵入部位及其周围组织引起炎症和化脓性变化,并进入血液循环,引起败血症,致热毒素引起发热和红疹。

三、病理

链球菌及其毒素侵入机体后,主要产生如下 3 种病变。

(一)化脓性病变

病原菌侵入咽部后,由于 A 组菌的 M 蛋白能抵抗机体的白细胞的吞噬作用,因而可在局部产生化脓性炎症反应,引起咽峡炎、化脓性扁桃体炎。

(二)中毒性病变

细菌毒素吸收入血后引起发热等全身中毒症状。红疹毒素使皮肤和黏膜血管充血、水肿、上皮细胞增殖与白细胞浸润,以毛囊周围最明显,出现典型猩红热皮疹。

(三)变态反应性病变

病程 2～3 周。少数患者发生变态反应性病理损害,主要为心、肾及关节滑膜等处非化脓性炎症。人体可对红疹毒素产生较持久的抗体,一般人一生只得一次猩红热。再次感染这种细菌时仅表现为化脓性扁桃体炎。

四、流行病学

(一)传染源

患者及带菌者为主,自发病前 24 h 至疾病高峰传染性最强。

(二)传播途径

主要通过空气飞沫直接传播,亦可由食物、玩具、衣服等物品间接传播。偶可经伤口、产道污染而传播。

(三)易感人群

人群普遍易感。10岁以下小儿发病率高。

(四)流行特征

四季皆可发生,但以春季多见。

五、临床表现

(一)普通型

1.潜伏期

1～12 d,一般为2～5 d。

2.前驱期

数小时至1 d。起病急、畏寒、高热,多为持续性,常伴头痛、恶心呕吐、全身不适、咽部红肿、扁桃体发生化脓性炎症。

3.出疹期

(1)皮疹:多在发热后第2天出现,始于耳后、颈部及上胸部,24 h左右迅速波及全身。皮疹特点为全身弥漫性充血的皮肤上出现分布均匀的针尖大小的丘疹,压之褪色,触之有砂纸感,疹间无正常皮肤,伴有痒感。皮疹约48 h达高峰,然后体温下降、皮疹按出疹顺序,2～4 d间消失。

(2)特殊体征:腋窝、肘窝、腹股沟处可见皮疹密集并伴出血点,呈线状,称为帕氏线。面部潮红,有少量皮疹,口鼻周围无皮疹,略显苍白,称为口周苍白圈杨梅舌是指病初舌被覆白苔,经3～4 d白苔脱落,舌乳头红肿突起。

4.脱屑期

多数患者于病后1周末,按出疹顺序开始脱屑,躯干为糠皮样脱屑,手掌、足底可见大片状脱皮,呈"手套""袜套"状。脱皮持续1～2周。

5.并发症

为变态反应性疾病,多发生于病程的2～3周。主要有急性肾小球肾炎、风湿病、关节炎等。

(二)轻型

起病缓,低热,全身中毒症状轻,咽部稍充血,皮疹稀少,色淡或隐约可见。

(三)重症

发病急,中毒症状重,咽峡炎明显,皮疹呈片状红斑,甚至为出血疹,常有高热、烦躁或嗜睡,甚至昏迷、惊厥、休克,易并发肺炎、蜂窝织炎、急性肾小球肾炎、风湿性关节炎等。

(四)外科猩红热

多继发于皮肤创伤、烧伤或产道感染,皮疹常在创口周围出现,然后波及全身,全身症状轻。预后好。

六、辅助检查

(一)血常规

白细胞总数增高,可达$(10～20)\times 10^9/L$,中性粒细胞占80%以上。

(二)咽拭子培养

治疗前取咽拭子或其他病灶分泌物培养,可得到乙型溶血性链球菌。

七、治疗原则

首选青霉素 G 治疗,中毒症状重或伴休克症状者。应给予相应处理,防治并发症。

八、护理诊断

(1)体温过高:感染、毒血症有关。
(2)皮肤黏膜完整性受损:与皮疹、脱皮有关。
(3)有传播的危险:与病原体播散有关。
(4)舒适改变:与咽部充血、皮疹有关。
(5)合作性问题:中耳炎、肺炎、蜂窝织炎、急性肾小球肾炎、风湿性关节炎。

九、护理措施

(一)发热护理

(1)急性期患者绝对卧床休息 2～3 周以减少并发症。高热时给予适当物理降温,但忌用冷水或酒精擦浴。

(2)急性期应给予营养丰富的含大量维生素且易消化的流质、半流质饮食,恢复期给软食,鼓励并帮助患者进食。提供充足的水分,以利散热及排泄毒素。

(3)遵医嘱及早使用青霉素 G 7～10 d。并给溶菌酶含片或用生理盐水、稀释 2～5 倍的朵贝尔液漱口,每天 4～6 次。

(二)皮肤护理

观察皮疹及脱皮情况,保持皮肤清洁,可用温水清洗皮肤(禁用肥皂水),剪短患儿指甲,避免抓破皮肤。脱皮时勿用手撕扯,可用消毒剪刀修剪,以防感染。

(三)密切观察病情

意测量体温,观察咽部变化、皮疹的发生发展,有无中毒症状。重型患儿应严密监测生命体征,密切观察精神状态、神志、周围循环,并注意观察血压变化,有无眼睑水肿、尿量减少及血尿等。每周送尿常规检查两次。

(四)预防感染的传播

(1)隔离患儿:呼吸道隔离至症状消失后 1 周,连续咽拭子培养 3 次阴性后即解除隔离。有化脓性并发症者应隔离至治愈为止。

(2)切断传播途径:室内通风换气或用紫外线照射进行消毒,患者鼻咽分泌物须以 2%～3% 氯胺或漂白粉澄清液消毒,被患者分泌物所污染的物品,如食具、玩具、书籍、衣被褥等。可分别采用消毒液浸泡、擦拭、蒸煮或日光曝晒等。

(3)保护易感人群:对密切接触者需医学观察 7 d,并可口服磺胺类药物或红霉素 3～5 d 以预防疾病发生。

(五)健康教育

向家长说明猩红热的发病原因、传染源、传播途径,呼吸道隔离的意义。密切接触者应医学观察7～12 d。患儿的分泌物及污染物应消毒处理,患儿居室应进行空气消毒。多饮水有助于体内毒素的排出。

（赵文萍）

第二十六节　流行性乙型脑炎

流行性乙型脑炎(epidemic encephalitis B)简称乙脑,是由乙脑病毒经蚊虫叮咬而传播的、以脑实质炎症为主要病变的中枢神经系统急性传染病,发生于夏、秋季,儿童多见。临床上以高热、意识障碍、抽搐、呼吸衰竭、脑膜刺激征及病理反射征为主要特征。

一、病因

乙脑病毒属虫媒病毒乙组的黄病毒科第 1 亚群,呈球形,直径为 40～50 nm,核心为单股正链 RNA。病毒抵抗力不强,对温度、乙醚、酸均很敏感。加热至 100 ℃时 2 min,56 ℃时 30 min 可灭活病毒,但耐低温和干燥,为嗜神经病毒,人或动物感染病毒后可产生补体结合抗体、中和抗体及血清抑制抗体。

二、发病机制

感染乙脑病毒的蚊虫叮咬人体后,病毒先在局部组织细胞和淋巴结,以及血管内皮细胞内增殖,不断侵入血流,形成病毒血症。发病与否,取决于病毒的数量、毒力和机体的免疫功能,绝大多数感染者不发病,呈隐性感染。当侵入病毒量多、毒力强、机体免疫功能又不足,则病毒继续繁殖,经血行散布全身。由于病毒有嗜神经性故能突破血-脑屏障侵入中枢神经系统,尤在血-脑屏障低下时或脑实质已有病毒者易诱发本病。

三、病理

病变广泛存在于大脑及脊髓,但主要位于脑部,且一般以间脑、中脑等处病变为著。肉眼观察可见软脑膜大小血管高度扩张与充血,脑的切面上可见灰质与白质中的血管高度充血、水肿,有时见粟粒或米粒大小的软化坏死灶。显微镜下可见。

(一)血管病变

脑内血管扩张、充血、小血管内皮细胞肿胀、坏死、脱落。血管周围环状出血,重者有小动脉血栓形成及纤维蛋白沉着。血管周围有淋巴细胞和单核细胞浸润,可形成"血管套"。

(二)神经细胞变性、肿胀与坏死

神经细胞变性,胞核溶解,细胞质虎斑消失,重者呈大小不等点、片状神经细胞溶解坏死形成软化灶。坏死细胞周围常有小胶质细胞围绕并有中性粒细胞浸润形成噬神经细胞现象。脑实质肿胀。软化灶形成后可发生钙化或形成空洞。

(三)胶质细胞增生

主要是小胶质细胞增生,呈弥漫性或灶性分存在血管旁或坏死崩解的神经细胞附近。

四、流行病学

(一)传染源

包括家畜、家禽和鸟类;其中猪(特别是幼猪)是主要传染源,人不是重要传染源(病毒血症期＜5 d）。

（二）传播途径

蚊子是主要传播媒介,三带喙库蚊为主。蚊体内病毒能经卵传代越冬,可成为病毒的长期储存宿主。

（三）易感人群

普遍易感,免疫力持久,多为隐性感染1：1 000～1：2 000。10岁以下（2～6岁）儿童多见（80%）。

（四）流行特点

有严格季节性,集中于7、8、9月（80%～90%）,但由于地理环境与气候不同,华南地区的流行高峰在6～7月。华北地区在7～8月,而东北地区则在8～9月,均与蚊虫密度曲线相一致。

五、临床表现

（一）典型患者的病程可分5期

1.潜伏期

4～21 d,一般为10～14 d。

2.前驱期

病程第1～3天,体温在1～2 d内升高到38 ℃～39 ℃,伴头痛、神情倦怠和嗜睡、恶心、呕吐,颈抵抗。小儿可有呼吸道症状或腹泻。幼儿在高热时常伴有惊厥与抽搐。

3.极期

病程第4～10 d,进入极期后,突出表现为全身毒血症状及脑部损害症状。

（1）高热:是乙脑必有的表现。体温高达39 ℃～40 ℃以上。轻者持续3～5 d,一般为7～10 d,重者可达数周。热度越高,热程越长则病情越重。

（2）意识障碍:大多数人在起病后1～3 d出现不同程度的意识障碍,如嗜睡、昏迷。嗜睡常为乙脑早期特异性的表现,之后,出现明显意识障碍,由嗜睡至昏睡或昏迷,一般为7～10 d恢复正常,重者持续1月以上。热程越长则病情越重。

（3）惊厥或抽搐:是乙脑严重症状之一。由于脑部病变部位与程度不同,可表现轻度的手、足、面部抽搐或惊厥,也可为全身性阵发性抽搐或全身强直性痉挛,持续数分钟至数十分钟不等。

（4）呼吸衰竭:是乙脑最为严重的症状,也是重要的死亡原因。主要是中枢性的呼吸衰竭,可由呼吸中枢损害、脑水肿、脑疝、低钠性脑病等原因引起。表现为呼吸表浅,节律不整、双吸气、叹息样呼吸、呼吸暂停、潮氏呼吸以至呼吸停止。中枢性呼吸衰竭可与外周性呼吸衰竭同时存在。外周性呼吸衰竭主要表现为呼吸困难、呼吸频率改变、呼吸动度减弱、发绀,但节律始终整齐。

高热、抽搐及呼吸衰竭是乙脑急性期的"三关",常互为因果,相互影响,加重病情。

（5）神经系统症状和体征:较大儿童及成人均有不同程度的脑膜刺激征,婴儿多无此表现,但常有前囟隆起。若锥体束受损,常出现肢体痉挛性瘫痪、肌张力增强,巴宾斯基征阳性。少数人可呈软瘫。小脑及动眼神经受累时,可发生眼球震颤、瞳孔扩大或缩小、不等大、对光反应迟钝等。自主神经受损常有尿潴留、大小便失禁。浅反身减弱或消失,深反射亢进或消失。

（6）其他:部分乙脑患者可发生循环衰竭,表现为血压下降,脉搏细速。偶有消化道出血。多数患者在本期末体温下降,病情改善,进入恢复期。少数患者因严重并发症或脑部损害重而死于本期。

4.恢复期

极期过后体温在 2～5 d 降至正常,昏迷转为清醒,多在 2 周左右痊愈,有的患者有一短期精神"呆滞阶段",以后言语、表情、运动及神经反射逐渐恢复正常。部分患者恢复较慢,需 1～3 个月以上。个别重症患者表现为低热、多汗、失语、瘫痪等。但经积极治疗,常可在 6 个月内恢复。

5.后遗症期

虽经积极治疗,部分患者在发病 6 个月后仍留有神经、精神症状,称为后遗症。发生率为 5%～20%。以失语、瘫痪及精神失常最为多见。如继续积极治疗,仍可望有一定程度的恢复。

(二)根据病情轻重分 4 型

1.轻型

患者神志始终清晰,有不同程度嗜睡,一般无抽搐,脑膜刺激不明显。体温通常在 38 ℃～39 ℃,多在一周内恢复,无恢复期症状。

2.中型(普通型)

有意识障碍如昏睡或浅昏迷。腹壁反射和提睾反射消失。偶有抽搐。体温常在 40 ℃左右,病程约为 10 d,多无恢复期症状。

3.重型

神志昏迷,体温在 40 ℃以上,有反射或持续性抽搐。深反射先消失后亢进,浅反射消失,病理反射强阳性,常有定位病变。可出现呼吸衰竭。病程多在 2 周以上,恢复期常有不同程度的精神异常及瘫痪表现,部分患者可有后遗症。

4.暴发型

少见。起病急骤,有高热或超高热,经 1～2 d 迅速出现深昏迷并有反复强烈抽搐。如不积极抢救,可在短期内因中枢性呼吸衰竭而死亡。幸存者也常有严重后遗症。

乙脑临床症状以轻型和普通型居多,约占总病例数的三分之二。流行初期重型多见,流行后期轻型多见

六、辅助检查

(一)血常规

白细胞总数升高(常为 10～20×10^9/g)及中性粒细胞升高(80%以上)。

(二)脑脊液

外观无色透明或微混,压力增高;白细胞计数多 0.5～1.0×10^9/L,其分类早期以中性粒细胞为多,后期以淋巴细胞为主;糖正常或稍高,氯化物正常,蛋白增高。

(三)血清学检查

乙脑特异性 IgM 抗体多在病后 3～4 d 即可出现,2 周达到高峰,可用于乙脑的早期诊断。

七、治疗原则

无特效药物,强调早期诊断、早期治疗,把好高热、抽搐、呼吸衰竭三关。

(一)一般治疗

住院隔离、防蚊降温、加强口腔、皮肤护理。

(二)对症处理

重点把三关。

(1)高热:室温 30 ℃以下,体温(肛温 38 ℃以上),物理降温为主,药物降温为辅。

(2)惊厥或抽搐:去除病因。①治疗脑水肿。②保持呼吸道通畅。③降温。④治疗脑实质炎症用镇静剂,首选安定,小儿每次 0.1～0.3 mg/kg,每次用量小于 10 mg。

(3)呼吸衰竭:针对病因治疗。①痰阻气管:吸痰、吸氧、雾化。②脑水肿、脑疝:脱水、吸氧、激素。③惊厥:镇静。

(4)自主呼吸存在。但呼吸表浅者用呼吸兴奋剂。

(5)自主呼吸停止:气管插管、气管切开、人工呼吸机辅助呼吸。

(三)中医治疗

清热、解毒(安宫牛黄丸)。

(四)后遗症治疗

针灸、按摩。

八、护理诊断

(1)体温过高:与病毒血症及脑部炎症有关。

(2)气体交换功能受损:与呼吸衰竭有关。

(3)意识障碍:与中枢神经系统损害有关。

(4)潜在并发症:惊厥、呼吸衰竭。

(5)焦虑(家长):与预后差有关。

九、护理措施

(一)首先做好基础护理

保持病室安静整洁,避免不必要的刺激;病室有防蚊和降温设备,室温控制在 28 ℃以下;保持口腔及皮肤的清洁,防止发生褥疮;注意精神意识、体温、脉搏、血压及瞳孔的变化;昏迷者可行鼻饲,给予足够的营养及维生素。然后针对患儿的高热、惊厥抽搐和呼吸衰竭采取相应的措施。

(二)高热的护理

(1)以物理降温为主,药物降温为辅。用温水、酒精擦浴,冷盐水灌肠。

(2)高热伴抽搐者可用亚冬眠疗法。

(三)惊厥或抽搐的护理

对惊厥或者抽搐患者应争取早期发现先兆,及时处理。分析原因,针对引起抽搐的不同原因进行处理。

(1)如脑水肿所致者进行脱水治疗时,应注意:①脱水剂应于 30 min 内注入,速度过慢影响脱水效果;②准确记录出入量;③因甘露醇是高渗液体,应注意患者心脏功能,防止发生心功能不全。

(2)因脑实质病变引起的抽搐,可按医嘱使用抗惊厥药物。应该特别注意观察该药物对呼吸的抑制。

(3)因呼吸道阻塞所致缺氧者及时吸痰、吸氧,并加大氧流量至 4～5 L/min,保持呼吸道通畅,必要时行气管切开加压呼吸。

(4)如因高热所致者,在积极降温的同时按医嘱给予镇静剂。注意镇静剂药物后的反应。

(5)注意患者安全,防止发生坠床、骨折及舌头被咬伤。

（四）呼吸衰竭的护理

（1）保持呼吸道通畅，定时翻身，拍背，吸痰，雾化吸入以稀释其分泌物。

（2）一般用鼻导管低流量吸氧。

（3）必要时应用人工呼吸机。

（五）恢复期及后遗症的护理要点

（1）加强营养，防止继发感染。

（2）观察患者神志、各种生理功能、运动功能的恢复情况。

（3）对遗留有精神、神经后遗症者，可进行中西医结合治疗。护士应以积极、耐心的护理，从生活上关心、照顾患者，鼓励并指导患儿进行功能锻炼，帮助其尽快恢复。

（六）心理护理

刚清醒的患者其思维能力及接受外界刺激的能力均较差，感情脆弱，易哭、易激动，应使患者保持安静。避免不良刺激。帮助患者适应环境，直至恢复正常。

（七）预防感染的传播

（1）管理传染源：早期发现、隔离、治疗患儿；人畜居地分开。

（2）切断传播途径：防蚊和灭蚊是控制本病流行的重要环节，特别是注意消灭蚊虫孳生地。倡不露宿。黄昏户外活动应避免蚊虫叮咬。

（3）保护易感人群：1岁儿童基础免疫1次，第2年加强1次；5岁再加强1次。

（八）健康教育

大力开展防蚊、灭蚊工作，防止蚊虫叮咬；加强家畜管理；对10岁以下小儿和从非流行区进入流行区的人员进行乙脑疫苗接种；对有后遗症的患儿做好康复护理指导，教会家长切实可行的护理措施及康复疗法，如肢体功能锻炼、语言训练等。坚持用药，定期复诊。

（赵文萍）

第二十七节　中毒型细菌性痢疾

中毒型细菌性痢疾是急性细菌性痢疾的危重型，临床特征为急起高热、反复惊厥、嗜睡、昏迷，迅速发生循环衰竭和/或呼吸衰竭。而早期肠道症状可很轻或无。以2～7岁体质较好的儿童多见。该病病死率高，必须积极抢救。

一、病因

病原菌为痢疾杆菌，属志贺菌属，革兰染色阴性。痢疾杆菌对外界环境抵抗力较强，最适生长的温度为37 ℃，在水果、蔬菜中能存活10 d左右，在牛奶中存活20 d，在阴暗潮湿或冰冻的条件下，可存活数周。痢疾杆菌对理化因素敏感，日光照射30 min或加热60 ℃，15 min均可将其杀灭。常用的各种消毒剂也能迅速将其杀灭。

二、发病机制

痢疾杆菌致病性很强，可释放内毒素和外毒素，外毒素具有细胞毒性（可使肠黏膜细胞坏死)、神经毒性(吸收后产生神经系统表现)和肠毒性(使肠内分泌物增加)。痢疾杆菌经口进入结肠,侵入肠黏膜上皮细胞和黏膜固有层,在局部迅速繁殖并裂解,产生大量内毒素,形成内毒素血症,引起周身和/或脑的急性微循环障碍,产生休克和/或脑病。抽搐的发生与神经毒素有关。中毒性痢疾病者全身毒血症症状重而肠道炎症反应轻,可能与儿童的神经系统发育不完善、特异性体质对细菌毒素的反应过于强烈有关。血中儿茶酚胺等血管活性物质的增加致使全身小血管痉挛,引起急性循环障碍、DIC、重要脏器衰竭、脑水肿和脑疝。

三、流行病学

(一)传染源
患者和带菌者,其中慢性患者和轻型患者是重要的传染源。

(二)传播途径
经粪-口途径传播,被粪便中病菌污染的食物、水或手,经口感染。

(三)易感人群
普遍易感,儿童及青壮年多见。由于人感染后所产生的免疫力短暂且不稳定,因此易重复感染或复发。

(四)流行特点
本病遍布世界各地,发病率高低取决于当地经济情况、生活水平、环境卫生和个人卫生。一全年均可发病,以夏、秋季为高峰。

四、临床表现

潜伏期为 1~2 d,患儿起病急骤,高热甚至超高热,反复惊厥,迅速出现呼吸衰竭和循环衰竭。肠道症状轻微甚至缺如,需通过直肠拭子或生理盐水灌肠采集大便,镜下发现大量脓细胞和红细胞。

临床按其主要表现分为 3 型。

(1)休克型:又称周围循环衰竭型。以周围循环衰竭为主要表现。面色苍白、四肢厥冷、脉搏细速、血压下降、皮肤花纹,可伴有心功能不全、少尿或无尿及不同程度的意识障碍。肺循环障碍时,突然呼吸加深加快,呈进行性呼吸困难,直至呼吸衰竭。

(2)脑型:又称呼吸衰竭型。以缺氧、脑水肿、颅压增高、脑疝为主。此型患儿无肠道症状而突然起病,早期即出现嗜睡、面色苍白、反复惊厥、血压正常或稍高,很快昏迷,继之呼吸节律不整、双侧瞳孔不等大、对光反射迟钝或消失,常因呼吸骤停而死亡。

(3)混合型:兼有上述两型的表现,是最凶险的类型,死亡率很高。

五、辅助检查

(一)血常规
周围血白细胞总数和中性粒细胞增加。

(二)大便常规
大便黏液脓血样,镜检可见大量脓细胞、红细胞及巨噬细胞。

(三)大便培养
从粪便培养出痢疾杆菌是确诊的最直接证据。送检标本应注意做到尽早、新鲜、选取黏液脓血部分多次送检,以提高检出率。在夏秋季,2～7岁小儿突然高热、伴脑病或中毒性休克者应疑本病。立即做粪便检查,如当时患者尚无腹泻,可用冷盐水灌肠取便,必要时重复进行。

六、治疗原则

(一)病原治疗

选用对痢疾杆菌敏感的抗生素(如阿米卡星、氨苄西林、第三代头孢菌素等)静脉用药,病情好转后改口服,疗程不短于5～7 d,以减少恢复期带菌。

(二)肾上腺皮质激素

肾上腺皮质激素具有抗炎、抗毒、抗休克和减轻脑水肿作用,选用地塞米松短疗程大剂量静脉滴注。

(三)防治脑水肿及呼吸衰竭

综合使用降温措施:静脉推注20%甘露醇脱水治疗;反复惊厥者可用地西泮、水合氯醛止惊或亚冬眠疗法,使用呼吸兴奋剂或辅以机械通气等。

(四)防治循环衰竭

扩充血容量。维持水电解质平衡,可用2∶1等张含钠液或5%低分子右旋糖酐扩容和疏通微循环,用5%碳酸氢钠溶液纠正酸中毒,用莨菪碱类药物或多巴胺解除微循环痉挛,根据心功能情况使用毛花苷C。

七、护理诊断

(1)体温过高:与毒血症有关。

(2)组织灌注量不足:与微循环障碍有关。

(3)潜在并发症:脑水肿、呼吸衰竭等。

(4)焦虑(家长):与病情危重有关。

八、护理措施

(1)高热的护理:卧床休息,监测体温,综合使用物理降温、药物降温,必要时给予亚冬眠疗法。使体温在短时间内降至37 ℃左右,防高热惊厥致脑缺氧、脑水肿加重。

(2)休克的护理:患儿取仰卧中凹位,注意保暖,严密监测患儿生命体征,密切监测病情。建立有效的静脉通路。调节好输液速度,观察尿量并严格记录出入量。

(3)保证营养供给:给予营养丰富、易消化的流质或半流质饮食,多饮水,促进毒素的排出。禁食易引起胀气及多渣等刺激性食物。

(4)密切观察病情变化:监测患儿生命体征,密切观察神志、面色、瞳孔、尿量的变化,准确记录24 h出入量。

(5)遵医嘱给予抗生素、镇静剂、脱水剂、利尿剂等,控制惊厥。降低颅内压,保持呼吸道通畅,准备好各种抢救物品。

(6)腹泻的护理记录大便次数、性状及量。供给易消化流质饮食,多饮水,不能进食者静脉补充营养。勤换尿布,便后及时清洗,防臀红发生。及时采集大便标本送检,必要时用取便器或肛门拭子采取标本。

(7)预防感染的传播对饮食行业及托幼机构的工作人员应定期做大便培养,以及早发现带菌者并积极治疗。对患儿采取肠道隔离至临床症状消失后 1 周或 3 次便培养阴性止。加强饮水、饮食、粪便的管理及灭蝇。养成良好卫生习惯,如饭前便后洗手、不喝生水、不吃变质不洁食物等。在菌痢流行期间,易感者口服多效价痢疾减毒活疫苗,保护可达 85%～100%,免疫期维持6～12 个月。

(8)健康教育:向患儿及家长讲解该病的有关知识,指导家长与患儿养成饭前便后洗手的良好卫生习惯,注意饮食卫生,不吃生冷、不结、变质食物等。

(赵文萍)

参 考 文 献

［1］游桂英,温雅.心血管病内科护理手册［M］.成都:四川大学出版社,2021.

［2］张红芹,石礼梅,解辉,等.临床护理技能与护理研究［M］.哈尔滨:黑龙江科学技术出版社,2022.

［3］张晓霞,于丽丽.外科护理［M］.济南:山东人民出版社,2021.

［4］王玉春,王焕云,吴江,等.临床专科护理与护理管理［M］.哈尔滨:黑龙江科学技术出版社,2022.

［5］关再凤,孙永梅.常见疾病护理技术［M］.合肥:中国科学技术大学出版社,2021.

［6］于翠翠.实用护理学基础与各科护理实践［M］.北京:中国纺织出版社,2022.

［7］袁越,宋春梅,李卫,等.临床常见疾病护理技术与应用［M］.青岛:中国海洋大学出版社,2021.

［8］周红梅.实用临床综合护理［M］.汕头:汕头大学出版社,2021.

［9］王佩佩,王泉,郭士华.护理综合管理与全科护理［M］.北京/西安:世界图书出版公司,2022.

［10］吴雯婷.实用临床护理技术与护理管理［M］.北京:中国纺织出版社,2021.

［11］马英莲,荆云霞,郭蕾,等.临床基础护理与护理管理［M］.哈尔滨:黑龙江科学技术出版社,2022.

［12］奖争艳.外科护理技术［M］.上海:同济大学出版社,2021.

［13］吴宣,朱力,李尊柱.临床用药护理指南［M］.北京:中国协和医科大学出版社,2022.

［14］王岩.护理基础与临床实践［M］.北京:化学工业出版社,2021.

［15］肖芳,程汝梅,黄海霞,等.护理学理论与护理技能［M］.哈尔滨:黑龙江科学技术出版社,2022.

［16］张兰凤.护理院护理技术［M］.北京:科学出版社,2021.

［17］安旭姝,曲晓菊,郑秋华.实用护理理论与实践［M］.北京:化学工业出版社,2022.

［18］刘峥.临床专科疾病护理要点［M］.开封:河南大学出版社,2021.

［19］张晓艳.临床护理技术与实践［M］.成都:四川科学技术出版社,2022.

［20］李雪梅.实用护理学与护理管理［M］.哈尔滨:黑龙江科学技术出版社,2021.

［21］任秀英.临床疾病护理技术与护理精要［M］.北京:中国纺织出版社,2022.

［22］章志霞.现代临床常见疾病护理［M］.北京:中国纺织出版社,2021.

［23］李庆印,张辰.心血管病护理手册［M］.北京:人民卫生出版社,2022.

［24］贾青,王静,李正艳.临床护理技术规范与风险防范［M］.北京:化学工业出版社,2021.

［25］杨青,王国蓉.护理临床推理与决策［M］.成都:电子科学技术大学出版社,2022.

［26］张薇薇.综合护理实践与技术新思维［M］.北京:中国纺织出版社,2021.

［27］王霞,李莹,连伟,等.专科护理临床指引［M］.哈尔滨:黑龙江科学技术出版社,2022.

［28］刘爱杰,张芙蓉,景莉,等.实用常见疾病护理［M］.青岛:中国海洋大学出版社,2021.

［29］孙慧,刘静,王景丽,等.基础护理操作规范［M］.哈尔滨:黑龙江科学技术出版社,2022.

［30］于红,刘英,徐惠丽,等.临床护理技术与专科实践［M］.成都:四川科学技术出版社,2021.

［31］顾宇丹.现代临床专科护理精要［M］.开封:河南大学出版社,2022.

［32］刘楠楠.内科护理［M］.北京:人民卫生出版社,2021.

［33］张锦军,邹薇,王慧,等.临床实用专科护理［M］.哈尔滨:黑龙江科学技术出版社,2022.

［34］朱艳玲,邹薇,王忠丽,等.临床护理实践与护理思维［M］.哈尔滨:黑龙江科学技术出版社,2021.

［35］栾彬,李艳,李楠,等.现代护理临床实践［M］.哈尔滨:黑龙江科学技术出版社,2022.

［36］王丹.手术治疗急性化脓性阑尾炎的围术期护理措施探讨［J］.中国医药指南,2022,20(10):120-122.

［37］万悦.人性化护理干预在小儿肺炎护理中的临床应用效果［J］.中国医药指南,2022,20(3):47-50.

［38］陈桂明,李霞,陈丹.针对性心理护理在血液透析患者中的应用［J］.护理实践与研究,2021,18(21):3225-3227.

［39］周源,潘红.胆囊炎患者围术期护理中实施人性化护理的临床效果［J］.中国医药指南,2022,20(6):151-153.

［40］周卫红.延续性护理教育在脑卒中患者及其主要照顾者中的应用［J］.护理研究,2021,35(1):172-176.